Huszar 基础心律失常和急性冠状动脉综合征

——解析和处理

Huszar's Basic Dysrhythmias and Acute Coronary Syndromes

Interpretation and Management

（第4版）

注　意

　　这一领域的知识和临床实践在不断进步。由于新的研究与临床经验不断扩展着我们的知识，有必要在研究、专业实践和治疗方面做出适当的改变。

　　实践者和研究者在评价和使用本书提供的信息、方法、资料和经验的时候，必须将其建立在自身经验和知识的基础上。在应用这些信息或方法时，读者必须注意确保自身和他人的安全，包括其所负责的患者的安全。

　　建议读者核对每种药品的生产厂家所提供的最新产品信息（包括产品特性、使用方法），确认药物的推荐剂量、服用方法、持续时间及禁忌证。根据自己的经验和患者的病情对每一位患者做出诊断，决定服药剂量和最佳治疗方法，并注意用药安全是主治医生的责任。

　　不论是出版商、著作者、合著者还是编辑，对于因本出版物引起的任何个人或财产的损伤和（或）损失，均不承担任何责任。

Huszar 基础心律失常和急性冠状动脉综合征
——解析和处理

Huszar's Basic Dysrhythmias and Acute Coronary Syndromes
Interpretation and Management
（第 4 版）

原　著　Keith Wesley

主　译　李虹伟

副主译　陈　晖　赵树梅

译　者　（按姓名汉语拼音排序）

陈　晖　邸北冰　郭春艳　李虹伟　李卫萍

沈絮华　苏　文　孙志军　王永亮　武　星

张鹤萍　赵树梅　周　力

北京大学医学出版社

HUSZAR JICHU XINLUSHICHANG HE JIXING GUANZHUANGDONGMAI ZONGHEZHENG——JIEXI HE CHULI

图书在版编目(CIP)数据

Huszar 基础心律失常和急性冠状动脉综合征:解析和
处理:第 4 版/(美)卫斯理原著;李虹伟译.—北京:
北京大学医学出版社,2014.9
书名原文:Huszar's basic dysrhythmias and
acute coronary syndromes interpretation and
management,fourth edition
ISBN 978-7-5659-0913-9

Ⅰ.①H… Ⅱ.①卫… ②李… Ⅲ.①心律失常—诊疗
②冠状血管—综合征—诊疗 Ⅳ.①R541.7②R543.3

中国版本图书馆 CIP 数据核字(2014)第 171539 号

北京市版权局著作权合同登记号:图字:01-2013-8638
Huszar's Basic Dysrhythmias and Acute Coronary Syndromes Interpretation and Management,Fourth Edition
Keith Wesley
ISBN-13:978-0-323-08168-9
ISBN-10:0-323-08168-1

Huszar 基础心律失常和急性冠状动脉综合征——解析和处理(第 4 版)

主　　译:李虹伟
出版发行:北京大学医学出版社
地　　址:(100191)北京市海淀区学院路 38 号　北京大学医学部院内
电　　话:发行部:010-82802230;图书邮购:010-82802495
网　　址:http://www.pumpress.com.cn
E - mail:booksale@bjmu.edu.cn
印　　刷:北京佳信达欣艺术印刷有限公司
经　　销:新华书店
责任编辑:高　瑾　刘陶陶　责任校对:金彤文　责任印制:李　啸
开　　本:889mm×1194mm　1/16　印张:29.75　字数:900 千字
版　　次:2014 年 9 月第 1 版　2014 年 9 月第 1 次印刷
书　　号:ISBN 978-7-5659-0913-9
定　　价:146.00 元

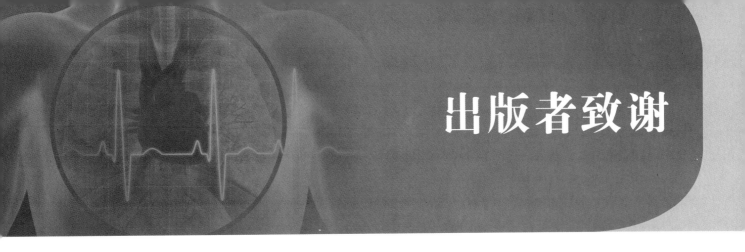

出版者致谢

编者要感谢本书第 4 版的审稿人，因为他们在完成和精雕这篇原稿的过程中给予无限的帮助。

Janet Fitts，RN，BSN，CEN，TNS，EMT-P
Owner/Educational Consultant
Prehospital Emergency Medical Education
Pacifi c，Missouri
Paramedic/Training Offi cer
New Haven Ambulance District
New Haven，Missouri

Mark Goldstein，RN，MSN，EMT-P I/C
Emergency Services Operations Manager
Memorial Health System-Emergency & Trauma Center
Colorado Springs，Colorado

Kevin T. Collopy，BA，CCEMT-P，NREMT-P，WEMT
Lead Instructor
Wilderness Medical Associates
Flight Paramedic
Spirit MTS，St. Joseph's Hospital
Marshfi eld，Wisconsin

Robert L. Jackson，Jr.，BA，MAPS，MAR，NREMT-P，CCEMT-P
Paramedic
University of Missouri Healthcare
Columbia，Missouri

Ronald N. Roth，MD，FACEP
Professor of Emergency Medicine
University of Pittsburgh，School of Medicine
Medical Director，City of Pittsburgh
Department of Public Safety
Pittsburgh，Pennsylvania

Lynn Pierzchalski－Goldstein，PharmD
Clinical Coordinator
Penrose St Francis Health System
Colorado Springs，Colorado

David L. Sullivan，PhD，NREMT-P
Program Director
Emergency Medical Services-Continuing Medical Education
St. Petersburg College-Health Education CenterVPinellas Park，Florida

Gilbert N. Taylor FF/NREMT-P，I/C
Fire Investigator
Bourne Fire and Rescue
Bourne，Massachusetts

我们仍要感谢以前版本的审稿人，他们的辛苦付出对本书的持续成功做出贡献：Robert Carter，Robert Cook，Robert Elling，Timothy Frank，Glen A. Hoffman，Kevin B. Kraus，Mikel Rothenburg，Judith Ruple，Ronald D. Taylor，Glen Treankler 和 Andrew W. Stern。

译者前言

心电图自问世以来，至今已有一百多年的历史；它的出现成功地改变了临床诊断现状，已然成为临床医生诊断心血管疾病不可或缺的重要工具，具有不可替代的重要地位。目前心电图主要用于心律失常的诊断及心肌缺血的评估，为临床提供了非常有价值的诊断信息。因此，临床医生熟练、准确地掌握和运用这项关键技术非常重要。但是，心电图的正确判读具有专业性要求，需要基本电生理知识、病理生理知识及临床知识作为基础，因此对于医学生、初学者及非心内科医师，甚至所有医护人员都是一个挑战。

由 Wesley 医生编写的《Huszar 基础心律失常和急性冠状动脉综合征——解析和处理》一经出版后已经反复再版，为临床上心律失常和急性冠状动脉综合征的心电图判读提供了综合知识和信息，涉及从理论基础到临床实践的内容，如病理生理学知识和具体疾病的心电图判读等等。通过本书的学习，读者可以理解和掌握快速判读心律失常心电图和急性冠状动脉综合征心电图特点的技巧和要点。本书中，所涉及的内容均以简明和直观的方式呈现，易于阅读、易于理解，插图新颖；每章节之后均附有自我测试题，便于读者检验学习和理解的效果。因此，本书可作为临床医生，特别是急诊医师、辅助诊断医师、护士、医学生的移动工具箱，帮助大家在临床工作中更好地运用心电图这项有力的武器。

为了更好地翻译这本书，我们组织了工作在北京友谊医院心血管内科一线的临床医生，专业涉及临床基础、心电生理学和冠状动脉介入诊治等方面，经过不懈的努力，终于完成了全书的翻译。在翻译和校对过程中，得到北京大学医学出版社的大力支持，在此表示由衷的感谢。同时需要声明的是，随着医学技术的快速发展，今后书中有些内容可能会落后于认识的进展；另外，受到译者本身业务能力、理解能力和英文水平所限，书中可能存在部分不当之处，在此恳请读者的谅解。

北京友谊医院　心血管中心　李虹伟

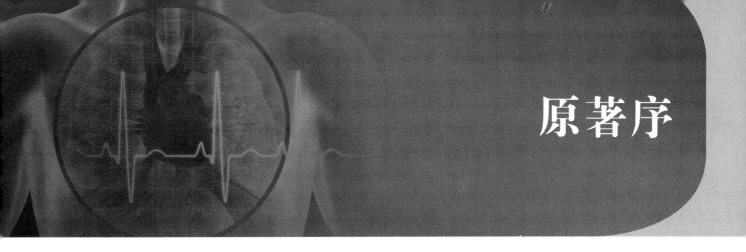

原著序

大家熟悉的心电图技术，由荷兰杰出的生理学家 William Einthoven 首次报道，至 2010 年 Wesley 医生编著的《Huszar 基础心律失常和急性冠状动脉综合征——解析和处理》一书的出版，历经了 109 年的历史。随着这项技术的出现，形成了新的诊断方法，永久地改变了治疗现状，并指导心脏病患者的护理，尤其是患有急性冠状动脉综合征的患者。心电图的正确解析为诊断和治疗心律失常和急性冠状动脉综合征提供了非侵入性的重要方法。因此，所有心脏科临床医生轻松地理解和运用这项关键工具仍十分重要。

心电图被引入临床的一个多世纪里，这些打印在一张纸上的弯曲线条已经成为临床诊断和处置的指导。只有掌握了相关知识和进行了实践才可以解析这些密码，并且知道如何正确解析。本版以简明和直观的方式提供了这些综合信息，每一章节均便于理解，并且提供了现有技术信息。Wesley 医生是一位急诊科医师，急诊医疗服务（EMS）的医疗总监，拥有几十年的临床经验，并且是一位经验丰富的作家和教育家。他采纳了最新信息以补充以前的版本，特别是在治疗急性冠状动脉综合征和心脏停搏领域。本书易于阅读和理解，插图新颖；每章节均附有自我测试，以帮助读者巩固关键信息。

本书立足于"知识就是力量"：为读者提供救护生命的知识。基于心电描记和电生理学的基础，建立心电图解析和理解的体系；其中包括心电图的解析、起搏器和除颤器的知识，以及治疗方案的章节，是急诊医师、辅助医疗医师、护理专业学生，以及护士、医学生和医师的移动工具箱；提供了按照自己节奏进行学习的方法，然后基于对心脏病理生理学的理解进行处理，尤其是在急诊护理领域。本书尤其适用于年轻的临床医师：治疗有生命危险的心脏病患者时，有助于减轻他们的恐惧，帮助他们采取有效措施。

最后，再次强调，尽管《Huszar 基础心律失常和急性冠状动脉综合征——解析和处理》一书在规模和内容上尽可能完善，但却是以实现工作需要为前提进行组织的，可用于急诊科、监护病房、重症病房，或者行走于街道上的救护车内。当治疗心律失常或急性心肌梗死的患者时，临床医生可以阅读本书作为参考，无需参看其他书籍作为指导。

当你打开本书参考或学习心脏病处理知识时，我希望你能够享受这个学习过程。我们生活在一个非凡的医学年代，本书所阐述的内容反映了过去一个世纪的惊人进步。自从 20 世纪初首次报道心电图起，我们已经拥有临床手段可将心电图的信息转换成救护生命的措施。转换的过程是动态的：基于心电图的广泛使用，本书为治疗患者和救护生命提供了最新的关键措施。我鼓励读者将它作为重要的工具使用。

Keith Lurie，MD
心脏电生理学家
急诊和内科学教授
明尼苏达州大学
明尼阿波利斯，明尼苏达州

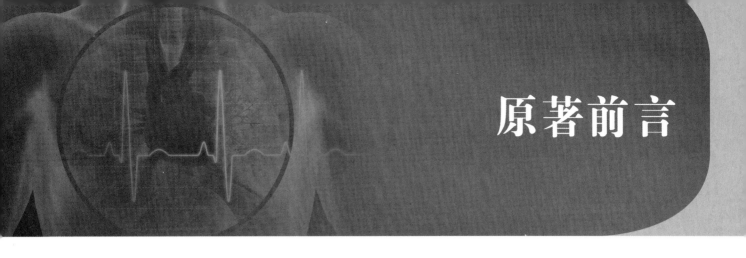

原著前言

本书为医学生、护理专业学生和急诊医务工作者提供了解析心律失常的基本知识。通过本书的学习，可收获有关心律失常患者临床症状、体征和治疗等方面的知识。

随着心电图出现，12 导联心电图已经成为检测和协助治疗急性冠状动脉综合征（ACS）的必要工具。正是基于这个原因，此版专门增加了解析 ACS 患者 12 导联心电图的章节，并为读者回顾了 ACS 的病理生理学，介绍 ACS 患者临床症状、体征、治疗等内容。

本版比前版包含更多关于解剖、生理学和病理生理学内容的介绍，有助于读者更好地理解特定的心律失常和冠状动脉综合征的病因。这些知识为读者提供了有效工具，可用于准确理解和处理已出现的心律失常和相关症状。

每种类型的心律失常在心电图上均呈现出特征性图形。这些图形可作为快速诊断的依据，其他相关内容可为判定这些特征提供更详细和深入的辅助信息。

大多数来自患者的心律记录，并不完全符合本书中所描述的所有典型特征，这是对心律失常心电图判读的挑战。因此，当分析心律记录的结果时，读者应考虑这方面的因素。

处理方案是基于美国心脏协会和美国心脏病学会推荐的最新信息。然而，由于科学的持续进步，以及医疗政策和协议的变化，读者应该遵循最新的治疗方案，且咨询当地的医疗专家，以确保所采取的治疗是最新的。

本书中，重要信息将会呈现于方框中，内容包括：

关键点

包括相关内容中最重要信息的概括。

作者注解

包括解析有关信息是如何提出来的，以及如何区别于其他信息。提供这些信息，确保读者清晰地理解作者的编写思路。

临床注解

包括特定条件下临床诊断和治疗的特定信息。

关键定义

包括文中讨论的特定术语更宽泛的定义。本书后面附有全部词汇表；但关键定义详细描述了相关术语。

本书提供了包含要点的章节摘要，并且结合附录 C 的自测题，提供给读者心电图图解的附加练习；目的在于提高实践能力。对心电轴解析特别感兴趣的读者，附录 A 中深入地回顾了这一主题的内容。

每一章都基于文前给出的关键点和解析技巧，通过循序渐进地学习这些内容，读者将获得所需的信息，从而完成心律失常心电图和 12 导联心电图的解析，并形成完善的临床管理策略。欢迎来到这个令人激动的、重要的、并且充满挑战性的领域。

Keith Wesley，MD

出版说明

作者和出版者已经尽一切努力核查剂量和高级生命支持的内容，以求准确。本书的护理方案代表着美国的习惯做法，但它们并不是护理的标准。急诊护理的高级生命支持是在执业医师的指导职责范围内进行的。读者应当了解并遵循当地医学指导专家提供的护理规程；读者也应当关注急诊医疗规程的变化，包括由美国心脏协会发布和印刷的最新指南。

目　录

1 心脏的解剖和生理

【目的】 完成这个章节的学习后，你将能够：

1. 指出和区分心脏下列解剖特点：
   - 右心房、右心室、左心房、左心室
   - 心室壁的三层结构
   - 心底和心尖
   - 心包区及其相关结构
2. 对右心、左心及肺循环和体循环功能的定义。
3. 指出和定义下列循环系统中的主要结构：
   - 主动脉
   - 肺动脉
   - 上腔静脉和下腔静脉
   - 冠状窦
   - 肺静脉
   - 四个心脏瓣膜
4. 定义下列名词：
   - 心房收缩和舒张
   - 心室收缩和舒张
5. 指出和区分心脏的电传导系统组成。
6. 指出心肌细胞的两种类型和阐述其功能。
7. 列举旁路的三种主要类型，包括位置、传导能力和干扰正常心脏功能的作用。
8. 指出和定义心肌细胞的四种特性。
9. 描述心肌细胞静息状态、极化状态和除极化状态的差异。

10. 定义下列名词：
   - 除极化过程
   - 复极化过程
   - 阈电位

11. 指出心脏动作电位的原理图及五个阶段。

12. 定义和指出心电图上的下列时期：
   - 绝对不应期
   - 相对不应期

13. 阐述自律性（自动除极化）的特点和 4 期除极化斜率与激动形成速率之间的相关性。

14. 在心脏的示意图上画出正常传导系统。

15. 定义下列名词：
   - 起搏的主导细胞和可产生逸搏的细胞
   - 非起搏细胞

16. 指出和定位心脏的主导、逸搏和异位起搏细胞。

17. 定义固有激动频率，并指出下列部位的固有激动频率：
   - 窦房结
   - 房室交界
   - 心室

18. 指出逸搏可以发挥心脏起搏的作用的三种情况。

19. 列举和定义异位激动和异位节律的三种基本机制。

20. 阐述支配心脏的神经系统。

21. 列举交感神经和副交感神经兴奋后对心脏的作用。

心脏的解剖和生理

心脏的解剖

心脏由 4 个心腔组成，使血液在循环系统（体内血管）内流动（图 1-1）。上面的 2 个心腔称为右心房和左心房，心肌壁薄。下面的两个心腔称为右心室和左心室，心肌壁和肌层厚。因为心脏在心房部位与血管系统相连接，心脏底部是指两个心房，心尖部位是指两个心室。

心房和心室壁由三层组织组成：最内侧的薄层称为心内膜，该层壁光滑摩擦小，使血液流动；中层为心肌层，包括心肌细胞。最外层称为心外膜，壁薄，由平滑结缔组织组成。

心室的心肌被分为心内膜下层（心肌的内侧一半）和心外膜下层（心肌的外侧一半）。与右心室相比，左心室壁有更多心肌组织，因此室壁厚度是右心室的 3 倍。心房壁和心室壁一样，也是由三层组织组成，但中间的肌层更薄。

心脏被心包包裹，心包外层称为纤维心包（图 1-2），与肺直接相连。心包内层成为脏层心包，包裹着心脏本身。脏层心包和心包囊之间是心包腔。通常心包腔内存在 50ml 以下的心包液，对在心包内运动的心脏起到润滑作用。

心包下部与膈肌中点相邻，前面与胸骨相邻，后面邻近食管、气管和主支气管，基底部与主动脉、腔静脉和肺静脉相邻。如此心包夹在心脏和胸腔间，使其在纵隔内活动。

房间隔（一层膜性薄壁）将两个心房分开，肌层更厚的室间隔分离两个心室。这两层隔膜将心脏分为两个泵系统，即右心和左心，每一个系统由 1 个心房和 1 个心室组成。

通过心脏的血液循环

右心将血液泵入肺循环。左心将血液泵入体循环。体循环包括冠状动脉循环，后者通过冠状动脉将血液供给心脏。

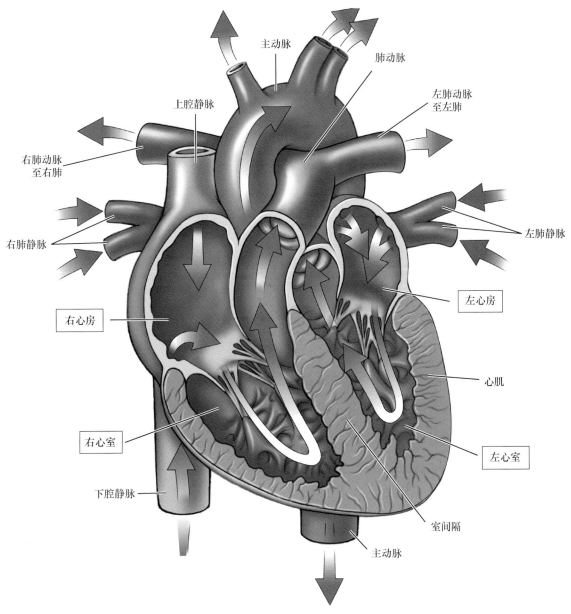

图 1-1 心脏解剖及血液循环。（Modified from Herlihy B：The human body in health and illness，ed 3，St Louis，2007，Saunders.）

右心通过体内两个最大的静脉（上腔静脉和下腔静脉）接受来自机体的去氧合血和通过冠状动脉窦来自心脏的去氧合血（图 1-1）。血液通过三尖瓣进入右心室。右心室通过肺动脉瓣泵出去氧合血，通过肺动脉泵入肺。在肺组织，血液携带氧气，释放二氧化碳。

左房通过肺静脉接受来自肺的新鲜氧合血液，通过二尖瓣将血液送入左室。然后左心室将氧合血液通过主动脉瓣泵入到体内最大的动脉，即主动脉。血液从主动脉分布到全身，包括心脏。

心房和心室的舒张及收缩

心脏按照以下顺序有节律地完成泵血功能（图 1-3）：

1. 首先，心房松弛（心房舒张），使来自腔静脉和肺的血液注入心房

2. 当心房内充盈血液，心房压上升，促使三尖瓣和二尖瓣（房室瓣）开放，使血液迅速排空并进入舒张的心室

3. 然后，心房收缩，当心房和心室压相等时，三尖瓣和二尖瓣开始关闭

4. 心室强烈收缩（心室收缩），导致心室压急剧升高。当三尖瓣和二尖瓣完全关闭，主动脉瓣和肺动脉瓣突然开放，使得血液进入肺循环和体循环

5. 与此同时，心房再次舒张，被血液充盈。当心室内血液排空，心室开始松弛（心室舒张），心室内压力下降，主动脉瓣和肺动脉瓣完全关闭，三尖瓣和二尖瓣开放，心脏节律性运动重新开始

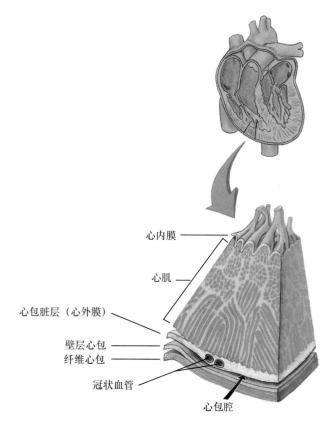

心内膜

心肌

心包脏层（心外膜）

壁层心包
纤维心包

冠状血管

心包腔

图 1-2　心包和胸膜。（Applegate E: The anatomy and physiology learning system，ed 3，St Louis，2006，Saunders.）

当主动脉瓣关闭心室舒张时，冠状动脉灌注开始。

从主动脉瓣和肺动脉瓣开放到关闭，心室收缩，血液排空，这段时期称为心室收缩期。从主动脉瓣和肺动脉瓣关闭到重新开放，心室舒张被血液充盈，这段时期称为心室舒张期。一次心室收缩伴随一次心室舒张的周期被称为心脏周期，通常定义为从一次心脏搏动开始到下一次心脏搏动开始的这段时期。

心脏的电传导系统

心脏的电传导系统（图 1-4）由下列结构组成：
- 窦房结
- 结间传导束和房间传导束（巴赫曼束）
- 房室交界处，由房室结和希氏束组成
- 右束支和左束支及其左前分支和左后分支
- 浦肯野纤维网

心脏电传导系统的主要功能是将电冲动从房室结（冲动通常产生的部位）传到心房和心室，导致心房和心室收缩（图 1-5）。

窦房结位于紧邻上腔静脉入口的右房壁。房室结是由能够自发和规律发出电冲动的起搏细胞组成。

三条结间传导束（前、中和后结间束）穿过窦房结和房室结间的右心房壁，在大约 0.03s 内将电冲动从窦房结快速传到房室结。房间传导束（巴赫曼束）是前结间束的分支，在心房内延伸，将电冲动从窦房结传到左房。

房室结是房室交界的近端，一部分位于冠状窦开口前面的房间隔的右侧，一部分位于三尖瓣基底部的室间隔的上部。房室结由三个区域组成：
- 小、位置靠上部的房结区，位于心房和结区的下部。
- 中间的结区，是房室结的主要中心区域，电冲动在结区从心房缓慢传递到心室。
- 小、位置靠下部的结-希氏区，位于结区和希氏束之间。房结区和结-希氏束区包括起搏细胞（随后的章节将阐述），而结区没有。

房室结的主要功能是将电冲动从心房传递到希氏束，并减慢激动速度，使得电冲动能适时到达心室。纤维环将心房剩余部分与心室隔离，防止电冲动通过房室结以外的通道进入心室，除非存在旁路。

电冲动通过房室结缓慢传导，0.06～0.12s 后到达希氏束。延迟传导使得心房可以收缩和排空血液，心室在收缩前得到充盈。

希氏束在房室交界处的远端，位于室间隔的上部，连接房室结和两个分支。一旦电冲动进入希氏束，将在束支间快速传导，需要 0.03～0.05s。

右束支和左束支发自希氏束，跨过室间隔，在室间隔的两侧延续。左束支进一步分成左前分支和左后分支。

束支及其分支进一步分为更小的细支，最小分支与浦肯野纤维网相连，后者由细小的浦肯野纤维组成网状结构，广泛分布于心室的心内膜下。浦肯野纤维末端终止于心肌细胞。希氏束、左右束支和浦肯野纤维网也被称为心室的希氏-浦肯野系统。起搏细胞位于整个希氏-浦肯野系统。

电冲动在 0.01s 内通过束支快速地传到浦肯野纤维网。总之，正常情况下，电冲动会在 0.2s 内从窦房结传导到心室的浦肯野纤维网。

传导旁路

已发现心脏存在数条不同的电传导通路，可以更直接将电冲动从心房传递到心室，而不通过房室结和

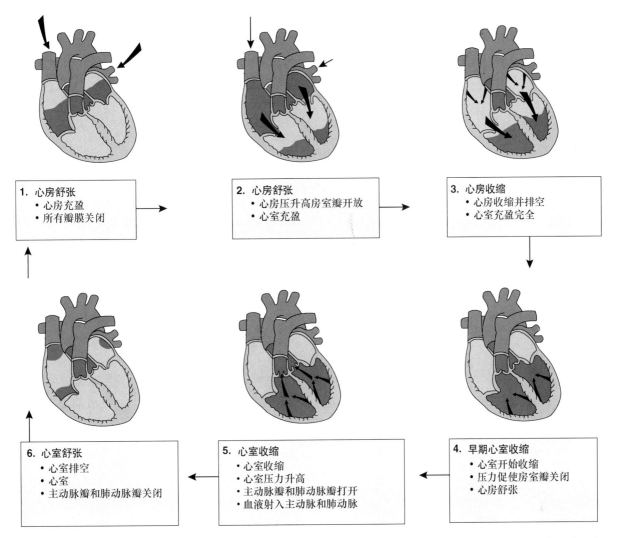

1. 心房舒张
- 心房充盈
- 所有瓣膜关闭

2. 心房舒张
- 心房压升高房室瓣开放
- 心室充盈

3. 心房收缩
- 心房收缩并排空
- 心室充盈完全

6. 心室舒张
- 心室排空
- 心室
- 主动脉瓣和肺动脉瓣关闭

5. 心室收缩
- 心室收缩
- 心室压力升高
- 主动脉瓣和肺动脉瓣打开
- 血液射入主动脉和肺动脉

4. 早期心室收缩
- 心室开始收缩
- 压力促使房室瓣关闭
- 心房舒张

图 1-3　心室收缩和舒张（Gould BE：Pathophysiology for the health professions，ed 3，St Louis，2006，Saunders.）

（或）希氏束。这些旁路更易激动心室（图 1-6）。在特定情况下，这些旁路存在于所有心脏，但在特定情况下，可使心室提前除极化，导致心室提前激动和出现预激综合征。

房室旁路是最常见的旁路，可以将电冲动直接从心房传递到心室。少数情况下，其他旁路可将电冲动从心房传递到希氏束（心房-希氏纤维或束），从房室结和希氏束传递到心室（分别为结室纤维和分支室纤维）。这些旁路不仅能使电冲动前传（顺向），大多数还能使激动逆传（逆向），成为折返性心动过速形成的机制。

房室旁路

房室旁路（也被称为 Kent 束）由心肌传导纤维组成，形成纤维层将心房与心室隔离。房室旁路可以存在于以下部位：

- 在左房和左室的后游离壁之间［A 型 Wolff-Parkinson-White（WPW）传导途径］在间隔部位心房和心室后壁之间（后间隔 WPW 传导途径）
- 在右房和右室的前游离壁之间（B 型 WPW 传导途径）

这些房室旁路有传导性，被称为 Wolff-Parkinson-White 传导，产生异常的宽 QRS 波群，心室提前激动的典型表现。当这种房室传导并发 QRS 波群形正常的阵发性室上性心动过速，则称为预激（Wolff-Parkinson-White，WPW）综合征。

心房-希氏纤维

心房-希氏纤维也被称为 James 纤维，连接心房和紧邻希氏束起源部位的房室结的最下部位。这种异常的房室结被称为心房-希氏预激动。

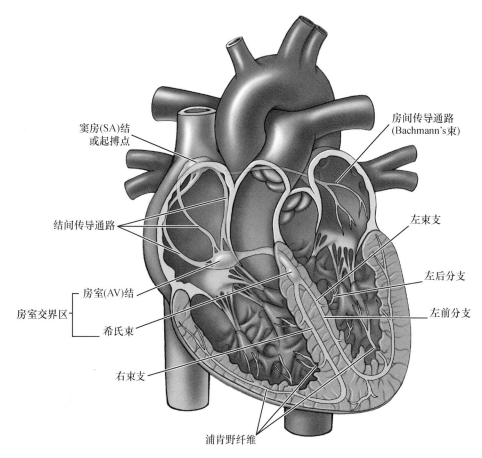

图 1-4　电传导系统。（Modified from Herlihy B：The human body in health and illness，ed 3，St Louis，2007，Saunders.）

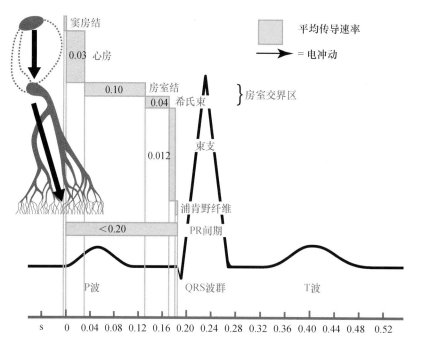

图 1-5　电冲动通过传导系统各部分的平均传导时间

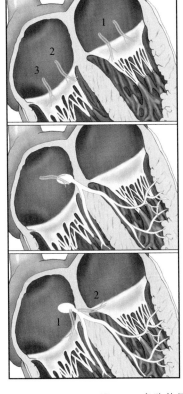

A. 房室旁通(Kent束)
1. A型
2. 后间隔
3. B型

B. 房束纤维
(James束)

C. Mahaim纤维
1. 结室纤维
2. 束室纤维

图 1-6 旁路传导

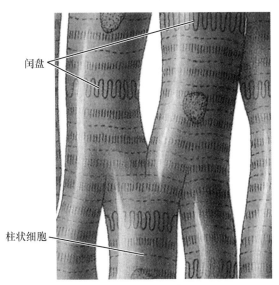

闰盘

柱状细胞

心肌细胞

图 1-7 心脏细胞。(McCance KL, Huether SE: Pathophysiology: The biologic basis for disease in adults and children, ed 5, St Louis, 2006, Mosby.)

结室/分支室纤维

结室纤维和分支室纤维（也称 Mahaim 纤维）是连接房室结和以下部位心室之间的旁路：

- 房室结下部和右室之间（结室纤维）
- 希氏束和心室之间（分支室纤维）

这些异常的房室传导称为结室/分支室预激动。

心脏细胞

心脏是由圆柱状细胞组成（图 1-7，表 1-1），这些细胞的末端分化为两个分支或更多分支。这些与邻近细胞分支相连，形成合胞体。分支相连接的交界处是其他细胞不具备的特殊的细胞膜-闰盘。这些膜包含低电阻区，称为缝隙连接，使得电冲动很快从一个细胞传递到另一个细胞。心肌细胞传递电冲动的能力称为传导性。

心脏细胞被半渗透性细胞膜所包绕，允许某些带电化学颗粒（离子），如钠、钾和钙离子流入和流出细胞，从而使心脏收缩和舒张，电冲动形成和传导。

心脏有两种基本类型的细胞——心肌细胞（工作细胞）和心脏电传导系统的特殊细胞。心肌细胞形成心房壁的肌层和心室壁的肌层。这些细胞包含许多由收缩

表 1-1 心肌细胞	
心脏细胞的种类	主要功能
心肌细胞	收缩和舒张
电传导系统的特殊细胞	产生和传导电冲动

蛋白细丝（肌动蛋白和肌球蛋白）组成的薄肌纤维。肌纤维使得心肌细胞具有收缩性（当被电冲动刺激时可以缩短恢复原来的长度）。

某些药物（如洋地黄、拟交感药物）和生理情况（如静脉回心血量增加、运动、情绪激动、血容量不足、贫血）可使心肌收缩力增强。相反，其他药物（如普鲁卡因、奎尼丁、β 受体阻滞剂、钾剂）和病理条件（如休克、低钙血症、甲状腺功能减退症）可使心肌收缩力减弱。

电传导系统的特殊细胞不包含肌纤维，因此不能收缩。然而它们比心肌细胞含有更多的缝隙连接，允许它们非常快速传递电冲动（至少比心肌细胞快 6 倍）。电传导系统的特殊细胞——起搏细胞——也能自发产生电冲动，而不像心肌细胞非正常情况下才产生。自律性将在这个章节中的后部分更详细阐述。

心脏的电生理

心脏细胞能够产生和传递电冲动，使心肌细胞收缩。这些电冲动是阳性带电离子（主要是钠离子和钾离子，其次为钙离子）快速通过心脏细胞膜流回和流

入。在任一瞬间通过细胞膜的这些离子浓度差产生电位（或电压），以 mV 测量。

心脏细胞的静息状态

当心肌细胞处于静息状态，细胞外存在高浓度的带正电荷的钠离子（Na^+）（阳离子）。同时，细胞内存在高浓度带负电荷的离子（有机磷酸钠离子、有机硫酸盐离子和蛋白离子）（阴离子）和低浓度的带正负荷的钾离子（K^+），使细胞内侧带负电荷。

在这些情况下，细胞膜存在负电位。这是因为细胞膜对下列物质不可通透：①静息状态下细胞膜外的带正电荷钠离子和②静息状态下带负电荷的磷酸盐、硫酸盐和蛋白离子（图 1-8）。当细胞膜不能通过离子，就不允许离子流自由通过。

心脏细胞处于静息状态时，细胞膜周围带一层阳离子，在细胞膜内侧为同等数量的阴离子。当离子这样排列时，静息细胞被极化。

跨静息心脏细胞膜的电位被称为静息膜电位。心房肌和心室肌细胞，以及电传导系统的特殊细胞的静息膜电位在正常情况下为－90mV，而窦房结和房室结为－70mV。总之，负的膜电位提示细胞外阳离子的浓度要高于细胞内，反之，正的膜电位提示细胞内的阳离子多于细胞外。

静息时极化的心脏细胞

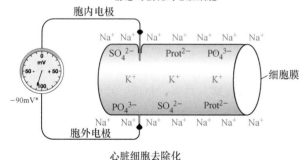

心脏细胞去极化

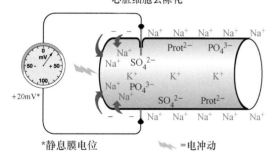

*静息膜电位　　⚡=电冲动

Na$^+$　　钠离子
K$^+$　　钾离子
PO$_4$$^{3-}$　　磷酸离子
SO$_4$$^{2-}$　　硫酸离子
Prot^{2-}　　蛋白离子

图 1-8　极化和除极化心脏细胞的膜电位

除极化和复极化

当受到电冲动刺激后，极化的心肌细胞膜可以使带正负荷的钠离子通过，钠离子内流，导致细胞内比细胞外负电荷少。

当膜电位从静息电位－90mV 降至－65mV（－60～－70mV），膜上的大孔隙（快钠通道）立刻开放。这些通道促使钠离子流快速、自由通过细胞膜，导致带大量带正电荷的钠离子流迅速进入细胞内，这使得细胞内很快变为阳性。当细胞内带正电荷离子的浓度和细胞外浓度一致时，膜电位变为 0mV，心肌细胞被"除极化"。带正负荷的钠离子继续内流，使膜电位一过性升至 20～30mV（称为"超射"）。细胞静息、极化状态被逆转的过程成为除极化（图 1-9）。

心肌细胞和电传导系统的特殊细胞中存在典型的快钠通道，而窦房结和房室结部位没有。另一方面，窦房结和房室结细胞有慢钙-钠通道，在膜电位降至－50mV 时开放。它们允许带正电荷的钙离子和钠离子在除极化时缓慢、逐渐地进入细胞内，因此除极化速度比有快钠通道的细胞慢。

当心脏细胞除极化，带正电荷的钾离子外流，促使细胞返回静息，即极化状态的过程开始。这个过程成为复极化（图 1-9），包括钠、钙、钾离子跨细胞膜的相互交换。必须注意的是静息心脏细胞外的电位比极化心脏细胞外的电位更正。静息、极化心脏细胞和除极化细胞之间的电位差异是除极化和复极化过程中产生电流的基础，可以通过心电图检测和显示。

心脏细胞的除极化对其相邻细胞发挥电冲动（或刺激）的作用，导致其除极化。电冲动在细胞间的传播产生除极化波，可以在除极化的方向测定电流。当细胞复极化，产生另一电流，该电流与前一次电流相似但方向相反。心房肌和心室肌细胞除极化和复极化过程中产生的电流方向及幅度可以被体表电极所检测到，记录在心电图上。心肌细胞的除极化产生 P 波和 QRS 波群（包括 Q、R 和 S 波），复极化形成心电图上的 T 波。

阈电位

心脏细胞再次除极化前不需要完全复极化恢复至静息状态（－90mV）。当窦房结和房室结细胞已复极化到－30～－40mV 时，可以被除极化。其他心脏电传导系统的细胞和心肌细胞在复极到－60～－70mV 时，可以被除极化。细胞再次除极化前必须达到的复极化

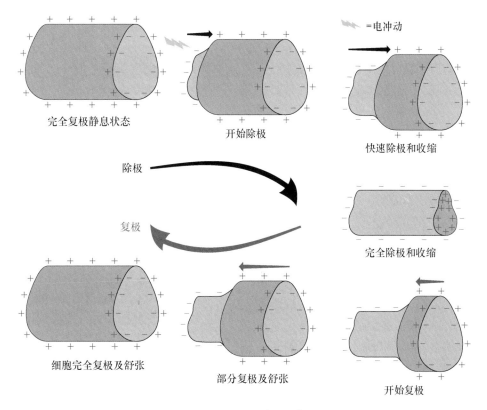

图 1-9　心肌细胞除极和复极

电位水平称为阈电位。

　　必须注意心脏细胞在复极化后达到阈电位之前，是不能产生或传导电冲动，也不能被激动或收缩。

心脏动作电位

　　心脏动作电位代表心脏细胞除极化和复极化期间膜电位的变化（图 1-10）。心脏动作电位分为 5 个阶段：0 相至 4 相。以下是典型的心肌细胞动作电位的 5 个时相。

　　0 相：0 相（除极化相）指细胞膜达到阈电位时，动作电位上高尖的上升支，触发快钠通道瞬间开放，钠离子快速内流。随着带正电荷的离子流入细胞内，细胞内电位变为 20～30mV。在上升支期间，细胞除极化，开始收缩。

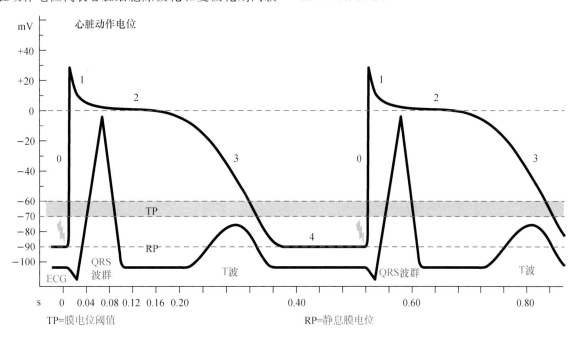

图 1-10　心肌细胞的动作电位

1 相：在 1 相（早期快速复极相）时，快钠通道关闭，钠离子快速内流终止，伴随钾离子减少。净效应是细胞内正电荷数量减少，膜电位下降至 0mV。

2 相：2 相是心肌细胞动作电位缓慢复极的延长相（平台期），使心肌细胞结束收缩，开始舒张。在 2 相期，因为复极速度非常缓慢，膜电位保持在 0mV。在离子跨细胞膜的多种交换中，钙离子通过慢钙通道缓慢进入细胞内，而钾离子持续外流，钠离子缓慢内流。

3 相：3 相是快速复极终止时，细胞内显著变为负性，膜电位再次恢复到 −90mV 的静息水平。这主要是钾离子外流的结果。3 相末期达到完全复极化。

4 相：4 相开始时（动作电位之间的时期），细胞膜已经恢复到静息电位，细胞内电位再次为负值（−90mV）。但是在细胞内仍有过多的钠离子，细胞外有过量的钾离子。这时钠-钾泵被激活，将钠离子泵出细胞，将钾离子泵入细胞内。4 相时通过这种机制和细胞膜对钠离子的通透性，心肌细胞在两次动作电位间保持稳定的膜电位。

不应期

除极化开始到复极化结束这段时间被分为心脏细胞能或不能被除极化的两个时期。这就是不应期（绝对和相对）（图 1-11）。

心脏细胞（如心室肌细胞）的不应期开始于心脏动作电位的 0 相，在 3 相结束前终止。心电图上的不应期指从 QRS 波群的起点至 T 波的结束。

不应期进一步分为绝对不应期和相对不应期。绝对不应期（ARP）开始于 0 相起点，在 3 相中期大约是 T 波峰顶结束，占据整个不应期的 2/3。这段期间心脏细胞已经完全除极化，开始进入复极化。由于心脏

细胞还没有复极化至阈电位，因此不能被激动或除极化。也就是说，心肌细胞不能收缩，心脏电传导系统的细胞不能在绝对不应期传递电冲动。

相对不应期（RRP）占据 3 相剩下一半的大多数时间，心电图上为 T 波的下降支。在这段时期，心脏细胞已经复极化到阈电位，能够被足够强的刺激所激动和除极化。这段时期被称为复极化的易损期。

心脏细胞在 4 相自发除极化达到阈电位，以及不受外界刺激影响完全除极化的能力称为自律性。

自发除极化取决于细胞膜在 4 相时对钠离子的通透能力，允许稳定的钠离子内流。这使静息膜电位负值开始减少。一旦达到阈电位，便出现细胞的快速除极化（0 相）。

自发除极化速度取决于 4 相除极化的斜坡（图 1-12）。4 相除极化的斜坡越陡，自发除极化和激动形成的速度越快（触发频率）。斜坡越平坦，触发频率越慢。

交感神经活性增加和儿茶酚胺可以增加 4 相除极化的斜率，导致起搏细胞自律性和触发频率增加。另一方面，副交感神经激活和利多卡因、普鲁卡因胺及奎尼丁可以降低 4 相复极化斜率，使起搏细胞的自律性和触发频率降低。

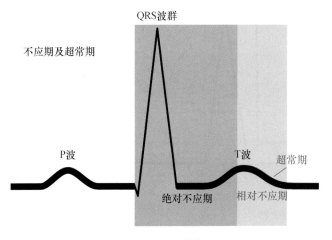

图 1-11　不应期

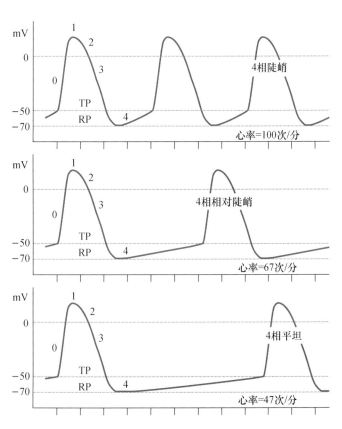

图 1-12　起搏细胞的动作电位。自动除极化的频率依赖于 4 相复极期的斜率。TP=阈电位，RP=静息膜电位

心脏的主导和逸搏起搏

电传导系统中有自律性的特殊细胞称为起搏细胞。这些细胞位于窦房结、结间心房传导束和房室结的某些区域，并贯穿希氏束、束支和浦肯野纤维网。窦房结的起搏细胞具有最快的触发频率，在正常情况下是心脏的主要起搏细胞。如果窦房结不能正常工作或因为任何原因，如电传导系统中断，电冲动不能到达，其他起搏细胞将发挥自律性。因此这些细胞称为逸搏细胞。

正常情况下，自律性最高的起搏细胞在任何时刻都能控制心率。这些起搏细胞每产生一次电冲动，触发慢的逸搏细胞便被除极化。这种现象称为超速抑制。

正常情况下，窦房结是主要的心脏起搏部位（图 1-13）。其触发频率为 60～100 次/分，高于其他起搏细胞。

如果窦房结不能以正常的频率发放脉冲，或完全不工作，或脉冲的传导由于别的原因受到阻滞（如房室结），房室交界处的逸搏细胞通常会发挥起搏心脏的作用，但频率慢（40～60 次/分）。如果房室结因为病变不能发挥起搏作用，房室交界区以下心室（即束支或浦肯野纤维网）的电传导系统的逸搏点起搏频率更慢（低于 40 次/分）。一般来说，逸搏点离房室结越远，产生的电冲动越慢。

窦房结或逸搏点正常情况下产生电冲动的频率成为起搏固有触发频率。来自于逸搏点的激动或一系列激动称为逸搏或逸搏心律，根据起源部位区分（如交界性、室性）。

异常电冲动形成的机制

在某些情况下，任何部位的心脏细胞，无论是逸搏细胞、非起搏细胞，或心肌细胞，能产生外源性电冲动。这些激动被认为是异位的，因为起源于正常传导途径以外部位。结果是出现异常的异位激动和心律，如期前收缩、心动过速、扑动或颤动。这些异常心律根据异位起搏点位置进行区分（如房性、交界性、室性）。异位波动和异位心律产生的三种基本机制是：①自律性增加，②折返，和③触发活动。

自律性增加

自律性增加是指异位起搏点在异常情况下的触发频率超过固定频率。这种情况见于 4 相时钠离子可通过细胞膜，钠离子大量内流，自发除极化斜率急剧上升。通常即使是不具有自律性的心肌细胞（非起搏细胞）在某些条件下也可以获得这种特性而发生自动除极化。自律性增加可引起心房、交界区和心室异位搏动及节律。

自律性增加的常见原因是儿茶酚胺增加、洋地黄中毒和使用阿托品。此外，缺氧、高碳酸血症、心肌缺血或梗死、低钾血症和心脏受热或受冷也可能引起自律性增加。

折返

折返是指电冲动传导在电传导系统中的一个或多部位延迟和（或）阻滞（图 1-14，A-B），而在传导系统的其他部位正常传播。结果导致向已除极化的相邻心脏细胞的顺向或逆向传导延迟。如果这些心脏细胞充分复极化，延迟的电冲动就能提前使这些细胞除极化，产生异位搏动和心律。心肌缺血和高钾血症是引起电冲动传导延迟或阻滞的主要原因，后者也是折返产生的机制。

折返发生机制的另一个原因是存在旁路（图 1-14，C 和 D），如位于心房和心室间的房室旁路。当电冲动通过电传导系统正常前传，心脏细胞除极化后，电冲动到达旁路，以逆传方式重新进入电传导系统的近端，

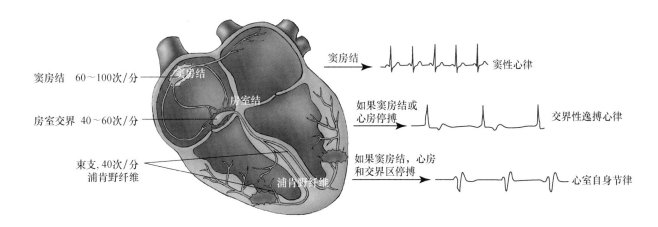

窦房结　60～100次/分

房室交界　40～60次/分

束支，40次/分
浦肯野纤维

窦房结

房室结

浦肯野纤维

窦房结　→　窦性心律

如果窦房结或心房停搏　→　交界性逸搏心律

如果窦房结，心房和交界区停搏　→　心室自身节律

图 1-13　主导起搏点及逸搏点

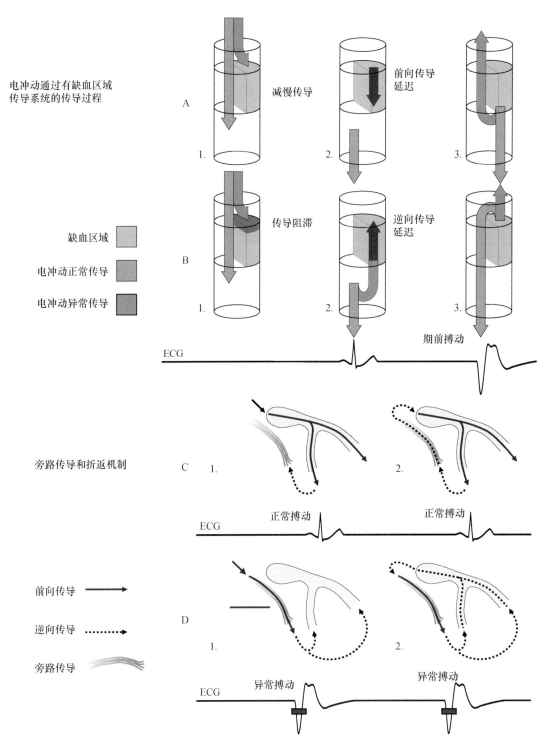

电冲动通过有缺血区域
传导系统的传导过程

缺血区域

电冲动正常传导

电冲动异常传导

旁路传导和折返机制

前向传导 ——→

逆向传导 ·····→

旁路传导

图1-14 折返机制：**A.** 减慢传导；**B.** 阻滞和减慢传导；**C.** 通过传导系统前传；**D.** 通过传导系统逆传

而且快于下一次正常的电冲动传导。然后电冲动逆向传导，导致心脏细胞提前除极化。因此形成折返环，使一系列电冲动通过电传导系统快速传导，产生心动过速。电冲动也可以沿旁路前传，沿电传导系统逆传。

折返机制可以在心房、房室交界区、束支和浦肯野纤维网产生单个或反复的电冲动，从而形成房性、交界性或室性异位搏动和心律，如房性、交界性和室性心动过速。典型的折返性心动过速为突发突止。如

果通过折返环的电冲动传导延迟的时机在每一个传导周期是一致的，每一次异常搏动将跟着一次正常搏动。这称为配对固定和二联律。

触发活动

触发活动是指心肌细胞（非起搏细胞）受到单次电冲动刺激后，细胞多次除极化。第一除极化后膜电位水平自动上升至阈电位水平，导致细胞一次或反复除极化。这种现象称为后除极化，在3相除极化时同

时发生 [早期后除极化（EAD）] 或在 4 相出现 [延迟后除极化（DAD）]。

触发活动可以引起心房或心室异位搏动同时发生，可以成对出现或者连发 3 个或更多（阵发性心动过速）。

触发活动的常见原因和自律性增加一样，包括儿茶酚胺增加、洋地黄中毒、缺氧、心肌缺血或损伤和心脏受牵拉或受冷。

自主神经系统对心脏的控制

心脏受到自主神经系统的控制，包括交感神经（肾上腺素能）和副交感神经（胆碱能）系统（图 1-15），两者激活后作用相反。这两种神经系统共同工作，使心排血量（通过调节心率和每搏量）和血压发生变化。

神经对心脏的控制来源于位于大脑延髓的两个独立的神经中枢。一个是作为交感神经系统一部分的心动加速中枢，另一个是作为副交感神经系统一部分的心动抑制中枢。来自心动加速中枢的冲动通过交感神经到达心脏电传导系统、心房和心室。来自心动抑制中枢的冲动通过右侧和左侧迷走神经支配窦房结、心房、房室交界区和一小部分心室。

另一个重要的心脏抑制（副交感）神经中枢是颈总动脉轻度扩张形成的颈动脉窦，位于颈内和颈外动脉的分叉处。它包含感觉神经末梢，对调节血压和心率非常重要。

当机体变化需要增加血容量时，体内多个传感器重新发放脉冲到心动抑制中枢和心动加速中枢进行分析。交感神经和副交感神经适宜地将脉冲传递到心脏电传导系统、心房肌及心室肌，影响心脏细胞的自律性、兴奋传导性和收缩性。

交感神经系统激活后对心血管系统产生下列肾上腺素能作用：

- 通过提高窦房结和整个心脏的逸搏及异位起搏点的自律性和兴奋性，从而增加它们的触发频率
- 电冲动在心房、心室，特别是房室结的传导性增加
- 心房和心室收缩力增强
- 上述变化导致心率、心排血量和血压增加。

这可以通过直接刺激心脏细胞和分泌儿茶酚胺，如肾上腺素，间接发挥上述作用。

副交感神经系统激活后产生以下胆碱能（迷走）反应：

- 通过降低窦房结、心房及房室交界区的逸搏，以及异位起搏点的自律性和兴奋性，从而降低它们的触发频率
- 减慢电冲动在房室结的传导
- 结果导致心率、心排血量和血压下降，甚至有时引起房室传导阻滞

以下操作和机体功能可以激活副交感神经系统：

- 按压颈动脉窦
- 瓦氏（Valsalva）动作（吸气后用力屏气）
- 用力促进肠蠕动
- 膀胱扩张

恶心、呕吐、气管痉挛、乏力、多涎是副交感过度激活的表现。阿托品作为副交感神经系统阻滞剂，可有效阻滞副交感活性增加。

本章总结

心脏位于胸部中心，基底部为心房，心尖部为心室，心包包绕着心脏，心脏外层为心外膜，内层为心

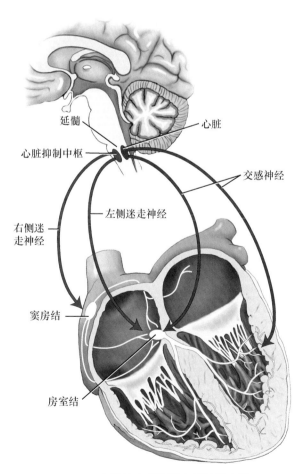

延髓

心脏

心脏抑制中枢

交感神经

左侧迷走神经

右侧迷走神经

窦房结

房室结

心脏的交感和副交感神经支配

图 1-15　交感神经和副交感神经在心脏的相互作用

内膜。

- 心脏的肌肉组织成为心肌
- 来自腔静脉和肺的血液进入心房后，排空到心室，随后在心脏周期中将血液泵入肺和全身
- 心肌具有兴奋性、传导性、自律性和收缩性，从而保证心脏收缩与血液在全身体内流动具有协调性
- 传导系统的心脏细胞具有兴奋性、传导性、自律性和收缩性，使电冲动在心脏中传播，结果导致心肌收缩
- 除极化和极化引起电冲动沿传导途径运动，可以受自主神经系统和其他外界激动及病理条件的影响
- 主导和异位起搏点的存在保证一旦正常神经系统发出的冲动在心脏的传导受阻，心脏还有其他部位可以产生激动

本章回顾

1. 包绕心脏本身的心包内层一般称为：
   - A. 心内膜
   - B. 心外膜
   - C. 心肌
   - D. 心包

2. 心脏的 _____ 侧将血液泵入到 _____ 循环，而心脏的 _____ 侧是将血液泵入 _____ 循环。
   - A. 左侧，肺，右侧，体循环
   - B. 左，心室，右侧，心房
   - C. 右侧，肺，左侧，体循环
   - D. 右侧，体循环，左侧，肺循环

3. 右心通过 _____ 瓣膜泵出去氧合血液，血液通过 _____ 动脉进入肺。
   - A. 主动脉，二尖瓣
   - B. 二尖瓣，三尖瓣
   - C. 肺动脉，肺
   - D. 三尖瓣，肺

4. 心室舒张和血液充盈的时期称为：
   - A. 心房舒张
   - B. 心房收缩
   - C. 心室舒张
   - D. 心室收缩

5. 以下哪个是正常心脏电传导系统的组成部分？
   - A. 房间隔
   - B. 冠状窦
   - C. 右束支
   - D. 迷走神经

6. 心脏细胞自动除极化的特性是指：
   - A. 自律性
   - B. 传导性
   - C. 收缩性
   - D. 自我兴奋

7. 在静息状态下，心脏细胞外存在高浓度的带_____ 电负荷的 _____ 离子。
   - A. 负，钾
   - B. 负，钠
   - C. 正，钾
   - D. 正，钠

8. 在 _____ 时期心脏细胞受到刺激后不能除极化
   - A. 绝对不应期
   - B. 异位搏动间期
   - C. 相对不应期
   - D. 静息状态

9. 心脏的正常占主导的起搏部位是 _____。
   - A. 房室结
   - B. 希氏束
   - C. 浦肯野纤维
   - D. 窦房结

10. 迷走神经是副交感神经系统的一部分。以下哪些情况可通过迷走神经减慢心率？
    - A. 神经触发速度更快
    - B. 阿托品抑制迷走神经
    - C. 切断神经
    - D. 给予患者兴奋剂

11. 对下图进行标注。

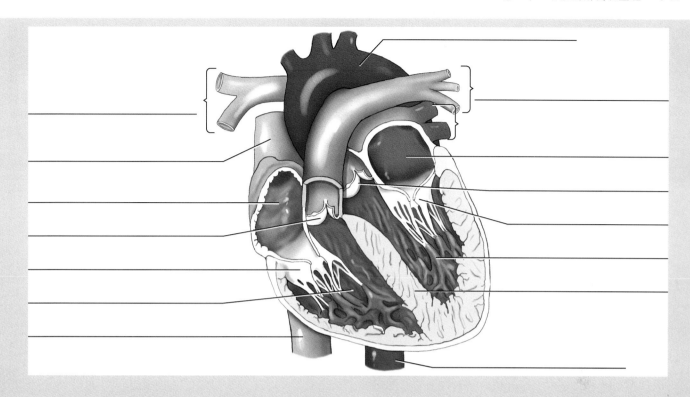

（李卫萍 译）

2 心电图：基本概念和导联监测

【目的】

完成这一章节学习，你可以：

1. 解释心电图代表什么。

2. 在心电图网格上通过深颜色和浅颜色的竖线和横线确定时限和振幅的测量方法。

3. 指出和区分心电图的组成部分，包括波形、波群、段和间期。

4. 列出至少 4 种心电图伪像的原因。

5. 定义心电图导联，并区分双极和单极导联的差异。

6. 描述如何监测 I、II 和 III 导联。

7. 描述心室正常除极化的顺序和方向，以及 II 导联上的 QRS 波群。

8. 阐述监测导联 MCL_1 和 MCL_6 是什么，在何种情况下有用以及如何获得。

心电图基本概念

> **作者注解** 在这本书中都使用"ECG"。有些书使用缩略语"EKG"，是来自于德语"Elektrokardiogram"。同时，在口头上经常使用缩略语"EEG"，因为"ECG"会和"EEG"混淆，后者是指"脑电图（electroencephalogram）"。

ECG 的电基础

ECG 是记录电活动幅度和方向变化的图形（图 2-1），更具体地说，是记录心房和心室除极化波及随后相反方向复极化波所产生的电流。通过将电极贴附在皮肤上可检测到电活动。ECG 能检测心房和心室的除极化和复极化。产生和传递能触发除极化的电活动太微弱了而不能被皮肤电极所检测到。

心电图纸

记录 ECG 的纸带有网格，可以在水平轴上测量时间（s），在纵轴上测量电压（幅度，mm）（图 2-2）。

由交叉的深颜色和浅颜色的横线及竖线组成的网格形成了大的和小的方格。竖线之间的距离决定于 ECG 记录时的走纸速度（如 25mm/s 或 50mm/s）。标

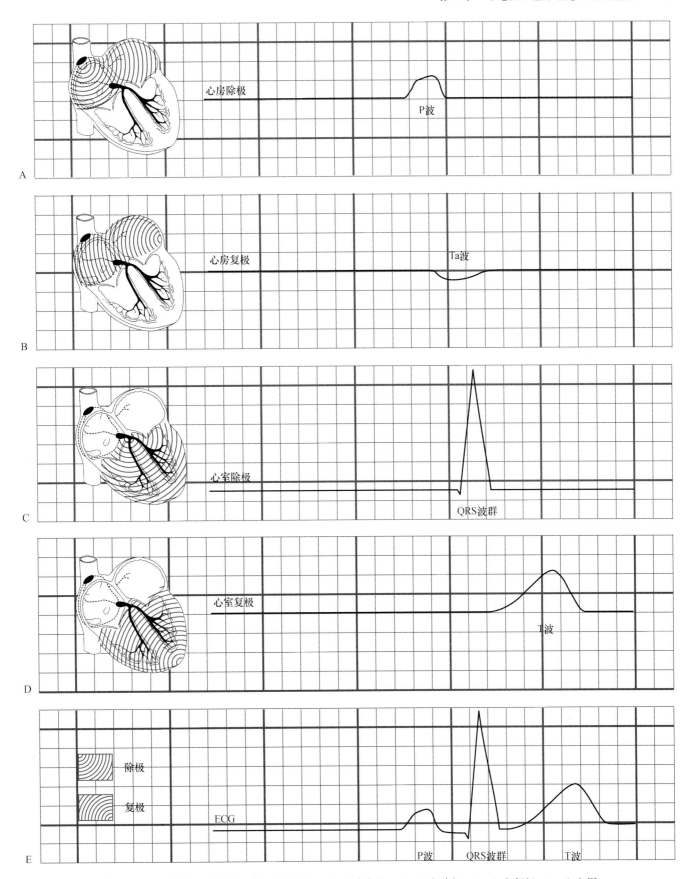

图 2-1 心电图的电学基础：A. 心房除极；B. 心房复极；C. 心室除极；D. 心室复极；E. 心电图

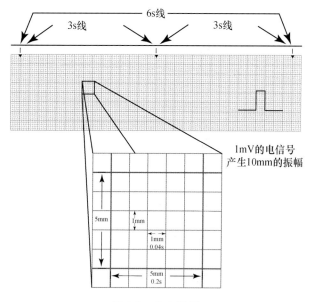

图 2-2　心电图纸

准的记录速度为 25mm/s。其他速度仅在捕捉少见电信号时使用。

> **作者注解**　除了特别说明，这本书中的所有心电图都是使用标准记录速度（25mm/s）。

当 ECG 是以标准速度（25mm/s）记录时，竖线间的测量如下：
- 深颜色竖线以 5mm 分隔
- 如果 1s＝25mm，那么 5mm＝1/5s 或 0.2s
- 浅颜色竖线以 1mm 分隔
- 如果 5mm＝1/5s，那么 1mm＝1/25s 或 0.04s

无论走纸速度多少，水平线间的测量如下：
- 深颜色横线以 5mm 分隔
- 浅颜色横线以 1mm 分隔

因此在标准速度 25mm/s 时，大的和小的方格有

如下特点：
- 一个大方格是 5mm（高）×0.2s（长）
- 一个小方格是 1mm（高）×0.04s（长）

一般来说，心电图机的敏感性是经过调整的（即标准化），所以 1mV 电信号可在 ECG 上产生 10mm 偏差（2 个大格或 10 个小格）。

沿着 ECG 纸的上缘或下缘有短的竖线（或小箭头），用来显示间隔时间（时间线）。时间线以 15 个大方格为间隔（75mm，或约 3 英寸间隔）。当 ECG 以标准走纸速度 25mm/s 记录时，竖线以 3s 为间隔，每第 3 条竖线以 6s 为间隔。一些心电图纸上每 5 个大方格有时间线（25mm，约 1 英寸为间隔），标准走纸速度时为 1s 的间隔。

正常心电图的基本组成

了解 ECG 的各组成部分和心脏电活动之间的关系是非常重要的。通过电极可以检测到心房和心室除极化及复极化所产生的电流。电流通过示波器放大和显示，在 ECG 纸上记录为波和波群。ECG 波形是指波和波群（图 2-3）。下一章节将更详细讨论每一组成，基本组成如下。

心房除极化产生的电活动所记录到的波为 P 波，心室除极化产生的为 Q、R 和 S 波统称为 QRS 波群。心室复极化表现为 T 波。因为心房复极化发生在心室除极化期间，所产生的波隐藏在 QRS 波群中。

正常 ECG 波形首先为 P 波，随后为 QRS 波群和 T 波。ECG 上波和波群之间的部分称为段和间期，它们的形状和长度反映电活动在心脏中的传导速度。PR 段是指 P 波起点到 QRS 波群起点。ST 段是指 QRS 波群终点到 T 波起点。ST 段的开始，也是 QRS 波群的终

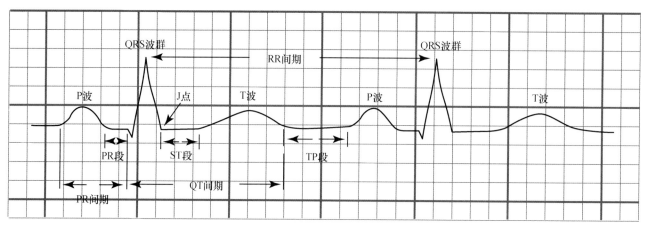

图 2-3　心电图组分

点，被称为"J点"。后面的部分称为TP段，即T波终点到下一个P波的起点。

PR间期是指P波起点至QRS波群终点。Q-T间期是指QRS波群起点至T波终点。RR间期是指两个连续R波之间的间期。

每一个波和波群之后的ECG会回到平线上，称为"基线"或"等电位线"。这段期间内没有电活动。一般来说，在分析ECG时，我们评估波和波群的形状及时限，间期和段与基线的关系。

心电图导联

心电图的基本导联

通过将电极贴附皮肤我们获得ECG，从而检测到心脏除极化和复极化产生的电流。将阳极放在身体的特殊部位（右或左臂、左腿，或前侧胸壁的某些部位）来检测心脏的电活动。电冲动是由带负电荷电子流向电极或从电极流出时形成。阳性电极称为"导联"。用于分析ECG的导联有两种类型：双极和单极。

为了获得ECG，将电极固定在患者皮肤上，然后通过导线与ECG机相连。心电图通过选择的导联决定给予的电极是阳极或阴极。ECG机根据选择的导联使电极的极性改变。

双极导联

既有阳极又有阴极的导联称为双极导联。这些导联测量电极间的电位。然而，显示屏上的图形反映的是从阳极角度得出的结果。双极电极被称为标准肢导联。标准肢导联包括Ⅰ、Ⅱ和Ⅲ。

如果只是为了监测心律失常，通常使用一个肢导联，如Ⅱ导联（图2-4）。另一常用导联是MCL₁导联，特别是监测院内的心律失常。很少用Ⅲ和MCL₆导联进行监测。

监测Ⅱ导联

Ⅱ导联是将阴极置于右臂，阳极置于左腿；也可以将阴极置于右锁骨下右前侧胸壁上部，将阳极置于心尖部上方的左前侧胸壁的下部（通常在左锁骨中线第5肋间）。但如此放置电极会因为呼吸运动而产生基线移动和伪像。当使用Ⅱ导联监测时，为了消除或减

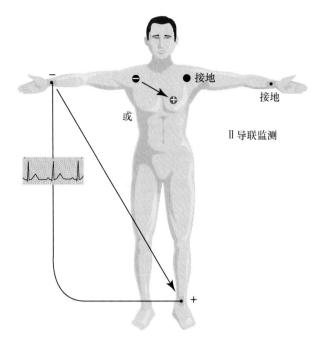

图 2-4　Ⅱ导联监测

少ECG上的电干扰（"噪声"），通常将第3个中性电极（或接地电极）置于左胸上部、某个肢体（左臂或右腿）或身体任何部位。

电流流向某个肢导联的阳极时，ECG记录到正（右上）的偏移。相反，电流从阳极流出时，记录到负（向下）的偏移。如果ECG阳极置于左腿，所有心脏产生的流向左腿的电流记录为正（右上）的偏移，从左腿流出的电流记录为负（向下）的偏移（图2-5）。

应注意心房和心室正常的除极化通常是从右上胸向下传递到左腿，心脏正常除极化产生的电流大部分流向左腿，被记录为两个正向（右上）的偏移——正P波（心房除极化）和大R波（心室复极化）——Ⅱ导联。

心房和心室除极化和复极化，及P波、QRS波群和T波（图2-6）之间的关系如下：

- **P波**：正常的心房除极化开始于窦房结附近，然后向下、向左播散，产生正的P波
- **QRS波群**：心室复极化通常开始于室间隔，然后从左至右，产生一个小的负的偏移——Q波。随后左室从右至左除极化，掩盖了右室同时产生的从左至右的除极化，形成大的R波。此外，根据心脏在胸部的位置、心室的大小和心脏的转位情况，左室基底部从左向右的除极化产生R波后的一个小的负向的偏移——S波
- **T波** 最终，心室从左至右的复极化产生T波

> **作者提醒**　除非特别注明，这本书中的ECG图形都是用Ⅱ导联记录。

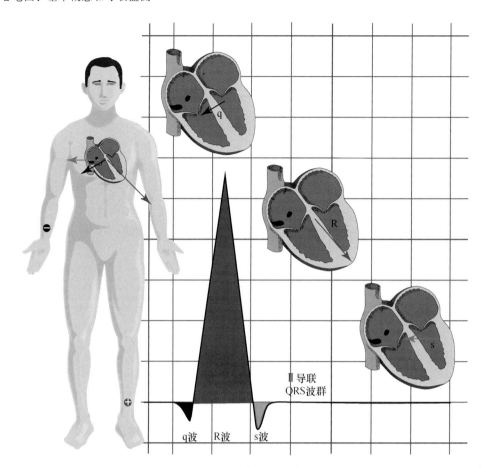

图 2-5 正常除极顺序和方向

监测Ⅰ和Ⅲ导联

其他两个双极导联，Ⅰ和Ⅲ导联，也用于 ECG 监测（图 2-7）。这些导联的电极放置部位如下：

- **Ⅰ导联**：Ⅰ导联是将阴极置于右臂，阳极置于左臂，接地电极置于右腿。也可以将阴极置于右锁骨下的右前侧胸壁上部，阳极置于左锁骨下的左前侧胸壁上部，接地电极置于右下或左下胸壁
- **Ⅲ导联**：Ⅲ导联是将阴极置于左臂，阳极置于左腿，接地电极置于右腿。也可以将阴极置于左锁骨下左前侧胸部上部，阳极置于左前侧胸壁第 5 肋间与锁骨中线交叉的下部。接地电极置于右下胸壁

正常心脏的Ⅰ和Ⅲ导联可能与Ⅱ导联相似，也可能不同，因为平均 QRS 电轴（心室除极化的平均方向）的正常变异，后者反映这三个导联 QRS 方向的偏差。这将在 12 章和 23 章讨论。

校正的胸导联（MCL）

MCL 与 12 导联中的单极胸导联相似，但敏感性低。然而它们可用于监测某些特殊心律。

监测 MCL$_1$

MCL$_1$ 是双极导联，与 12 导联 ECG 中的 V$_1$ 导联相似（图 2-8）。MCL$_1$ 导联是将Ⅲ导联的阳极置于前胸右侧第 4 肋间及胸骨右侧部位，阴极置于左胸锁骨下锁骨中线上。MCL$_1$ 导联有助于区分某些宽 QRS 波群心律失常的起源。这将在书中的后部分讨论。

Ⅱ导联正常情况下以正的 QRS 波群为主，有大的 R 波。而与Ⅱ导联不同，MCL$_1$ 导联以负的 QRS 波群为主，有大的负向 S 波，是因为正常心室除极化产生的电流从右胸的阳极流向左腿。流向右肩的小电流产生Ⅱ导联上的 Q 波和 S 波，而在 MCL$_1$ 导联上形成 R 波。MCL$_1$ 导联上的 P 波可能是正向、负向或双向（部分为正，部分为负）。

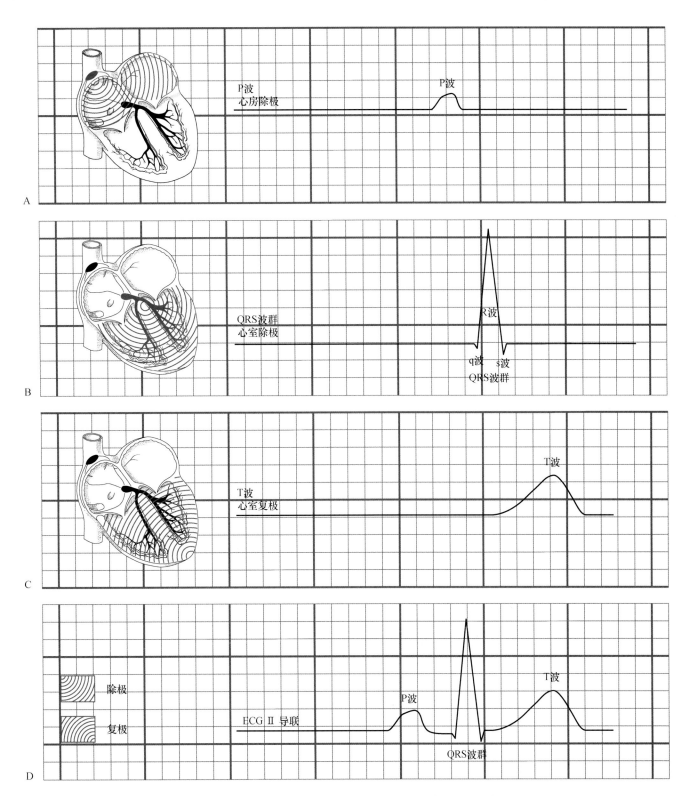

图 2-6　心房、心室除极和复极，以及心电图。A. P 波；B. QRS 波群；C. T 波；D. 心电图 Ⅱ 导联

监测 MCL₆ 导联

MCL₆ 导联是双极导联，类似 12 导联中的 V₆ 导联。MCL₆ 导联是将 Ⅲ 导联的阳极置于左胸第 6 肋间锁骨中线上，阴极置于同侧锁骨下的锁骨中线上（图 2-9）。当 ECG 正常时，MCL₆ 导联的 P 波、QRS 波群和 T 波与 Ⅱ 导联相似，但在某些心脏病（如急性冠状动脉综合征，包括急性心肌梗死、束支传导阻滞），QRS 波群和 T 波通常不一样。

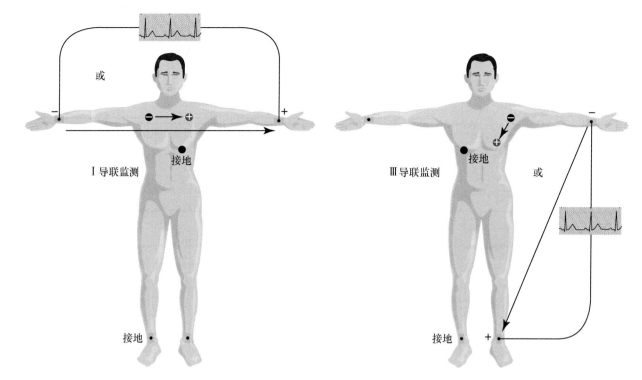

图 2-7 I 导联监测和 III 导联监测

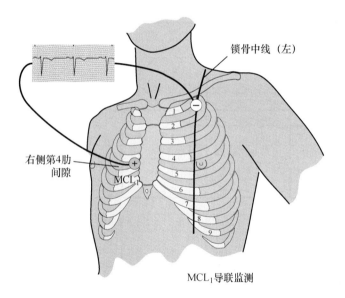

图 2-8 改良胸前导联 1 (MCL₁) 监测

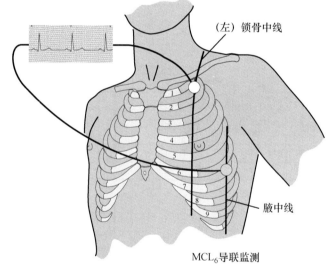

图 2-9 改良胸前导联 6 (MCL₆) 监测

单极导联

只有一个电极 (阳极) 的导联称为单极导联。虽然没有相对应的阴极, 但将位于心脏电场中心的参考点与心电图机的无关电极连接, 单极导联被广泛应用于 12 导联心电图。

标准 ECG 的 12 个不同导联 (图 2-10) 可详细分析心脏的电活动。将在以后的章节全面谈论 12 导联 ECG。

12 导联 ECG 由以下部分组成:

- 3 个标准 (双极) 肢导联 (I、II 和 III 导联)
- 3 个加压导联 (单极) (aVR、aVL 和 aVF 导联)
- 6 个胸前 (单极) 导联 (V_1、V_2、V_3、V_4、V_5 和 V_6 导联)

12 导联用于诊断与急性冠状动脉综合征 (ACS) 或 "心脏病发作" 相关的心电图变化、束支传导阻滞, 而且有助于区分某些心动过速 (如室上性心动过速 *vs.* 室性心动过速)。

12 导联 ECG 常用于医院, 是院前医疗保健所必须

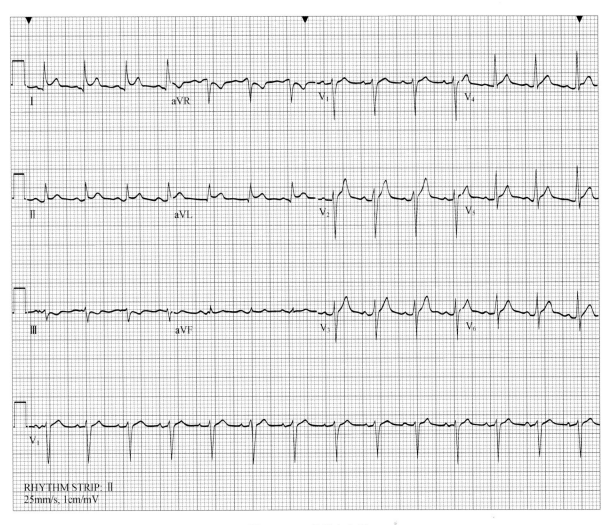

图 2-10 12 导联心电图

的，可更有效识别急性冠状动脉综合征患者，将他们更快转运到更近的、更适宜的医疗机构。

获得一份质量合格的心电图

伪像

ECG 上来源于非正常心脏电活动的波形和尖峰信号，干扰或破坏 ECG 上的波形，被称为伪像。伪像的原因包括肌颤、交流电干扰、电极和皮肤接触不好和胸部受到外压。

肌颤（图 2-11）见于紧张的患者或因为寒冷而颤抖，在 ECG 上可表现细或粗的锯齿状。

交流电干扰（图 2-12）可见于接地不正常，采用交流电工作的心电图机或在高压线、转换器或电器附近做的 ECG。这将产生由 60 个波组成的粗的基线。

伪像中最常见原因是电极松懈或电极与皮肤接触不好（图 2-13），由于导电糊不足或干了，可导致心电图上出现多种锐利的尖峰信号和波。连接导线松也可

以引起类似的伪像。此外，皮肤上的任何外来物质，如血液、呕吐、出汗和毛发均能导致电极接触差，出现伪像。

心肺复苏中胸部受到外压（图 2-14）可引起与按压胸部同步出现的规律间距、宽大、直立波形。必须强调的是这些波形并不代表心脏按压可产生充足的心排血量和循环血量。

QRS 波群大小和基线波动

心电图机可以放大它所接受到的信号，并在监视屏上显示。如果信号不强，大多数 ECG 机允许增加幅度。空白被称为"增益"。增加增益不会影响 ECG 的波形，但有助于监测心律。ECG 上产生低电压波形的原因包括患者有桶状胸和肥胖（因为增加了通过胸部的信号阻抗）。当 ECG 不能维持稳定的基线，将出现另一个问题。当患者体位变动、深呼吸或电极太贴近胸部，这使得部分波形测量困难。

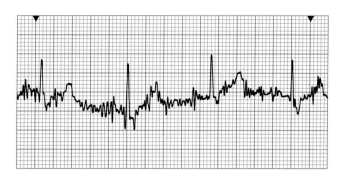

图 2-11 肌颤

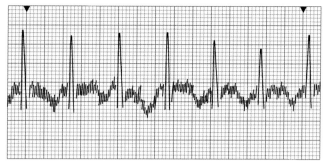

图 2-12 交流电干扰

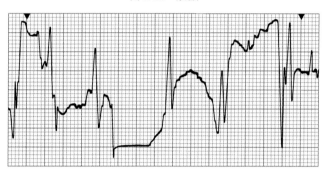

图 2-13 电极松动

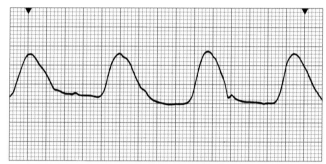

图 2-14 胸外按压

本章总结

心电图是心房和心室除极化及复极化产生的电流的波形体现。这种电流可被贴附于身体的电极检测到，产生的波形通过监视屏显示并记录在 ECG 纸上用于分析。心电图纸可以对 ECG 波形各种组成部分进行长度

（幅度）的精确测量。

ECG 波形可通过多个导联检测到，为心脏的电活动提供不同的视野。现有双极和单极导联，心律失常的分析通常借助于双极导联，而单极导联用于评价急性冠状动脉综合征。

分析心律失常时需要质量好的 ECG，可以精确测量 ECG 的各组成部分。

本章回顾

1. ECG 记录的电活动产生于：
   A. 心房和心室的除极化和复极化
   B. 心脏中流动的血液
   C. 心房和心室的机械性收缩和舒张
   D. 触发心房和心室除极化的电冲动的传导

2. 当 ECG 走纸速度为 25mm/s，深颜色竖线间隔是_____s，浅颜色竖线间隔为_____s。
   A. 5，1
   B. 20，4
   C. 0.20，0.4
   D. 0.20，0.04

3. ECG 机的敏感性被标准化，因此_____电信号产生 ECG 上的_____偏移。
   A. 0.5mV，1mm
   B. 1mV，10mm
   C. 5mV，10mm
   D. 10mV，5mm

4. 心室除极化产生的电流被记录为：
   A. P 波
   B. QRS 波群
   C. 心房 T 波（Ta）
   D. T 波

5. 心室复极化产生的电流被记录为：
   A. P 波
   B. QRS 波群

C. 心房 T 波（Ta）

D. T 波

6. 下列哪种是 ECG 伪像的常见原因？

    A. 胸部收到外压

    B. 肌颤

    C. 电极与皮肤接触差

    D. 调高增益

7. ECG 由单个阳极组成，在中心有 0 参考点，被称为：

    A. 双极电极

    B. MCL_1 导联

    C. 多中心导联

    D. 单极导联

8. Ⅱ 导联是将阴极置于 _____，阳极置于 _____。

    A. 左臂，左腿

    B. 右臂，左臂

C. 右臂，左腿

D. 右臂，左上胸

9. 如果将阳极置于左腿或左前侧胸壁，心脏产生的流向阳极的电流记录为 _____（_____）偏移。

    A. 负向（反转）

    B. 负向（右上）

    C. 正向（反转）

    D. 正向（右下）

10. MCL_1 导联是将 _____ 导联阳极置于 _____。

    A. Ⅱ，锁骨下的左胸

    B. Ⅱ，胸骨中部第 4 肋间水平

    C. Ⅲ，胸骨左侧第 4 肋间水平

    D. Ⅲ，前胸右侧胸骨旁的第 4 肋间水平

（李卫萍　译）

3　心电图的组成

【目的】　　通常本章的学习，应该能达到以下目的：

1. 能够对下列心电图各组成部分准确命名：
   - P 波
   - QRS 波群
   - T 波
   - U 波
   - PR 间期
   - QT 间期
   - R-R 间期
   - ST 段
   - PR 段
   - TP 段

2. 能够识别并命名心电图各组成部分，包括波形、波群、段和间期

3. 能够描述下列波形和波群的特点及意义：
   - 正常 P 波
   - 异常 P 波
   - 异位 P 波
   - 正常 QRS 波群
   - 异常 QRS 波群
   - 正常 T 波
   - 异常 T 波
   - U 波

4. 能够描述下列间期和段的特点及意义：
   - 正常 PR 间期
   - 异常 PR 间期
   - QT 间期
   - RR 间期
   - 正常 ST 段
   - 异常 PR 段
   - PR 段
   - TP 段

5. 下列词汇定义：
   - 肺型 P 波
   - 二尖瓣型 P 波

- 逆行传导
- J 点
- P′波/P″波
- R 或 S 波切迹
- 室壁激动时间（VTA）
- 不完全性束支传导阻滞
- 完全性束支传导阻滞
- 室上性心律失常
- 室内差异性传导
- 心室预激
- Delta 波
- 异位点
- QTc 间期
- 尖端扭转型室性心动过速

波形

P 波

P 波代表左右心房肌的除极。有以下三种 P 波类型：
- 正常窦性 P 波
- 异常窦性 P 波
- 异位 P 波

正常窦性 P 波

特点

起搏点　窦性 P 波由窦房结发出。

与心脏解剖及生理的关系　窦性 P 波代表心房正常的除极（图 3-1）。心房除极始于窦房结附近，由右房传向左房并逐步下传。P 波的第一部分代表右心房心肌除极的电位变化，第二部分代表左房除极。在 P 波间，心电活动始于窦房结，兴奋心房的同时经结间束传导至房室结。

描述

起始及终点　最早出现的偏离基线的波形即是 P 波起始部，该波形回复至基线的点即为 P 波终点，连接 PR 段。

方向　Ⅱ 导联 P 波正向（直立）。由于大部分除极向量指向 Ⅱ 导联方向因此在 Ⅱ 导联 P 波正向。

时程　正常 P 波时间一般在 0.08～0.10s 之间。

振幅　P 波振幅在 Ⅱ 导联为 0.5～2.5mm 之间。正常 P 波振幅很少超过 2mm。

形态　P 波一般呈钝圆形。

P 波与 QRS 波群关系　正常情况下每一个窦性 P 波后均有一个 QRS 波群；但某些心律失常，例如房室传导阻滞时（见第 9 章），每个窦性 P 波后不一定有 QRS 波群。

PR 间期　正常 PR 间期在 0.12～0.20s 之间，若 >0.20s 或 <0.12s 均为异常。

意义

正常窦性 P 波代表心脏电冲动由窦房结发出，以及左、右心房的正常除极。

异常窦性 P 波

特点

起搏点　异常窦性 P 波由窦房结发出。

与心脏解剖及生理的关系　异常窦性 P 波代表心房除极发生改变、损伤或异常（图 3-2）。P 波尖而高耸（肺型 P 波）见于各种原因引起的右房压升高、右房扩大以及右房肥大等疾病，常见为慢性阻塞性肺疾病、慢性充血性心力衰竭等。随着回流到右房的静脉压不断升高，出现右房扩大或肥厚。由于更多的右心房心肌参与除极，心电图表现为心房除极振幅增高。

P 波增宽并呈双峰型（二尖瓣型 P 波）见于各种原因引起的左房压增高、左房扩大以及左房肥大等疾病，常见于原发性高血压、二尖瓣以及主动脉瓣疾病、急性心肌梗死以及继发于左心衰竭的肺水肿。除了前面

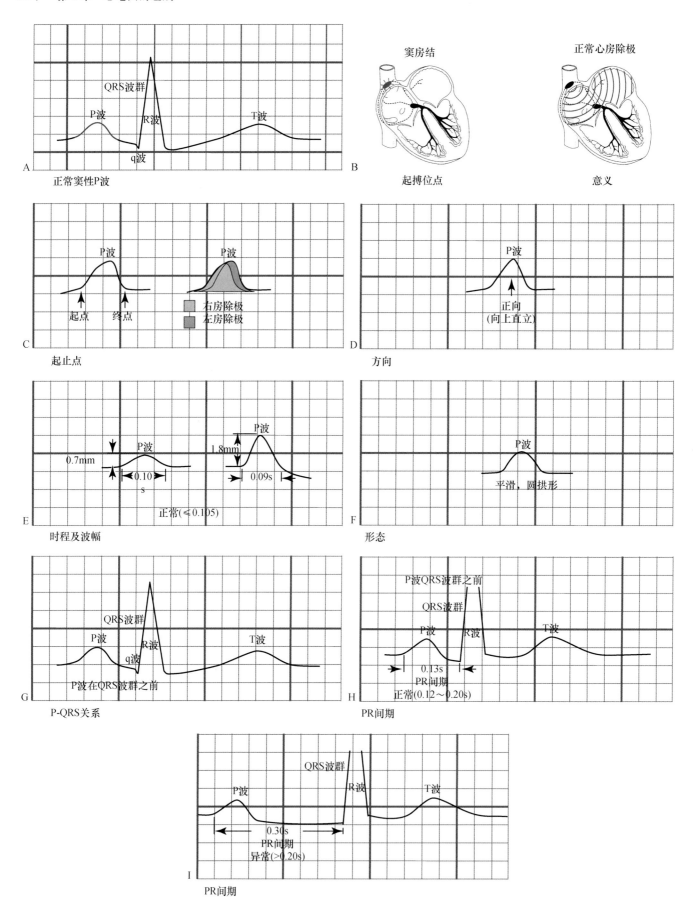

图 3-1　正常窦性 P 波

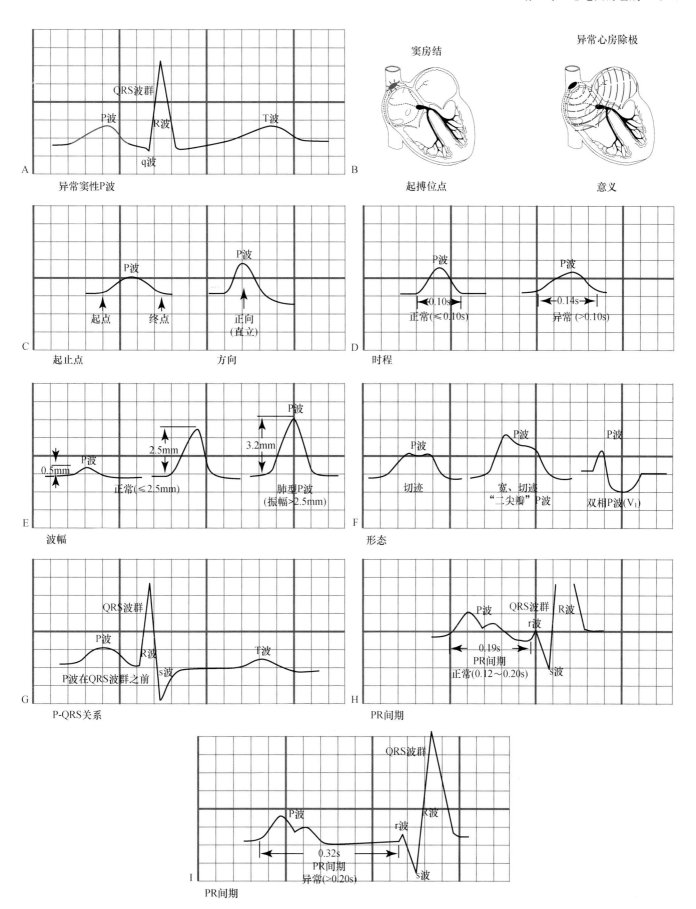

图 3-2 异常窦性 P 波

所述在振幅上的变化外，此双峰 P 波也可能是左、右心房间的传导系统发生传导延迟或传导阻滞所致。事实上，由于右房除极过程显著快于左房，因此总的心房除极时间延长。

双相 P 波见于双心房扩大或肥厚，在 V₁、V₂ 导联最为明显，这是由于 V₁、V₂ 导联正对窦房结位于前胸的投影位置。双相 P 波起始部为正向波（代表右心房除极），其后为负向波（代表左心房除极）。双相 P 波将在第 15 章详细介绍。

描述

起始及终点 异常窦性 P 波的起始及终点与正常窦性 P 波相同。

方向 II 导联 P 波正向（直立）。V₁、V₂ 导联可见双相 P 波（初始正向，其后负向）。

时程 时间大多正常，一般在 0.08～0.10s 之间，>0.16s 少见。

振幅 振幅可以表现为正常，在 II 导联是 0.5～2.5mm 之间，有时会超过 2.5mm。肺型 P 波振幅≥2.5mm。

形态 异常窦性 P 波在 II 导联可以表现为尖而高耸或宽而双峰。若双峰 P 波时限≥0.12s，且双峰间距>0.04 秒则为 "二尖瓣型 P 波"。异常窦性 P 波在 V₁、V₂ 导联可以表现为双相 P 波。

P 波与 QRS 波群关系 同正常窦性 P 波与 QRS 波群关系。

PR 间期 PR 间期可以正常，在 0.12～0.20s 之间，也可>0.20s 或<0.12s。

意义

异常窦性 P 波代表心脏电冲动由窦房结发出，但在心房除极过程中发生改变、损伤或异常。

异位 P 波提前的 P 波或 P′波

特点

起搏点 起搏点位于除窦房结以外的心房其他位置，也可见于房室结附近。

与心脏解剖及生理的关系 由于起搏点异位，心房肌除极过程中出现除极方向或顺序异常或二者均发生异常导致出现异位 P 波（图 3-3）。

- 如果异位起搏点位于右心房中上部，则心房按照正常及顺行的顺序起搏（由右至左并下传）。
- 如果异位起搏点位于右心房下部或房室结附近，则心房起搏顺序发生逆向（由左向右并上传）。
- 如果异位起搏点位于房室结区，则电冲动会沿

房室结区上传心房（逆向传导），致心房逆向除极。

异位 P 波见于下列情况：

- **游走性房性起搏点**
- **房性期前收缩**
- **房性心动过速**
- **交界性期前收缩**
- **交界性逸搏心律**
- **非阵发性交界性心动过速**
- **阵发性室上性心动过速**
- **起搏器所致的心房起搏心律**

描述

起始及终点 异位 P 波的起始及终点与正常窦性 P 波相同。

方向 如果异位起搏点位于心房，则在 II 导联 P 波可以正向（直立）或负向（倒置）。如果异位起搏点位于结区或心室，则 P′波在 II 导联的方向一定是向下（倒置）。一般情况下，如果异位起搏点处于右心房上部，则 P′波呈正向与窦性 P 波相似。

如果异位起搏点位于右心房中部，则 P′波较位于右心房上部起搏时的振幅略低，但仍为正向（直立）。如果异位起搏点位于右心房近房室结部位，或者位于以下情况之一者，包括左心房、房室交界区、心室等，则 P′波为负向（倒置）。

时程 根据起搏点的位置，P 波时间可以正常或延长。

振幅 在 II 导联振幅通常低于 2.5mm 之间，有时会超过 2.5mm。

形态 异位 P 波可以表现为钝圆、高耸或有轻度切迹。若为房性起搏点则表现为 QRS 波群之前的尖锐 P 波。详见第 14 章。

P′波与 QRS 波群关系 根据起搏点的位置，异位 P 波可以位于 QRS 波群之前、埋藏其中或位于 QRS 波群之后。

- 如果异位起搏点位于心房或位于房室交界区的上部，则 P′波通常位于 QRS 波群之前
- 如果异位起搏点位于房室交界区的下部或心室，则 P′波埋藏于 QRS 波群之中或位于 QRS 波群之后

如果 P′波于 QRS 波群出现时形成，则 P′波埋于 QRS 波群之中，或者说隐藏在 QRS 波群难以分辨。如果 P′波随 QRS 波群之后出现，则会与 ST 段和（或）T 波重叠致其波形发生改变。

P′R 间期 P′R 间期（或 RP′间期）取决于异位起搏点的位置。

- 如果异位起搏点位于右心房中上部，则 P'R 间期通常为正常（0.12～0.20s）
- 如果异位起搏点位于右心房下部、房室结附近、左心房或房室交界区上部，则异位 P'波位于 QRS 波群之前且 P'波间期小于 0.12s
- 如果异位起搏点位于房室交界区下部或心室，则异位 P'波埋于 QRS 波群之中或位于其后。如果异位 P'波在 QRS 波群之后，则从 QRS 波群的终点至 P'波的起点称为 RP'间期，通常小于 0.12s

意义

异位 P 波代表心脏电冲动源于除窦房结以外的心房其他部位、房室交界区或心室的左、右心房除极的电位变化，但是除极的方向或顺序发生异常或两者均出现异常。

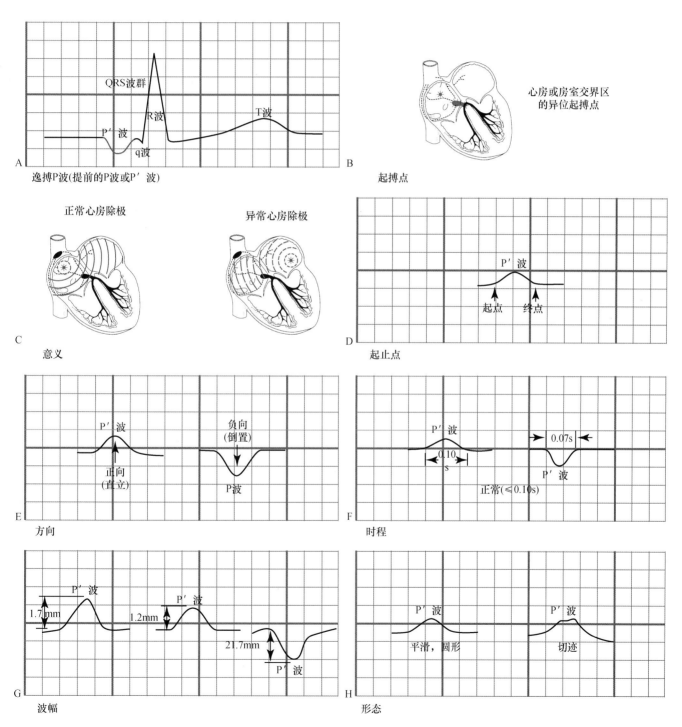

图 3-3 异位 P 波（提前 P 或 P'波）

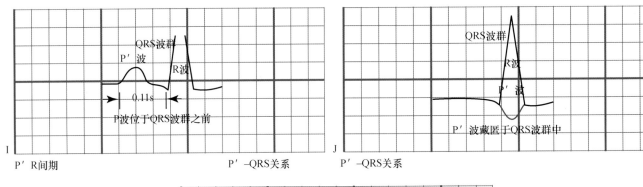

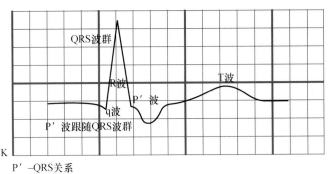

图 3-3 （续）

QRS 波群

关键定义

QRS 波群代表心室肌除极的电位变化。
* 正常 QRS 波群
* 异常 QRS 波群

正常 QRS 波群

特点

起搏点 正常 QRS 波群的心脏电冲动源于窦房结、心房或房室交界区的逸搏或异位起搏点。

与心脏解剖及生理的关系 正常 QRS 波群（图 3-4）代表心室肌正常除极过程的电位变化。心室除极始于室间隔左侧，并由左向右传导至整个室间隔；随后由心内膜通过心室壁传导至心外膜。

QRS 波群的第一部分，即 Q 波，代表室间隔除极电位变化；其余部分代表左右心室同时除极的电位变化。由于左心室比右心室大且心室肌细胞较多，因此 QRS 波群很大程度上代表左心室的除极过程。

引起心室正常除极的心脏电活动均源于心室以上部位，包括窦房结、心房异位起搏点或逸搏以及房室交界区，经由右束支及左束支传导至浦肯野纤维。此外源于左束支近端的异位起搏点或逸搏所致的 QRS 波群的形态也可接近正常。

描述

起始及终点 QRS 波群是以第一个偏离基线水平的幅度较大或平缓的波为起点，以最后一个开始回归基线水平的幅度较大或平缓的波为终点。QRS 波群终末与 ST 段起始的交接点称为 J 点。

成分 QRS 波群是由以下一个或多个部分组成：直立的 R 波（正向波）、倒置的 Q 波、S 波和 QS 波（负向波）。在 II 导联上 QRS 波群的波形特点如下：

- Q 波：QRS 波群中在 R 波之前的第一个负向波为 Q 波

- R 波：QRS 波群中的第一个正向波为 R 波，继 S 波之后的正向波为 R′ 波，其后再出现的正向波为 R″ 波，以此类推

- S 波：S 波是 QRS 波群中 R 波之后的第一个负向波。其后再出现的负向波为 S′ 波、S″ 波，以此类推

- QS 波：如果 QRS 波群只由一个幅度较大的负向波组成，则称为 QS 波

- 切迹：R 波切迹为出现在 R 波中但未低于基线水平的负向转折；S 波切迹为出现在 S 波中但未高于基线水平的正向转折

尽管可能只有一个 Q 波，但 QRS 波群中可能不止一个 R 波及 S 波。

QRS 波群的命名通常根据其波形幅度大小来决定采用大写或小写字母来表示。主波用大写字母表示（如 Q、R、S）；振幅不及主波振幅一半的小波则用小写字母来

表示（如 q、r、s）。这样心室除极化过程就由字母大小写来进行准确描述了（如 qR，Rs，qRs）。但一般我们就用"QRS 波群"对心室除极化进行笼统表示。

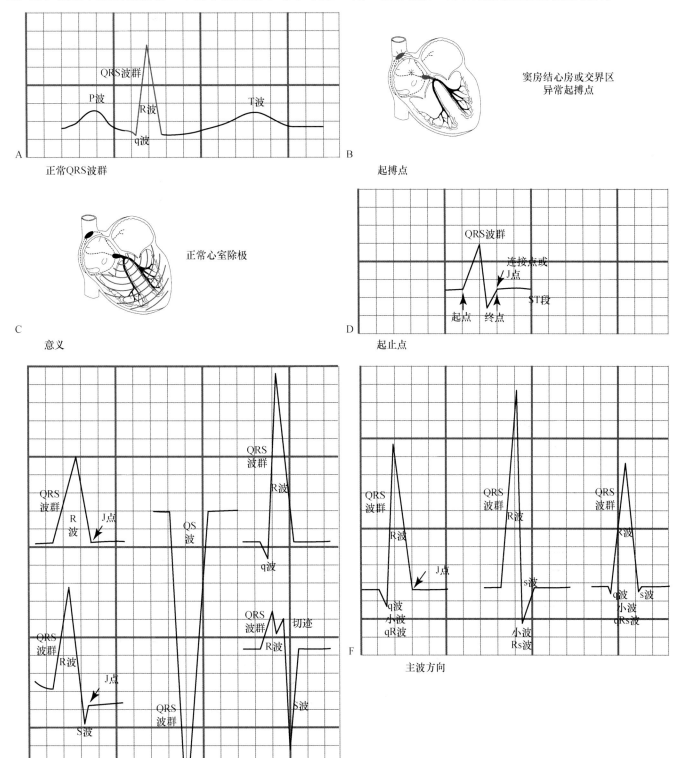

图 3-4　正常 QRS 波群

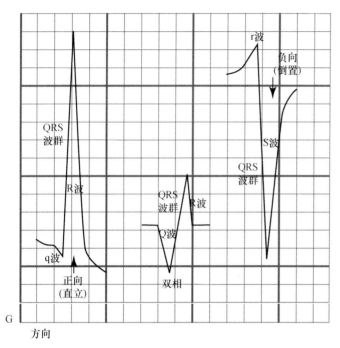

方向

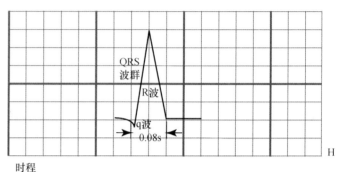

时程

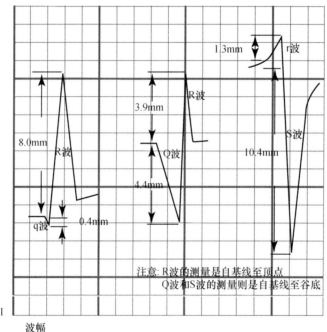

注意: R波的测量是自基线至顶点
Q波和S波的测量则是自基线至谷底

波幅

图3-4（续）

方向 QRS波群的方向可以是正向波为主（直立），负向波为主（倒置），或双向（正向波与负向波振幅相当）。以正向波为主的QRS波群，其大部分是由主波R波组成。一般通过简单识别即可看出何为主波，如果难以确定，可用直尺测量QRS波群各波顶点至基线水平的小方格数来确定主波。

时程 正常QRS波群在成人一般为0.06～0.12s之间，在儿童一般不超过0.08s。其时间是以Q波或R波的起始为起点，以J点为终点进行测量。正常Q波不超过0.04s。QRS波群起点至R波顶峰时间代表室壁激动时间（VAT）。室壁激动时间是指室间隔除极所需时间及面向导联的心室心内膜到心外膜的除极时间。正常室壁激动时间不超过0.05s。

振幅 在Ⅱ导联R波或S波的振幅可以从1～2mm到15mm或更高。正常Q波振幅应不超过R波振幅的25%。

形态 一般QRS波群波形较为狭窄尖锐。

意义

QRS波群代表源于窦房结、心房或房室交界区的异位起搏点或逸搏、房室交界区的激动，经希氏束、左右束支传导至浦肯野纤维，反映了左右心室的除极过程。

异常 QRS 波群

特点

起搏点 异常 QRS 波群的心脏电冲动可以源于窦房结、心房或房室交界区的逸搏或异位起搏点、房室交界区、左右束支、浦肯野纤维，甚至心室肌。

与心脏解剖及生理的关系 异常 QRS 波群（图 3-5）说明心室除极过程存在异常。可能由下列原因所致：

- 室内传导障碍（如束支传导阻滞）
- 室内差异性传导
- 心室预激
- 源于心室异位起搏点或逸搏激动
- 起搏器所致心室起搏

室内传导障碍 绝大多数为左束支、右束支传导阻滞，或弥漫性室内传导障碍（IVCD）所致，多见于急性冠状动脉综合征、心肌纤维化及心室肥大；高钾血症或低钾血症等电解质紊乱；以及过量应用胺碘酮、普鲁卡因胺、氟卡尼等抗心律失常药物等。束支传导阻滞是指电冲动由希氏束经左、右束支向浦肯野纤维传导时，由于一侧束支出现不全性或完全传导阻滞，导致电冲动经另一侧束支向下传导的现象（详见第 13 章）。一侧束支传导阻滞使该侧心室除极过程晚于另一侧心室。

例如，出现完全性右束支传导阻滞时，由于激动经右束支传导时发生阻滞，导致右心室除极延迟。代表这一除极过程的 QRS 波群形态异常，持续时间超过 0.12s（大小及形态均出现异常）。

另一方面，如果是完全性左束支传导阻滞，激动经左束支传导时发生阻滞，则左心室除极延迟，同样会出现异常 QRS 波群。

如果是部分或不完全性束支传导阻滞，激动只是部分发生阻滞，与完全性束支传导阻滞时该侧心室除极过程相比，其除极延迟程度略小。此时 QRS 波群持续时间在 0.10～0.12s 之间，且形态接近正常。

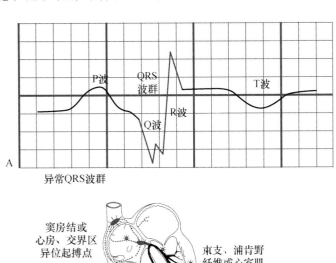

A　异常QRS波群

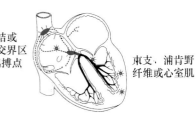

B　起搏位点

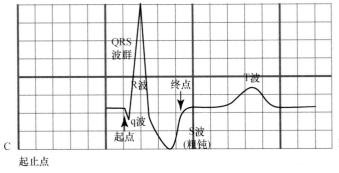

C　起止点

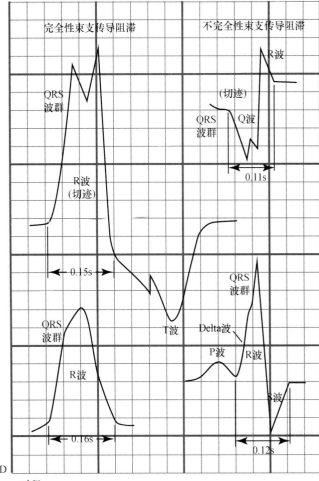

D　时程

图 3-5　异常 QRS 波群

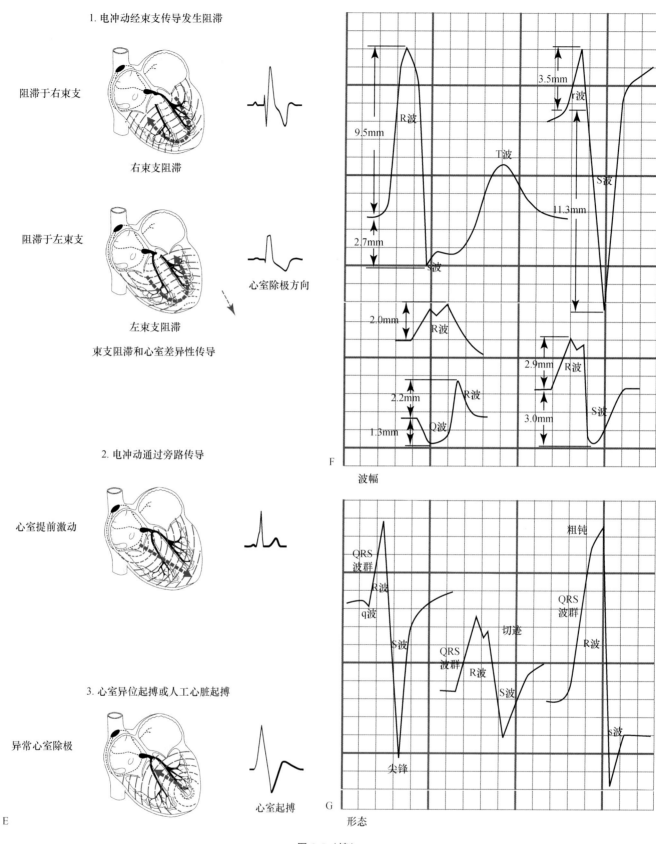

1. 电冲动经束支传导发生阻滞

阻滞于右束支

右束支阻滞

阻滞于左束支

心室除极方向

左束支阻滞

束支阻滞和心室差异性传导

2. 电冲动通过旁路传导

心室提前激动

3. 心室异位起搏或人工心脏起搏

异常心室除极

心室起搏

E

R波 9.5mm

2.7mm

S波

R波 2.0mm

Q波 2.2mm

1.3mm

R波 3.5mm

T波

S波

11.3mm

R波 2.9mm

S波 3.0mm

F

波幅

QRS波群

R波

q波

S波

QRS波群

R波

S波

切迹

QRS波群

R波

S波

粗钝

尖锋

G

形态

图 3-5 （续）

　　完全性或不完全性束支传导阻滞可见于正常窦性心律以及任何室上性心律失常（源于窦房结、心房或房室交界区）。室内差异性传导是左束支或右束支对电冲动出现一过性的传导障碍，这是由于电冲动到达束支时，该束支尚处于上一个房性期前收缩或心动过速激动后的不应期。这种情况下出现的 QRS 波群，其形态介于不完全性或完全性束支传导阻滞之间。

室内差异性传导由下列室上性心律失常所致，其引起的心律失常需与室性心律失常相鉴别（详见第 8 章）：

- 房性及交界性期前收缩
- 房性心动过速
- 心房扑动、心房颤动
- 非阵发性交界性心动过速
- 阵发性室上性心动过速

源于一侧束支、浦肯野纤维或心室肌的电冲动所引发的该侧心室除极要早于另一侧心室，导致时程超过 0.12s 并出现形态异常 QRS 波群。典型的宽 QRS 波群多见于加速性室性自主心律、室性逸搏心律、室性心动过速，以及室性期前收缩等室性心律失常（详见第 8 章）。发生室性期前收缩或心律被称作室性异位搏动。

由植入性心脏起搏器所触发的 QRS 波群通常时程超过 0.12s 并形态异常。这是因为除极始于心室内膜，其形态与室性期前收缩所致 QRS 波群类似。每个由起搏器引起的 QRS 波群之前总有一个双相的尖峰，即起搏器钉样信号（详见第 14 章）。

描述

起始及终点　异常 QRS 波群的起点及终点同正常 QRS 波群。

方向　异常 QRS 波群的方向可以是正向波为主（直立），负向波为主（倒置），或双向（正向波与负向波振幅相当）。

时程　异常 QRS 波群时间超过 0.12s。如果因束支传导阻滞所致的 QRS 波群时间在 0.10～0.12s 之间，则称为不完全性束支传导阻滞；如果 QRS 波群时间 > 0.12s，则称为完全性束支传导阻滞。发生心室预激时 QRS 波群时间也会 > 0.12s。

由浦肯野纤维或心室肌的异位起搏点或逸搏所致的 QRS 波群时间 > 0.12s，典型者时间可达 0.16s 以上。如果是由束支发出的电冲动所致的 QRS 波群，其时间可能仅大于 0.10s 甚至在正常范围。

振幅　异常 QRS 波群的振幅可以从 1～2mm 到 20mm 或者更高。

形态　异常 QRS 波群形态各异。可以接近正常（见于不完全性束支传导阻滞等），可以是宽大畸形（见于完全性束支传导阻滞或室性心律失常）。由预激所触发的 QRS 波群增宽大于正常，如 QRS 主波以正向波为主则在 R 波起始部可见预激波，如 QRS 主波以负向波为主则在 S 波起始部可见预激波——即 delta 波。

意义

异常 QRS 波群说明心室除极过程出现异常，可由

下列原因所致：

- 电冲动经左右束支传导至浦肯野纤维过程中出现阻滞（束支传导阻滞或室内差异性传导）
- 电冲动由心房至心室传导过程中经旁路下传（预激）
- 心室异位起搏点或逸搏心律起搏心室
- 心室电活动由起搏器触发

T 波

关键定义

T 波代表心室复极过程。有下列两种类型：

正常 T 波

异常 T 波

正常 T 波

特点

与心脏解剖及生理的关系　正常 T 波（见图 3-6）代表心室正常复极过程。心室复极始于心外膜，经心室壁由外向内至心内膜。T 波产生于心室收缩期末。

描述

起始及终点　T 波始于 ST 段后开始偏离基线部分（ST 段后发出斜坡的起点）。如果不存在 ST 段，则 T 波始于 QRS 波群终点（或 J 点）。T 波回落至基线的部分即为终点。若无 ST 段，则 T 波有时可称为 ST-T 段。有时 T 波起始点难以精确定位。

正常 T 波应与 QRS 波群主波方向保持一致

时程　T 波持续时间一般在 0.10～0.25s 之间或更长，但临床上 QT 间期意义更大。

振幅　T 波振幅一般在 5mm 内。

正常 T 波振幅不应该超过 R 波振幅的 2/3。

形态　正常 T 波形态两肢不对称，前半部斜度较平缓，后半部斜度略陡。

双肢对称 T 波多提示存在心肌缺血或电解质紊乱等病理情况。

T 波与 QRS 波群关系　T 波总位于 QRS 波群之后。

意义

T 波的临床意义需与 ST 段（将于后文讨论）一起

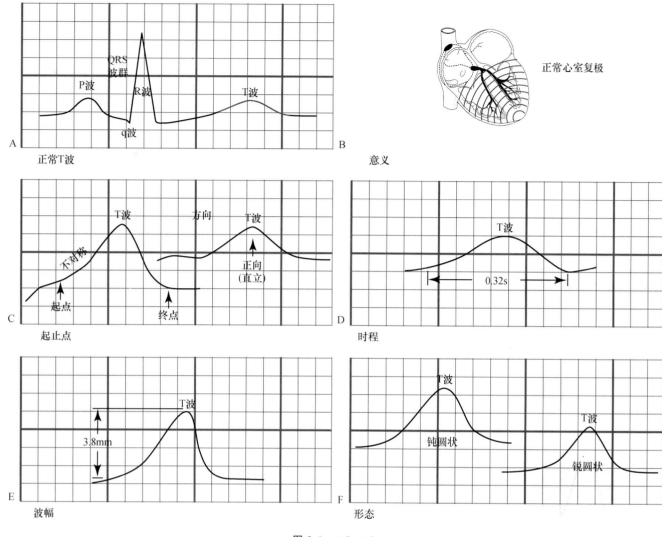

图 3-6　正常 T 波

评价。正常 ST-T 代表左右心室的正常除极过程。

异常 T 波

特点

与心脏解剖及生理的关系　异常 T 波（图 3-7）代表心室复极过程出现异常。心室复极可能始于心室外膜或内膜。当复极始于心外膜时，经心室壁由外向内至心内膜复极，与正常复极相似但过程缓慢，在 Ⅱ 导联上形成高大直立 T 波；当复极始于心内膜时，经心室壁由内向外至心外膜复极，在 Ⅱ 导联上形成倒置负向 T 波或"翻转"T 波。

心室复极异常见于下列情况：

- 与急性冠状动脉综合征、心肌炎、心包炎以及心室扩大（肥大）相关的心肌缺血
- 心室除极异常（见于束支传导阻滞、室性心律失常等）
- 电解质紊乱（如高血钾）、服用某些心脏药物（奎尼丁、普鲁卡因胺等）
- 运动员或某些过度换气的人

描述

起始及终点　异常 T 波起始及终点与正常 T 波无异。

方向　异常 T 波在 Ⅱ 导联可见正向（直立）、异常高大或缩小、负向（倒置）或正负双向。异常 T 波与 QRS 波群主波方向并不一定保持一致。

时程　持续时间在 0.10～0.25s 之间或更长。

振幅　振幅多样不一。

形态　异常 T 波形态可见圆钝、高大尖锐、基底增宽或带有切迹。大多异常 T 波均为双肢对称或出现前半肢陡且短，后半肢平缓的非对称 T 波。

T 波与 QRS 波关系　异常 T 波位于 QRS 波之后。

意义

异常 T 波提示心室复极过程出现异常。应该与 ST 段一起考虑方能更具临床意义。

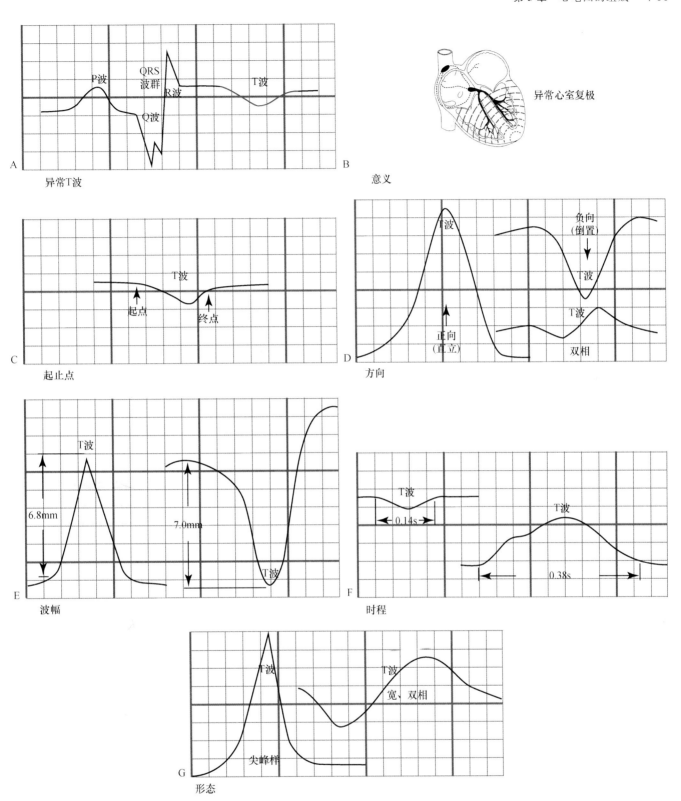

A　异常T波

B　意义

C　起止点

D　方向

E　波幅

F　时程

G　形态

图 3-7　异常 T 波

U 波

关键定义

U 波代表心室复极过程的最后阶段。

特点

与心脏解剖及生理的关系 U 波（见图 3-8）代表浦肯野纤维或部分心室的延迟复极。U 波并不多见且难以鉴别，多在心率慢时出现。

描述

起始及终点 U 波起点位于 T 波之后偏离基线或 T 波降支处，终点位于 U 波恢复至基线或 T 波降支处。

方向 正常 U 波一般为正向（直立），在 Ⅱ 导联上 U 波方向与其之前的 T 波方向一致。

时程 U 波时间无固定范围。

振幅 U 波振幅一般较为低小，通常不超过 2mm，在 Ⅱ 导联上其振幅总是较 T 波小。如果 U 波振幅超过 2mm 则为异常。

形态 U 波形态圆钝且对称。

U 波与其他波的关系 U 波总在 T 波之后下一个 P 波之前。

意义

U 波代表心室复极完成。低于 2mm 的小 U 波为正常 U 波。振幅高于 2mm 的异常 U 波见于下列情况：

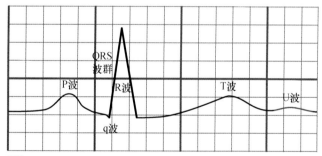

U波

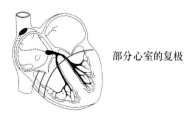

意义

部分心室的复极

图 3-8　U 波

- 低钾血症
- 心肌病
- 左室肥大
- 过量服用洋地黄、奎尼丁、普鲁卡因胺等

大 U 波有时会被误认为是 P 波。如果心电图中发现 P 波消失，而存在大 U 波，则很有可能将交界性心律误诊为窦性心律合并一度房室传导阻滞。如果大 P 波及大 U 波同时存在，则很可能误诊为 2：1 房室传导阻滞。掌握了 U 波只紧随 T 波之后而与 P 波或 QRS 波无直接相关就可对 U 波及 P 波进行鉴别

间期

PR 间期

关键定义

PR 间期（图 3-9）代表源于窦房结、房性异位起搏点、房室交界区异位起搏点或逸搏的电冲动，经传导系统下传至心室肌的时间。其以 P 波为起点，以 QRS 波的起点为终点。存在以下两种类型：
正常 PR 间期
异常 PR 间期

正常 PR 间期

特点

与心脏解剖及生理的关系 正常 PR 间期代表心房开始除极至心室开始除极的时间；其电冲动始于窦房结或房性异位起搏点，经结间束传导至房室结，沿左右束支、浦肯野纤维传至心室肌。PR 间期包含整个 P 波，以及其后较为短小、平坦的（等电位）PR 段。

心房复极前，因房室间压力差血液流入压力低的心室内；当房室间压力梯度消失后，血流停止流入心室。在心房复极期间，通过心房收缩可将其余的血液泵入心室，"心房泵"可提高 25% 的心室容量。

正如我们前面所讨论的，P 波代表心房除极。心房除极后，电冲动经房室结下传至心室。PR 间期所代表的这一缓慢过程，正为心房开始机械收缩提供了时间。

描述

起始及终点 PR 间期以 P 波为起点，以 QRS 波的起点为终点。

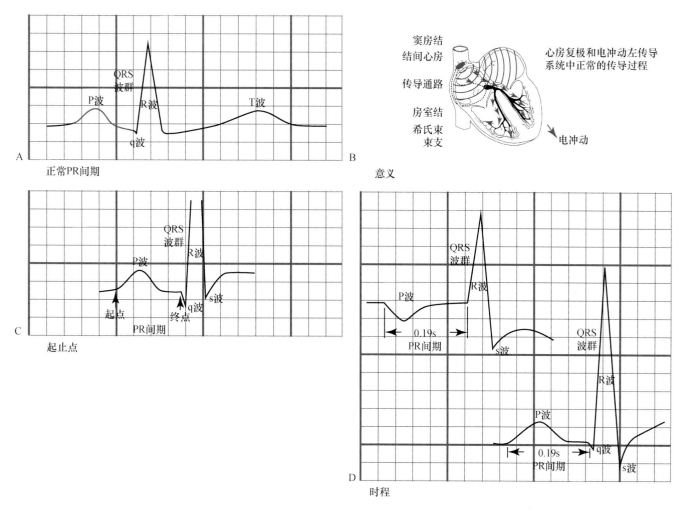

图 3-9 正常 PR 间期

时程　PR 间期时间主要与心率相关，正常情况下为 0.12～0.20s。心率快时 PR 间期会较心率慢时缩短但仍在正常范围之内（例如，心率 120 次/分时，PR间期为 0.16s；心率 60 次/分时，PR 间期为 0.20s）。

PR 间期与 QRS 波群关系　只要房室间传导系统正常，那么每一个 P 波后均应有一个 QRS 波群。

> **作者注解**　有些文章将 PR 间期延长定义为≥0.20s。本文将 PR 间期为 0.2s 定义为临界，将＞0.20s 定义为延长。

意义

正常 PR 间期代表源于窦房结或邻近窦房结的异位起搏点的电冲动，经传导系统正常传导至心室肌的过程；说明电冲动经房室结及希氏束正常下传并无延迟。

异常 PR 间期

特点

与心脏解剖及生理的关系　PR 间期超过 0.20s

（图 3-10）说明电冲动经房室结、希氏束的传导出现延迟，由左右束支传导延迟所致的情况少见。PR 间期短于 0.12s 说明电冲动是源于临近房室结的异位起搏点，或房室交界区异位起搏点或逸搏所致。PR 间期缩短提示电冲动到达房室结时程缩短。

Ⅱ 导联出现负向（倒置）P 波多与 PR 间期缩短相关，说明电冲动由房室结逆传心房（由左房传至右房并逆行上传）。

当电冲动是经旁路（旁路不经房室交界区或仅不经房室结）下传心室时，心室提前除极，会出现正向且形态接近正常的 P 波合并 PR 间期缩短。异常传导旁路包括以下：

- **房室旁路（Kent 束）**：异常房室传导通路是在正常的房室结传导途径之外，连接心房与心室的旁路，电冲动经此下传造成心室预激。心电图表现为 PR 间期缩短、QRS 波增宽及出现 delta 波（QRS 波起始部出现切迹，有时呈双峰）。这种房室旁路又称为预激综合征［Wolff-Parkinson-While（WPW）综合征］

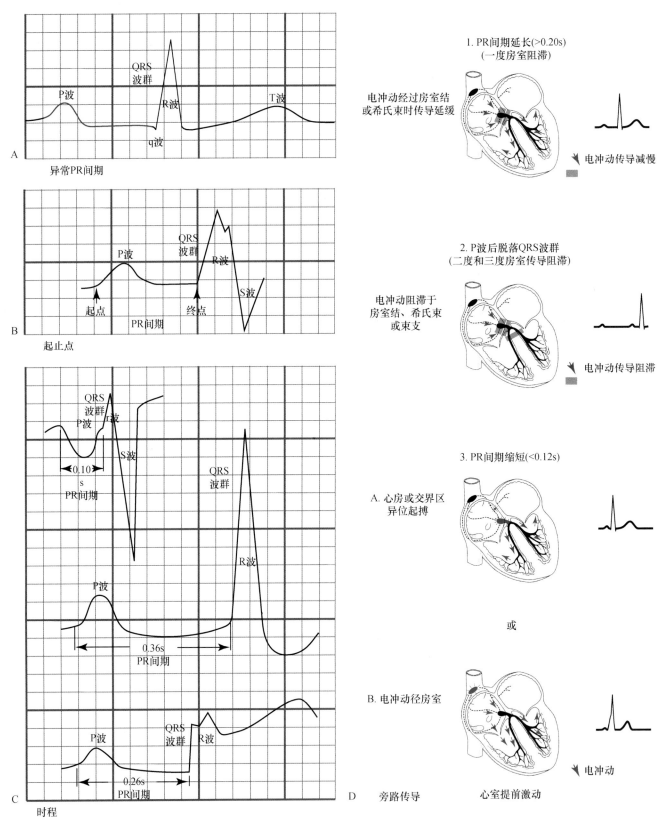

图 3-10　异常 PR 间期

- **心房-希氏束纤维 (James 束)**：该房室旁路绕过房室结，连接心房至房室结以下的希氏束起点；心电图表现为 PR 间期缩短、QRS 波正常。这种异常房室传导通路称为 Lown-Ganong-Levine (LGL)。

描述

起始及终点　异常 PR 间期的起点及终点与正常 PR 间期相同。

时程　异常 PR 间期持续时间超过 0.20s 或短于

0.12s。有文献称 PR 间期可长达 1s，但绝大多数 PR 间期即使延长也很少超过 0.48s。另外，PR 间期可随每次心脏搏动而发生改变，从正常至间期延长以致其后无相关的 QRS 波群。

PR 间期延长与 QRS 波群关系　如果 P 波之后均有 QRS 波群且 PR 间期延长，则说明 QRS 波群由 P 波下传。但如果 PR 间期持续延长以致其后 QRS 波群消失，则说明传导延迟以致心室未发生除极。

意义

PR 间期延长说明电冲动经由房室结、希氏束、有时是左右束支传导过程中发生延迟。如果延长的 PR 间期时程固定，说明延迟传导并无改变；如果 PR 间期时程随心脏搏动持续延长，则为经典的二度 I 型房室传导阻滞。

PR 间期缩短提示可能存在下列情况之一：

- 电冲动由邻近房室结的心房异位起搏点或房室交界区的异位起搏点/逸搏发出
- 电冲动由窦房结或心房发出，经房室旁路下传心室，该旁路绕过整个房室交界区或仅绕过房室结

QT 间期

关键定义

QT 间期代表心室除极和心室复极全过程所需时间。

特点

与心脏解剖及生理的关系　QT 间期（图 3-11）代表心室除极和复极全过程所需时间，其包括 QRS 波群、ST 段及 T 波。QT 间期延长是指不论心率快慢 QT 间期均超过平均值的 10%，说明心室复极化发生延缓，可见于下列情况：

- 心包炎、急性心肌炎、急性心肌缺血或心肌梗死、左室肥大以及体温过低
- 缓慢心律失常（如窦性心动过缓、三度房室传导阻滞合并室性逸搏心律）
- 电解质紊乱（低钾血症、低钙血症）及液体蛋白饮食
- 药物所致（奎尼丁、普鲁卡因胺、丙吡胺、胺碘酮、吩噻嗪类以及三环类抗抑郁药）
- 中枢神经功能紊乱（如：脑血管意外、蛛网膜下腔出血、颅内创伤等）
- 先天性长 QT 间期综合征

QT 间期缩短是指不论心率快慢 QT 间期均短于平均值的 10%，说明心室复极化加快，见于洋地黄中毒及高钙血症。

描述

起始及终点　QT 间期始于 QRS 波群起点，终于 T 波终点。

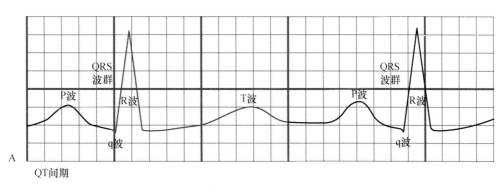

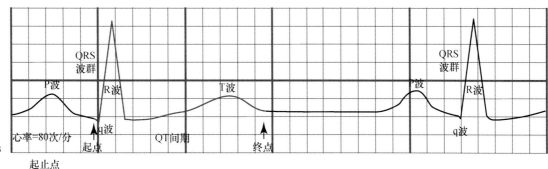

图 3-11　QT 间期

> QT 间期的测量应选择在有明显 T 波的导联，该导联不应有 U 波，以免 T 波形态受到干扰

时程 QT 间期的时程受心率影响。一般情况下 QT 间期会短于 RR 间期的一半，若超过 RR 间期的一半则为异常，若恰是 RR 间期的一半则为临界。心率快时的 QT 间期会短于心率慢时的 QT 间期（例如，心率 120 次/分时的 QT 间期为 0.29s，而心率 60 次/分时的 QT 间期为 0.39s）。一旦心率加快，心室收缩期就会缩短，而心室除极和复极过程也会缩短。当心率减慢时上述情况正好相反。QT 间期是否均等取决于节律变化。节律快时的 QT 间期要较节律慢时的 QT 间期短。这种情况下就无法精确测量 QT 间期时程而只能评估其平均值。

由于 QT 间期受心率影响很大，因此常用校正的 QT 间期（QTc）表示。不同的心率水平所对应的 QTc 间期也不同，表 3-1 列出了各心率所对应的 QTc 及正常范围（加减 QTc 平均值的 10%），不论心率水平如何，正常 QT 间期都不应超过 0.45 秒。

> QTc 的计算公式：QTc＝QT（ms）＋1.75（心率−60）
> 例如：心率＝100 次/分，QT＝330ms，1.75×（100−60）＝1.75×40＝70ms
> 330＋70＝400ms 或 0.400s 为 QTc 值

意义

QT 间期代表心室除极开始至心室复极结束的整个过程。如前所述，心室易损期出现在代表心室相对不应期的 T 波。QT 间期延长意味着心室复极过程延长，

表 3-1 QTc 间期

心率（次/分）	RR 间期（s）	QTc（s）及正常范围
40	1.5	0.46（0.41～0.51）
50	1.2	0.42（0.38～0.46）
60	1.0	0.39（0.35～0.43）
70	0.86	0.37（0.33～0.41）
80	0.75	0.35（0.32～0.39）
90	0.67	0.33（0.30～0.36）
100	0.60	0.31（0.28～0.34）
120	0.50	0.29（0.26～0.32）
150	0.40	0.25（0.23～0.28）
180	0.33	0.23（0.21～0.25）
200	0.30	0.22（0.20～0.24）

以致出现一个相对较长的心室易损期。

因此，QT 间期延长会增加发生致死性室性心律失常（如尖端扭转型室性心动过速）的风险。QT 间期缩短并不多见（可见于婴儿及儿童），多与遗传因素有关，患者有发生心脏性猝死的倾向，可通过安装植入型除颤器治疗。

RR 间期

> **关键定义**
>
> RR 间期代表连续两个心室除极所需时间。有两种类型：
> - 规律 RR 间期
> - 不规律 RR 间期

特点

与心脏解剖及生理的关系 RR 间期（图 3-12）代表心房和心室完成一次收缩和舒张的心动周期。

> 在连续的 R 波之间可以出现 1 个以上的心房除极（即 P 波）。根据 P 波及测量 PP 间期有助于对心律进行判断。

描述

起始及终点 RR 间期一般以 R 波顶点为起点，以下一个 R 波的顶点为终点。

时程 RR 间期的时程取决于心率。心率快时的 RR 间期会短于心率慢时的 RR 间期（例如，心率 120 次/分时的 RR 间期为 0.50s，而心率 60 次/分时的 RR 间期为 1.0s）。RR 间期是否均等取决于节律变化，间期均等说明心律规整。有关部分会在后面的章节详述。不规则心律见于下列情况：

- 规则心律偶发房性期前收缩、交界区期前收缩或室性期前收缩
- 心房颤动
- 二度房室传导阻滞

意义

RR 间期代表两个连续的心室除极过程。掌握 RR 间期的测量及其与 P 波以及其他间期的关系对于心律的判断尤为重要。

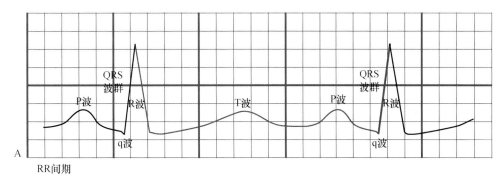

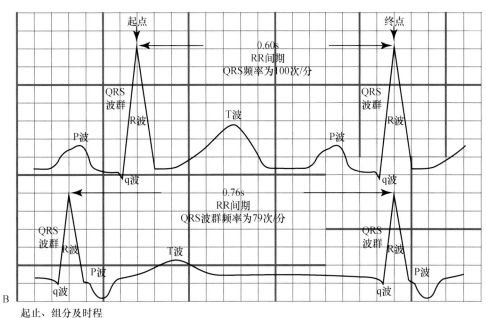

图 3-12　R-R 间期

段

TP 段

【关键定义】

TP 段是两个连续 P-QRST 波群之间的基线，此时心室没有电活动发生。

特点

与心脏解剖及生理的关系　TP 段代表心室复极化结束至下一个心室除极化开始的时程，此间心室不发生电活动。TP 段包括 T 波之后的 U 波。

描述

起始及终点　TP 段指 T 波终点到下一个 P 波起点的间距

时程　TP 段时程在 0.0～0.40s 之间或更长，其长短主要取决于心率及 P 波与 QRS 波群。心率快时的

TP 段时程会短于心率慢时的 TP 段。例如，当心率达到 120 次/分以上时，P 波紧随 T 波之后或埋藏于 T 波之内，造成 TP 段难以识别；当心率低于 60 次/分时，TP 段有 0.4s 或更长。

振幅　通常 TP 段为直线（等电位线）。

意义

TP 段说明此时心脏不存在电活动。TP 段作为基线来对照 ST 段是抬高还是压低。

PR 段

【关键定义】

PR 段代表电冲动由房室结经希氏束、左右束支、浦肯野纤维下传至心室肌的全过程。

特点

与心脏解剖及生理的关系　PR 段（图 3-13）代表心房除极结束至心室除极开始的时段，期间电冲动由房室结经希氏束、左右束支、浦肯野纤维下传至心

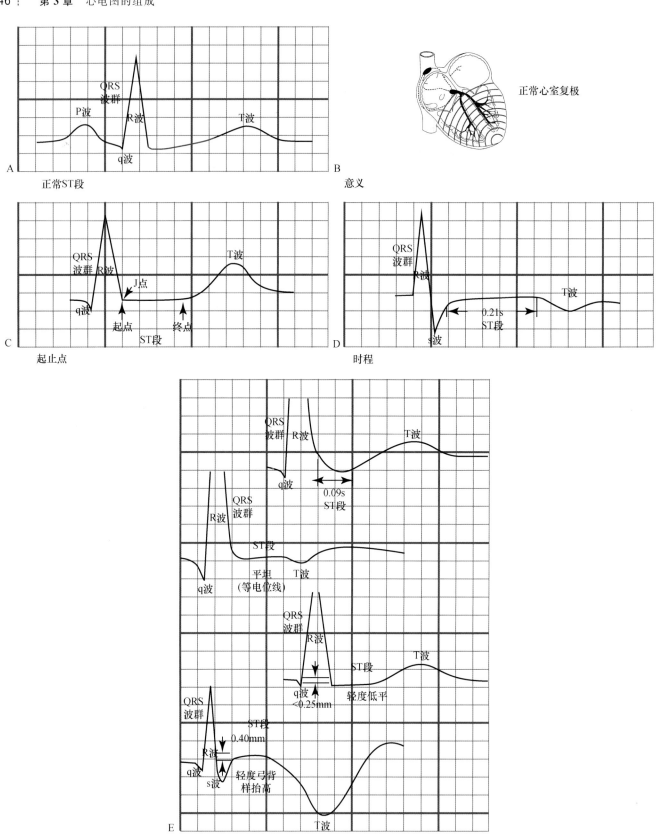

A 正常ST段

B 意义

正常心室复极

C 起止点

D 时程

E 波幅

图 3-13 PR 段

室肌。

波形特点

起始及终点 PR 段是以 P 波终点为起点，以 QRS 波群起点为终点。

时程 PR 段时程一般在 0.02～0.10s 之间。如果电冲动在房室结、希氏束或左、右束支传导过程中发

生延迟，则 PR 段时程会超过 0.10s。

振幅　正常情况下 PR 段为直线（等电位线）。

意义

时程在 0.10s 以内的 PR 段说明电冲动经房室交界区正常下传，而没有发生延迟或经旁路下传。PR 段时程超过 0.10s 说明电冲动经房室交界区下传时出现延迟，少数情况下延迟也可能出现在左、右束支。

ST 段

［关键定义］

ST 段代表左、右心室复极过程中的先前部分，有两种类型：
● 正常 ST 段
● 异常 ST 段

正常 ST 段

特点

与心脏解剖及生理的关系　ST 段（图 3-14）代表心室复极过程中的先前部分，心脏电活动在该时段停止，心室机械收缩完成。

描述

起始及终点　ST 段是以 QRS 波群的终点为起点，以 T 波起点为终点。QRS 波群和 ST 段交接处称为 J 点。

时程　ST 段时程取决于心率，一般为 0.20s 或更短。心率快时的 ST 段时程会短于心率慢时的 ST 段。

振幅　正常情况下 ST 段呈直线（等电位线）。J 点之后的头 0.04s（心电图的 1 个小格）出现 1.0mm 之内的抬高或压低是正常的。测量 ST 段的振幅是以 TP 段作为基线水平。如果因快速心率造成 TP 段消失，则以 PR 段作为基线。

形态　如果出现轻度抬高，则 ST 段可以水平、弓背向下或弓背向上抬高；如果出现轻度压低，则 ST 段可以水平、斜向上或斜向下压低。

意义

正常 ST 段及其后的正常 T 波说明左、右心室发生了正常的复极过程。在判断有无心肌缺血和（或）心肌梗死时，ST 段及其与 T 波关系非常关键。具体详述见第 17 章。

异常 ST 段

特点

与心脏解剖及生理的关系　异常 ST 段（图 3-15）提示心室复极过程中出现异常，常见原因为心肌缺血或心肌损伤，导致受损心肌比正常心肌复极开始时间早，这一异常复极使 ST 段与 T 波融合。ST 段抬高还是压低取决于受累心肌的面积及观察的导联。

描述

起始及终点　同正常 ST 段的起始及终点。

时程　时程为 0.20s 或在 0.20s 之内。

振幅　如果 ST 段在 J 点之后抬高或压低 1.0mm 或超过 0.04s（心电图上 1 个小方格）则被认为 ST 段异常。

形态　ST 段可以水平、弓背向下或弓背向上抬高；也可以水平、斜向上或斜向下压低。

意义

异常 ST 段提示心室复极过程发生异常。ST 段抬高的常见原因有：
● 急性心肌梗死（心肌细胞坏死）
● 心肌缺血（组织缺氧）
● 变异型心绞痛（由于冠状动脉痉挛导致的严重透壁心肌缺血）
● 室壁瘤
● 急性心包炎
● 早复极综合征（见于正常健康人群的心室复极，ST 段轻度抬高，常被误认为是急性冠状动脉综合征）
● 左室肥大及完全性左束支传导阻滞（见于 V_1、V_2 导联）
● 高钾血症（见于 V_1、V_2 导联）
● 体温过低（仅见 J 波及 Osborne 波）

ST 段压低的常见原因有：
● 心内膜下心肌梗死（非 ST 段抬高型心肌梗死）
● 心绞痛（心内膜下心肌缺血）
● 急性心肌梗死时的镜像导联
● 左心室及右心室肥厚（"劳损"型）
● 左束支传导阻滞或右束支传导阻滞
● 洋地黄中毒
● 低钾血症

ST 段时必须与 T 波变化一起综合评价，这是因为二者均反映心室复极化。其中一个变化就会影响到另一个。

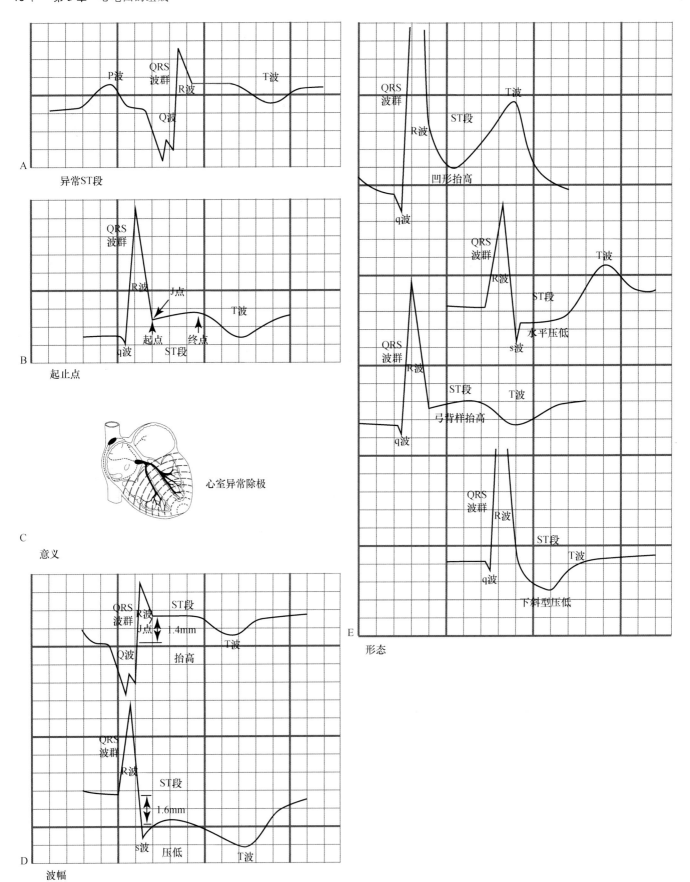

A   异常ST段

B   起止点

C   意义

心室异常除极

D   波幅

E   形态

图 3-14   正常 ST 段

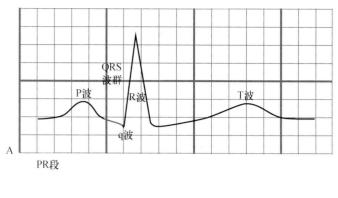

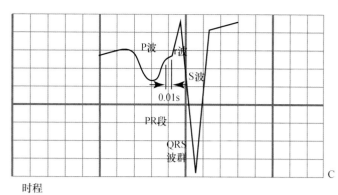

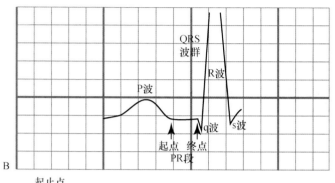

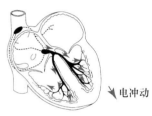

电冲动经由房室结、希氏束束支和浦肯野纤维的传导过程

电冲动

E　意义

图 3-15　异常 ST 段

本章总结

心电图是由波、间期及段组成。每一个均有其性质及定义，并与它们所对应的心脏部位的功能相关。

P 波反映心房电活动，而 QRS 波群及 T 波提供了心室电活动的信息。PR 间期代表电冲动由心房向心室传导的时程，心室除极（译者注：应是复极）的重要信息则由 ST 段表现。

心电图各波、间期及各段的表现受多种因素的影响。掌握其正常表现及引起异常的原因，对于正确判断心律失常将起到关键作用。

本章回顾

1. P 波增宽并呈双峰型常见于：
   A. 直立性低血压
   B. 二尖瓣及主动脉瓣病变
   C. 心包炎
   D. 心电图记录速度过快

2. 正常 PR 间期的时程是：
   A. 0.08～0.24s
   B. 0.08～0.16s
   C. 0.10～0.24s
   D. 0.12～0.20s

3. 异位 P 波说明心房除极：

A. 源于植入式心脏起搏器

B. 源于窦房结

C. 源于心室

D. 除极方向异常或顺序异常或方向及顺序均发生异常

4. 正常 QRS 波群代表正常:

A. 心房除极

B. 心室除极

C. 心房复极

D. 心室复极

5. 室间隔及心室由心内膜向心外膜除极的过程,在面向导联上表现为:

A. 心房除极期

B. QT 间期

C. 室间隔激动时间

D. 心房激动时间

6. 以下哪种异常传导旁路不引起带有 delta 波的心室预激?

A. 房室旁路

B. 心房-希氏束纤维

C. Kent 束

D. 结室纤维/分支室纤维

7. 心肌缺血、急性心肌梗死、高钾血症以及应用普鲁卡因胺会造成心电图上哪项异常_____。

A. P 波

B. QRS 波群

C. T 波

D. U 波

8. U 波提示心室发生复极。U 波异常增高见于:

A. 心脏压塞、糖尿病

B. 脑血管意外、晕厥

C. 低血钾、心肌病

D. 低体温、眩晕

9. 电冲动经房室结或希氏束传导时发生延迟,则心电图可表现为:

A. ST 段抬高

B. T 波高尖

C. PR 间期延长

D. QRS 波群延长

10. 异常 ST 段提示:

A. 心房复极异常

B. 心室收缩异常

C. 心室复极异常

D. 房室结发生传导延迟

（周　力　译）

4 心电图解析八步法

【目的】

完成此章的学习后，应该能够完成下列目标：

1. 列出解析心律失常的八个步骤及其意义。

2. 定义心率和描述测定心率的下列方法：

   - 6 秒计数法
   - 心率计数标尺法
   - RR 间期法
     - 秒法
     - 小方格法
     - 大方格法
     - 转换法
   - 300 法则

3. 列出和描述两种判断心室节律的方法

4. 定义下列用于节律不规则的名词：

   - 规则
   - 不规则
   - 偶尔不规则
   - 固定不规则
   - 完全不规则

5. 列举并描述识别和分析 P，P′，F 和 f 波的三步。

6. 描述心电图下列成分的基本区别，包括形态、宽度、振幅，与 QRS 波群的关系，心率和节律：

   - 正常 P 波
   - 异常 P 波
   - 心房扑动波

- 心房颤动波
- "粗钝"
- "纤细"

7. 列举并描述判断 PR 间期和房室传导比例的步骤。

8. 定义下列正常和异常的 PR 间期：
- 正常和异常 PR 间期
- RP$'$ 间期

9. 列举 PR 间期小于 0.12s 和大于 0.20s 的原因。

10. 定义下列名词：
- 房室（AV）传导阻滞
- 易变的房室传导阻滞
- 等电位线
- 不完全性房室传导阻滞
- 完全性房室传导阻滞
- 一度房室传导阻滞
- 二度房室传导阻滞
- 三度房室传导阻滞
- 搏动脱失
- 文氏房室传导阻滞
- 房室分离
- 房室传导比例
- 传导旁路

11. 列举并描述识别和分析 QRS 波群的三个步骤。

12. 列出下列情况下心律失常最可能的起搏位点或起源：
- II 导联每个 QRS 波群之前 P 波直立
- II 导联每个 QRS 波群之前 P 波倒置
- II 导联每个 QRS 波群之后 P 波倒置
- QRS 波群不伴随 P 波
- 心房扑动波
- 心房颤动波
- 正常 QRS 波群与 P 波无固定关系
- 轻度增宽的 QRS 波群（间期 0.10～0.12s），与 P 波无固定关系
- 增宽的 QRS 波群（间期＞0.12s 并畸形），与 P 波无固定关系

心电图的系统分析方法

无论是否精通心电图分析，系统分析方法对于任何心律失常的解析都很重要。许多心律失常通过其形态容易辨认，但即使最普通的心律失常也会出现变异，如果分析不合理可能导致混淆。应用系统分析方法的另一原因是，它能让人解释或者教会别人如何分析。

任何心律失常都有其独特的特点，即使出现了变异，经系统分析也能识别出来。这一原因促使我们制订一个合理的流程，并遵循此流程得到一个可靠的结论。

> **作者注解** 所有心电图课本均应用系统分析方法来分析心电图，并且有些与这里列出的步骤不同；但仔细观察可以发现是在共有特点的基础上的少许变异。没有任何一种系统方法适合每一个人。随着知识的增长，应学会适应并采用最佳方法。

框图 4-1 包含用于解析一份心电图（ECG）步骤的大纲，以确定存在节律异常并对它进行解析。

4-1 框图　心律失常分析

步骤一：测定心率

步骤二：判断节律

步骤三：识别和分析 P，P′，F 和 f 波

1. 识别和分析 P，P′，F 和 f 波

2. 判断心房率和节律

3. 比较心房率和心室率，及其关系

步骤四：判断 PR 或 RP′间期和房室传导比例

1. 判断 PR 间期

2. 评估 PR 间期是否相等

3. 判断是否所有的 P 波后都跟随一个 QRS 波群

4. 判断房室传导比例

步骤五：识别和分析 QRS 波群

1. 识别 QRS 波群

2. 注意 QRS 波群的间期和形态

3. 评价 QRS 波群是否相同

4. 判断是否存在 P 波与每个 QRS 波群的关系

步骤六：判断心律失常的起源

步骤七：识别心律失常

步骤八：评价心律失常的意义

步骤一：测定心率

- 通过测定心电图 1min 内发生心室除极（QRS 波群）的个数来计算心室率。可以应用 6s 计数方法、心率计数标尺、RR 间期法，或 300 法则来测定

当谈到从心电图测定心率，重要在于认识到"心脏循环"电冲动的频率可以等于或不等于心电图上的心率，只有通过体检才能评价患者已知的 QRS 波群是否伴随一次脉搏。然而，习惯上认为心电图的频率为心率。

6s 计数法

除了心率计数标尺法，6s 计数方法是最简单、最常用且公认的方法，能最快测定心率。但 6s 计数方法精确度最低，心律规则或不规则均可应用此方法。

当走纸速度为标准的 25mm/s 时，短的垂直线在心电图纸的顶部或底部将心电图条带分成 3s 间期（图 4-1）。两个这样的间期等于 6s 间期。当心电图条带走纸速度为 50mm/s 时，四个这样的"3s"等于 6s 间期。

通过计数 6s 内 QRS 波群的个数，用此个数乘以 10 来计算心率（图 4-2）。其结果是每分钟的心率。如果出现期前收缩的波群，它们也应当包括在 QRS 波群计数当中。

通过这一方法计算所得的心率近似于实际心率。

例　如果 6s 间期内有 8 个 QRS 波群，心率为：

$$8×10＝80 次/分$$

作者注解　关于心率和心电频率，每分钟搏动次数指波群传导并产生一次脉搏。然而，由于心率常常应用"每分搏动次数"这一名词，所以要记住实际上是在计算"每分波群数"。

当心率很慢和（或）节律明显不规则，为获得更

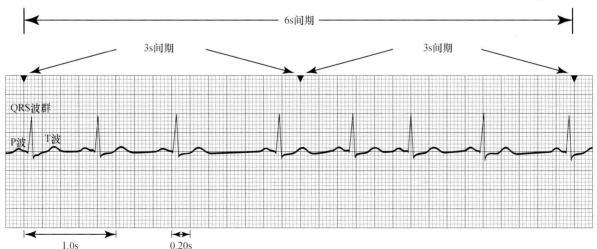

图 4-1　一份以 25mm/s 速度记录的心电图，3s 和 6s 之间的距离

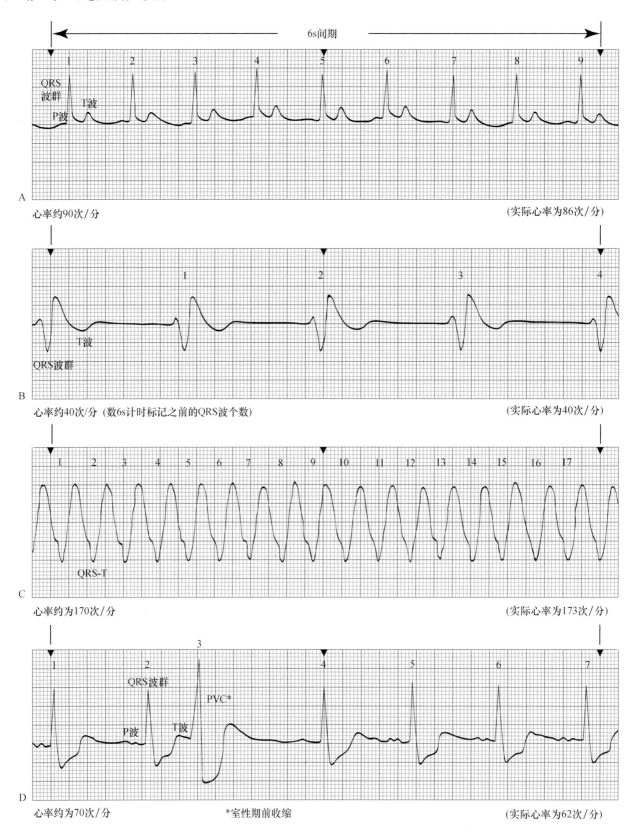

图 4-2 6s 计数法

为准确的心率，需要测定更长间期内的 QRS 波群数，例如 12s，并调整相应的乘积。

例 如果 12s 间期内有 6 个 QRS 波群，心率为：

$$6 \times 5 = 30 \text{ 次/分}$$

心率计数标尺法

心率计数标尺，如图 4-3 所示，是一种用来快速并

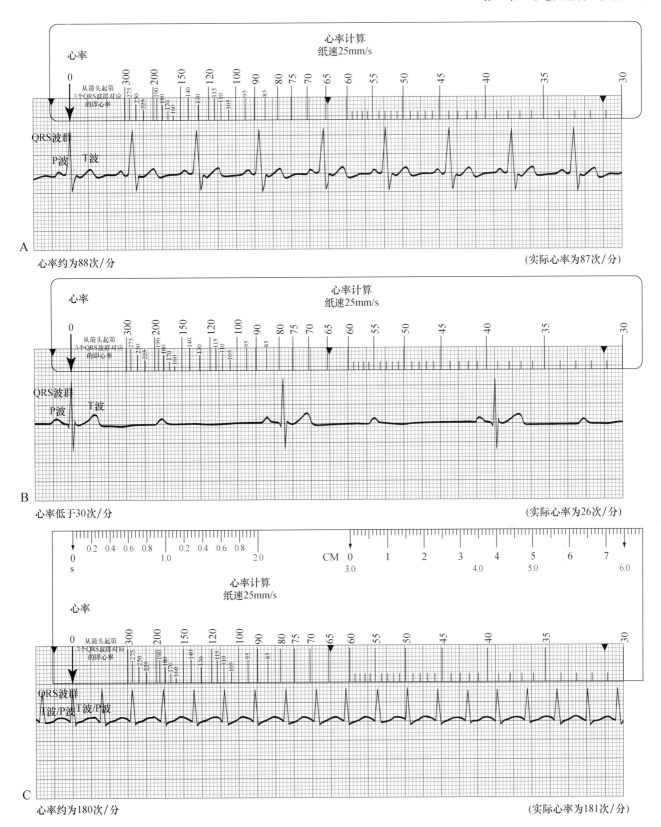

图 4-3 心率计数标尺法

准确测量心率的仪器。如果节律规则，这一方法是最准确的。应当按照尺子上打印的标记（例如，从箭头起至第 3 个波群为每分钟心率）。应用此方法时，如果出现期前收缩，测定心率时不应计数在内。

【关键定义】

期前收缩是指在 P-QRS-T 周期内或心动周期间意外发生的一次 QRS 波群。

RR 间期法

可以应用四种不同的方法以 RR 间期测定心率。心率计算准确要求节律必须规则。用于测量 RR 间期的两个 R 波应当是其基础节律且不是期前收缩波群。四种方法如下：

方法 1

测量两个连续 R 波之间的秒数，用 60 除以这个数字获得心率（图 4-4）

例 如果两个连续 R 波之间的距离为 0.56s，则心率是：

$$60/0.56 = 107 \text{ 次/分}$$

方法 2

计算连续两个 R 波之间的大格（0.2s），用 300 除以这个数字获得心率（图 4-5）。

例 如果两个连续 R 波之间存在 2.5 个大格，心率是：

$$300/2.5 = 120 \text{ 次/分}$$

方法 3

计算连续两个 R 波之间的小格（0.04s），用 1500 除以这个数字获得心率（图 4-6）。

例 如果两个连续 R 波之间存在 19 个大格，心率是：

$$1500/19 = 78.9 \text{ 或者，四舍五入是 79 次/分}$$

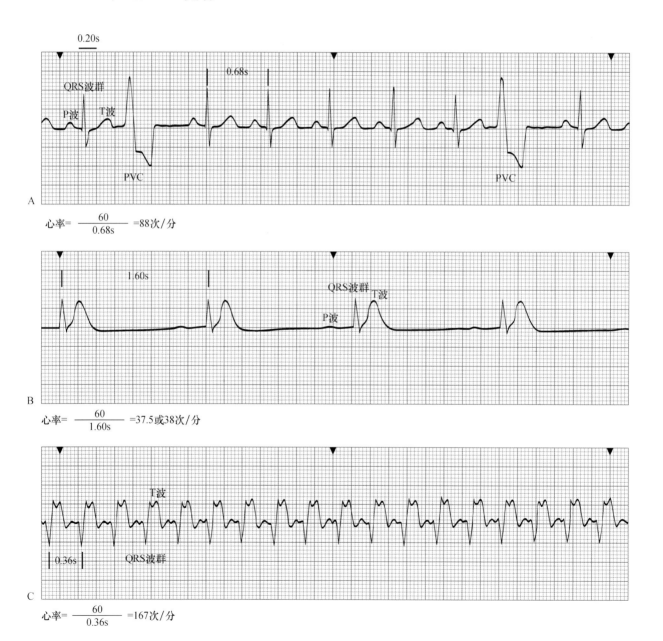

图 4-4 RR 间期 方法 1

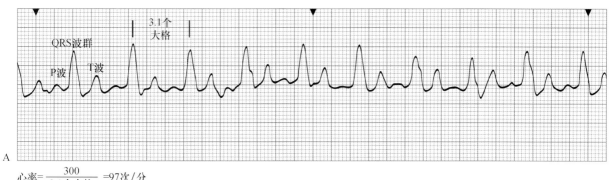

心率=$\dfrac{300}{3.1\text{个大格}}$=97次/分

A

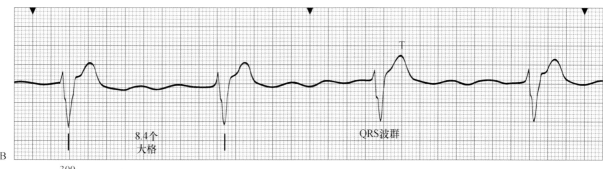

心率=$\dfrac{300}{8.4\text{个大格}}$=36次/分

B

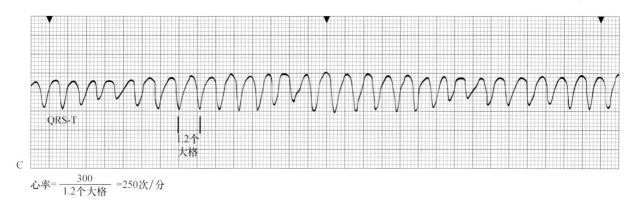

心率=$\dfrac{300}{1.2\text{个大格}}$=250次/分

C

图 4-5 RR 间期 方法 2

方法 4

计算连续两个 R 波之间的小格（0.04s），应用心率转换表（表 4-1），转换小格的个数为心率（图 4-7）。

例 如果两个连续 R 波之间存在 17 个小格，心率是 88 次/分。

〔作者注解〕 方法 2 和 3 因为实施快速，不需要表格帮助而常常被应用。

300 法则

应用 300 法则测定心率，只有在节律规则时是准确的（图 4-8）。这是应用前面描述的 RR 间期法的方法 2 的结果。用 300 除以连续 QRS 波群之间的大红格的个数计算出心率。这样产生了一列逻辑顺序数字可以记忆，并标记在心电图图纸上。这一列逻辑顺序数字是 300、150、100、75、60、50、43、38、33、30。如果黑线之间的 QRS 波群脱落，那么以距离 QRS 波群最近的黑线来估测心率。

按下列方法测得每分钟心率：

1. 选择一个 R 波对应一条黑色垂线，并标注"A"。

2. 将 300 置于"A"的下一条黑线之上，并且随后的数字在后面的黑线之上。

3. 识别标记"A"的 R 波右侧的第一个 R 波，并且标记此 R 波为"B"。

4. 估测标记为"B"的 R 波到最近的黑色垂线的距离并且加到 3（例如，总距离的 1/4，1/3 或一半）。

5. 通过计算估测标记为"B"的 R 波到最近的黑

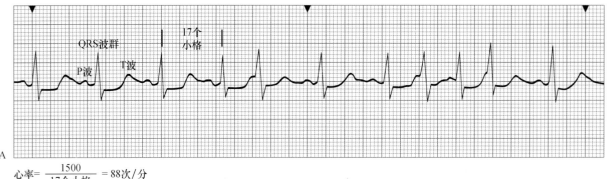

$$心率= \frac{1500}{17个小格} = 88次/分$$

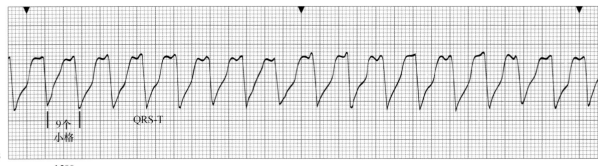

$$心率= \frac{1500}{9个小格} = 167次/分$$

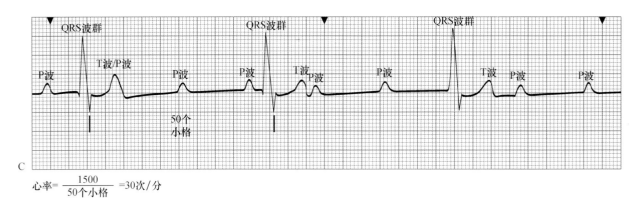

$$心率= \frac{1500}{50个小格} = 30次/分$$

图 4-6　RR 间期　方法 3

色垂线数字的距离来估测心率。

　　例　如果标记为"B"的 R 波在距"150"和"100"黑色垂线一半的位置，则心率大约为 125 次/分。

　　例　如果标记为"B"的 R 波在"75"和"60"黑色垂线 1/3 的距离，则心率大约 70 次/分。

　　除了记住这一程序，还可以参考方法 2 或 RR 间期来实施计算。

　　例如，如果在两个连续 QRS 波群之间有 5.5 个红格，心率是 300/5.5＝54.5 四舍五入≈55 次/分

> 计算心率同样的方法可以用于 P 波。当心房率和心室率不同时这是有用的。

表 4-1　两个连续 P 波峰值间的小格数转换为心率			
0.04s 小格间期	心率（次/分）	0.04s 小格间期	心率（次/分）
5	300	27	56
6	250	28	54
7	214	29	52
8	188	30	50
9	167	31	48
10	150	32	47
11	136	33	45
12	125	34	44
13	115	35	43

续表

0.04s 小格间期	心率（次/分）	0.04s 小格间期	心率（次/分）
14	107	36	42
15	100	37	41
16	94	38	40
17	88	39	39
18	84	40	38
19	79	41	37
20	75	42	36
21	72	43	35
22	68	44	34
23	65	45	33
24	63	47	32
25	60	48	31
26	58	50	30

步骤二：判断节律

通过以下判断节律：

1.ⓐ估测 RR 间期；ⓑ用分规测量，如果没有分规，用铅笔和纸；或者ⓒ数 R 波间的小格

2. 对 RR 间期进行比较

判断节律最简单的方法是首先估测一个 RR 间期的宽度，最好选择心电图纸左侧的一个（图 4-9）。然后视觉上从左到右将剩余的 RR 间期与第一个测定的 RR 间期进行比较。

如果应用心电图分规，分规的一头首先放置在 R 波顶点；调整心电图分规使其另一端放置在右面下一个 R 波的顶点。然后，不改变分规两顶端的间距，将其他 RR 间期与第一个 RR 间期进行比较。

如果用铅笔和纸，将纸的垂直缘靠近 R 波的顶点，用铅笔标记连续两个 R 波的距离（RR 间期）。然后将这个 RR 间期与心电图的其他 RR 间期进行比较。

判断节律最后的方法是计数 R 波间的小格（每个小格 0.04s），然后将 RR 间期的宽度彼此进行比较。

应用以上的任意一种方法都可以判断节律规则或不规则。

规则

一般情况下，在给定的一份心电图中，如果最短和最长的 RR 间期之间的变异少于 0.08s（两个小格），那么认为节律是"规则"的（图 4-10）（这样"基本规则"节律的 RR 间期可以是非常精确的相等或轻度不相等）。

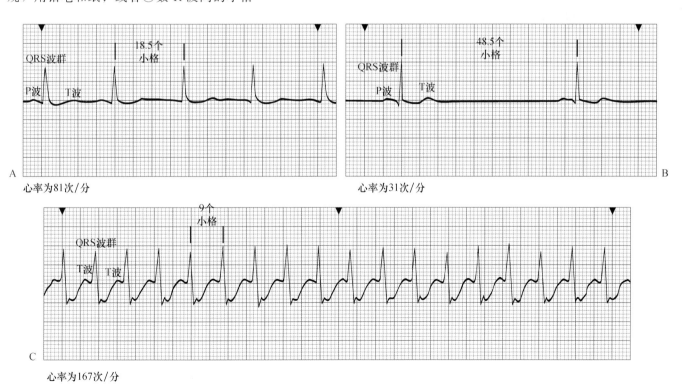

图 4-7　RR 间期　方法 4

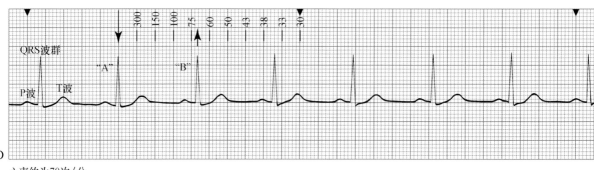

心率约为70次/分

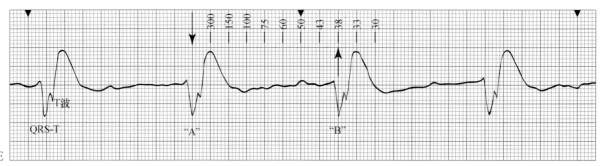

心率约为38次/分

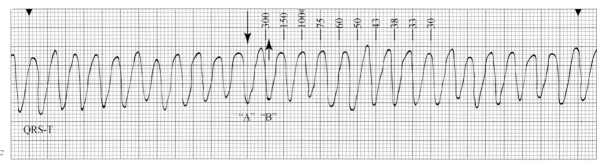

心率约为270次/分

图 4-8 300 法则

不规则

　　如果最短与最长的 RR 间期之间的变异超过 0.08s，那么认为节律是不规则的（图 4-11）。

　　节律可以是轻度不规则。这是指在整个心电图所有 RR 间期中的变异很少超过 0.08s。可发生在以下情况：

- 窦性心律失常

> 可接受的变异程度与心率有关。心率越快，被认为是规则节律所能接受的变异度越小。原则是 RR 间期的变异不超过给定频率的 10% 则认为是规则的。

　　节律可以偶尔不规则。这可见于规则节律中产生期前收缩波。在以下情况可见：

- 提早出现的心房波
- 提早出现的心室波

　　节律可以是规律的不规则。这种不规则的另一个说法是固定不规则。这是发生在 RR 间期的一种模式。例如，RR 间期以一种可预知的模式进行性加长，或者从短到长 RR 间期存在固定的比例。这在以下可见：

- 二度Ⅰ型（文氏型）房室传导阻滞
- 二度Ⅱ型房室传导阻滞
- 心房扑动伴传导比例不规则

　　节律可以是不规律的不规则，可互为代替的名词是完全不规则，当出现不固定的 RR 间期的模式或比例，认为节律是完全不规则。这在以下可见：

- 心房颤动
- 多源性房性心动过速
- 心室颤动

测量RR间距

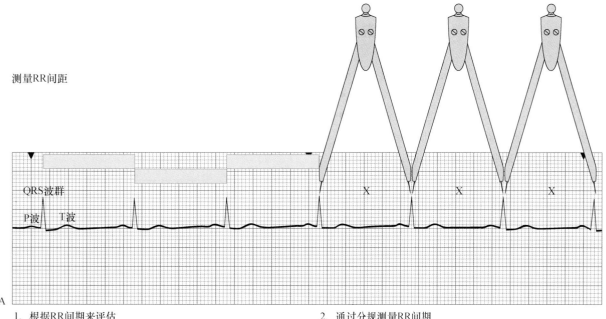

1. 根据RR间期来评估   2. 通过分规测量RR间期

A

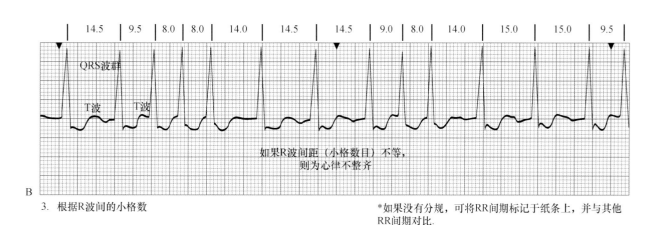

3. 根据R波间的小格数

*如果没有分规，可将RR间期标记于纸条上，并与其他RR间期对比.

B

图 4-9 判断节律

步骤三：识别和分析 P，P′，F 和 f 波

- 识别 P，P′，F 和 f 波
- 判断心房率
- 比较心房率和心室率及其关系

心电图Ⅱ导联正常 P 波是正向、圆润的波形（图 4-12）。振幅为 0.5～2.5mm，宽度为 0.10s 或更短。正常情况下，它出现在每个 QRS 波群之前，但也可见于没有 QRS 波群跟随的情况，如在房室（AV）传导阻滞情况下。房室传导阻滞是电冲动由心房传导到心室过程中，在通过房室结或束支传导时发生的完全性或不完全性（部分）阻滞（见第 9 章）。

异常的 P 波在Ⅱ导联可以是正负双向，或平坦（等电位）（图 4-13）。它可以是圆润、尖峰状，或者变形的（如，增宽并有切迹）。振幅可以是正常（0.5～2.5mm）或异常（低于 0.5mm 或超过 2.5mm）。其间期可以是正常的（0.10s 或更短）或异常（超过 0.10s）。与正常 P 波一样，它可以出现在 QRS 波群之前或单独出现而不伴有 QRS 波群的跟随。然而，与正常 P 波不同，异常 P 波还可以规律地出现在每个 QRS 波群之后，或埋藏（或"隐藏"）在 QRS 波群中。

通过观察 P 波在Ⅱ导联的正负方向可以判断 P 波的起源，如下（表 4-2）：

- 如果 P 波在Ⅱ导联是正向的（向上），它们常常起源于窦房结或右房的中上部。即使都是正向波，它们可以形态正常或异常（尖峰或增宽并有切迹）。如这样的 P 波与 QRS 波群有固定的关系，它们总是出现在 QRS 波群之前

节律规整

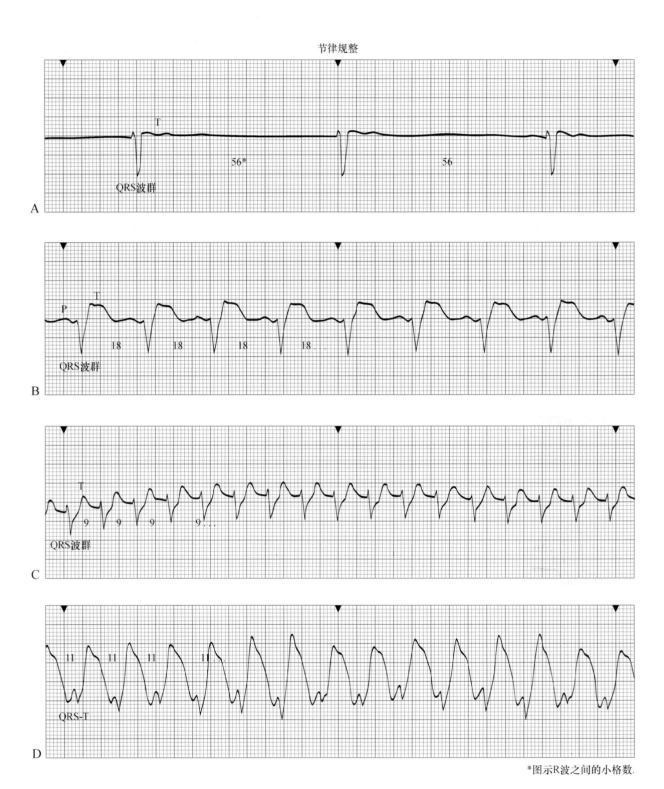

*图示R波之间的小格数.

图 4-10 规则节律

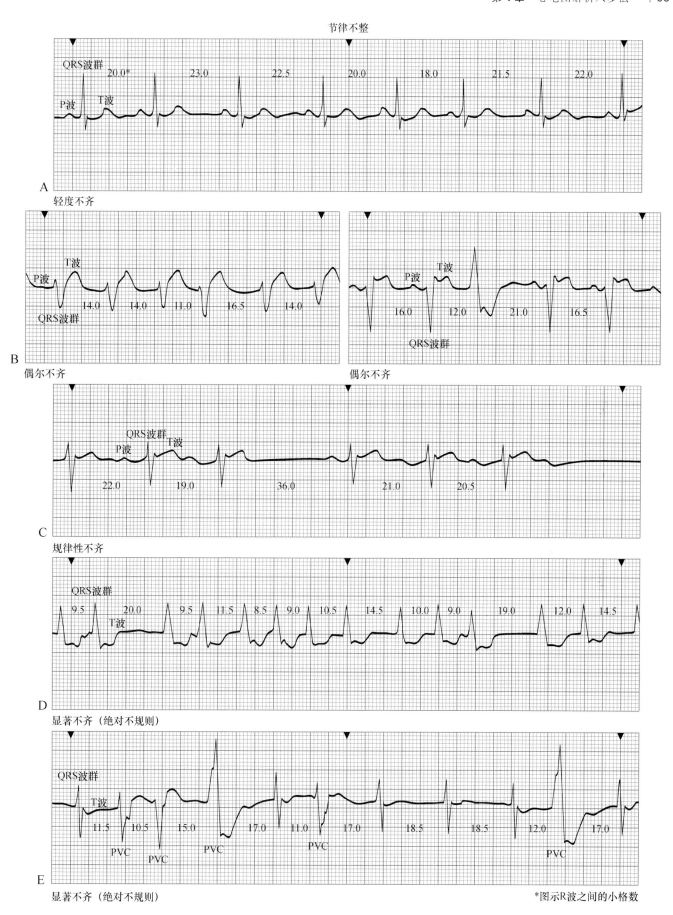

图 4-11 不规则节律

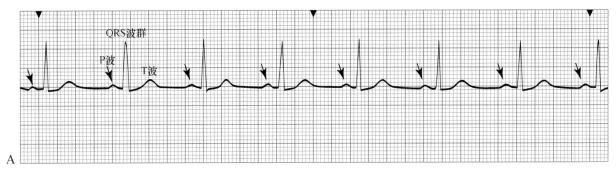

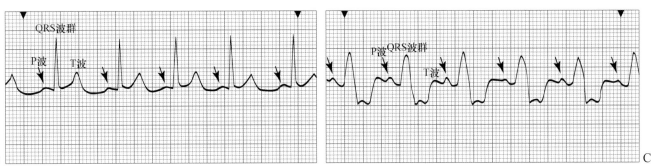

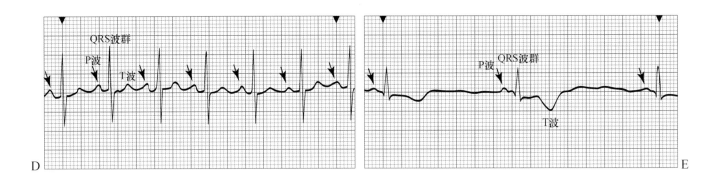

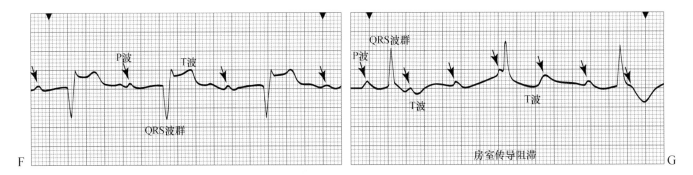

图 4-12 正常 P 波

- 如果 P 波在 II 导联是负向的（倒置），它们常常起源于右房下部、左房、房室结或心室。它们可以在 QRS 波群前，紧随 QRS 波群，或埋藏其中与其融合

P 波起源于窦房结，无论形态正常或异常，在图中被命名为 "P 波" 或 "P"。P 波起源于心房、房室结，或心室，无论其形态如何均被命名为 "P′ 波"，发音为 "P 撇" 并在图中标记为 P′。

如果存在 P 波，需要判断心房率及每个 QRS 波群是否都伴有一个 P 波。如果存在正常传导，心房和 QRS 波群的频率将是相等的。如果频率不同，则存在心房和心室间的传导阻滞，或存在心律失常的异位 QRS 波群。

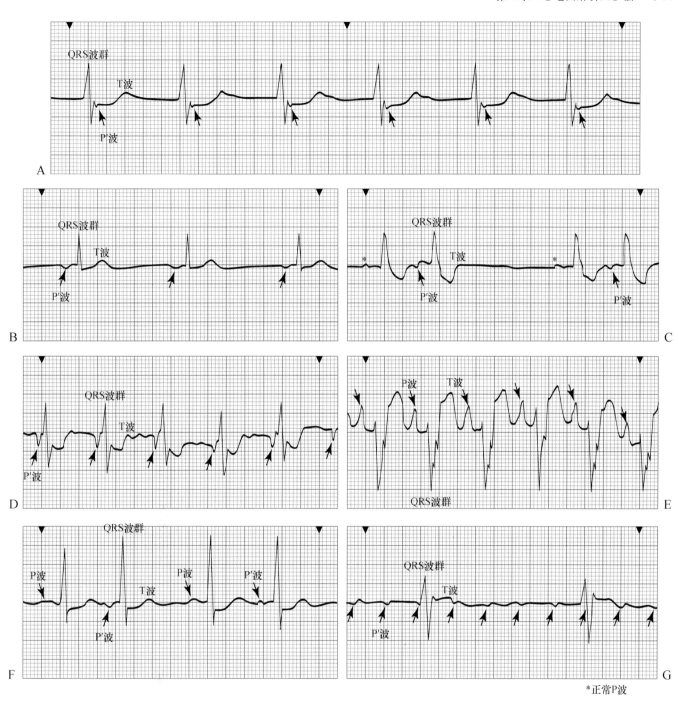

图 4-13　异常 P 波

P 波起源点	Ⅱ 导联 P 波形态	P 波位置
窦房结（P 波）	正向（向上）	QRS 波群之前
右房中上部（P'波）	正常、尖峰，或增宽并有切迹	
右房下部或左房（P'波）	负向（倒置）	QRS 波群之前
房室结（P'波）		
上部	负向（倒置）	QRS 波群之前
中部或远端	缺失	埋在 QRS 波群中
远端	负向（倒置）	跟随 QRS 波群

表 4-2　P 波形态与起源位点有关

如果存在正常传导，P波和QRS波群频率应当相等。然而，如果出现完全性心脏阻滞，如频率相同但P波与QRS波群无关。换句话说，电冲动产生P波不能传导和激动QRS波群。

如果没有P波，判断是否存在心房扑动（房扑，F）或心房颤动（房颤，f）（图4-14）。典型房扑波在Ⅱ导联是正向、锯齿样波。房扑波的频率常常在240～350次/分，典型节律是规则的。常常每隔1个或每隔4

个F波出现QRS波群，但如果存在房室传导阻滞，F波到QRS波群的比例可以不规则。

关键定义

当F波到QRS波群的比例恒定，则存在固定的房室传导阻滞。当比例改变，房室传导阻滞发生了变化。

房颤波是不规则形态的紊乱波，每个波之间的形态和幅度不同。如果f波高度低于1mm，则称为细颤

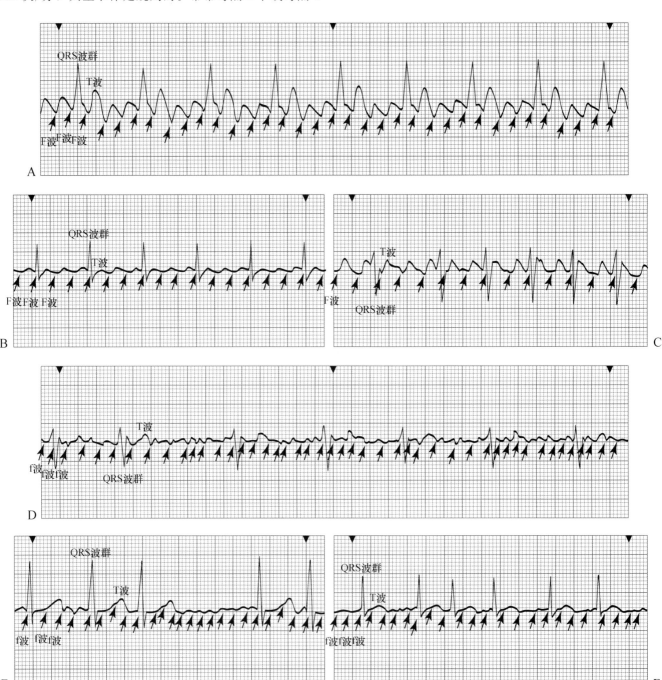

图4-14　F波和f波

波；如果它们高于 1mm，则称为粗颤波。如果 f 波非常细小，可能不能识别，仅在心电图表现为轻度波动甚至平坦（等电位）。

f 波的频率常常在 350～600 次/分，（平均 400 次/分），节律绝对不规则。典型房颤的 QRS 波群不规则且没有固定形式，反映了绝对不规则的心房律。见第 6 章全面描述 F 和 f 波。

随时间变化，偶见房颤和房扑共存于同一节律。在这种情况下，一定时间内可见房扑波且 F 波与 QRS 波群的比例更为固定和规则。然后在其他时间，节律表现为房颤伴有绝对不规则的心律。这种心律失常称为房颤-房扑。

步骤四：判断 PR 和 RP′ 间期和房室传导比例

- 通过测量 P 波开始到 QRS 波群的第一个波开始的距离判断 PR 间期，QRS 波群开始可以是 Q、R 或 QS 波
- 比较 PR 间期，判断是否所有的 PR 间期都相等
- 判断是否所有的 P 波都跟随 QRS 波群
- 通过评估 P 波（或 F 波）后 QRS 波群跟随的方式，判断房室传导比例

正常的 PR 间期是 0.12～0.20s（图 4-15），提示引起电冲动的 P 波起源于窦房结或心房的中上部；也提示电冲动通过房室结和希氏束的传导途径正常。当心率增快时，PR 间期短于心率慢的时候，但仍保持在正常范围之内，除非发生异常的传导或 P 波不起源于窦房结。

PR 间期小于 0.12s 或大于 0.20s 都是异常的（图 4-16）。

- 如果 PR 间期小于 0.12s，提示①电冲动起源于心房下部（译者持异议）或房室结；或者②电冲动由心房到心室的传导通过异常旁路，且不通过房室结和希氏束或房室结本身
- PR 间期大于 0.20s 提示电冲动通过房室结、希氏束，或仅仅束支时传导延迟。这种情况下所有 PR 间期相等，出现一度房室传导阻滞（表 4-3）

如果 P 波跟随于 QRS 波群之后，出现 P′ 波和 RP′ 间期，提示引起 P′ 波和 QRS 波群的电冲动起源于房室结的下部或心室。RP′ 间期通常为 0.12s 或更短，但也可长达 0.20s。如果 QRS 波群不跟随 P 波，则 PR 间期消失。这提示电传导通过房室结、希氏束或束支进入

心室时阻滞。如果有些 QRS 波群是跟随 P 波的，而其他则不跟随 P 波，提示存在不完全性房室传导阻滞（二度房室阻滞）。有两种房室阻滞类型——Ⅰ 型房室传导阻滞（文氏房室传导阻滞）和 Ⅱ 型房室传导阻滞。Ⅰ 型房室传导阻滞和 Ⅱ 型房室传导阻滞经常分别被称为莫氏 Ⅰ 型和 Ⅱ 型房室传导阻滞（见第 9 章）。

- 如果 PR 间期不相等，判断未跟随 QRS 波群的 P 波（未传导的 P 波或"脱落的心搏"）之前的间期是否增加。这提示电冲动通过房室结（或者较少见于希氏束或束支）到心室，在传导完全阻滞之前进行性延迟。这种二度房室阻滞周期性出现，称为Ⅰ型房室传导阻滞（文氏房室传导阻滞）
- 如果 PR 间期相等，二度房室阻滞是Ⅱ型房室传导阻滞。Ⅱ型房室传导阻滞时 P 波多于 QRS 波群；P 波与 QRS 波群比例增加。这种比例是阻滞后的房室传导比例。以下是房室传导比例的例子（图 4-17）
- 如果所有的 P 波都跟随 QRS 波群，则房室传导比例是 1∶1
- 如果每两个 P 波中的一个跟随 QRS 波群，则房室传导比例是 2∶1
- 如果每三个 P 波中的两个跟随 QRS 波群，则房室传导比例是 3∶2
- 如果每四个 P 波中的三个跟随 QRS 波群，而一个 P 波后无 QRS 波群，则房室传导比例是 4∶3
- 如果每五个 P 波只有一个跟随一个 QRS 波群，则房室传导比例是 5∶1

如果 QRS 波群存在，但不规律的出现在 P 波之前或跟随 P 波，则存在完全性房室传导阻滞（三度房室阻滞），当 QRS 波群的发生与 P、P′，或 F 波完全无关时，描述这种情况的另一名词是房室分离。

步骤五：识别和分析 QRS 波群

- 识别 QRS 波群
- 注意 QRS 波群的间期。QRS 波群的间期可以是正常（0.12s 或更短），或延长（长于 0.12s）
- 注意 QRS 形态。如果传导通过正常的房室结和希氏束途径传导，则 QRS 形态正常；如果存在传导途径的干扰，则 QRS 形态异常
- 比较 QRS 波群，判断是否所有 QRS 间期和形态相同，或者存在一个或多个 QRS 波与其他 QRS 波群不同

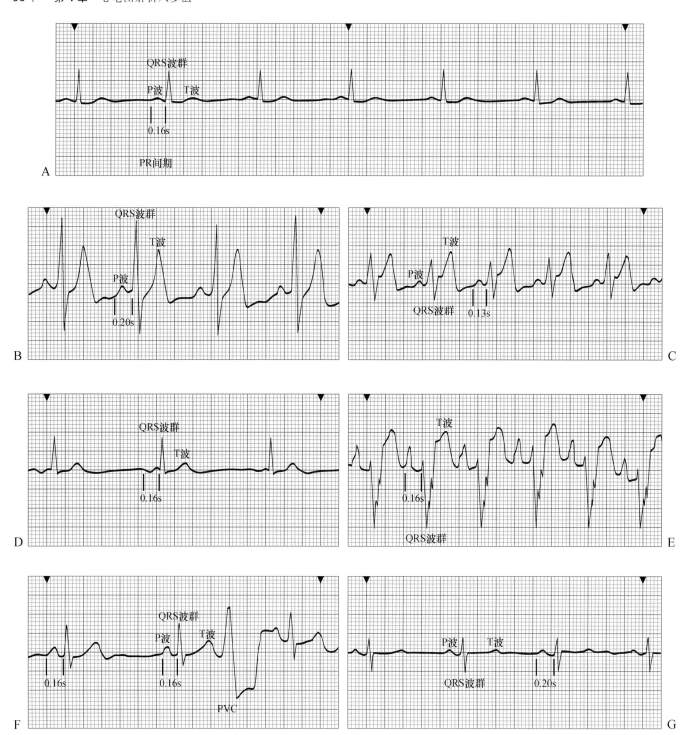

图 4-15 正常 PR 间期

- 判断是否 P 波或 P′波与 QRS 波群相关联

一个正常的 QRS 波群，宽度为 0.12s 或更短（图 4-18），提示电冲动以正常顺序激动心室。

一个异常的 QRS 波群，宽度＞0.12s 和（或）形态上宽大畸形，提示电冲动在心室传导异常。

原因可能是以下心律失常和相关的传导异常中的一种：

- **室性心律失常。** 起源于心室的期前收缩或逸搏心律

- **室上性心律失常。** 心律失常起源于窦房结、心房或房室结伴有下列情况之一：

- **束支传导阻滞。** 电冲动通过右或左束支传导时发生阻滞

- **室内传导阻滞（IVCD）。** 电冲动通过病变心肌（心肌梗死、纤维化、肥厚）传导时出现的阻滞和延迟，也见于电解质紊乱和过量应用某些药物时

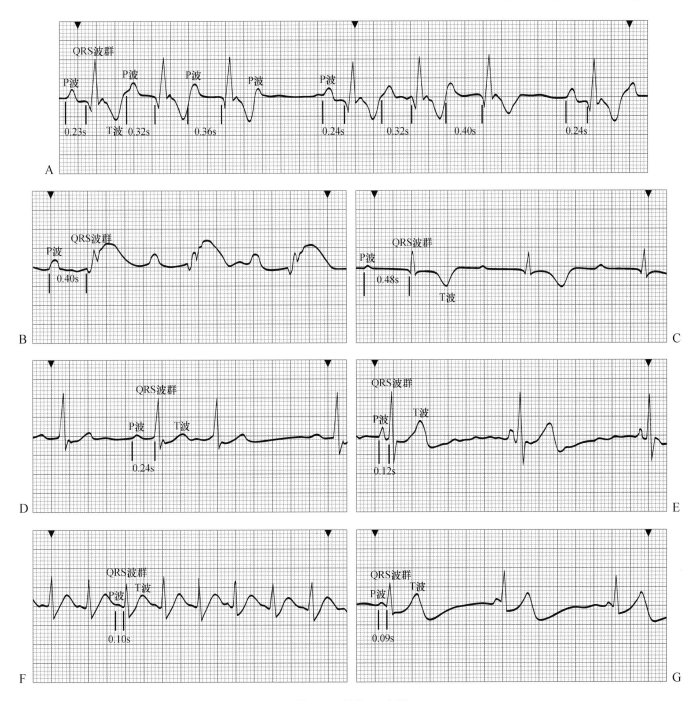

图 4-16　异常 PR 间期

房室阻滞	PR 间期	房室传导比例
一度房室传导阻滞	延长，相等	1：1
二度房室传导阻滞		
Ⅰ 型房室传导阻滞	逐渐延长	5：4、4：3、3：2、6：5、7：6 等
Ⅱ 型房室传导阻滞	相等	2：1、3：1、4：1、5：1 等
三度房室传导阻滞	P 波与 R 波无关	无

表 4-3　与房室传导阻滞有关的 PR 间期和房室传导比例

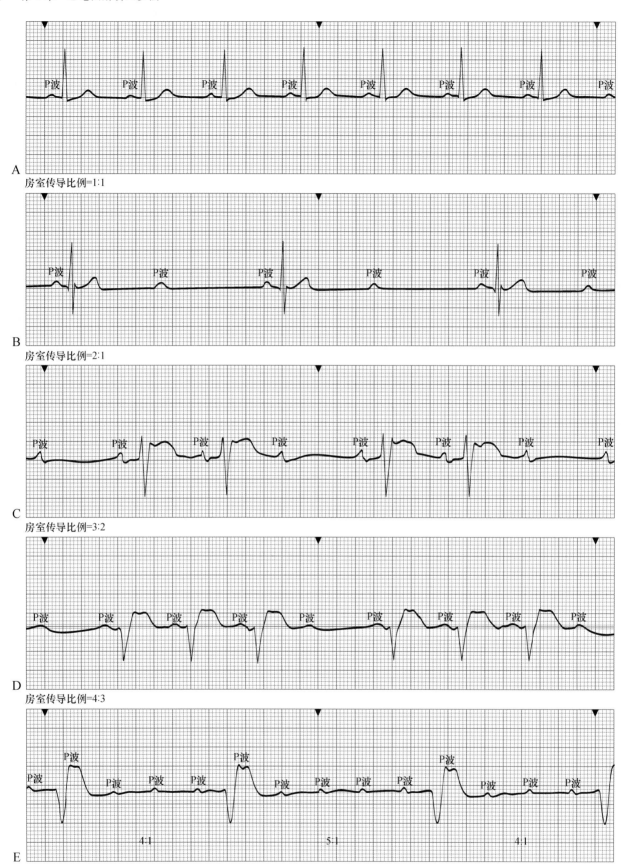

A

房室传导比例=1:1

B

房室传导比例=2:1

C

房室传导比例=3:2

D

房室传导比例=4:3

E

图 4-17   房室传导比例的例子

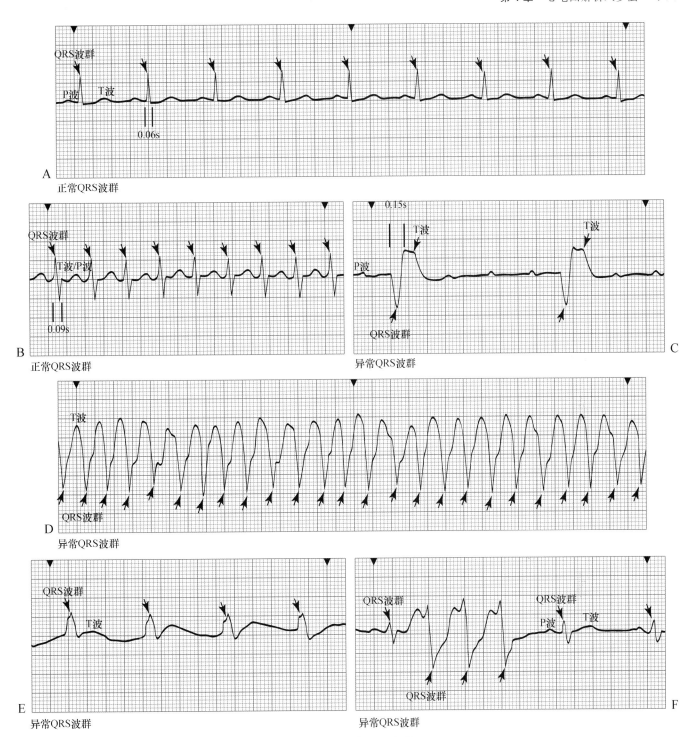

图 4-18 识别 QRS 波群

- **差异性传导（差传）。** 电冲动到达束支时，其正处于绝对不应期而发生暂时的束支传导阻滞
- **心室预激。** QRS 波群起始波畸形（顿挫和有时有切迹），有左室预先除极出现的 deta 波。导致心房内的电冲动通过房室结或希氏束的同时，也经过异常旁路进入心室

如果所有 QRS 波群的间期和形态相等且正常，它们最可能是室上性起源（例如，起源于窦房结、心房或房室结）。如果所有 QRS 波群的形态相等且异常，

它们可能起源于①心室②室上性合并束支传导阻滞、室内传导阻滞、差异性传导，或心室预激。

如果在间期和形态相等，且在正常的 QRS 波群之间，出现某个 QRS 波间期和形态异常，那么异常 QRS 波群可能起源于①心室（例如，室性期前收缩）或②室上性伴差异性传导（例如，房性和交界性期前收缩伴差异性传导）。

判断异常波群室上性或室性起源的线索之一是 P 波的出现。如果 P 波出现在 QRS 波群之前或紧随其

后，那么引起 QRS 波群的电冲动最可能是室上性的。另一方面，如果没有 P 波与异常的 QRS 波群关联，这些 QRS 波群最可能是室性的。

步骤六：判断心律失常的起源

● 通过分析 P 波与 QRS 波群之间的关系，来判断

心律失常的起源。

目的是判断产生心律的电冲动的来源。多数情况下，心室除极产生 QRS 波群以及生理性心室收缩。所以，判断心律失常的起源在于引起 QRS 波群的电冲动的起源。

如果正常 P 波与 QRS 波群相关（例如，P 波规律地出现在 QRS 波群之前），心律失常的起源就是 P 波的起源（图 4-19）。相反，如果 P 波与 QRS 波群无关（例如，P 波跟随 QRS 波群之后或 P 波与 QRS 波群独

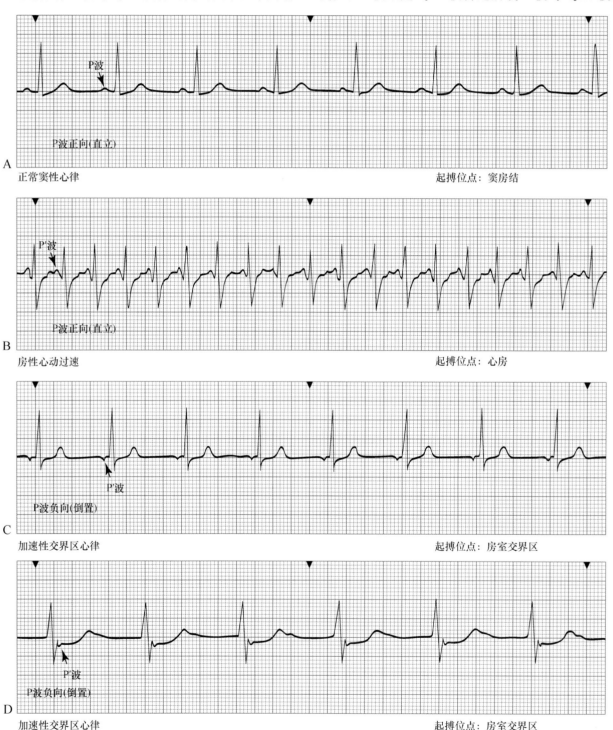

图 4-19 P 波和 QRS 波群相关的心律失常的例子

立出现［房室分离］），或者如果 P 波消失，心律失常可能是 QRS 波群起源的（图 4-20）。

引起 P 波的电冲动可以起源于窦房结、心房、房室结，或心室的异位搏动、逸搏。推断引起 P 波电冲动的起源，常常可以通过 Ⅱ 导联 P 波的方向，以及 P 波与 QRS 波群的关系。表 4-4 总结了判断与 P 波与 QRS 波群相关的心律失常起源。

- 如果 P 波在Ⅱ导联呈直立（正向），引起它们的电冲动可以起源于窦房结或右房的中上部。当正向的 P 波与 QRS 波群关系固定，它们总是出现在 QRS 波群之前。PR 间期可以是正常（0.12 ～ 0.20s）、延长（长于 0.20s，提示一度房室阻滞），或缩短（短于 0.12s，提示存在旁路）

- 如果 P 波在 Ⅱ 导联呈负向（倒置）（P'），引起它们的电冲动可能起源于心房的下部房室结附近、房室结本身或心室内。负向 P' 波的确切起

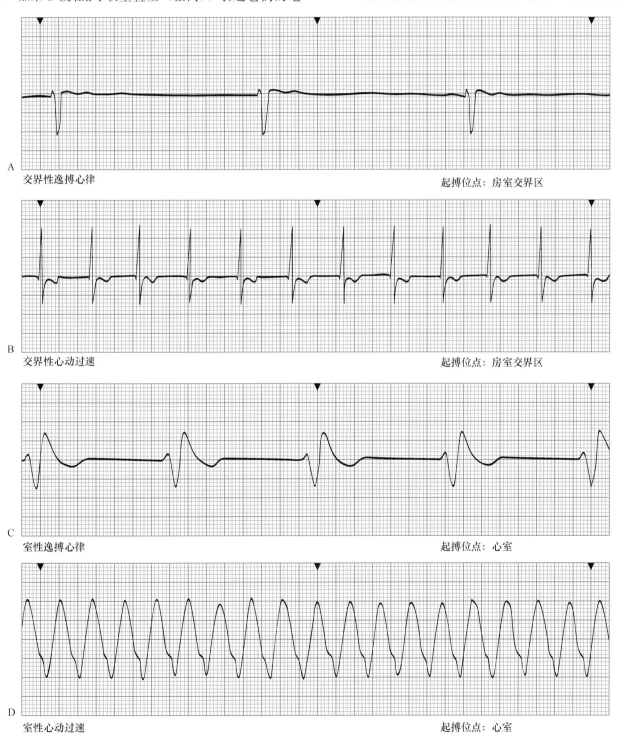

A　交界性逸搏心律　　　　　　　　　　　　　　　　　　　起搏位点：房室交界区

B　交界性心动过速　　　　　　　　　　　　　　　　　　　起搏位点：房室交界区

C　室性逸搏心律　　　　　　　　　　　　　　　　　　　　起搏位点：心室

D　室性心动过速　　　　　　　　　　　　　　　　　　　　起搏位点：心室

图 4-20　QRS 波群与 P 波无关的心律失常的例子

表 4-4 P 波与 QRS 波群相关的心律失常的起源

起源	Ⅱ导联 P 波的方向	P/QRS 关系	PR 间期
窦房结或右房中上部	正向（直立）	P 波在 QRS 波群之前	0.12～0.20s 或更长或者短于 0.12s*
心房下部或者房室结近端	负向（倒置）	P 波在 QRS 波群之前	短于 0.12s
房室结远端	负向（倒置）	P 波紧随 QRS 波群	无（RP′间期，<0.20s）

* 与旁路有关

源位置可以通过分析它们在Ⅱ导联与 QRS 波群的关系来判断：

- 如果负向 P′波规律出现在 QRS 波群之前，引起 P′波（和 QRS 波群）的电冲动可能起源于心房下部的房室结附近，或房室结本身的近端。典型者 P′R 间期短于 0.12s，但如果存在一度房室传导阻滞时可以更长
- 如果负向 P′波规律跟随 QRS 波群之后，引起 P′波（和 QRS 波群）的电冲动可能起源房室结的远端。如果 QRS 间期大于 0.12s 且表现畸形，P′波更可能起源于心室。RP′间期常常小于 0.20s
- 如果负向 P′波与 QRS 波群无固定关系，其发生率与 QRS 波群不同（例如房室分离），引起 P′波的电冲动可能起源于心房下部的房室结附近，或在房室结。产生 QRS 波群的电冲动可能起源于房室结或心室。
- 如果出现房扑波或房颤波，产生它们的电冲动起源于心房

如果 QRS 波群与 P 波无固定关系，或 P 波消失，引起 QRS 波群的电冲动可能起源于房室结、心室异位起搏点或逸搏点（例如，束支、浦肯野纤维，或心室心肌）。

判断 QRS 波群电冲动的起源位置，可以通过观察 QRS 波群的间期、时间，以及是否之前存在束支阻滞来推断，或由室内传导阻滞或差异性传导来推断。通常宽大 QRS 波群的起搏点，独立于 P 波或没有 P 波而单独出现，不能仅通过心电图监测Ⅱ导联来准确判断。在此情况下，12 导联心电图或 MCL₁ 导联非常有帮助。表 4-5 总结了 QRS 波群与 P 波无关的心律失常的起源。

- 如果 QRS 波群为 0.10s 或更短，引起 QRS 波群的电冲动最可能来源于房室结或心房
- 如果 QRS 间期在 0.10～0.12s 且形态宽大，引起 QRS 波群的电冲动可能起源于房室结（此类病例先前存在着不完全性束支传导阻滞、室内传导阻滞，或差异性心室传导）或在心室内靠近希氏束的束支近端
- 如果 QRS 波群间期超过 0.12s 且形态宽大，引起 QRS 波群的电冲动可能起源于房室结或在束支的远端、浦肯野纤维网，或心室肌

表 4-5 QRS 波群与 P 波无关的心律失常的起源

起源	QRS 波群	
	间期	形态
房室结	0.12s 或更短	正常
房室结* 或者	0.10～0.12s	正常
房室结束支近端† 或者	大于 0.12s	
束支远端，浦肯野纤维网，或心室心肌		宽大

* 与先前存在的不完全性束支阻滞、室内传导阻滞，或差异性心室传导有关。

† 与先前存在的完全性束支阻滞、室内传导阻滞，或差异性心室传导有关。

步骤七：识别心律失常

进行以上每一步分析之后，就会得到充分的信息来解释心律失常。每种心律失常有一种或综合的特点，一旦识别将有助于解析。这些特点将在第 5～9 章陈述。

步骤八：评价心律失常的意义

解析心律失常时必须判断其临床意义。心律失常的解析重点在心脏的电活动，而临床意义是对心脏机械泵功能的结果。一些心律失常明显降低心脏的收缩功能，而另外一些则不会。此外，一些心律失常提供重要的临床信号，提示心脏可能在经历缺血、药物副作用或电解质紊乱。心律失常的意义及其表现将在 5～9 章中逐一阐述。

本章总结

应用系统方法评价心律失常可以得到正确解析结果。系统方法包括八个步骤：

- 判断心率
- 判断节律
- 识别和分析心房活动
- 判断 PR 间期和房室传导比例

- 识别和分析 QRS 波群
- 判断心律失常电活动的起源
- 制订可能的心律失常备选表，便于从中选择
- 评价心律失常的临床意义

本章回顾

1. 最准确的心率测定通过
   A. 6s 计数法
   B. 心率标尺
   C. RR 间期法
   D. 300 法则

2. 如果节律不规则，应用_____方法得到结果更为准确。
   A. 6 秒计数法
   B. 心率标尺
   C. RR 间期法
   D. 300 法则

3. 如果两个连续 R 波间有四个大格，心率是_____次/分。
   A. 50
   B. 75
   C. 100
   D. 150

4. 在正常传导的心律中，P 波的频率是：
   A. 与 QRS 波群无关
   B. 有时少于 QRS 波群
   C. 在房室传导阻滞时多于 QRS 波群
   D. 与 QRS 波群相等

5. 如果宽大畸形的 QRS 波出现，且没有规律的出现在 P 波前或紧随 P 波：
   A. 出现完全性房室传导阻滞
   B. 房室传导比例固定
   C. P 波不正常
   D. 能排除差异性传导

6. 如果出现心房扑动或心房颤动，引起它们的电冲动起源于：
   A. 心室
   B. 心房
   C. 房间隔
   D. 希氏束

7. Ⅱ导联的倒置 P 波，其起源位于：
   A. 心室
   B. 心房下部
   C. 窦房结
   D. 希氏束

8. 如果 PR 间期小于 0.12s，提示 P 波的起源是所有下列情况，但应除外：
   A. 房室结
   B. 房室结附近右房下部
   C. 右房上部伴房室旁路出现
   D. 窦房结

9. 如果 QRS 间期是 0.10s 或更短，引起 QRS 波的电冲动起源于：
   A. 窦房结
   B. 浦肯野纤维网
   C. 房室结在出现右束支传导阻滞时
   D. 室间隔

10. 一个 QRS 波群起源于浦肯野纤维，应有下列特点中的哪些？
    A. 形态宽大，且间期在 0.10～0.12s
    B. 正常形态，且间期在 0.10～0.12s
    C. 正常形态，且间期小于 0.12s
    D. 宽大畸形的形态，且间期大于 0.12s

（郭春艳 译）

5

窦性心律失常

【目的】　完成此章的学习后，应该能够达到下列目标：

1. 能够给出下列心律失常的定义及诊断特点，原因和临床意义：
   - 正常窦性心律（NSR）
   - 窦性心律失常
   - 窦性心动过缓
   - 窦性心动过速
   - 窦性停搏
   - 窦房（SA）传导阻滞

正常窦性心律

关键定义

正常窦性心律（NSR）（图 5-1）是心脏的正常节律，起源于窦房结（SA），特点是心率在 60～100 次/分之间。

诊断特点（表 5-1）

心率　心率在 60～100 次/分。是指正常休息时的心率。

表 5-1　正常窦性心律的诊断特点

特点	正常窦性心律
心率	60～100 次/分
节律	规则
P 波	直立，圆润
PR 间期	正常，0.12s，＜0.20s
PP，RR 间期	相等
传导比例	1∶1
QRS 波群	正常，如果存在传导延迟则增宽
起源位点	窦房结

节律　节律规则，RR 间期和 PP 间期相等。没有脱落和阻滞的 QRS 波群。

正常窦性心律

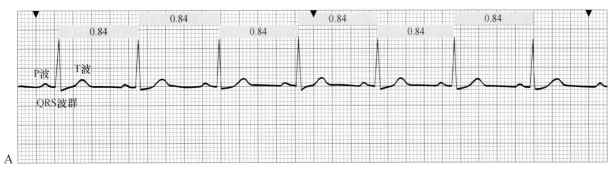

正常窦性心律 (NSR)

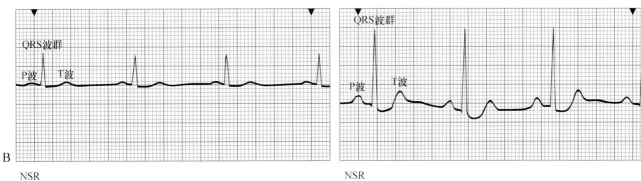

B　NSR　　　　　　　　　　　　　　　　　　　　　C　NSR

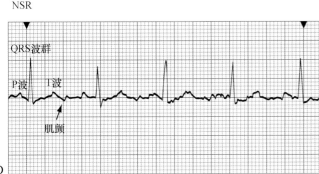
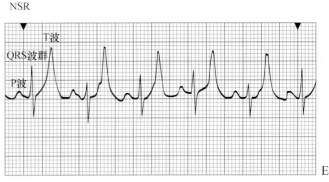

D　NSR　　　　　　　　　　　　　　　　　　　　　E　NSR伴异常T波

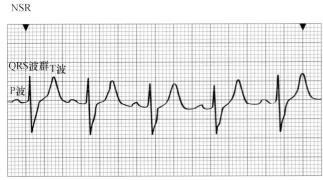
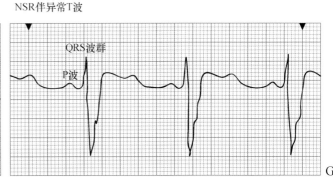

F　NSR伴不完全性束支传导阻滞　　　　　　　　　　G　NSR伴束支传导阻滞

图 5-1　正常窦性心律

P 波　P 波形态一致且出现在每个 QRS 波群之前。Ⅱ导联正向（直立），提示它们起源于窦房结并且在心房正常除极。

PR 间期　PR 间期正常（小于 0.20s）且恒定，但可随心率有轻度改变。

RR 和 PP 间期　RR 间期可以相等或轻度变异。正常窦性心律最长和最短 RR（或 PP）间期之差通常小于 0.04s。

传导比例　每个 QRS 波群之前均有 P 波，且每个 QRS 波群跟随 P 波之后，提示传导沿正常途径进行且没有阻滞发生。传导比例是 1：1。

QRS 波群　QRS 波群跟随每个 P 波。QRS 波群间期可以正常（0.12s 或更短）或者延长（＞0.12s），后者见于预先存在室内传导异常（例如束支传导阻滞）

的情况。

起源位点　正常窦性心律起源于窦房结。

正常窦性心律（NSR）是用于与其他心律进行比较的心律。心律失常定义为它们与正常窦性心律不同。能够识别与 NSR 的不同，对心电图诊断非常重要。

临床意义

正常窦性心律时（NSR），伴随 QRS 波群的发生可触及脉搏，提示心脏随每个 P-QRS-T 周期均有泵血。然而，心脏监护出现正常窦性心律既不保证能产生脉搏，也不反映此脉搏的质量（血压）。如果心电图（ECG）上显示正常窦性心律而不能触及脉搏，那么治疗是针对无脉电活动（PEA），在第 10 章中描述。

【关键定义】

无脉电活动（PEA）不是一种心律而是一种临床情况。心律在正常情况下应当产生脉搏，当无脉患者有心律时，患者被称为处于 PEA 状态。

窦性心律不齐

【关键定义】

窦性心律不齐（图 5-2）是由于窦性心律的频率发生周期性改变，引起心跳不规则。

【作者注解】　窦性心律不齐是一个旧名词，然而理论上讲它是一种心律失常，我们继续使用它。

诊断特点（表 5-2）

心率　心率在 60～100 次/分之间。偶尔心率减慢，略低于 60 次/分，或轻度增快，高于 100 次/分。通常情况下，吸气时心率增加，且呼气时心率降低。

节律　窦性心律不齐的节律随心率逐渐增高和降低出现规律性不规则，这种心率的改变周期性发生。

窦性心律不齐

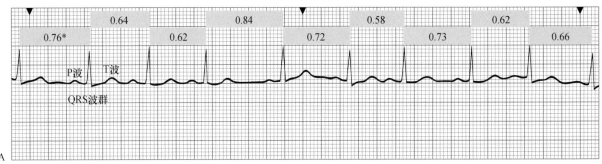

A

窦性心律不齐

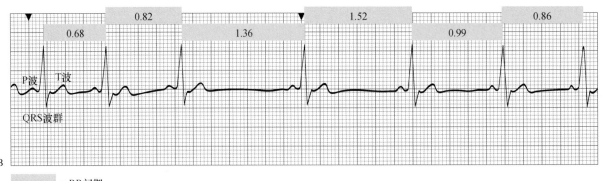

B

　 = RR间期

*秒

图 5-2　窦性心律不齐

表 5-2 窦性心律不齐的诊断特点

特点	窦性心律不齐
心率	60～100 次/分
节律	周期性不规则
P 波	直立，圆润
PR 间期	正常，0.12s，<0.20s
PP，RR 间期	周期性不规则
传导比例	1：1
QRS 波群	正常，如果存在传导延迟则增宽
起源位点	窦房结

P 波 窦性 P 波形态一致，且出现在每个 QRS 波群之前。Ⅱ导联正向（直立），提示心房正常除极。最长和最短 PP（或 RR）间期之差大于 0.04s。

PR 间期 PR 间期正常且恒定。

RR 间期 RR 间期不相等。最常见的窦性心律不齐与呼吸有关，吸气时由于心率增加 RR 间期缩短，且呼气时由于心率降低 RR 间期延长。另一种情况是窦性心律不齐的少见类型，RR 间期缩短和延长与呼吸无关。窦性心律不齐中最长和最短 RR（或 PP）间期之差通常大于 0.04s。

传导比例 每个 QRS 波群之前均有 P 波，且每个 QRS 波群跟随 P 波之后，提示传导沿正常途径进行且没有阻滞发生。传导比例是 1：1。

QRS 波群 QRS 波群跟随每个 P 波。QRS 波群间期正常，除非预先存在室内传导异常（例如束支传导阻滞）。

起源位点 窦性心律不齐起源于窦房结。

心律不齐的原因

窦性心律不齐的最常见类型与呼吸有关，是一种在儿童、青年和老年人中常见的正常现象。它是由于呼吸过程中迷走张力的变化所引起。迷走张力在吸气时降低，引起心率增加；迷走张力在呼气时增加，引起心率降低。

另一种窦性心律不齐的少见类型与呼吸运动无关。它可发生于健康个体，但更常见于有心脏病的成年患者，特别是见于急性下壁心肌梗死后的患者，或应用某些药物后的患者，如洋地黄和吗啡。

临床意义

通常窦性心律不齐没有临床意义，且一般不需要治疗。明显的窦性心律不齐可以引起心悸，头晕，甚至晕厥。然而，少数类型与呼吸运动无关的类型，与心脏停搏发生率增加有关。

窦性心动过缓

关键定义

窦性心动过缓（图 5-3）是一种起源于窦房结的心律失常，特点是心率小于 60 次/分。

诊断特点（表 5-3）

心率 心率低于 60 次/分。

节律 节律基本规则，但如果存在窦性心律失常时可以不规则。

P 波 窦性 P 波形态一致，且出现在每个 QRS 波群之前。Ⅱ导联正向（直立），与正常心房除极一致。

PR 间期 PR 间期正常且恒定。然而，它们趋于达到正常高限。

RR 间期 RR 间期相等，但可以轻度变异。

传导比例 每个 QRS 波群之前均有 P 波，且每个 QRS 波群跟随 P 波之后，提示传导沿正常途径进行且没有阻滞发生。传导比例是 1：1。

QRS 波群 QRS 波群跟随每个 P 波。QRS 波群间期正常，除非预先存在室内传导异常（例如束支传导阻滞）。

起源位点 窦性心动过缓起源于窦房结。

心律失常的原因

窦性心动过缓可由下列原因引起：

- 迷走神经（副交感）张力过度，抑制窦房结，可由颈动脉窦刺激、呕吐、Valsalva（瓦氏）动作，或心脏神经（血管迷走神经性）晕厥引起，后者在情绪极度紧张或长久站立后引起意识突然丧失
- 交感神经张力对于窦房结的作用减弱，可由β受体阻滞剂引起（例如，阿替洛尔、美托洛尔、普萘洛尔）
- 应用钙通道阻滞剂（例如，地尔硫䓬、维拉帕米、硝苯地平）
- 洋地黄中毒

窦性心动过缓

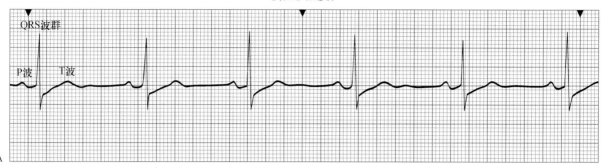

A

窦性心动过缓

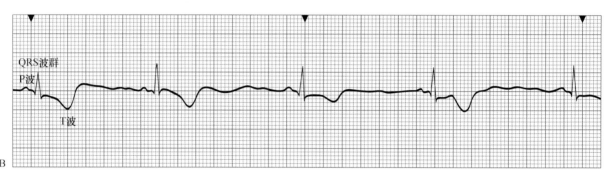

B

窦性心动过缓伴窦性心律不齐

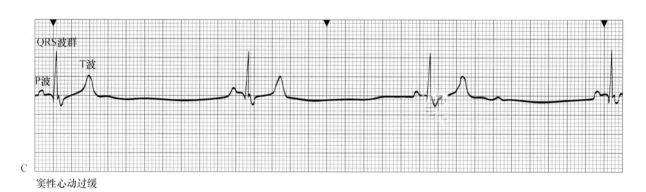

C

窦性心动过缓

图 5-3 窦性心动过缓

表 5-3 窦性心动过缓的诊断特点	
特点	窦性心动过缓
心率	<60 次/分
节律	规则
P 波	直立，圆润
PR 间期	正常，0.12s，<0.20s
PP，RR 间期	规则且相等
传导比例	1:1
QRS 波群	正常，如果存在传导延迟则增宽
起源位点	窦房结

- 急性下壁和右室心肌梗死
- 甲状腺功能低下（黏液性水肿）
- 体温过低
- 缺氧（尤其在儿童）
- 睡眠中和受过训练的运动员

关键定义

瓦氏动作是任何用力呼气后紧闭气道的动作，例如一个人屏住呼吸且肌肉紧张用力移动重物。当屏气用力大便时也可发生。此动作引起迷走张力增高而减慢心率。

- 窦房结病变，例如病态窦房结综合征

临床意义

窦性心动过缓心率在 50～59 次/分（轻度窦性心动过缓）时，本身常常不引起症状。这种没有临床症状的心动过缓属于无症状性心动过缓。发生急性心肌梗死时，轻度的窦性心动过缓可能对一些患者有益，因为它降低心脏负荷，降低心肌耗氧，减少心肌梗死面积的延展，并且减少某些心律失常的诱发因素。

如果心率在 30～50 次/分之间或更低（明显窦性心动过缓），伴随着显著心排血量降低，可以发生低血压，以及大脑和其他重要器官的低灌注。这种情况可导致下列症状和体征：

- 头晕、头昏、意识水平下降，或晕厥
- 气短
- 低血压
- 休克
- 充血性心力衰竭
- 心绞痛、心肌缺血和（或）心肌梗死
- 易出现更严重的心律失常（例如，室性期前收缩、室性心动过速、心室颤动或心脏停搏）

健康状况良好的运动员，静息时常会出现心率低于 50 次/分且没有症状的情况。然而，一旦出现症状，这种心律失常则被称为症状性心动过缓（无论心率是多少）。症状性心动过缓，无论心率是多少，必须立即评估和处理病因。药物和其他治疗将在后续章节中谈到。

窦性停搏和窦房传导阻滞

关键定义

窦性停搏（图 5-4）是由于窦房结的自律性功能发生故障，引起的一类心律失常，可导致心动过缓，心脏无收缩，或二者同时存在。

窦房传导阻滞（图 5-4）是由于窦房结的电冲动向心房传导发生阻滞所引起的一种心律失常，导致（与窦房停搏相似）心动过缓、心脏停搏，或二者同时存在。

诊断特点（表 5-4）

心率　心率常常在 60～100 次/分之间，但可以更低。

节律　当窦性停搏或窦房传导阻滞存在时，节律不规则。基础心律可见，然后发生停搏，没有 QRS 波群出现。然而，如果停搏时间足够长，可以出现逸搏波。

P 波　基础心律的窦性 P 波形态一致，且出现在每个 QRS 波群之前。如果一个电冲动不是由窦房结产生（窦房停搏），或者窦房结产生的电冲动传导至心房时发生阻滞（窦房传导阻滞），那么心房除极不能发生；结果，P 波不能正常出现（P 波脱落）。

PR 间期　PR 间期是基础心律的 PR 间期，可以正常或异常。

PP 和 RR 间期　当 P 波不出现时，很难辨别窦性停搏和窦房传导阻滞。二者的区别是，窦性停搏时窦房结不发放冲动，因此也没有窦房结重置；而窦房传导阻滞时窦房结发放冲动，其后有重置过程（译者存疑）。这种情况可通过测量停搏前后的 PP 间期来确定。当窦房结不能发放冲动时，下一个期待的 P 波（窦性冲动）不会如期出现。这可以通过测量停搏前的 PP 间期来判断。窦房传导阻滞的长 PP 间期是基础心律 PP 间期的两倍（或多倍），因为基础心律未被打乱。这是因为窦房结正常发放冲动，但传导到心房受阻。这与房性期前收缩（PACs）时出现无代偿性间歇的情况相似。

窦性停搏时出现的长 PP 间期，通常不是基础心律 PP 间期的倍数，因为窦房结的时间周期由于停搏而被重置。这是因为窦房结没有发放冲动。

传导比例　当窦性停搏或窦房传导阻滞存在时没有 P 波。如果出现交界性逸搏波，将出现倒置的 P′波或仅有一个窄 QRS 波群伴有逆向 P 波。室性逸搏波有一个宽大的 QRS 波群而没有 P 波。如果没有逸搏波，下一个发生的复合波将是基础心律的 P-QRS-T。所以，除外窦性停搏的情况下，传导比例应该是 1∶1。

QRS 波群　QRS 波群通常跟随每个 P 波。QRS 波群的间期正常，除非预先存在室内传导异常（例如束支传导阻滞）。当 P 波不出现时，QRS 波群消失。

起源位点　此心律失常起源于窦房结。

心律失常的原因

窦性停搏源于窦房结的自律性明显降低。窦房传导阻滞是由于窦房结的电冲动进入心房的传导受阻。

窦性停搏和窦房传导阻滞可以由下列原因引起：

- 迷走神经（副交感）张力增加作用于窦房结
- 缺氧
- 低钾血症

窦性停搏和窦房传出阻滞

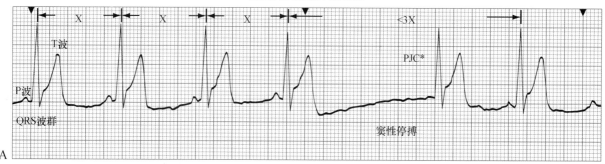

A

窦性停搏

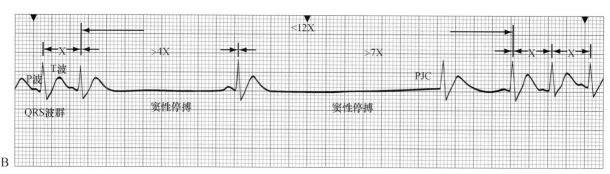

B

窦性停搏

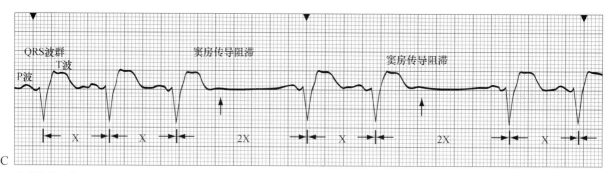

C

窦房传出阻滞

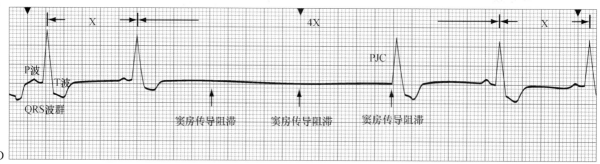

D

窦房传导阻滞
*交界性期前收缩。
见第7章，交界性心律失常。

图 5-4　窦性停搏和窦房传导阻滞

表 5-4　窦性停搏和窦房传导阻滞的诊断特点

特点	窦性停搏或窦房传导阻滞
心率	60～100 次/分
节律	发生阻滞时不规则
P 波	直立，圆润，阻滞发生时消失
PR 间期	正常或异常
PP，RR 间期	窦性停搏：停搏后 QRS 波群间期不是 PP 间期的整数倍，窦房传导阻滞：停搏后 QRS 波群间期是 PP 间期的整数倍
传导比例	1∶1，除非出现逸搏波
QRS 波群	正常，如果存在传导延迟则增宽
起源位点	窦房结

- 睡眠呼吸暂停
- 洋地黄、β 受体阻滞剂（例如，阿替洛尔、美托洛尔、普萘洛尔），或奎尼丁过量
- 由于急性下壁和右室心肌梗死，以及急性心肌炎或纤维退行性变，损伤窦房结及其周围心房组织

临床意义

短暂出现的窦性停搏和窦房传导阻滞，如果有房室结逸搏点迅速占领心搏，可能没有临床意义。如果出现室性逸搏可引起心率缓慢，或者逸搏心律根本没有发生，导致短暂心室无收缩，可产生头晕眼花，随之出现晕厥。其体征和症状、临床意义，以及窦性停搏和窦房传导阻滞导致过慢心率的处理，与症状性窦性心动过缓相同。

然而，短暂的窦性停搏或窦房传导阻滞，可进展为较长时间的窦性停搏，伴有心房无电活动（窦性静止）。如果交界性或室性逸搏不能占领心搏，出现心脏停搏，则需立即治疗。

窦性心动过速

关键定义

窦性心动过速（图 5-5）是一种起源于窦房结的心律失常，特点是心率超过 100 次/分。

诊断特点（表 5-5）

心率　心率超过 100 次/分，且可高达 180 次/分或更高（过量活动后）。通常情况下，窦性心动过速的发生和终止均是逐渐的。

节律　节律基本规则。

P 波　窦性 P 波形态通常正常，但可以比正常轻度高尖。窦性 P 波形态一致，且出现在每个 QRS 波群之前。Ⅱ 导联正向（直立）。心率非常快时，窦性 P 波可以埋藏在之前的 T 波（隐匿性 P 波）中而不易识别。此时 T 和 P 波的融合称为"T/P"波。

PR 间期　PR 间期正常且恒定。心率越高，PR 间期变得越短。

PP 和 RR 间期　PP 和 RR 间期相等，但可有轻度变异。

传导比例　每个 QRS 波群之前均有 P 波，且每个 QRS 波群均跟随于 P 波之后，提示传导沿正常途径进行且没有阻滞发生。传导比例是 1∶1。

QRS 波群　QRS 波群间期正常，除非预先存在室内传导异常（例如束支传导阻滞）或差异性室内传导阻滞。QRS 波群正常跟随于每个 P 波。窦性心动过速伴有异常 QRS 波群可以类似室性心动过速。

起源位点　此类心律失常起源于窦房结。

心律失常的原因

成年人窦性心动过速是心脏对血流量需求增加的正常反应，如在运动和劳动时。它可以由下列原因引起：

- 摄入刺激物（例如，咖啡、茶和酒）或吸烟
- 由于兴奋、焦虑、疼痛或应激，引起儿茶酚胺和交感神经张力增加
- 过量应用抗胆碱药物（如阿托品）、拟交感药物（如多巴胺、肾上腺素、异丙肾上腺素或去甲肾上腺素）、可卡因
- 充血性心力衰竭
- 肺栓塞
- 心肌缺血或急性心肌梗死
- 发热
- 甲状腺功能亢进
- 贫血
- 低血容量
- 缺氧
- 低血压或休克

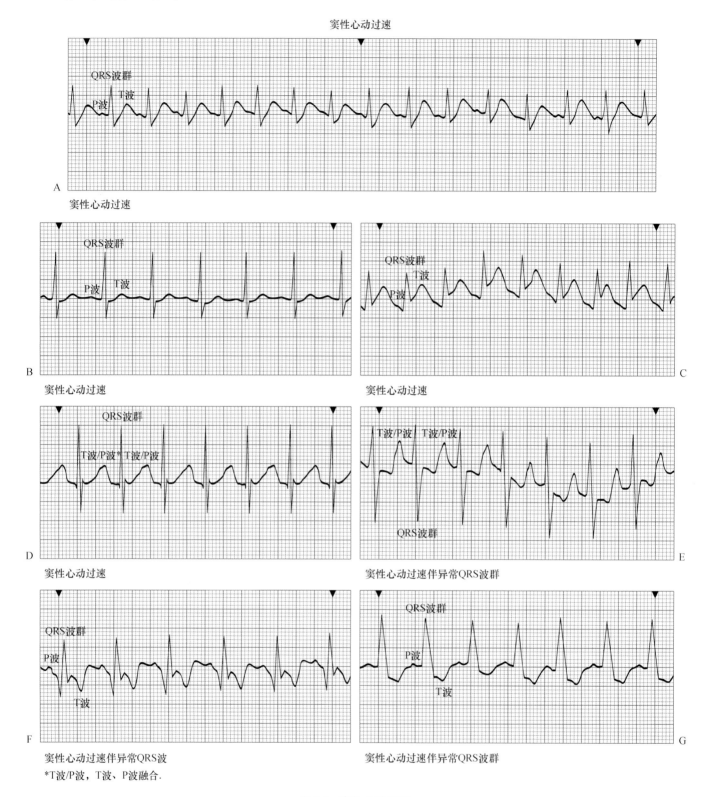

图 5-5 窦性心动过速

临床意义

　　健康个体窦性心动过速常常是一种不需要治疗的良性心律失常。诱因去除或处理后，窦性心动过速会同时逐渐消失。由于快速心率增加心脏负荷，心脏需氧量增加。由于这一原因，急性冠脉综合征时窦性心动过速会增加心肌缺血的程度，增加胸痛的频率和严重程度，导致梗死面积延展甚至泵衰竭［例如，充血性心力衰竭、低血压和（或）心源性休克］，或易使患者出现更严重的心律失常。

表 5-5　窦性心动过速的诊断特点

特点	窦性心动过速
心率	>100 次/分
节律	规则
P 波	直立，圆润
PR 间期	正常或缩短
PP，RR 间期	规则并相等
传导比例	1:1
QRS 波群	正常，如果存在传导延迟则增宽
起源位点	窦房结

评估任何心动过速时主要考虑两方面的问题。首先，对心脏耗氧量的影响怎样？有明显心血管基础疾病的心脏，不能耐受心动过速引起的耗氧量增加，容易发生缺血、心肌梗死，以及潜在的致命性心律失常。第二个常见的问题是随着心率的增加，心脏松弛（舒张）和充分充盈的时间在减少。这可能导致心输出量明显降低，引起晕厥和休克。

治疗窦性心动过速应当针对纠正心律失常的基础病因。

本章总结

- 窦房结是心脏正常起搏点，容易受体内和外在刺激的影响。正常窦性心律每次心搏起源于窦房结，P 波在 II 导联总是正向，心率在 60～100 次/分之间
- 窦性心率大于 100 次/分属于窦性心动过速，小于 60 次/分为窦性心动过缓。窦性心动过缓和心动过速有多种原因，两种心律均可见于正常人
- 窦性心律每次心搏之间存在着差异，属于窦性心律不齐。通常情况下，心率随呼吸运动周期性变化，是一种良性变异
- 窦房结疾病可以引起窦性停搏。时间较长的窦性停搏可引起致命性心脏无收缩，除非窦性心律恢复或心房、房室结、心室的其他起搏位点逸搏占领心搏
- 评价由窦房结产生的任何心律失常，重要问题是考虑潜在的基础病因。除窦性停搏和窦房传导阻滞外，其他多种心律失常也是基础疾病的临床表现。表 5-6 简短总结了本章讨论的各种窦房结起源的心律失常

表 5-6　窦房结起源的心律失常典型心电图诊断特点

心律失常	心率（次/分）	节律	P 波	PR 间期	QRS 波群
正常窦性心律	60～100	规则	正常	正常	正常
窦性心律不齐	60～100	周期性不规则	正常	正常	正常
窦性心动过缓	<60	规则	正常	正常	正常
窦性停搏，窦房传导阻滞	60～100	不规则	正常	正常	正常
窦性心动过速	100～180	规则	正常，可以高尖	正常	正常

* SA，窦房

本章回顾

1. 通常情况下的窦性心律不齐，心率在吸气时_____且在呼气时_____。
 A. 降低，降低
 B. 降低，增加
 C. 增加，降低
 D. 增加，增加

2. 窦性心律不齐最常见的类型与呼吸有关，下列正确的是：
 A. 在中年人常见的现象

 B. 由于迷走神经活动性降低引起
 C. 由于交感神经对窦房结的作用引起
 D. 在儿童极少见

3. 较少见类型的窦性心律不齐与呼吸无关。它最可能与应用下列因素有关：
 A. 可卡因
 B. β 受体阻滞剂
 C. 洋地黄应用
 D. 钙通道阻滞剂

4. 一种心律失常起源于窦房结，节律规整，且频

率小于 60 次/分：

A. 窦性停搏

B. 窦性心律不齐

C. 窦性心动过缓

D. 窦性心动过速

5. 窦性心动过缓可以由下列因素引起：

A. 迷走神经张力对窦房结的过度抑制

B. 体温增高

C. 交感神经张力对窦房结的作用增加

D. 甲状腺功能亢进

6. 轻度窦性心动过缓心率是_____到_____次/分。

A. 30，39

B. 40，49

C. 50，59

D. 60，69

7. 有症状的明显窦性心动过缓的患者，可能出现：

A. 高血压和脑灌注降低

B. 低血压和脑灌注降低

C. 体温降低和胸痛

D. 缺氧和中心静脉压（CVP）增加

8. 症状性窦性心动过速的最好治疗是：

A. 评价基础病因

B. 应用 β 受体阻滞剂

C. 吸氧

D. 进行迷走神经刺激

9. 由于窦房结自律性功能障碍导致的心动过缓或心脏无收缩，这种心律失常称为：

A. 明显的窦性心律不齐

B. 明显的窦性心动过缓

C. 窦性停搏

D. 文氏房室传导阻滞

10. 窦房（SA）传导阻滞可以是药物中毒的结果：

A. 阿密曲替林

B. 洋地黄

C. 肾上腺素

D. 维拉帕米

（郭春艳 　译）

6 房性心律失常

【目的】 通过本章的学习，应当完成以下目标
1. 确定以下节律异常的诊断特征、病因、临床意义
   - 游走性房性起搏点（WAP）
   - 房性期前收缩（PACs）
   - 房性心动过速
   - 异位房性心动过速
   - 多源性房性心动过速
   - 心房扑动
   - 心房颤动

游走性房性起搏点

关键定义

游走性房性起搏点（WAP）（图6-1）是一种起源于多个起搏点的异常节律，起搏点在窦房结（SA）、心房或房室（AV）交界区异位节律点之间转换。其特征是P波在任一导联上呈现大小、形状和方向的变化。

诊断特点（表6-1）

心率 心率通常在60～100次/分之间，但是可能会更慢些。通常，当起搏位点由窦房结转移到心房或房室交界区时，心率会逐渐轻度减慢；而当起搏点转移回到窦房结时，心率增快。

节律 节律通常不规则

P波 数次心搏中，P波的大小、形态和方向均出现变化。在Ⅱ导联，P波的方向从正向（直立）变化为负向（倒置）；起搏位点由窦房结转移到心房或房室交界区时，P波甚至埋藏在QRS波群中间。当起搏点转移回窦房结时，会出现与此相反的变化。异位P波并

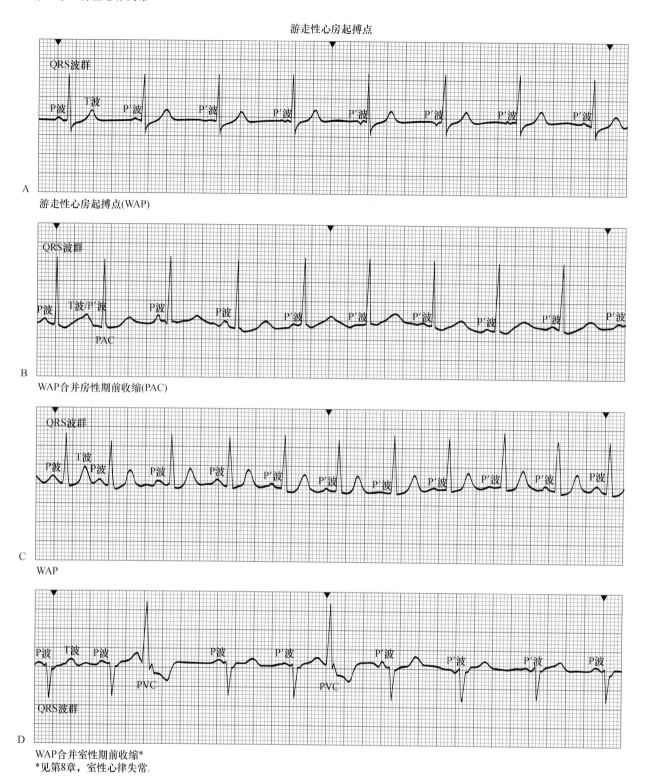

游走性心房起搏点

A 游走性心房起搏点(WAP)

B WAP合并房性期前收缩(PAC)

C WAP

D WAP合并室性期前收缩*
*见第8章，室性心律失常.

图 6-1　游走性心房起搏点

不总是起源于房室交界区，而且异位起搏从一个位点迁移到另一点时没有一定的规则。

P 波的形态为其起源的判定提供一些线索。非起源于窦房结（SA）的 P 波是异位 P 波（P′波）。P 波的形态变化可鉴别 WAP 和正常窦性节律，后者 P 波的大小、形态和方向在同一导联保持一致。

PR 间期　当起搏位点由窦房结转移到低位右房或房室交界区时，PR 间期的持续时间通常由 0.20s 逐渐减少至 0.12s 或以下。当起搏位点转移回窦房结时，间期持续时间将会延长。

PP 和 RR 间期　PP 和 RR 间期通常不等；但是也可能是相等的，特别是心率较快时。当起搏位点从窦房

表 6-1　房性游走性心律的诊断特征	
特征	房性游走心律
心率	60～100 次／分
规整性	不规整
P 波	形态和大小变化
PR 间期	正常至较短
PP，RR 间期	不等
传导比例	1：1
QRS 波群	正常，如果传导延迟存在增宽
起源位点	窦房结、异位心房位点、房室交界区（随机）

结转移至心房或房室交界区时，持续间期常常增加；而当起搏位点转移回窦房结时，持续间期下降。

传导比例　每个 QRS 波群前有一个 P 波，每个 QRS 波群跟随一个 P 波；提示传导通过房室结，且无房室传导阻滞发生。传导比例是 1：1。

QRS 波群　QRS 波群形态正常，除非存在预激室内传导紊乱（如束支传导阻滞）。QRS 波群跟随一个 P 波。

起源位点　起搏位点在窦房结至心房、房室交界区的一个或多个异位起搏点间移动。

心律失常原因

WAP 可能是正常现象，见于非常年轻的人群，或老年人和成人。绝大多数病例的诱因是迷走神经（副交感神经）抑制呼吸带来的影响，作用于窦房结和房室交界区所致。它也可能是由于服用洋地黄所致。

临床意义

WAP 通常无临床意义，也很少接受治疗。当心率过于缓慢时，其症状和体征、临床意义以及处理与有症状的窦性心动过缓相同。

房性期前收缩

关键定义

房性期前收缩（PAC）（图 6-2）是 P-QRS-T 波群的期外收缩波，包含一个异常 P 波，跟随一个正常或异常的 QRS 波群；提早出现、早于该节律下一次预期出现的心搏，通常是窦性节律。PAC 通常跟随一个不完全性代偿间歇。

诊断特点（表 6-2）

心率　表现为基础节律的心率。

规整性　当房性期前收缩出现时，节律不规整。

P 波　当 P 波伴随着 QRS 波群提早出现，早于下一个窦性 P 波预期出现的时间，诊断为一个期前收缩波。提早出现的 P 波被称作一个异位 P 波（P′波）。尽管房性期前收缩的 P′波可能重新调整正常窦性 P 波的时间，但它们一般存在着差异。P′波的大小、形状和方向取决于异位节律点的位置。例如，如果异位节律点靠近窦房结，在 Ⅱ 导联 P′波呈正向（向上），正常形态；但是如果异位节律点靠近房室交界区，P′波呈负向（倒置），这是心房逆向除极的结果。起源于同一心房异位节律点的 P′波通常是一致的。P′波位于 QRS 波群之前，有时埋藏于 T 波内，而使 T 波变形；通常使得 T 波较未受影响的 T 波更高尖。P′波跟随 QRS 波群称之为下传的房性期前收缩。

如果房性异位起搏点发放冲动过早，比如在前次 QRS 波群后舒张早期，房室交界区或束支也许未及充分复极，则不能将过早的电冲动正常地传导至心室。这样，仍处于前次电冲动传导不应期时，房室交界区或束支可减慢此提早出现的电活动的传导，而延长 PR 间期（一度房室传导阻滞）；或者完全阻滞其下传（完全性房室传导阻滞）。

当发生完全性房室传导阻滞时，P′波后未跟随 QRS 波群。这种房性期前收缩称作未下传的或阻滞的房性期前收缩。未下传的房性期前收缩是造成心电图（ECG）上意外长间歇的常见原因，后者提示可能存在窦性停搏或窦房结传出阻滞。然而，与窦性停搏和窦房结传出阻滞不同，未下传的房性期前收缩存在 P′波。

PR 间期　房性期前收缩的 PR 间期可能是正常的，但是它们常常不同于基本节律的间期。房性期前收缩的 PR 间期从＜0.12s 至 0.20s 不等；当起搏点靠近 SA 时，PR 间期＜0.20s，当靠近房室交界区时，PR 间期可能＜0.12s。

PP 和 RR 间期　房性期前收缩 QRS 波群前的 P 波与房性期前收缩的 P′波之间为 PP′间期，短于基本节律的 PP 间期。因为房性期前收缩常常提前除极窦房结，窦房结的时限被重置，导致窦房结的下一个周期在这一点开始更新。当发生这种情况时，基本节律下预期出现的 P 波提早出现，早于窦房结未发生重整时应出现的时间。由此，P′P 间期被称作不完全性代偿间歇。

P′P 间期也可以等于基本节律的 PP 间期，或轻度长于 PP 间期，这是由于提早除极导致窦房结的自律性受到抑制所产生的效应。因为代偿间歇不完全，房性期前收缩之前和之后基本节律的 P 波之间的时限短于基本节律下正常 PP 间期。

少数情况下，窦房结没有被房性期前收缩除极，所以它的时限未被重整，使得基本节律的下一个 P 波按预期时间出现。此时的 P′P 间期称为完全性代偿间歇。这种情况下，房性期前收缩之前和之后基本节律的 PP 间期等于正常情况下基本节律的 PP 间期的 2 倍。即使窦房结被提早除极，如果其自律性在提早除极后被显著抑制，也可能出现完全性代偿间歇。在室性期前收缩中，完全性代偿间歇更常见，在此后的章节中将进一步讨论。

关键定义

完全性代偿间歇：如果期前收缩后的正常心搏如期出现，提示窦房结未被重整，此间期被称为完全性代偿间歇。

不完全性代偿间歇：如果期前收缩后的正常心搏较预期提前出现，提示窦房结已被重整，此间期被称为不完全性代偿间歇。

存在房性期前收缩时，RR 间期不等。房性期前收缩之前基本节律的 P 波与房性期前收缩的 P′波之间的 PP′间期会发生变化，取决于异位起搏点自动除极的频率及其在心房的位置。一般来讲，起源于同一异位起搏点的房性期前收缩的耦联间期是相等的。

房性期前收缩（PAC）

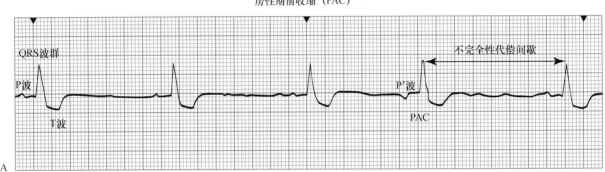

A 孤立的房性期前收缩 (PAC)

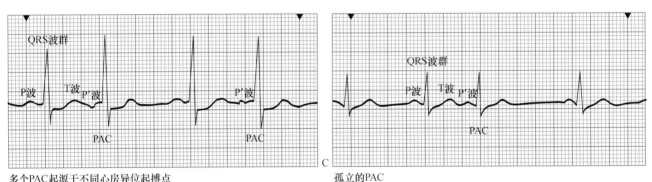

B 多个PAC起源于不同心房异位起搏点

C 孤立的PAC

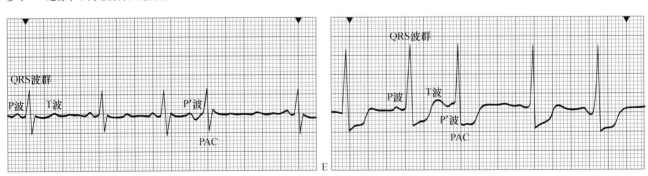

D 孤立的PAC

E 孤立的PAC

图 6-2 房性期前收缩

Ⅱ导联

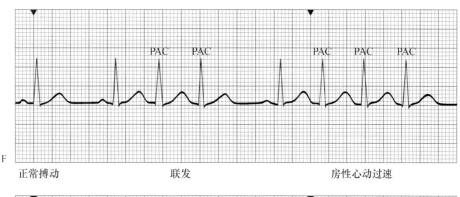

F

正常搏动　　　　　　　联发　　　　　　　房性心动过速

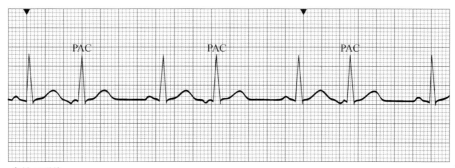

G

房性二联律

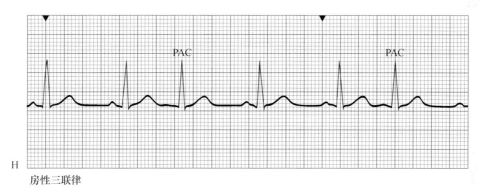

H

房性三联律

图 6-2 （续）

表 6-2　房性期前收缩的诊断特征	
特征	房性期前收缩
心率	基础节律
规整性	PAC 部位不规整
P 波	P′波，形态变化
PR 间期	正常（0.12～0.20s）至非常短（<0.12s）
PP 间期，RR 间期	PP′间期不等。不完全性代偿间歇，PP 和 RR 间期相同
传导比例	1∶1
QRS 波群	正常，如果存在传导延迟可增宽
起源位点	位于心房或房室交界区较高部位的多位点

QRS 波群　房性期前收缩的 QRS 波群通常与基本节律的 QRS 波群相似，因为电冲动通过束支的传导通常没有发生变化。如果心房异位起搏点在前次 QRS 波群后很早就发放冲动，束支可能还未充分复极，而不能正常地传导房性期前收缩的电冲动。如果出现这种情况，电冲动只能沿着一侧束支先传导，通常是左束支；而另一侧束支存在阻滞情况。结果是 QRS 波群增宽，出现差异性传导，类似右束支传导阻滞的图形。这类房性期前收缩称作房性期前收缩伴差异性传导（或室内差异性传导）；形态与室性期前收缩（PVC）类似（见室性期前收缩）。

通常，QRS 波群跟随一个 P′波（传导的房性期前收缩）；但是，因为暂时性完全性房室传导阻滞的存在，QRS 波群也可能缺失（未下传的房性期前收缩）。未下传的房性期前收缩也称作阻滞的或脱落的房性期前收缩。

房性期前收缩出现的频率和方式 以下是房性期前收缩可能出现的各种形式

- **孤立性**：房性期前收缩可以单独出现（孤立波群）
- **成组出现**：房性期前收缩可能成组出现，由两个或更多波群组成。两个房性期前收缩连续出现称为联发房性期前收缩。当 3 个或 3 个以上房性期前收缩连续出现时，考虑存在房性心动过速
- **反复性搏动**：房性期前收缩可能与基本节律的 QRS 波群后，交替出现，构成二联律；或每两个基本节律的 QRS 波群后，房性期前收缩出现一次，构成三联律；或每 3 个 QRS 波群后出现一次，构成四联律

起源位点 房性期前收缩的起源可以是位于窦房结以外心房任何部位的异位兴奋点。房性期前收缩可起源于单一异位兴奋点，也可是位于心房或高位房室交界区的多个位点。

心律失常原因

房性期前收缩常见的原因包括以下方面。然而，通常无明显原因。

- 儿茶酚胺和交感神经张力增加
- 感染
- 精神负荷
- 刺激因素（如酒精、咖啡因和烟草）
- 拟交感神经类药物（如肾上腺素，异丙肾上腺素和去甲肾上腺素）
- 缺氧
- 洋地黄中毒
- 心血管疾病［急性冠状动脉综合征（ACS），或早期充血性心力衰竭］
- 心房压增加导致的心房扩张或肥厚，常见于二尖瓣狭窄或房间隔缺损

导致房性期前收缩的电生理机制在于自律性增高或折返。

临床意义

孤立性房性期前收缩可见于心脏健康的正常人，没有临床意义。然而在心脏病患者中，频繁的房性期前收缩可能提示心房自律性增高，或由于各种原因导致的折返机制，如充血性心力衰竭或急性心肌梗死。此外，这种房性期前收缩可能警示或诱发更严重的室上性节律紊乱，比如房性心动过速、心房扑动（房扑）、心房颤动（房颤）或阵发性室上性心动过速（PSVT）。

如果频见未下传的房性期前收缩，且心率低于 50 次/分，则症状和体征、临床意义及处理方法与有症状的窦性心动过缓相同。

因为房性期前收缩合并增宽的或差异性传导的 QRS 波群（畸形）类似于 PVCs，必须注意正确鉴别这类房性期前收缩，以免按照 PVCs 而给予不适当的治疗。

房性心动过速
（异位和多源性）

关键定义

房性心动过速（图 6-3）是一种起源于心房内异位兴奋点的异常节律，频率在 160～240 次/分之间。它包括异位房性心动过速和多源性房性心动过速（MAT）。

诊断特点（表 6-3）

心率 房性频率常在 160～240 次/分，但可能更慢，特别是在 MAT 的患者。心室率常常与心房率相同，但是它也可能更慢；由于 2∶1 房室传导阻滞的存在，心室率常是心房率的一半。由于房性心动过速常是逐渐起始或终止的，它被称作非阵发性房性心动过速。根据定义，三个或更多连续的房性期前收缩被认为是房性心动过速。

迷走神经调节，如颈动脉窦按摩，可提高副交感神经（迷走）的张力，并不能突然终止房性心动过速，或减慢心房频率；但是此方法可阻碍房室传导，并导致房室传导阻滞。

规整性 心房节律是规整的。如果房室传导比例固定，心室节律通常也是规整的；但是如果房室传导阻滞变动或存在 MAT，则心室节律可变为不规整。

P 波 房性心动过速的异位 P 波通常不同于正常的窦性 P 波。P'波的大小、形状和方向是变化的，取决于起搏点的位置。如果起搏点的位置靠近窦房结，它们在 Ⅱ 导联可呈正向（向上）和基本正常形态；如果起源靠近房室交界区，则呈负向（倒置）。

异位房性心动过速时 P'波通常是一致的，位于每一个 QRS 波群之前。而在 MAT 中，每一个特定导联

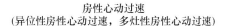

房性心动过速
（异位性房性心动过速，多灶性房性心动过速）

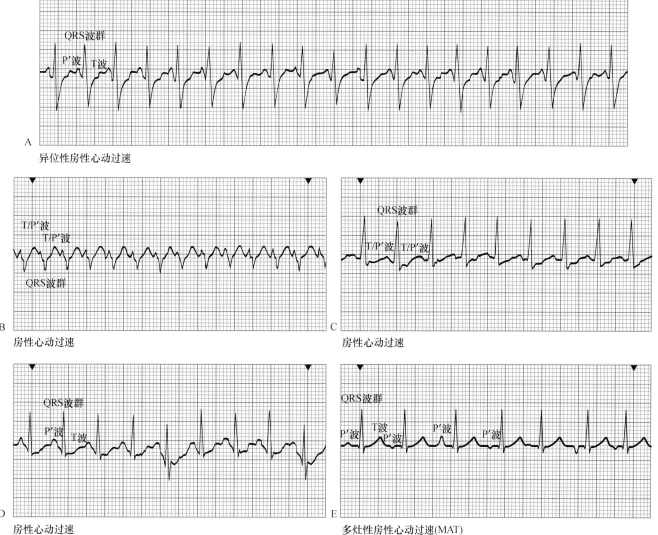

图 6-3 房性心动过速（异位性和多源性）

P′波的大小、形态和方向通常发生变化。必须存在至少 3 种不同的 P 和 P′波，才能诊断为 MAT。P′波通常不易识别，因为它们常埋藏于之前的 T 波或 QRS 波群之中。正常的窦性 P 波缺失。

PR 间期 异位房性心动过速的 PR 间期通常是正常和恒定的。而 MAT 的 PR 间期在每一导联可有轻度变化。它们的变化范围是 0.20s 至＜0.12s，取决于起搏位点。偶尔可出现 PR 间期延长（长于 0.20s），特别是当房性频率非常快的时候。当心房冲动到达房室交界区时，它仍处于相对不应期，因此增加房

表 6-3 房性心动过速的诊断特征

特征	房性心动过速
心率	160～240 次/分（如果 2:1 下传，心率是此频率的一半）
规整性	规整（通常）
P 波	房性心动过速 P' 全部相同；在 MAT 时 P' 波可变
PR 间期	正常，0.12＜0.20s
PP，RR 间期	相等
传导比例	1:1（2:1，如果存在房室传导阻滞，传导比例或可更高）
QRS 波群	正常，如果存在传导延迟可增宽
起源位点	窦房结以外的异位心房位点

室传导时间出现 PR 间期延长。此外，还有可能是预先就存在一度房室传导阻滞。当房性心动过速比较缓慢时，可能出现短于正常的 PR 间期；这种情况见于健康、年轻的个体，或者存在心室预激的情况。

PP 和 RR 间期 如果异位房性心动过速的房室传导比例恒定，RR 间期通常是恒定的。但是如果房室传导比例变化（如 3:1、2:1、4:1、3:1 等），RR 间期将不等。

传导比例 在大多数未经治疗的、非洋地黄中毒引起的房性心动过速中，以及房性心率＜200 次/分的房性心动过速中，房室传导比例是 1:1。当房性频率超过 200 次/分时，2:1 的传导比例较为常见。（2:1 的传导比例意味着每 2 个 P'波中，1 个跟随着 QRS 波群）。仅在心动过速时出现房室传导阻滞，这种心律被称为房性心动过速伴阻滞。

房室传导阻滞的原因是房室具有相对较长的不应期，从而阻滞所有快速出现的心房电冲动传导进入心室（生理性房室传导阻滞）。

如果因为心脏病本已存在房室传导阻滞，洋地黄过量是房性心动过速的原因，或者如果服用了某些药物（如 β 受体阻滞剂或钙通道阻滞剂），当心房频率＜200 次/分时也可出现 2:1 房室传导阻滞。高度房室传导阻滞（如 3:1、4:1 等）或变化的房室传导阻滞也可能出现，特别是在洋地黄中毒引起的房性心动过速中。

QRS 波群 QRS 波群形态正常，除非以前就存在心室内传导紊乱（例如束支传导阻滞）、室内差异性传导，或心室预激。如果 QRS 波群形态异常仅出现于心动过速时，这种心律失常被称为房性心动过速伴差传

（或室内差异性传导）。房性心动过速伴异常 QRS 波群可能类似于室性心动过速。

起源位点 房性心动过速可能起源于窦房结以外、心房任何部位的异常位点。房性心动过速偶尔可能起源于一个以上的心房异位兴奋点。起源于单个异位点者被称作异位房性心动过速；起源于 3 个或更多不同心房位点者被称作多源性房性心动过速（MAT）。窦房结的活性完全被房性心动过速所抑制。

心律失常原因

总的来说，房性心动过速的病因基本与房性期前收缩相同。像房性期前收缩一样，房性心动过速既可见于外表健康的人，也可见于心脏病患者。

大多数情况下，房性心动过速见于以下情况的患者

- 洋地黄中毒
- 代谢异常（包括急性酒精过量）
- 电解质紊乱
- 慢性肺疾病
- 冠状动脉疾病（急性冠状动脉综合征相关）
- 风湿性心脏病

洋地黄中毒导致的房性心动过速通常表现为 2:1 或其他比例的房室传导阻滞。房性心动过速伴房室传导阻滞可能发生于明显心脏病患者，比如冠状动脉疾病或肺疾病。多源性房性心动过速（MAT）最常发生于呼吸衰竭，以及失代偿性慢性阻塞性肺疾病（COPD）；它极少由洋地黄过量引起。房性心动过速的电生理机制是自律性增高或折返。

临床意义

房性心动过速的症状和体征取决于是否存在心脏疾病、心脏病的性质、心室率，以及心律失常的持续时间。通常，房性心动过速伴发心悸、紧张和焦虑。

当心室率非常快时，心室在舒张期不能完全充盈，导致心排血量明显下降，以及脑和其他重要器官灌注下降。灌注下降可导致意识紊乱、眩晕、头晕、气短、晕厥前期或晕厥。

此外，心率过快增加心脏做功负荷，房性心动过速时心肌需氧量通常上升。因为如此，以及心排血量的下降，急性冠状动脉综合征患者发生房性心动过速时心肌缺血，以及胸痛的频度和严重程度增加；延展梗死面积，促发充血性心力衰竭，导致低血压和心源

性休克；或者使病人易患严重的室性心律失常。

合并症状的房性心动过速必须及时处理，以扭转心排血量下降和心脏负荷增加的后果，并且预防严重室性心律失常的发生。如前所述，房性心动过速伴宽QRS 波群可能类似于室性心动过速。在这种情况下，12 导联心电图（特别是 V₁ 或 V₂ 导联）或 MCL₁ 导联对于鉴别诊断可能有用，有助于鉴别 P 波是否存在，P 波在 V₁、V₂ 和 MCL₁ 导联最清楚。

心房扑动

关键定义

心房扑动（房扑）（图 6-4 和图 6-5）是起源于心房内异位起搏点或快速折返环位点的心律失常；特征是快速心房扑动波（F 波）呈锯齿形，心室率通常较慢且较规整。

诊断特点（表 6-4）

心率　通常心房率在 240～360 次/分之间（平均 300 次/分），但是可能更慢或更快。在未控制（治疗）的心房扑动患者中，心室率通常在 150 次/分左右（因为房室 2:1 传导阻滞而表现为心房率的一半）；经治疗或之前存在房室传导阻滞的心房扑动患者，心室率通常在 60～75 次/分。在少数情况下，如果存在 1:1 房室传导，心室率可超过 240 次/分，与心房率相等。当心室率超过 100 次/分时，此心律失常被称作心房扑动伴快速心室率。

规整性　心房的节律通常是规整的，但也可能不规整。如果房室传导比例一致，心室节律通常是规整的；但是，如果房室传导阻滞存在变化，心室率也可能显著不规整。

P 波　如同第 4 章中讨论的那样，P 波可假定呈多种形态。心房扑动（房扑）时，因为快速心房异位兴奋，波形呈现单一的形态，被称作心房扑动（房扑）波或 F 波。

心房扑动（房扑）波（F 波）的特征　心房扑动（房扑）F 波代表心房复极后，心房除极按异常方向除极。心房除极通常从房室结附近开始，以逆行性方向扩展。心房扑动（房扑）F 波的特征包括以下几方面：

- **发生和终止**：F 波的发生和终止不能被某些因素确定

- **成分**：F 波包括一个对应异常心房除极的异位 P 波，跟随一个心房复极的心房 T 波（Ta）

- **方向**：F 波的第一部分，对应异位 P 波，通常在 Ⅱ 导联是负向（倒置）的；其后是一个正向波（向上），即心房 T 波；因此，呈现"锯齿样"形状

- **持续时间**：F 波的持续时间随它们的频率而变化

- **振幅**：振幅是两个 F 波顶端之间的距离，变化较大，从 1mm 到 >5mm 不等

- **形状**：心房 F 波呈锯齿样。典型的 F 波在 Ⅱ 导联包括一个负向（倒置）的、V 形的异位心房波，其后紧接正向、尖峰状的心房 T 波。波形之间极少见等电位线。通常，F 波的起始部、向下的部分与后部、向上的部分相比较短且更加陡峭。通常情况下，在任何特定导联 F 波形状、大小均一致，偶尔可有轻度变化。心房扑动期可能出现心房颤动，反之亦然

F-QRS 的关系　F 波可能位于 QRS 波群之前、之后或埋藏于其中，也可能重叠于 T 波或 ST 段的部位。

FR 间期　FR 间期较难测量，但通常是相等的。

RR 间期　如果房室传导比例恒定，RR 间期是相等的；如果房室传导比例发生变化，RR 间期不等。

传导比例　心房扑动的传导比例在绝大多数情况下是 2:1，意味着每隔一个 F 波跟随一个 QRS 波群。F 波的传导比例和 QRS 波群是房室交界区长不应期的结果，以防止所有快速发生的心房电冲动传导至心室（生理性房室传导阻滞）。

因为房室结的病变，迷走（副交感）神经张力增高或某些药物（如洋地黄、β 受体阻滞剂，或钙通道阻滞剂）的原因，房室传导阻滞可能更明显（如 3:1，4:1 等）或发生变化。房室传导比例通常是恒定的，形成规整的心室节律。如果房室传导比例发生变化，心室节律将不规整。当发生 2:1 或 1:1 房室传导时，F 波的锯齿形可由于 QRS 波群和 T 波的干扰而变形，使得 F 波不易辨认。在非常少见的情况下，如果存在完全性房室传导阻滞，同时心房和心室的搏动各自独立，则 F 波与 QRS 波群之间没有关系。当发生这种情况时，存在房室分离。少见情况下，未治疗的心房扑动房室传导比例是 1:1。

QRS 波群　QRS 波群是正常的，除非之前就存在心室内传导紊乱（如束支传导阻滞），心室差异性传导或心室预激。心房扑动伴快速心室反应和异常的 QRS 波群可能类似于室性心动过速。

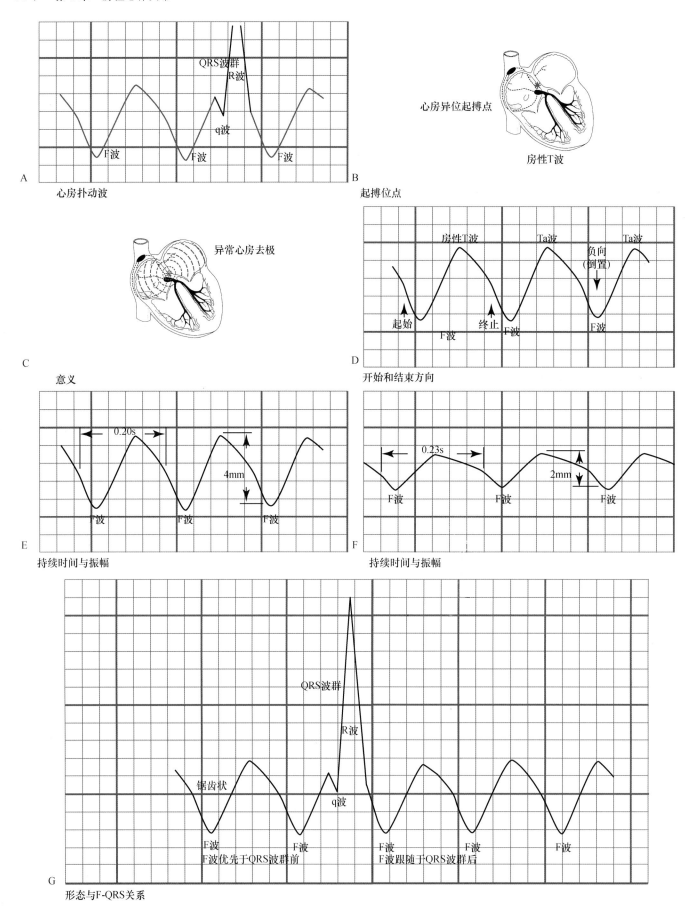

图 6-4 心房扑动 F 波

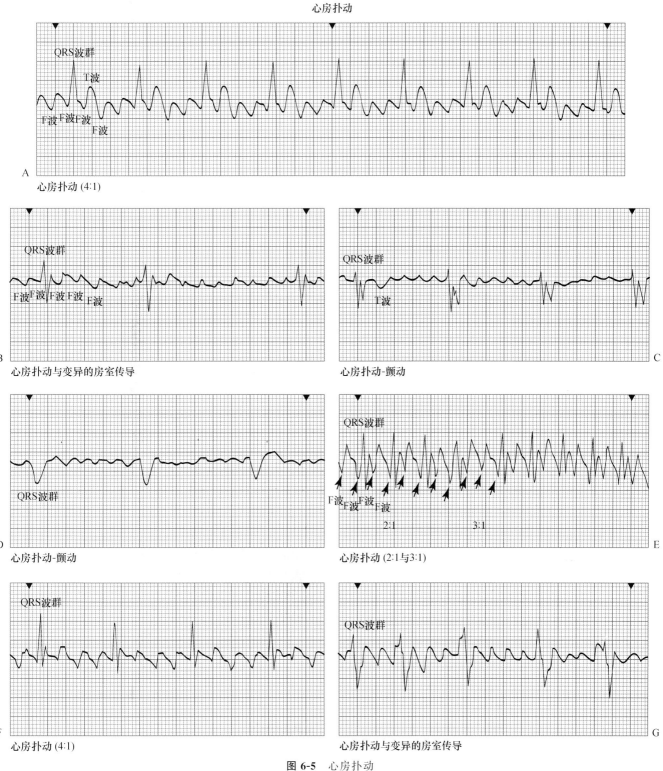

图 6-5 心房扑动

起源位点 起搏点是窦房结外心房某一部分的异位起搏点，通常位于心房较低的位置而靠近房室结。窦房结的活性被心房扑动完全抑制。

心律失常原因

慢性（持续性）心房扑动（房扑）最常见于以下情况的中年人和老年人：

- 晚期风湿性心脏病，特别是如果存在二尖瓣或三尖瓣病变
- 冠状动脉性或高血压性心脏病

短暂（阵发性）心房扑动（房扑）常常提示存在心脏病；然而，它偶尔也可见于外观健康的人。此心律失常也可能与以下情况相关：

表 6-4 心房扑动的诊断特征

特征	心房扑动
心率	心房 240～360 次/分 心室是心房率的一半或更低
规整性	规整
P 波	正常 P 波消失，F 波（锯齿样）
PR 间期	PR 间期很难测量
PP，RR 间期	没有 PP 间期，RR 间期相等，除非传导比例变化
传导比例	通常是以 2：1，3：1，4：1 的比例下传，1：1 下传很少见
QRS 波群	正常，如果存在传导延迟可增宽
起源位点	窦房结以外的异位心房位点

- 心肌病
- 因任何原因导致的心房扩张
- 甲状腺毒症
- 洋地黄中毒（少见）
- 低氧
- 急性或慢性肺源性心脏病（肺心病）
- 充血性心力衰竭
- 由于心包炎或心肌炎造成的心房或窦房结损伤
- 酒精中毒

心房扑动可能被一个 PAC 始动。心房扑动的电生理机制是自律性增高或折返。

临床意义

心房扑动伴快速心室反应的症状、体征和临床意义与房性心动过速相同。心房扑动时，在心室舒张末期，心房没有像正常情况下一样规律的收缩和排空，未能在心室收缩前完全充盈心室。"心房收缩充盈"的丢失可能导致心室收缩之前未能完全充盈，引起心排血量下降多达 25%；可导致晕厥、低血压和充血性心力衰竭。

心房扑动患者处于罹患血栓的风险之中，血栓可附着在心房壁上。小部分血栓可脱落、分离，经主动脉到达脑循环，并在此处引起栓塞和卒中。

心房颤动

关键定义

心房颤动（房颤）（图 6-6 至图 6-7）是起源于心房多灶性异位兴奋点或快速折返环位点的心律失常，特征是频率非常快的心房颤动波（f 波）和不规整、快速的心室反应。

诊断特点（表 6-5）

心率 通常情况下，心房频率在 350～600 次/分（平均 400 次/分），但是也可高达 700 次/分。心室率常常会高于 100 次/分；未控制（治疗）的心房颤动，心室率也常达 160～180 次/分（甚至达 200 次/分）。经控制（治疗）的或合并房室传导阻滞的心房颤动，心室率可<100 次/分。

规整性 心房节律绝对不规整。未治疗的心房颤动，除非存在房室分离，心室节律总是绝对不等的。

P 波 如同第 4 章中讨论的那样，心房颤动时 P 波消失。取而代之，多源性异位心房兴奋点形成的快速、混乱的冲动，可引起特征性心房颤动 f 波。

心房颤动 f 波的特征 心房颤动 f 波代表心房肌局部（或岛状组织）异常的、混乱的、不完全性除极。因为有序的心房除极消失，P 波和有序的心房收缩消失。心房颤动（f 波）的特征包括以下几方面：

- **发作和终止**：f 波的发生和终止不能被某些因素确定
- **方向**：f 波的方向从正向（向上）到负向（倒置）随机变化
- **持续时间**：f 波的持续时间变化很大，不能准确确定
- **振幅**：振幅的变化是从<1mm 到几毫米。如果 f 波较小（<1mm），被称作细颤动波；如果 f 波较大（1mm 或更大），被称作粗颤动波。如果 f 非常小或"细"，则不易记录到；心电图上 QRS 波群中间的部分可呈现波状或平坦的（等电位）线
- **形状**：f 波呈不规则形状，圆形（或尖状），互不相同

f-QRS 之间的关系 f 波可能位于 QRS 波群之前、之后或埋藏于其中，也可能重叠于 T 波或 ST 段的部位。

RR 间期 RR 间期通常不等。当心房颤动合并二度 I 型房室传导阻滞时，在三个或更多个 QRS 波群的一个循环周期内，RR 间期进行性下降；每一周期出现一个特别宽的 RR 间期。当一个周期仅有两个 RR 间期，心室节律呈大致的二联律表现。如果存在完全性房室分离，交界区或心室逸搏性节律可能导致规则的 RR 间期。

传导比例 通常情况下，心房颤动时，少于一半或 1/3 的心房电冲动可通过房室交界区传导至心室，

心房颤动波

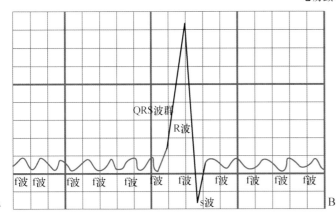

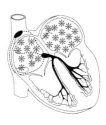

心房内多灶异
位起搏点

A

B 起搏位点

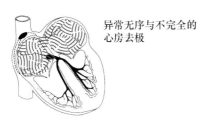

异常无序与不完全的
心房去极

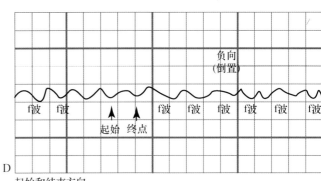

C 意义

D 起始和结束方向

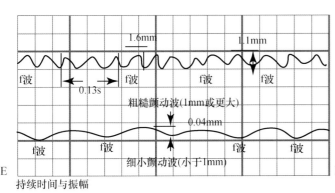

E 持续时间与振幅

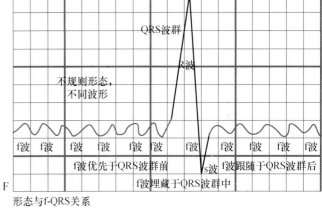

F 形态与f-QRS关系

图 6-6 心房颤动 f 波

而且是随机传导的；因此导致了非常不规则的心室节律。原因在于房室交界区较长的不应期，防止了所有快速发生的心房电冲动下传到心室（生理性房室传导阻滞）。但高于每分钟 100 次的 QRS 波群下传时，此节律被称作未控制的心房颤动或心房颤动伴快速心室反应。但低于每分钟 100 次的 QRS 波群下传时，此节律被称作经治疗的心房颤动或心房颤动伴缓慢心室反应。

QRS 波群 QRS 波群是正常的，除非之前就存在心室内传导紊乱（如束支传导阻滞），心室差异性传导或心室预激。除了节律不规整性以外，心房颤动伴快

速心室反应和异常 QRS 波群可能类似于室性心动过速。

起源位点 心房颤动起源于心房窦房结以外的多源性异位点，产生混乱的电冲动。窦房结的活性被心房颤动完全抑制。

心律失常原因

心房颤动最常及的相关病因如下：

- 晚期风湿性心脏病（特别是合并二尖瓣狭窄）
- 高血压性或冠状动脉性心脏病（无论是否合并

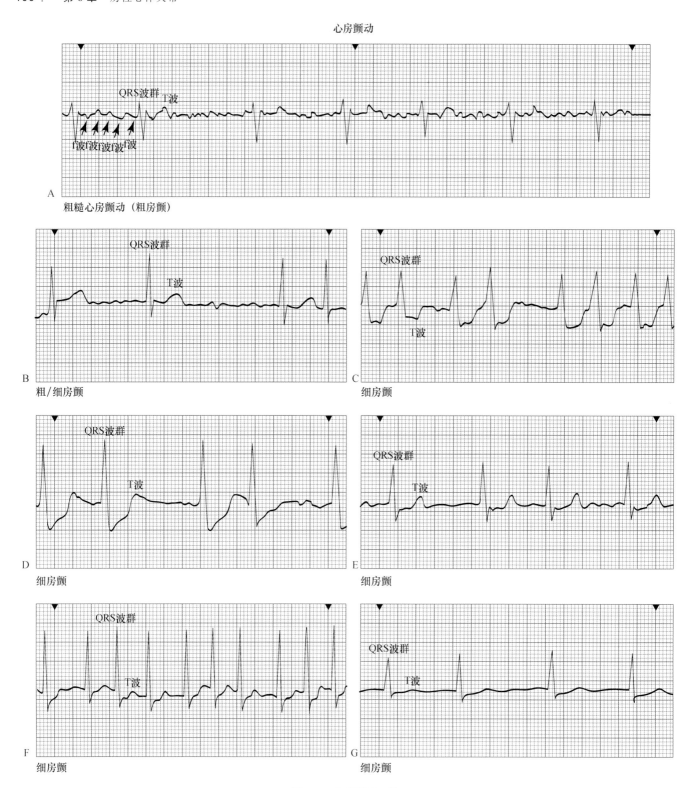

图 6-7　心房颤动 f 波

急性心肌梗死）

- 甲状腺毒症

少数情况下，心房颤动也见于以下疾病：

- 心肌病
- 急性心肌炎或心包炎
- 胸部外伤

- 肺疾病
- 洋地黄中毒（少见）

无论什么形式的潜在的心脏病，心房颤动常常与充血性心力衰竭相关联。少数病例中，心房颤动可见于外表正常的个体中，发生于摄入过量酒精和咖啡因后，或情绪紧张；有时没有任何明显的原因。

表 6-5 心房颤动的诊断特点

特点	心房颤动
心率	心房率 350～600 心室率＞100（未控制的） 心室率＜100（控制的）
规整性	绝对不规整
P 波	正常 P 波消失 代之以"f"波
PR 间期	缺失
PP，RR 间期	PP 缺乏 RR 不等
传导比例	随机传导
QRS complexes	正常，如果存在传导延迟则增宽
起源位点	SA 结以外的心房异位位点

心房颤动可能是间歇性的，呈短阵或阵发性发作，就像阵发性室上性心动过速（PSVT）；它也可能是慢性的（持续性）。心房颤动的电生理机制是自律性增高或折返。

临床意义

心房颤动伴快速心室反应的症状、体征和临床意义与房性心动过速相同。此外心房颤动时，在心室舒张末期心房未能按正常情况收缩和排空，因此在心室收缩前未能完全充盈。"心房收缩射血"的丢失可导致心室收缩前不能完全充盈，引起心排血量的下降多达25%。小部分持续性心房颤动的患者可形成心房血栓，引起外周动脉栓塞和卒中。

本章总结

- 房性心律失常是自律性增高或折返现象的结果，引起的心房内异位起搏点发放冲动
- 房性心律失常的后果可能呈良性过程，如同单个房性期前波；也可能呈恶性过程，如同心房颤动伴快速心室反应
- 发生房性心律失常时，应首先考虑到心率和心排血量
- 存在心室传导延迟时，仔细分辨节律是十分重要的，以便确定其起源；因为房性或室性心律失常的治疗是不同的
- 表 6-6 总结了本章讨论的各种房性心律失常的诊断特征

表 6-6 房性心律失常 ECG 诊断的典型特征

心律失常类型	心率 （次/分）	节律	P 波	P'-R 间期	QRS 波群
心房内游走性心律	60～100	不规整	从正常到倒置，发生变化	变化范围是 0.12～0.20s	正常
房性心动过速	160～240	规整（MAT 不规整）	正常或异常（MAT 可从正常到倒置变化）	正常、恒定（MAT 的变化范围 0.20 至≤0.12s）	正常
心房扑动	60～150	常常规整，也可能不规整	心房扑动 F 波	FR 间期：通常相等	正常
心房颤动	60～180	不规整	心房颤动 f 波	无	正常

MAT 多源性房性心动过速

本章回顾

1. 一类心律失常，其起搏点在窦房结、心房或房室交界区的异位起搏点之间来回迁移，这种心律失常被称为：
   A. 交替性心房扑动
   B. 心房颤动
   C. 室上性心动过速
   D. 游走性心房起搏

2. 第一题中所描述的心律失常可能是一种正常现象，见于：
   A. 急性心肌梗死
   B. 洋地黄中毒

C. 呼吸过程中

D. 非常年轻的个体

3. 一个额外的心房波在 Ⅱ 导联呈正向的 P 波，其后是正常或异常的 QRS 波群；早于基本节律下一次心搏而出现，此心律失常被称作：

A. 房性期前收缩

B. 交界区期前收缩

C. 心室期前收缩

D. 心室内传导延迟

4. 未下传或阻滞的 PAC 是：

A. 患者总是有症状

B. 一个 P′ 波，其后未跟随 QRS 波群

C. 是由心室传导延迟引起的

D. 可见于心动过缓

5. PAC 的 QRS 波群通常类似以下哪种：

A. 左束支传导阻滞

B. 室性期前复合波

C. 右束支传导阻滞

D. 基本节律的 QRS 波群

6. 两次房性期前收缩排成一列被称作：

A. 房性心动过速

B. 成对房性期前收缩

C. 折返节律

D. 二联律

7. 心律失常起源于心房异位起搏点，其心房频率在 160～240 次/分，具有 P 波形态不同的特征，此心律失常被称作：

A. 心房扑动

B. 房性心动过速

C. 交界性心动过速

D. 窦性心动过速

8. 快速房性心动过速相关症状是以下哪项的结果：

A. 药物中毒

B. 迷走神经张力增高

C. 心悸

D. 心排血量下降

9. 心房扑动的特征是：

A. 心房的频率在 160～240 次/分

B. 心房频率慢于心室频率

C. 变化和混乱的扑动波

D. 有锯齿样波

10. 一种心律失常的特征是多个各不相同的、混乱的心房波，频率在 350 次/分或 350 次/分以上，它是：

A. 心房颤动

B. 心房扑动

C. 异位房性心动过速

D. 多源性房性心动过速

（赵树梅　译）

7 交界性心律失常

【目的】　通过本章节的学习，应当达到以下目的
　　　　1. 明确以下心律失常的诊断特征、病因和临床意义
　　　　　　● 交界性期前收缩（PJCs）
　　　　　　● 交界性逸搏心律
　　　　　　● 非阵发性交界性心动过速
　　　　　　● 加速性交界性心律
　　　　　　● 交界性心动过速
　　　　　　● 阵发性室上性心动过速（PSVT）

交界性期前收缩

【关键定义】

交界性期前收缩（PJC）（图 7-1）是心室外复合波，起源于房室（AV）交界区内的异位位点，在基本节律下一次预期搏动之前出现。它包含正常或异常的 QRS 波群，伴有或无倒置的 P 波。如果 P 波存在，可能位于 QRS 波群之前或之后。

诊断特点（表 7-1）

心率　心率是基本节律的频率。

规整性　当 PJCs 出现时，节律不规整。

P 波　P 波与 PJCs 可能有关或无关联。如果 P 波存在，为 P'波；与正常 P 波相比，大小、形状和方向上存在变化。P'波可能位于 PJCs 的 QRS 波群之前、之后，或埋藏其中（框图 7-1）。

在 QRS 波群之前出现的 P'波，很可能起源于房室交界区近端、上部。P'波位于 QRS 波群之中或之后，很可能起源于房室交界区的中段或较远的部位。如果 P'波位于 QRS 波群之前，它们可能埋藏于前一个 T 波

内，而使 T 波变形。如果 P′波位于 QRS 波群之后，通常可在 ST 段的范围发现它们。因为心房除极是以逆行的方式，位于 QRS 波群之前或之后的 P′波在 II 导联是负向的（倒置）。

P′波缺失：提示①逆向性心房除极发生于 QRS 波群期间，或者②因为房室交界区异位起搏位点与心房之间发生逆向性阻滞，心房除极并没有发生。

如果房室交界区异位兴奋点在前一次 QRS 波群之后太早发放冲动，提早的 P′波之后可能没有 QRS 波群跟随，因为希氏束或束支可能仍未充分复极，以传导电冲动至心室。当发生这种情况时，可见 P′波但没有 QRS 波群跟随；被称作未下传的 PJC。

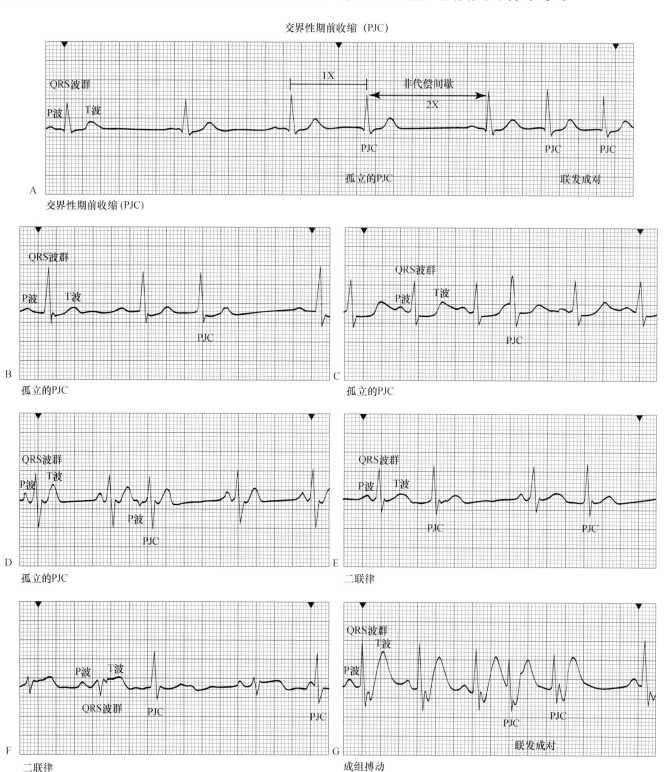

图 7-1 交界性期前收缩

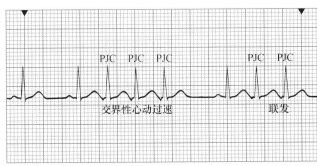

交界性心动过速　　联发

H

成组搏动

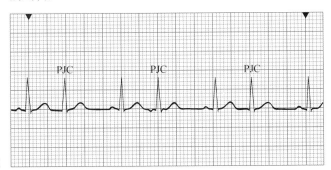

PJC　PJC　PJC

I

交界性二联律

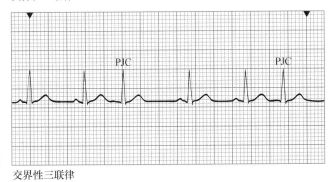

PJC　PJC

J

交界性三联律

图 7-1（续）

表 7-1　交界性期前收缩的诊断特征

特征	交界性期前收缩
心率	基本节律
规整性	当 PJC 出现，不规整
P 波	P′ 波位于 QRS 波群之前或之后，P′ 波可能缺失
PR 间期	P′-R 间期<0.12s
PP，RR 间期	存在代偿间歇
传导比例	1∶1
QRS 波群	正常，如果存在传导延迟，可增宽
起源位点	房室交界区内异位起搏点

PR 间期　如果 PJCs 的 P′ 波位于 QRS 波群之前，P′R 间期通常较短（<0.12s）。P′ 波如果在 QRS 波群之后，RP′ 间期通常<0.12s。

框图 7-1　P′ 波与 QRS 波群的关系取决于它们起源的位点

P′ 波起源位点在房室交界区内	P′ 波的位置
上部	QRS 波群之前
中部或远端	埋藏于 QRS 波群内
远端	跟随于 QRS 波群之后

RR 间期　当存在 PJCs 时，RR 间期不等。PJC 和之前 QRS 波群的间期（PJC 前间歇）短于基本节律的 RR 间期。PJC 后通常可见代偿间歇，因为窦房结通常不能被 PJC 除极（参见房性期前收缩之完全性和不完全性代偿间歇）。

传导比例　引起 PJC 冲动的起源点高于心室，沿着希氏束传导引起心室除极，属于 1∶1 传导。然而，对于单个 PJC，传导比例之说临床并不适宜。通常每个提早的 P′ 波之后跟随一个 QRS 波群（传导的 PJC）；但是 QRS 波群可能会缺失，因为在房室交界区异位起搏位点之下可发生暂时性、完全性房室传导阻滞（未下传 PJC）。

QRS 波群　PJC 的 QRS 波群通常类似于基本节律的 QRS 波群。如果房室交界区内的异位起搏点在前一次 QRS 波群之后过早发放冲动，束支可能还未充分复极，因此不能正常传导 PJC 的电冲动。如果发生这种情况，电冲动只能沿着一侧束支传导，通常是左束支，而另一束支发生阻滞，因而形成增宽的、变形的 QRS 波群，类似于右束支传导阻滞图形。

这种变形的 PJC 被称作交界区期前收缩伴差异性传导（或差异性心室传导），可类似于室性期前收缩波（PVC）（见室性期前收缩）。

PJCs 出现的频率和方式　以下是 PJCs 可能出现的形式：

- **孤立性**　PJCs 仅出现一次（孤立性搏动）
- **成组搏动**　PJCs 成组出现，包含 2 次或更多次的搏动。两个 PJCs 称作成对出现。当三个或更多 PJCs 连续出现时，应当考虑出现交界性心动过速
- **反复搏动**　PJCs 可与基本节律的 QRS 波群交替出现（二联律），或每两个 QRS 波群后出现一次（三联律），或每三个 QRS 波群后出现一次（四联律）

起源位点　交界性期前收缩起源于房室交界区内的异位起搏点。

心律失常原因

PJCs 可偶见于健康正常人而没有明确的病因。PJCs 通常的病因包括以下几方面：

- 洋地黄中毒（最常见的原因）
- 某些心脏药物过量（如奎尼丁和普鲁卡因胺）
- 某些拟交感类药物过量（如肾上腺素、异丙肾上腺素和去甲肾上腺素）
- 低氧
- 充血性心力衰竭
- 冠状动脉疾病（特别是急性心肌梗死后）

交界性期前收缩的电生理机制是自律性提高或折返。

临床意义

孤立性 PJCs 无意义。然而，如果正接受洋地黄治疗，PJCs 可能提示洋地黄中毒，以及房室交界区自律性增高。频繁的 PJCs，每分钟 4～6 个，可能提示房室交界区内自律性增高或折返机制，应警惕更严重的交界区心律失常的出现。

因为 PJCs 伴差异性传导类似 PVCs，这种 PJCs 必须正确鉴别，以免患者接受不适当的治疗。

交界区逸搏性心律

关键定义

交界区逸搏性心律（图 7-2）是一种起源于房室交界区内逸搏起搏点的心律失常，其频率在 40～60 次/分之间。当起源于逸搏起搏点的连续 QRS 波群少于 3 个时，称为交界区逸搏搏动或交界区逸搏波。

诊断特征（表 7-2）

心率 心率通常在 40～60 次/分之间，但也可能更低。

规整性 室性心律通常是规整的。

P 波 正常 P 波消失。因为当电冲动起源于房室交界区时，心房呈逆向除极，故在 II 导联 P' 波是负向（倒置）。因此，存在 P' 波。

如果 P' 波规则地出现于 QRS 波群之前或之后，且可以识别，则引起它们的电冲动来自交界区逸搏性心律的起搏位点。此 P' 波在大小、形状和方向上与正常 P 波均不同。

如果 P' 波发生于 QRS 波群之中，或存在完全性房室传导阻滞，或如果心房扑动、心房颤动是基本节律，则交界区逸搏心律的 P' 波缺失。

交界区逸搏性心律时，如果存在向上的 P 波，但无相关的 QRS 波群，P 波呈现独立的、不同于交界区节律的频率（通常较快），那么，此 P 波的起搏位点是窦房结。当 P 波与 QRS 波群各自独立出现时，存在房室分离（三度传导阻滞）。

PR 间期 如果 P' 波规则地出现于 QRS 波群之前，P'R 间期较短（＜0.12s）。如果 P' 波规则地跟随在 QRS 波群之后，RP' 间期也通常＜0.12s。

RR 间期 RR 间期是相等的。

传导比例 引起 QRS 波群的冲动起源点高于心室，并且通过希氏束下传，导致心室除极。这是 1∶1 传导比例。当不是临床相关的、孤立的 PJC，此交界区逸搏性心律预示着存在完全性房室传导阻滞、窦房结功能异常，或存在任何房性起搏点。

QRS 波群 QRS 波群正常，除非之前已存在室内传导紊乱（例如束支传导阻滞）。交界区逸搏性心律伴异常 QRS 波群可能与室性逸搏性心律相似。必须有 3 个或 3 个以上连续性交界区逸搏波存在，此心律失常称作交界区逸搏性心律。

起源位点 交界区逸搏性心律起源于房室交界区内的起搏点。

心律失常病因

交界区逸搏性心律是以下情况发生时，房室交界区的正常反应。

- 当主导起搏点（通常是窦房结）冲动形成的频率下降，低于房室交界区逸搏起搏点的频率时
- 当由于窦性停搏、窦房传出阻滞，或三度（完全性）房室传导阻滞，窦房结或心房的电冲动不能正常下传至房室交界区时

一般情况下，当电冲动在 1.0～1.5s 不能到达房室交界区时，房室交界区内的逸搏起搏点就开始按照固有的频率（40～60 次/分）产生电冲动。结果是形成一个或更多交界区逸搏性波动或交界区逸搏性心律。

临床意义

交界区逸搏性心律的症状、体征和临床意义与有症状的窦性心动过缓类似。交界区逸搏性心律常见于心脏骤停成功复苏后，因为它是最先"苏醒"的起搏点

交界性逸搏心律

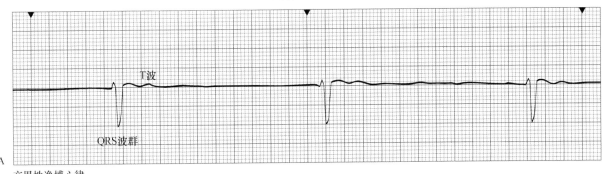

A

交界性逸搏心律

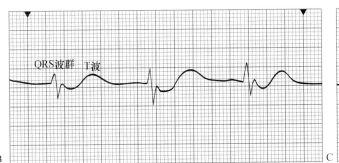

B

交界性逸搏心律

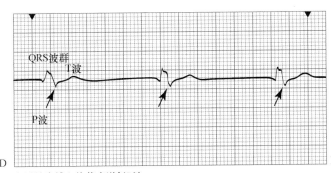

D

交界性逸搏心律伴有逆行P波

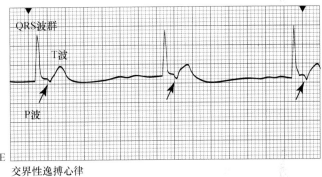

E

交界性逸搏心律

图 7-2　交界性逸搏心律

表 7-2　交界区逸搏性心律诊断特征

特征	交界区逸搏性心律
心率	40～60 次/分
规整性	规整
P 波	P'波位于 QRS 波群之前或之后，P'波可能缺失
PR 间期	P'R 间期＜0.12s
PP，RR 间期	RR 间期相等
传导比例	1：1
QRS 波群	正常，如果存在传导延迟则增宽
起源位点	异位起搏点位于房室交界区

之一。然而，由于它具有相对缓慢的频率和不稳定性，频率会更慢，应当迅速采取治疗措施以预防患者发生心血管疾病。治疗的目标是增加异位起搏点的频率，

治疗相关的低血压。交界区逸搏性心律也可见于新发生的三度传导阻滞。患者可能有或没有症状，治疗措施需考虑到潜在病因。通常治疗包括置入电子起搏器。

非阵发性交界性心动过速（加速性交界性心律、交界性心动过速）

【关键定义】

非阵发性交界性心动过速（图 7-3）是一种起源于房室交界区内异位起搏点的心律失常，频率在 60～150 次/分，节律规整。它包括加速性交界性心律和交界性心动过速。

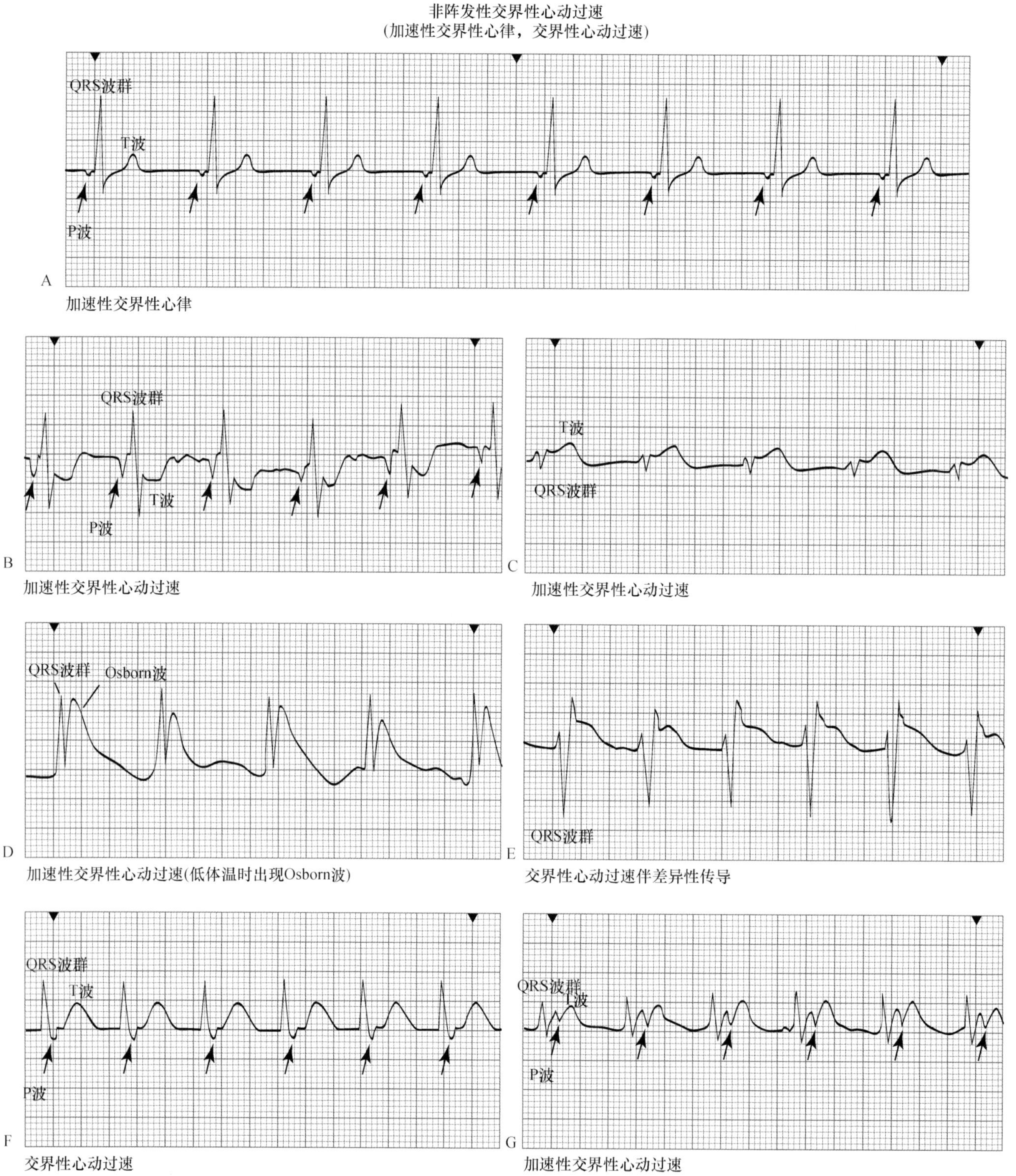

非阵发性交界性心动过速
（加速性交界性心律，交界性心动过速）

图 7-3　非阵发性交界性心动过速（加速性交界性心律、交界性心动过速）

诊断特点（表 7-3）

心率　心率通常在 60～130 次/分之间，但是也可能高于 130 次/分，甚至高达 150 次/分。频率在 60～

100 次/分的非阵发性交界性心动过速被称作加速性交界性心律，频率高于 100 次/分者称为交界性心动过速。非阵发性交界性心动过速的发生和终止均是逐渐的。

规整性　节律基本规整

表 7-3 非阵发性交界区心动过速的诊断特征	
特征	**非阵发性交界性心动过速**
心率	60～100 次/分，加速性交界性心律的频率＞100 次/分，交界性心动过速
规整性	规整
P 波	P′波位于 QRS 波群之前或之后，P′波可能缺失
PR 间期	P′R 间期＜0.12s
PP，RR 间期	RR 间期相等
传导比例	1:1
QRS 波群	正常，如果存在传导延迟则增宽
起源位点	异位起搏点位于房室交界区

P 波 通常正常 P 波缺失。如果存在，它们可能与非阵发性交界性心动过速的 QRS 波群没有关系，呈现不同于交界性心动过速的独立性频率，符合房室分离。

取而代之，可见到 P′波。当电冲动起源于房室交界区时，心房除极呈逆行性方式，P′波在Ⅱ导联是负向（倒置）的。如果 P′波是一致的、规则的，位于 QRS 波群之前或之后，那么引起它们的电冲动起源于非阵发性交界性心动过速的起搏位点。此 P′波在大小、形态和方向上均不同于正常 P 波。

如果 P′波在 QRS 波群中间出现，或逆向传导存在完全性阻滞，又或是心房扑动或颤动是基本心房节律，则非阵发性交界性心动过速的 P′波缺失。

PR 间期 如果 P′波规则的位于 QRS 波群之前，此 P′-R 间期通常是异常的（＜0.12s）。如果 P′波规则的位于 QRS 波群之后，此 RP′间期通常＜0.12s。

RR 间期 RR 间期是相等的。

传导比例 引起 QRS 波群的冲动起源点高于心室，且沿希氏束下传而引起心室除极。这是 1:1 的传导比例。

QRS 波群 QRS 波群是正常的，除非之前就存在心室内传导紊乱（如束支传导阻滞）或差异性室内传导。如果异常的 QRS 波群仅当交界性心动过速时出现，此心律失常被称作交界性心动过速伴差异性传导（或差异性心室传导）。

如果其心率在 60～100 次/分，非阵发性交界性心动过速伴异常 QRS 波群类似于加速性室性自主心律；如果心率＞100 次/分（交界性心动过速），则类似于室性心动过速。

起源位点 非阵发性交界性心动过速起源于房室交界区内的异位起搏点。

心律失常原因

非阵发性交界性心动过速最常见的病因包括如下：
- 洋地黄中毒（最常见的原因）
- 儿茶酚胺类药物过量
- 急性下壁心肌梗死或风湿热导致房室交界区损伤
- 电解质失衡（特别是低钾血症）
- 低氧

此心律失常可能起自一个或多个 PJCs；且当窦性频率慢于异位起搏点的频率时，变得更加明显。非阵发性交界性心动过速的电生理机制最大的可能是自律性增高。

临床意义

非阵发性交界性心动过速具有临床意义，因为它最常见于洋地黄中毒。快速性非阵发性交界性心动过速的症状、体征和临床意义与房性心动过速相似。

此外，对于非阵发性交界性心动过速，在心室舒张末期，心房并不像它通常那样发生规律性收缩和排空，以便在心室收缩前完全充盈心室。"心房收缩射血"的丢失可能导致心室收缩前充盈不完全，引起心排血量下降达 25%。

加速性交界性心动过速常见于心脏停搏成功复苏后，是使用儿茶酚胺（肾上腺素）的结果。然而，随着这些药物作用的消失，此心律的频率减慢，呈交界区逸搏性心律可能是有或无症状的。

阵发性室上性心动过速

关键定义

阵发性室上性心动过速（PSVT）（图 7-4）是一种突然发生于房室交界区快速折返环位点的心律失常，频率在 150～250 次/分之间。PSVT 可能是房室结折返性心动过速（AVNRT）或房室折返性心动过速（AVRT）。

诊断特点（表 7-4）

心率 心率通常在 150～250 次/分且恒定不变。心率偶尔会超过 250 次/分。典型的 PSVT 是突然发作和

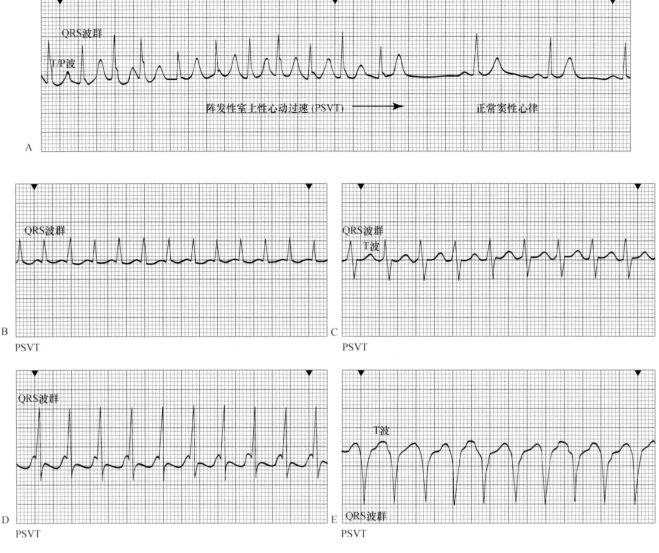

图 7-4 阵发室上性心动过速

终止的，且它的发作通常是被一个房性期前冲动所诱发。此心律失常终止时可能连接一阵短暂的心搏暂停。发作后和终止前数次心搏的频率可能会较慢。

规整性 节律基本规整。

P 波 P′波通常缺失，埋藏于 QRS 波群之内。如果 P′波存在，通常情况下它们是一致的，且跟随在

QRS 波群之后。P′波在 QRS 波群之前的情况很少见。因为心房除极是以逆行的方式进行，P′波在 Ⅱ 导联是负向（倒置）的。

PR 间期 如果 P′波位于 QRS 波群之前，P′R 间期较短（<0.12s）。如果 P′波跟随在 QRS 波群之后，RP′间期通常<0.12s。

表 7-4	阵发性室上性心动过速的诊断特征
特征	阵发性室上性心动过速
心率	150～250 次/分
规整性	规整
P 波	通常缺失
PR 间期	P'R 间期<0.12s
PP，RR 间期	RR 间期相等
传导比例	1：1
QRS 波群	正常，如果存在传导延迟则增宽
起源位点	房室交界区内的折返机制

RR 间期 RR 间期通常相等。

传导比例 引起 QRS 波群的冲动起源点高于心室，且沿着希氏束下传导致心室除极。这是 1：1 传导。

QRS 波群 QRS 波群是正常的，除非之前就存在心室内传导紊乱（如束支传导阻滞）或差异性室内传导。如果仅在心动过速时出现异常 QRS 波群，此心律失常被称作阵发性室上性心动过速伴差异性传导（或心室差异性传导）。PSVT 伴异常 QRS 波群可与室性心动过速相似。

起源位点 阵发性室上性心动过速发生于房室交界区内的折返机制，可能仅单独涉及房室结，或房室结及位于心房和心室之间的附属传导通路，像第一章所描述的那样。当折返机制仅涉及房室结时，此心律失常被称作房室结折返性心动过速（AVNRT）。当折返机制涉及房室结以及附属传导通路时，此心律失常被称作房室折返性心动过速（AVRT）。

任何起源点高于心室且心率高于 150 次/分的心律失常，可称作室上性心动过速。因此，心房扑动伴 1：1 下传和多源性房性心动过速也属于阵发性室上性心动过速。而 AVNRT 和 AVRT 都是起源于心室以上，它们不同于其他室上性心律失常之处在于，它们是折返机制的结果，因此促成它们阵发性（突然）发生。所有室上性心动过速可呈宽 QRS 波群，使得与室性心动过速的鉴别比较困难。

心律失常原因

PSVT 可发生于无明显病因的、任何年龄的健康人，无明显基础心脏病。在易患人群中，以下因素可能促发其发生：

- 交感神经张力和儿茶酚胺水平增加
- 过度劳累
- 刺激（如酒精、咖啡和烟草）
- 滥用苯丙胺和可卡因
- 电解质或酸碱平衡失调
- 过度通气
- 精神紧张

PSVT 的电生理机制是折返机制，仅涉及房室结，或房室结及如前所述的附属传导通路。

临床意义

任何起源点高于心室水平的、异常的、快速性心律，从技术上讲均属于室上性心动过速（SVT）。因此，心房扑动 1：1 下传、多源性房性心动过速（MAT）和心房颤动均属于 SVT。然而，这些心律失常通常不是突然（阵发性）发生的，因为它们的病因不是房室传导的折返现象。

PSVT 的特征是心动过速反复发作（阵发性），持续时间从几秒钟到数小时或者数天，并且数年内可复发。迷走神经干预，如颈动脉窦按摩，通常可终止 PSVT。

PSVT 的症状、体征和临床意义与房性心动过速相同。此外，PSVT 终止后可能出现晕厥，因为终止后可能跟随短暂的心搏暂停期。

当面对 PSVT 伴宽 QRS 波群时，可能与室性心动过速难以鉴别。关于此问题将在下一节进行讨论。

本章总结

- 交界区心律失常的特征是存在 P' 波，意味着心房除极的发生是逆行性方式
- 当心房冲动不能抵达房室结或窦房结起搏心率下降至低于房室结时，导致房室交界区起搏，产生交界区波群，从而发生交界性心律失常
- 交界性期前收缩是单个的波群，而一系列的 PJCs 被称作交界区逸搏性心律
- 交界性心律失常的存在应当促使我们检查潜在的病因
- 如果存在自律性增高或房室结内刺激的折返通路，交界区内的起搏点可能以阵发性或非阵发性的方式连续发放冲动
- 阵发性室上性心动过速不同于室上性心动过速之处在于，它是突然发生的，属于折返机制
- 鉴别室上性心动过速和室性心动过速可能是困难的

表 7-5 总结了本章各种类型交界区心律失常的诊断特征

表 7-5 交界区心律失常典型 ECG 诊断特征

心律失常类型	心率 次/分	节律	P 波	P′ R/RP′ 间期	QRS 波群
交界区逸搏性心律	40~60	规整	存在或缺失，如果在 QRS 波群之前或之后，呈负向；如果与 QRS 波群无关联，通常正常	如果是 P′ R 间期，则<0.12s 如果是 RP′ 间期，则<0.20s	正常
非阵发性交界性心动过速	60~150	规整	存在或缺失，如果在 QRS 波群之前或之后，呈负向；如果与 QRS 波群无关联，通常正常	如果是 P′ R 间期，则<0.12s 如果是 RP′ 间期，则<0.20s	正常
阵发性室上性心动过速	160~240	规整	存在或缺失，如果在 QRS 波群之前或之后，呈负向；如果与 QRS 波群无关联，通常正常	如果是 P′ R 间期，则<0.12s 如果是 RP′ 间期，则<0.20s	正常

本章回顾

1. 交界区心律失常 P′波缺失，意味着：
   A. 因为逆向房室传导阻滞，心房除极没有发生
   B. 在 QRS 波群之后，发生逆向心房除极
   C. 心房除极太弱，以致不能探查到
   D. 存在正常的心房除极

2. 如果在前次 QRS 波群之后，房室交界区内异位起搏点（PJCs）过早发放冲动：
   A. 出现房性期前收缩伴差异性传导
   B. 将出现室性期前收缩
   C. 期前 P′波可能无 QRS 波群跟随
   D. QRS 波群将是宽大畸形

3. 起源于房室交界区异位起搏点的额外 QRS 波群，在基本节律下的预期下一次心搏前出现，被称作：
   A. 房性期前收缩
   B. 交界区期前收缩波
   C. 室性期前收缩波
   D. 未传导的交界区期前收缩波

4. PJC 的 QRS 波群：
   A. 总是跟随在与之相关的 P′波之后
   B. 总是窄的
   C. 如果此 PJC 是未传导的，其 QRS 波群存在
   D. 如果存在心室内差异性传导，类似于室性期前收缩

5. PJC 后的停搏是：
   A. 因为窦房结重新调整后的代偿间歇
   B. 因为窦房结没有重新调整，而无代偿间歇
   C. 因为窦房结没有重新调整的代偿间歇
   D. 因为窦房结重新调整，而无代偿间歇

6. 每分钟>4~6 个 PJCs，意味着：
   A. 正常变异
   B. 窦房结内的折返机制
   C. 房室交界区内自律性增高
   D. 更严重的室性心律失常可能发生

7. 起源于房室交界区内逸搏起搏点的心律失常，伴有规则的>100 次/分的心率，被称作是：
   A. 交界区逸搏性心律
   B. 交界性心动过速
   C. 窦性心动过缓
   D. 室性心律失常

8. 任何起源位点高于心室的心律失常，引起频率高于 150 次/分的心脏搏动，被称作：
   A. 室上性心动过速
   B. 阵发性室上性心动过速
   C. 室性心动过速
   D. 心室颤动

9. 阵发性室上性心动过速（PSVT）的特征是：
   A. 心率在 60~130 次/分之间
   B. 希氏束内的折返机制
   C. 突然发生和终止
   D. 窦房结的自律性增高

10. 与室上性心动过速最难以鉴别的心律失常是：
    A. 心房扑动 1∶1 传导
    B. 房性心动过速
    C. 心室颤动
    D. 室性心动过速

（赵树梅 译）

8

室性心律失常

【目的】　　通过学习这个章节，你将完成以下目标：
　　　　　1. 定义和指出下列心律失常的诊断性特点、原因和临床意义
　　　　　　　● 室性期前收缩（PVCs）
　　　　　　　● 室性心动过速（V-Tach）
　　　　　　　● 心室颤动（VF）
　　　　　　　● 加速性室性自主心律（AIVR）
　　　　　　　● 室性逸搏心律
　　　　　　　● 心脏停搏

室性期前收缩

关键定义

室性期前收缩（图 8-1）是由宽大畸形的 QRS 波群组成的一次额外心室波形，可以起源于心室、束支、浦肯野纤维网或心室肌，早于基础节律的下一次激动，通常跟随一次代偿间歇。

诊断特点（表 8-1）

心率　心律为基础节律

规律性　出现 PVCs 时，节律不规则。

P 波　可以有或无 P 波。如果有 P 波，它们属于基础节律，与 PVCs 无关。PVCs 一般不会打扰基础节律的 PP 周期，P 波可以在 PVCs 期间或 PVCs 后，预定的时间内继续出现。

通常 PVCs 会使基础节律的 P 波模糊不清，有时 P 波

出现在 ST 段的切迹或 PVCs 的 T 波上。这表明提前的异位波形是 PVCs，而不是提前的心房收缩伴异常心室传导。

PR 间期 PR 间期与 PVCs 无关。

RR 间期 存在 PVCs 时 RR 间期不等。PVC 和之前基础节律的 QRS 波群形之间的 RR 间期通常短于基础节律时的 RR 间期。这个 RR 间期称为配对间期。某个 ECG 导联上配对间期相同的 PVCs 一般是起源于同一个异位起搏点。

因为窦房结没有被 PVC 除极化（基础节律的 P 波跟随 PVC 后在预期的时间出现），所以一个 PVC 后跟

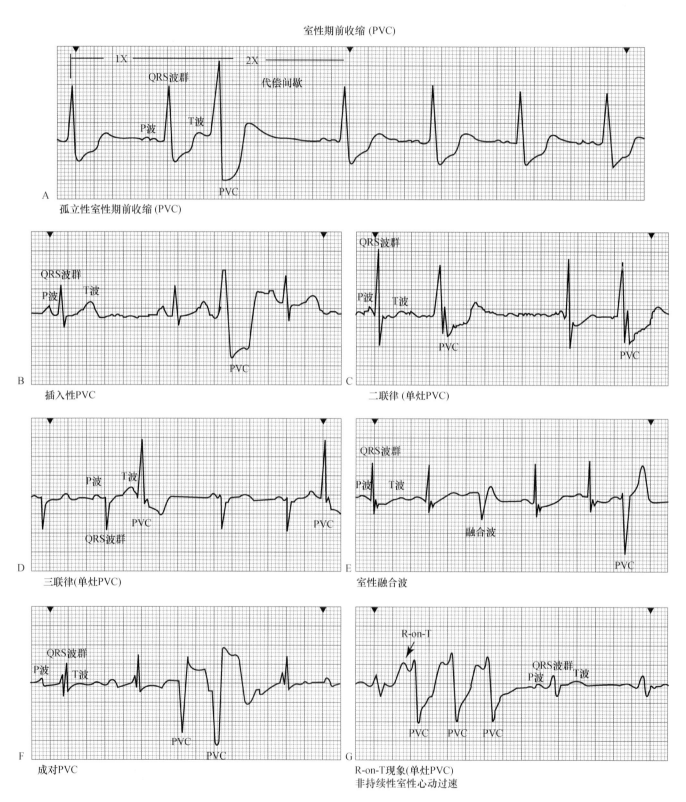

室性期前收缩 (PVC)

A 孤立性室性期前收缩 (PVC)

B 插入性PVC

C 二联律 (单灶PVC)

D 三联律(单灶PVC)

E 室性融合波

F 成对PVC

G R-on-T现象(单灶PVC)
非持续性室性心动过速

图 8-1 室性期前收缩

随一次代偿间歇。PVC 之前和之后的 RR 间期是基础节律 RR 间期的 2 倍。窦房结很少被 PVC 除极化。如果被除极化，会出现不完全性代偿间歇。第 6 章节将讨论完全性和不完全性代偿间歇。

代偿间歇完全、基础节律的 P 波直立，再加上一次提早的异位激动和一个畸形的 QRS 波群有助于确定 PVC。

QRS 波群　　典型 PVC 的 QRS 波群通常在基础节律的下一次预期激动前提前出现（没有提前出现的异位 P 波）。QRS 波群时限一般超过 0.12s。因为心室除极化的方向和顺序异常，QRS 波群是扭曲变形的，通常有切迹，与基础节律的 QRS 波群不同。

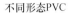

不同形态PVC

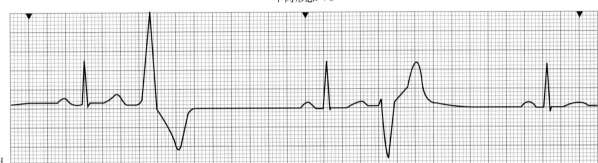

H

多灶性PVC: 多形态
Ⅱ导联

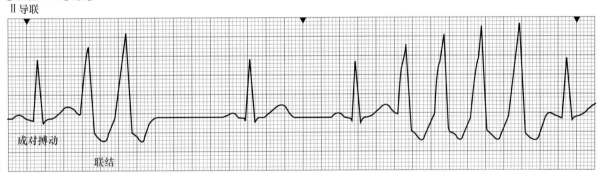

成对搏动

联结

I

室性心动过速

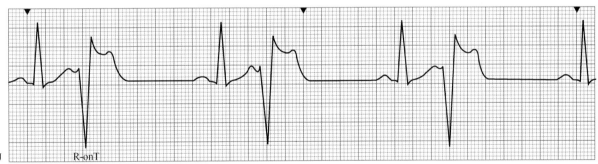

R-onT

J

室性二联律

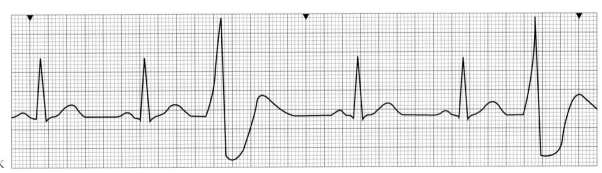

K

室性三联律

图 8-1（续）

表 8-1　室性期前收缩的诊断性特点

特点	室性期前收缩
频率	基础节律
规律性	当 PVC 出现时不规律
P 波	基础节律的
PR 间期	基础节律的
PP、RR 间期	不等：代偿间歇
传导比例	无关
QRS 波群	宽度 >0.12s
起源部位	心室、束支、浦肯野纤维网或心室肌的异位起搏点

异常 QRS 波群后一般跟随异常的 ST 段（抬高或压低）和巨大 T 波，T 波方向与 QRS 波群的主波方向相反。

PVC 的形态一般类似右束支或左束支传导阻滞图形。例如，起源于左室 PVC 的 QRS 波群类似右束支传导阻滞图形。同样，右室起源 PVC 的 QRS 波群类似左束支传导阻滞图形。起源于希氏束分支的 PVC 时限通常超过 0.12s。束支传导阻滞在第 13 章讨论。

起源于同一异位起搏点（单灶）PVC 的 QRS 波群在任一导联上的形态和配对间期一致。这些 PVCs 称为单形 PVCs。偶然情况下，同一异位起搏点起源的 PVCs 可能互不相同，因为心室内除极化通路发生变化——常见于严重的心肌病。这种 QRS 波群不同，配对间期一致的 PVCs 称为多形性 PVCs。当 PVCs 起源于两个或更多异位起搏点（多灶性），其特点是同一导联上 QRS 波群形态不同，配对间期变化。这种 PVCs 也常见于严重的心肌疾病，也被称为多形 PVCs。

当 PVC 发生的同时基础节律的电冲动也正在激动心室，心室同时发生两个方向的除极化。结果产生的 QRS 波群形态同时具有 PVC 和基础节律下 QRS 波群的特点。这样的 QRS 波群称为室性融合波。室性融合波的存在证明提前出现的异位波群是起源于心室，而不是室上性伴室内差异传导。

PVCs 发生的频率和形式　PVCs 可以下列不同形式出现：

- **偶发**：PVC 发作不频繁（<5 次 / 分）
- **频发**：PVCs 发作频繁（≥5 次 / 分）
- **孤立**：PVC 单个出现
- **成组**：PVCs 可以两个或以上连续出现。两个 PVC 并排出现称为成规 PVCs 或二联律。3 个或 3 个以上连发的 PVCs 称为室性心动过速（V-Tach）

- **反复激动**：如果 PVCs 和基础节律的 QRS 波群交替出现，则存在室性并行心律。此时 PVCs 和其后的基础节律 QRS 波群以同样的间隔时间出现，则认为存在耦联。室性三联律是指每两个基础节律 QRS 波群后出现 1 个 PVC，或者每两个 PVC 后出现 1 个基础节律 QRS 波群。如果每 3 个基础节律 QRS 波群后出现 1 个 PVC 称为四联律
- **R-on-T 现象**：R-on-T 现象是指 PVC 发生于心室复极化的易损期——T 波下降支上的心室相对不应期。在这段时期，心室肌处于最大的电学不一致状态，一些心肌纤维可能完全复极化，另一些仅部分复极化，还有一些处于绝对不应期。此时一次 PVC 产生的内源性电冲动或来源于心脏起搏器，或由电击产生的外源性脉冲激动心室，可以导致电冲动在肌纤维中的不同步传导

电冲动在肌纤维中不同步传导时，一些肌纤维可正常传导电冲动，而另一些仅能缓慢传导或不传导。这样便会形成折返，使心室反复激动，导致室性心动过速或心室颤动。

- **舒张末期 PVCs**：与基础节律下心室除极化同时发生的 PVC 称为舒张末期 PVC。通常会产生室性融合波。当基础节律频率较快时易发生舒张末期 PVCs
- **插入性 PVCs**：PVC 发生于两个正常 QRS 波群之间且不影响基础节律时称为插入性 PVC。当基础节律频率偏慢时易发生。包含 PVC 在内的 RR 间期一般比基础节律的 RR 间期略长，不会产生代偿间歇

起源部位　PVC 的异位起源部位有心室、束支、浦肯野纤维网或心室肌。PVCs 可起源于心室的一个或多个部位。

心律失常原因

PVC 可发生于心脏正常的健康人，没有明显原因。PVCs，特别是频发的 PVCs，可由于下列原因所致：

- 儿茶酚胺释放和交感张力增加（如情绪激动时）。
- 兴奋剂（酒精、咖啡和烟草）
- 滥用苯丙胺和可卡因
- 急性冠状动脉综合征合并心肌缺血或心肌梗死
- 充血性心力衰竭
- 过量使用洋地黄或拟交感样药物（肾上腺素、异丙肾上腺素和去甲肾上腺素）

- 迷走（副交感）张力增加
- 缺氧
- 酸中毒
- 低钾血症
- 低镁血症

上述情况下产生 PVCs 的电生理机制是自律性增高或折返。

临床意义

没有基础心脏病的患者出现的单个 PVCs 通常没有意义，不需要治疗。然而，在急性冠状动脉综合征和（或）药物中毒（如洋地黄）时出现的 PVCs 可能提示存在心室自律性增高、折返机制，或两者兼有，预示将出现危及生命的心律失常如室性心动过速或心室颤动。

有时，房性和交界性期前收缩伴室内差异传导产生类似右束支或左束支传导阻滞的宽大畸形的 QRS 波群，与 PVCs 相似。存在 P 波或前一个 T 波有切迹，且没有代偿间歇，这些有助于识别房性期前收缩、PJCs 伴差异传导和 PVCs。

室性心动过速

关键定义

室性心动过速（VT 或 V-Tach）（图 8-2）是起源于束支、浦肯野纤维网或心室肌异位起搏点的心律失常，频率在 100～250 次/分。QRS 波群异常宽大畸形。

诊断特点（表 8-2）

心率 室性心动过速（V-Tach）的频率超过 100 次/分，通常在 150～200 次/分。如果存在 3 个或 3 个以上连续的 PVCs，频率超过 100 次/分，则为 V-Tach。

规律性 节律通常是规则的。

P 波 一般没有正常的心房 P 波。少见的情况下，QRS 波群后有规律出现的 P′波。

PR 间期 既然异位起搏点起源于房室结以下，因此与 PR 间期是不相关的。

RR 间期 RR 间期可能是相等的或略有差异。

传导比例 室性心动过速起源于房室结以下，因此房室分离。

QRS 波群 QRS 时限超过 0.12s 通常为异常畸形带有切迹。随后跟着巨大 T 波，与 QRS 主波方向相反。一般来说，QRS 波群是相同的但偶尔出现一个或更多 QRS 波群在大小、形态和方向上会不同，特别是在 V-Tach 发作起始或结束时。这些更可能是融合波。

偶尔基础节律的电冲动通过房室结从心房传到心室，在 V-Tach 的异常 QRS 波群中产生 1 个看似正常的 QRS 波群（时限为 0.10s 或更短）。这样的 QRS 波群称为"夺获波"。心室夺获波之前 V-Tach 的 QRS 波群和夺获的 QRS 波群之间的 RR 间期通常短于 V-Tach 的 RR 间期。心室夺获或心室融合波的存在表明心动过速更可能是心室起源，而不是室上性心动过速伴室内差异传导。

关键定义

根据 QRS 波群的形态，V-Tach 有以下几种形式：

- 单形性 V-Tach：V-Tach 的 QRS 波群的形态、大小和方向相同或相似
- 双向性 V-Tach：V-Tach 有两种显著不同的 QRS 波群交替出现，表明来源于两个不同的心室部位
- 多形性 V-Tach：V-Tach 的 QRS 波群的形态、大小和方向显著不同
- 尖端扭转型：多形性 V-Tach 的一种形式，表现为 QRS 波群从一种形态、大小和方向逐渐向另一种转变。尖端扭转是从法语翻译过来，意为"围绕一个点旋转"。通常见于基础节律时的 QT 间期异常延长，一般超过 0.5s，是心肌复极化显著减慢的结果

室性心动过速与宽 QRS 波群室上性心动过速的鉴别

（参考第 11 章节中的 12 导联心电图部分，可提供更多的信息）

有时，室上性心动过速（如窦性、房性、交界性心动过速、心房扑动和阵发性心动过速）伴有室内传导障碍（如束支传导阻滞）、室内差异传导或预激时，会产生宽大的 QRS 波群，可能类似 V-Tach 的波形。QRS 波群宽大和心室率快的心房颤动（房颤）也可能类似 V-Tach，但房颤总的节律是不规则的，有助于鉴别。

某些常见于 V-Tach 的特征，如房室分离、QRS 波群时限超过 0.12s（特别是超过 0.14s）和心室夺获或心室融合波，有助于 V-Tach 与宽 QRS 波群室上性

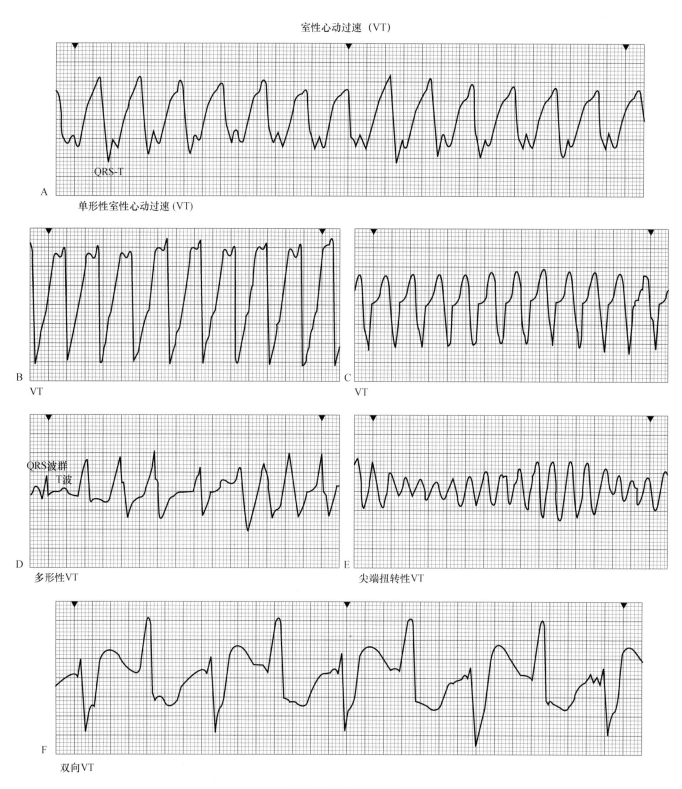

室性心动过速（VT）

A   QRS-T

单形性室性心动过速（VT）

B   VT

C   VT

D   QRS波群 T波   多形性VT

E   尖端扭转性VT

F   双向VT

图 8-2 室性心动过速

心动过速的鉴别。12 导联心电图或 MCL₁ 导联记录也有助于确定有无 P 波，以及 P 波与 QRS 波群的关系。分析 QRS 波群形态可帮助诊断 V-Tach 和确定起源部位。例如，QRS 波群在额面电轴左偏，时限超过 0.14s。在这种情况下，提示为 V-Tach。胸前导联为 RS 型，R 波起点至 S 波底部的时限超过 0.10s 提示为

V-Tach。当 V-Tach 表现为右束支传导阻滞图形，①V₁ 导联 QRS 波群为单相或双相，起始向量与窦性心律的 QRS 波群相反，②V₁ 导联的 R 波幅度超过 R'幅度，和③V₆ 导联存在小 R 波和大 S 波或 QS 波。当 V-Tach 表现为左束支传导阻滞图形，①电轴右偏，V₁ 导联的负向波较 V₆ 深，V₁ 导联的 R 波时限延长（超过

表 8-2	室性心动过速的诊断特点
特点	室性心动过速
频率	100～250 次/分，通常>150 次/分和<200 次/分
规律性	规律
P 波	通常没有
PR 间期	无关
PP、RR 间期	相等
传导比例	房室分离
QRS 波群	宽度>0.12s
起源部位	束支、浦肯野纤维网或心室肌的异位起搏点

0.04s)，和③V_6 导联为小 Q 波或 QS 型。V_1 至 V_6 导联的 QRS 波群相似，全为负向波或正向波提示为室性心动过速。

室上性心动过速伴室内差异传导通常在 V_1 导联为三相形。节律不规则，频率超过 200 次/分的宽 QRS 心动过速很可能是房颤伴旁路传导。原先存在束支传导阻滞，宽 QRS 心动过速时的 QRS 波群形与窦性心律时不同，很可能是 V-Tach。根据这些标准，有几种鉴别室性心动过速与宽 QRS 波群室上性心动过速的流程，

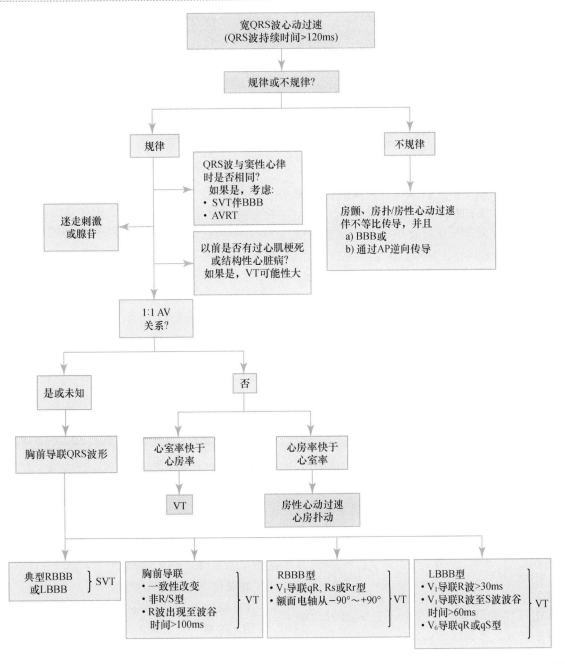

VT=室性心动过速；SVT=室上性心动过速；BBB=束支传导阻滞；V=心室；A=心房；AVRT=房室折返性心动过速；AP=旁路

图 8-3 区分室上性心动过速与室性心动过速的法则（Redrawn from Libby：Braunwald's heart disease：A textbook of cardiovascular medicine，ed 8，Philadelphia，2008，Saunders.）

其中一种如图 8-3 所示。前面提到的所有标准都存在例外，特别是对于之前有传导障碍或预激综合征的患者，需依赖临床判断，而 ECG 仅是几种有用的辅助检查之一。

起源部位　室性心动过速起源于束支、浦肯野纤维网或心室肌。

心律失常原因

室性心动过速常见于以下情况：

- 明显的心脏病，如下：
  - 冠状动脉疾病，特别是在缺氧或酸中毒时发生的急性冠状动脉综合征。
  - 心肌病、二尖瓣脱垂和先天性心脏病
  - 左心室肥大、瓣膜性心脏病和充血性心力衰竭
- 洋地黄中毒
- 各种原因导致的 QT 间期延长，如下：
  - 过量使用奎尼丁、普鲁卡因、丙吡胺、索他洛尔、硫代二苯胺和三环抗抑郁剂
  - 缓慢性心律失常（显著窦性心动过缓和三度房室传导阻滞伴室性异搏心律）
  - 电解质紊乱（低钾血症）
  - 液体蛋白饮食
  - 中枢神经系统疾病（蛛网膜下腔出血和颅内血肿）

在使用抗心律失常药物，如丙吡胺、奎尼丁、普鲁卡因、索他洛尔和其他延长 QT 间期的药物时，容易发生尖端扭转型室性心动过速。也可能因为血清镁水平降低（低镁血症）。这些情况可增加自律性，触发 V-Tach 发作。

V-Tach 的另一种电生理机制是触发活动。当 PVC 发生于 T 波顶峰心室复极的易损期（也就是 R-on-T 现象）时，可以触发室性心动过速。通常，没有 PVCs 时也可发生 V-Tach。

临床意义

V-Tach 的发作和终止可以是或不是突然的。V-Tach 可以是 3 个或 3 个以上 PVCs 连续出现，也可以持续一段长的时间。3 个连发或持续 30s 以内的 V-Tach 称为非持续性或阵发性 V-Tach。当 V-Tach 持续时间超过 30s，称为持续性 V-Tach。

V-Tach 的症状取决于心动过速的频率、持续时间，以及基础疾病和外周血管疾病的严重程度。V-Tach 可有以下几种形式：时间短、无症状、非持续发作；持续、血流动力学稳定，通常频率相对慢或心脏正常；或不稳定发作，常恶化发展为心室颤动。一些 V-Tach 患者开始并不是持续发作，以后发展为持续发作或心室颤动。

V-Tach 的表现和症状多变，取决于基础疾病的性质和严重程度，如急性心肌梗死或充血性心力衰竭。V-Tach 可能引起或加剧已有的心绞痛、急性心肌梗死或充血性心力衰竭；产生低血压或休克；最终导致心室颤动或心脏停搏。V-Tach 患者经常会有濒死感。尖端扭转型室性心动过速倾向于自行终止和复发。

V-Tach 时很少有心房收缩，加上快的心室率可导致心排血量显著下降。当心排血量足够低时，不能产生血压或触及脉搏，称为无脉性室性心动过速。

室性心动过速是最常见的三种致心脏停搏的心律失常之一，通常表现为无脉。因为 V-Tach 被认为是一种危及生命的心律失常，经常触发或发展为心室颤动或心脏停搏，因此需要立即处理室性心动过速及其诱因。无脉性 V-Tach 应该按心脏停搏时的心室颤动的方法处理。

心室颤动

关键定义

心室颤动（VF 或 V-Fib）（图 8-4 至图 8-5）是起源于浦肯野纤维网或心室的许多异位起搏点的心律失常，其特点是非常快速、无序的颤动波，没有 QRS 波群。

诊断特点（表 8-3）

心率　没有同步的心室激动。心室以 300～500 次/分的频率、不同步、不协调、随意的方式收缩。颤动的心室通常被描述为像一包蠕虫。

规律性　节律是不规则的。

PR 间期　没有 PR 间期。

RR 间期　没有 RR 间期。

传导比例　心室颤动起源于房室结以下，因此出现房室分离。

QRS 波群　没有 QRS 波群。

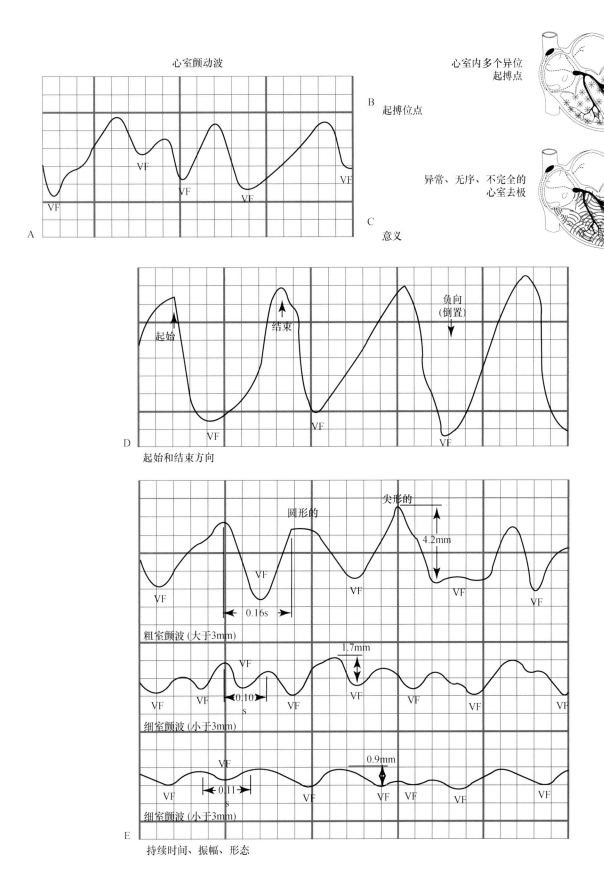

图 8-4 心室颤动（VF）波

心室颤动

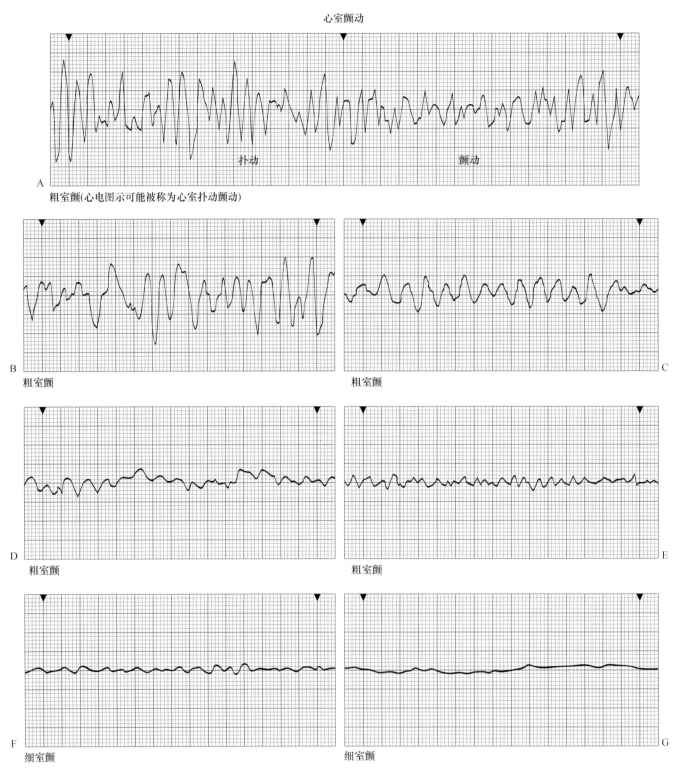

A

粗室颤(心电图示可能被称为心室扑动颤动)

扑动　　　　　　颤动

B　粗室颤

C　粗室颤

D　粗室颤

E　粗室颤

F　细室颤

G　细室颤

图 8-5　心室颤动

心室颤动波的特征如下：

心脏解剖和生理的关系： 心室颤动波代表的是小范围肌纤维随意除极化所产生的心室的异常、无序、不完全的除极化。因为没有心房和心室有组织地除极化，所以不存在明确的 P 波、QRS 波群、ST 段和 T 波，以及心房和心室有规律的收缩。

发作和终止： 颤动波的发作和终止没有确定性。

方向： 颤动波的方向从正向（直立）向负向（倒立）随机变化。

时限： 心室颤动波的时限无法测量。

幅度： 幅度变化从 1mm 以下到 10mm。一般来说，如果心室颤动波小（3mm 以下），称为细颤。如果心室

特点	心室颤动
频率	300～500 次/分
规律性	无规律
P 波	没有
PR 间期	没有
PP，RR 间期	没有
传导比例	没有
QRS 波群	无序，不能识别
起源部位	浦肯野纤维网或心室肌的多个异位起搏点

表 8-3 心室颤动的诊断性特点

颤动波大（超过 3mm），称为粗颤。如果心室颤动波非常细小不能被记录到，ECG 可表现为波浪形或平坦的线（等电位线），类似于心室停搏。

形态：心室颤动波的形态多变，表现为极不协调的圆形或点状，显著不同。

起源部位：心室颤动起源于浦肯野纤维网和心室肌上的不同异位起搏点。

心律失常原因

心室颤动是最常见的致心脏停搏的原因，通常发生于下列情况：

- 明显的心脏病，如下：
  - 冠状动脉疾病（即 ACS 相关的心肌缺血和心肌梗死——心室颤动最常见的原因）
  - 三度房室传导阻滞伴缓慢室性逸搏心律
  - 心肌病、二尖瓣脱垂和心脏外伤（穿透或钝伤）
- 心脏、药物和外伤作为触发事件
- 过量使用洋地黄、奎尼丁或普鲁卡因
- 缺氧
- 酸中毒
- 电解质紊乱（低钾血症和高钾血症）
- 麻醉、心脏和非心脏手术、心导管和心脏起搏术中
- 心脏复苏或意外电击后

这些导致心室颤动的电生理机制是自律性增高或形成折返。

当 PVC 发生于 T 波顶峰心室复极的易损期时，可以触发心室颤动（即 R-on-T 现象），特别是在心肌缺血或急性心肌梗死导致电学不稳定的情况下。持续的 V-Tach 也可促发心室颤动。心室颤动可以在没有 PVCs 或 V-Tach 发生的情况下出现。

临床意义

心室颤动是三种最常见致心脏骤停的心律失常之一，心室颤动发生时心脏排血停止，脉搏和血压突然消失。心室颤动导致晕厥，数秒钟内意识丧失，呼吸停止，如果得不到治疗，将导致死亡。心室颤动必须立即得到处理。

心室颤动中的粗颤和细颤的意义在于粗颤意味着心律失常刚发作，比细颤更易通过除颤得到纠正。除颤的目的在于终止所有包括引起心室颤动的电活动，这样激发正常的起搏，产生心律，恢复脉搏。粗颤更易得到这样的结果，因为与细颤相比，粗颤时心脏缺氧和酸中毒的程度相对轻。有时受到监测仪器的限制，无法区分粗颤和细颤。

此外，因为电极松懈或接触面干、ECG 导联损坏、患者活动或肌颤引起的 ECG 伪像也类似心室颤动。当 ECG 提示有心室颤动可能的时候，应快速评估患者，包括检查动脉搏动，以确定心律失常的性质。

加速性室性自主心律（加速性室性心律、自主室性心动过速、缓慢室性心动过速）

关键定义

加速性室性自主心律（图 8-6）是起源于束支、浦肯野纤维网或心室肌异位起搏点的心律失常，频率在 40～100 次/分。这种心律失常的其他术语包括加速性室性心律、自主室性心动过速和缓慢室性心动过速。

诊断特点（表 8-4）

频率 加速性室性自主心律的频率为 40～100 次/分。加速性自主室性心律的发作和终止通常是逐渐的，也可在一个 PVC 后突然发生。

规律性 节律是规则的。

P 波 可有或无 P 波。如果有 P 波，与加速性室性自主心律的 QRS 波群无关，频率与 QRS 波群的频率不同（房室分离）。

PR 间期 如果存在 P 波，独立于 QRS 波群出现，则没有 PR 间期。

RR 间期 RR 间期是相等的。

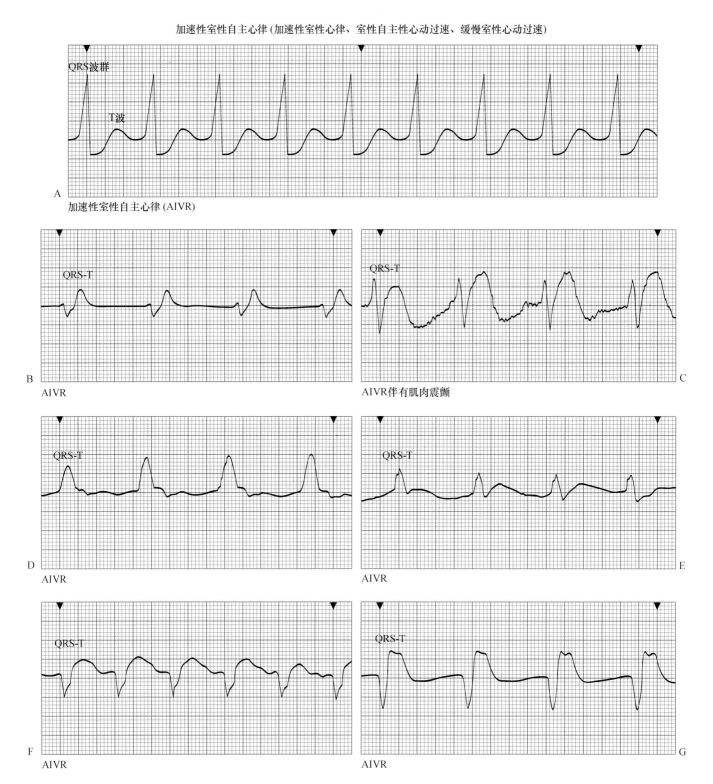

图 8-6　加速性室性自主心律（加速性室性心律、室性自主性心动过速、缓慢室性心动过速）

表 8-4 加速性室性自主心律的诊断性特点	
特点	加速性室性自主心律
频率	40～100 次/分
规律性	规律
P 波	通常没有，如果有，与 QRS 波无关（房室分离）
PR 间期	通常没有
PP、RR 间期	相等
传导比例	房室分离
QRS 波群	宽度＞0.12s
起源部位	束支、浦肯野纤维网或心室肌的异位起搏点

传导比例 加速性室性自主心律起源于房室结以下，因此房室分离。

QRS 波群 典型 QRS 波群超过 0.12s 并畸形，但如果起搏部位在希氏束以下的束支，则 QRS 波群可能仅比正常 QRS 波群稍宽（超过 0.12s 但＜0.16s）。如果存在室上性节律，特别是频率与加速性室性自主心律的频率一样时，可以产生融合波。此时这两种节律交替出现。融合波常常发生于在心律失常开始和结束时。

起源部位 加速性室性自主心律起源于束支、浦肯野纤维网或心室肌。

心律失常原因

加速性室性自主心律可发生于下列情况：

- 急性心肌梗死（相对常见）
- 主导起搏点（通常为窦房结）或房室交界处逸搏点的触发频率＜心室逸搏点的频率
- 存在窦性停搏、窦房阻滞或三度（完全性）房室传导阻滞
- 洋地黄中毒

加速性室性自主心律的电生理机制可能为自律性增高。

临床意义

急性心肌梗死时出现的加速性室性自主心律大多数是自限性的，不需要治疗。常见于阻塞的冠状动脉再灌注时。因为这并不影响急性心肌梗死的病程和预后，考虑是相对良性的。如果患者出现症状（低血压），加速性室性自主心律的处理方式应该同 V-Tach 一样。

室性逸搏心律（室性自主心律）

【关键定义】

室性逸搏心律（图 8-7）是起源于束支、浦肯野纤维网或心室肌异位起搏点的心律失常，频率在 40 次/分以下。当连续出现的起源于逸搏点的 QRS 波群＜3 个时，称为室性逸搏。

诊断性特点（表 8-5）

频率 频率在 40 次/分以下，通常在 20～40 次/分，也可能更低。

规律性 节律一般是规则的。

P 波 可有或无 P 波。如果有 P 波，与室性逸搏心律的 QRS 波群之间没有固定关系，表现为频率与 QRS 波群的频率不同，与房室分离表现一致。

PR 间期 没有 PR 间期。

RR 间期 RR 间期可能相等或变化。

传导比例 因为起搏点在房室结以下，因此存在房室分离。

QRS 波群 QRS 波群超过 0.12s，是异常的，有时每一个 QRS 波群的形态是变化的。

起源部位 室性逸搏心律来源于束支、浦肯野纤维网或心室肌的逸搏点。

心律失常原因

室性逸搏心律可发生于下列情况：

- 主导起搏点（通常为窦房结）或房室交界处逸搏点的触发频率小于心室逸搏点的频率
- 因为窦性停搏、窦房传导阻滞或三度（完全性）房室传导阻滞使来自于窦房结、心房和房室结交界处的电冲动不能到达心室

一般来说，如果电冲动不能在 1.5～2.0s 内到达心室，心室的逸搏点将以 20～40 次/分起搏。结果产生一个或更多室性逸搏或室性逸搏心律。

室性逸搏心律也发生于严重心脏病，通常见于临死前的心脏，在心脏停搏前出现。

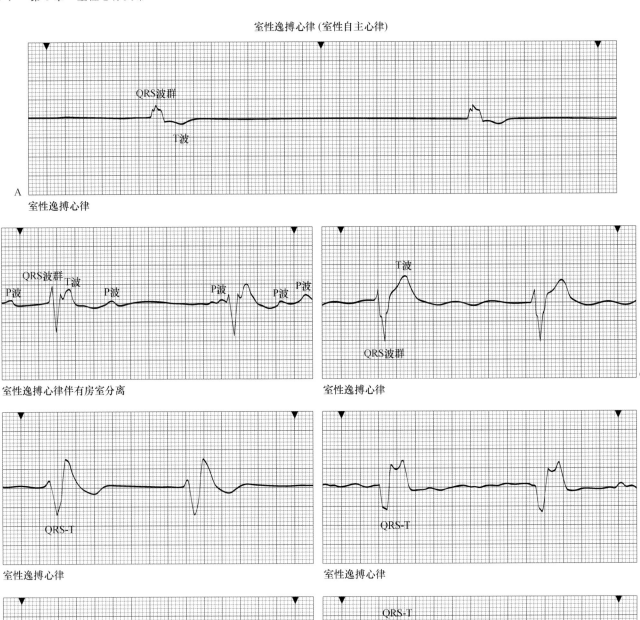

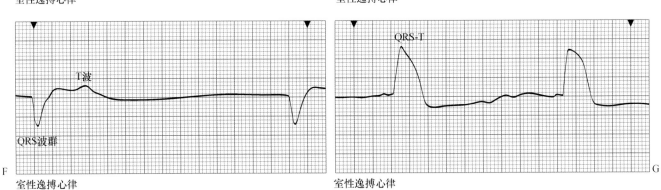

图 8-7 室性逸搏心律

室性停搏（心脏停止）

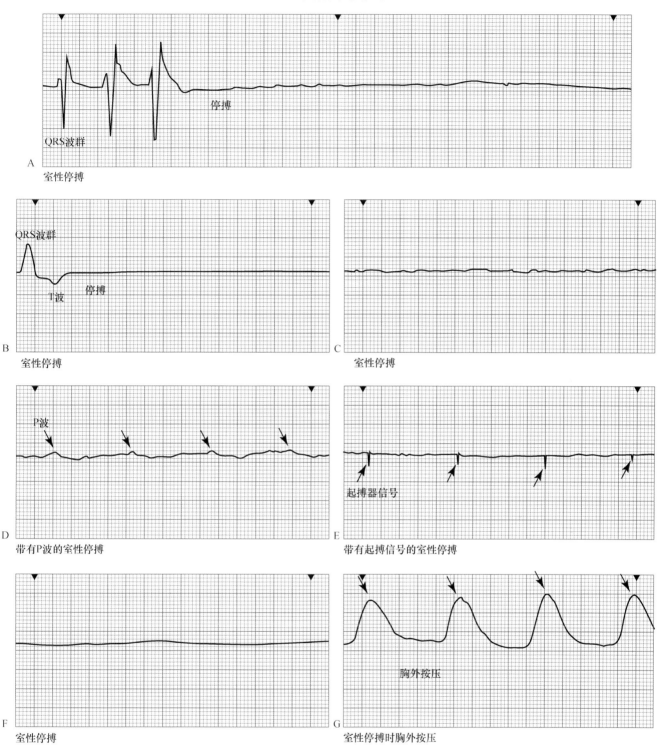

图 8-8 室性停搏

表 8-5　室性逸搏心律的诊断性特点	
特点	室性逸搏心律
频率	<40 次/分
规律性	规律
P 波	通常没有，如果有，与 QRS 波群无关（房室分离）
PR 间期	没有
PP、RR 间期	相等
传导比例	房室分离
QRS 波群	宽度>0.12s
起源部位	束支、浦肯野纤维网或心室肌的异位起搏点

表 8-6　停搏的诊断性特点	
特点	停搏
频率	没有
规律性	无
P 波	通常没有
PR 间期	没有
PP、RR 间期	没有
传导比例	无
QRS 波群	无
起源部位	没有心室电活动

临床意义

在心脏起搏系统中，室性逸搏点是最低和最慢的。如果必须起搏而不能起搏时，结果则是停搏。由于频率慢和存在的基础心脏病，室性逸搏心律出现时一般是有症状的。常发生由心排血量显著下降导致的低血压、大脑和其他重要器官灌注减少，引起晕厥、休克或充血性心力衰竭。室性逸搏心律必须及时处理，推荐使用经皮起搏器，以纠正心排血量减少所带来的后果。

心搏停止

心搏停止（图 8-8）是指心室内没有任何电活动。

诊断性特点（表 8-6）

频率　没有心率。
规律性　没有电活动。
P 波　有或无 P 波。
PR 间期　没有 PR 间期。
RR 间期　没有 RR 间期。
传导比例　没有心室活动，因此没有临床意义的传导比例。
QRS 波群　没有 QRS 波群。
起源部位　因为没有节律，所以没有起源。如果有 P 波，则起搏点在窦房结，或来自心房或房室交界处的异位起搏点或逸搏点。

心律失常的原因

心搏停止（asystole），有时称为心室停搏或心室静止，是三种最常见的心脏骤停（cardiac arrest）心律之一。由于没有电活动，心脏停搏是真正的心律失常。可发生在严重心脏病时，在下列情况下作为首发事件出现：

- 当主导起搏点（通常是窦房结）和（或）房室交界处逸搏点不能产生电冲动
- 因为三度房室传导阻滞和心室逸搏点不能起搏，使得电冲动进入心室受阻
- 在临死时的心脏停搏是最后的表现：
- 室性心动过速
- 心室颤动
- 室性逸搏心律

心脏停搏也可在使用以下方法终止心动过速时出现——药物、除颤或同步电复律。

临床意义

心搏停止时不存在有组织的心室除极化、心室收缩，结果导致心脏不排血，不能触及脉搏。一个有意识的人突然发生心停搏可出现晕厥，数秒内意识丧失，如果心律失常得不到治疗，将面临死亡。*停搏必须得到马上处理*。

本章总结

- 任何室性心律失常都应得到关注
- 室性心律失常提示希氏束的束支、浦肯野纤维网或心室肌存在可激动点

- 可以表现为单个室性期前收缩或多发 PVCs
- 室性心动过速、心室颤动和停搏是心脏停搏的主要表现，死亡率高
- 室性心动过速可能难以与宽 QRS 波群室上性心动过速相鉴别
- 如果心室肌产生逸搏点，称为室性自主逸搏心律，如果频率高于 40 次/分，称为加速性室性自主心律
- 心室自主起搏是心脏最后的起搏点，必须马上治疗
- 表 8-7 总结了这个章节中讨论的各种室性心律失常的诊断性特点

表 8-7　室性心律失常的诊断特点

心律失常	心率（次/分）	节律	P 波	PR 间期	QRS 波群
室性心动过速	110～250	规则	有或无，与 QRS 波群无关	无	异常，>0.12s
心室颤动	无	无	有或无	无	心室颤动波
加速性室性自主心律	40～100	规则	有或无，与 QRS 波群无关	无	异常，>0.12s
室性异搏心律	<40	规则	有或无，与 QRS 波群无关	无	异常，>0.12s
心室停搏	无	无	有或无	无	无

本章回顾

1. 起源于心室异位起搏点的宽大畸形的 QRS 波群称为：
   - A. PAC
   - B. PJC
   - C. 未传导的 PJC
   - D. PVC

2. 来源于同一个异位起搏点的相同的 PVC 称为：
   - A. 孤立
   - B. 多灶
   - C. 多形
   - D. 单灶

3. 一个 PVC 可以：
   - A. 引起停搏
   - B. 使窦房结除极化，有时会抑制它，因此基础节律的下一个 P 波将提前出现。
   - C. 可以和正常 QRS 波群同时出现，形成插入性激动
   - D. 如果发生于 T 波上可以触发心室颤动。

4. 1 个 PVC 后跟随一次不完全的代偿间歇，是前一次 RR 间歇的_____倍。
   - A. 1
   - B. 2
   - C. 3
   - D. 可变的

5. 一个 QRS 波群同时具有 PVC 和基础节律下 QRS 波群的特点，称为：
   - A. 分支性 PVC
   - B. 孤立 PVC
   - C. 多灶性 PVC
   - D. 室性融合波

6. 3 个 PVC 并排出现称为：
   - A. PVCs 连续发作
   - B. PVCs 联律
   - C. V-Tach
   - D. PVCs 齐发

7. 室性心动过速时 QRS 波群从一种形态和方向向另一种逐渐转换，称为：
   - A. 并行心律
   - B. 多形性室性心动过速
   - C. 尖端扭转型室性心动过速
   - D. 心室扑动

8. 当心室以 300～500 次/分的频率和不同步、无序的方式除极化，能否成功除颤主要取决于：
   - A. 颤动波的频率
   - B. 存在 P 波

C. 颤动波的大小

D. 基础节律

9. 对于无症状的加速性室性自主心律，以下哪种是对的：

A. 通常与急性心肌梗死相关

B. 必须马上治疗

C. 通常在二度 Ⅱ 型房室传导阻滞时发生

D. 心率一般超过 100 次/分

10. 频率低于 40 次/分的室性心律失常称为：

A. 加速性室性自主心律

B. 心脏的无脉电活动

C. 心室停搏

D. 室性逸搏心律

（李卫萍　译）

9 房室传导阻滞

【目的】　在完成本章内容后，你应该能完成以下目标：

1. 能够定义并掌握下列节律异常的诊断特点、原因和临床意义：
   - 一度房室传导阻滞
   - 二度 I 型（文氏）房室传导阻滞
   - 二度 II 型房室传导阻滞
   - 二度 2：1 及高度房室传导阻滞
   - 三度房室传导阻滞（完全性房室传导阻滞）

一度房室传导阻滞

> **关键定义**
>
> 一度房室（AV）传导阻滞（图 9-1）通常是通过房室结的电冲动的传导恒定延迟。特点是 PR 间期异常延长 >0.2s 且持续时间恒定。

诊断特点（表 9-1）

心率　为基础的窦性或房性节律，且心房率与心室率相同。心率可以缓慢、正常或过速。

规整性　由于起源于窦房结或一个心房起搏点，因此节律规整。

P 波　P 波在每个 QRS 波群之前且形态相同。P 波在 II 导联直立，P 波形态及持续时间正常。

PR 间期　PR 间期延长（>0.2s）且持续时间恒定。

RR 间期　RR 间期是基础节律且规整。

传导比例　每个 QRS 波群有一个 P 波，每个 P 波有一个 QRS 波群，因此传导比例为 1：1。

QRS 波群　QRS 波群形态通常正常，但如果存在心室内传导异常（例如束支传导阻滞）可导致 QRS 波群形态异常。

起源部位　起源于窦房结或心房起搏点。

一度房室传导阻滞

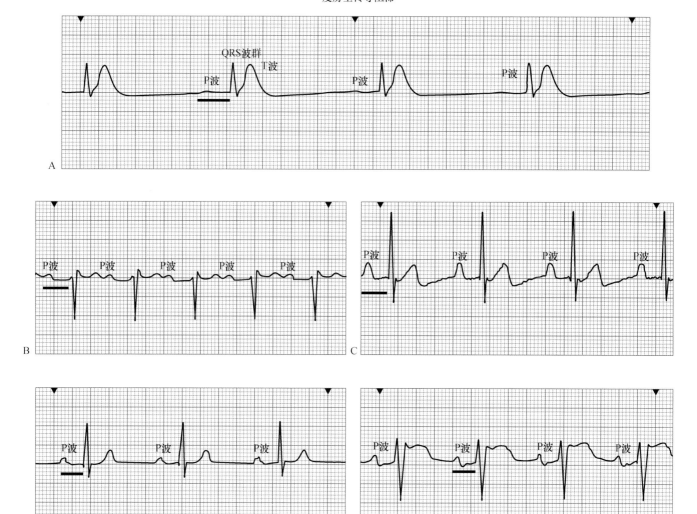

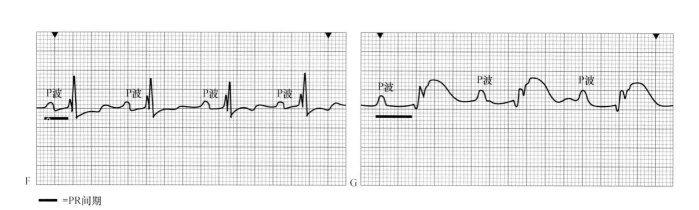

■ =PR间期

图 9-1 一度房室传导阻滞

心律失常原因

一度房室传导阻滞表示电冲动通过房室结时传导延迟，因此典型的 QRS 波群形态正常，除非已存在室内传导异常（例如束支传导阻滞）。偶尔房室传导阻滞可能发生在心室的希氏-浦肯野系统（也就是希氏束或束支）中的房室结下面（结下房室传导阻滞）。

尽管一度房室传导阻滞的发生可以无任何明显原因，但可见于下列情形：

表 9-1	一度房室传导阻滞的诊断特点
特点	一度房室（AV）传导阻滞
心率	基础节律
规整性	规整
P 波	直立（Ⅱ导联）
PR 间期	>0.20s
PP、RR 间期	相等
传导比例	1:1
QRS 波群	除非传导延迟，一般正常形态
起源部位	窦房结或心房起搏点

- 急性下壁或右心室心肌梗死（MI）时导致迷走神经（副交感神经）张力增高和（或）房室结缺血
- 缺血性心脏病
- 无论什么原因过分抑制迷走神经（副交感神经）张力
- 洋地黄中毒
- 服用某些药物，如胺碘酮、β受体阻滞剂（如阿替洛尔、美托洛尔、普萘洛尔）或钙通道阻滞剂（如地尔硫䓬、维拉帕米、硝苯地平）
- 电解质紊乱（如高钾血症）
- 急性风湿热或心肌炎

临床意义

　　一度房室传导阻滞不会产生临床症状或体征，因此通常无需专门治疗。然而如果可能，应该纠正引起一度房室阻滞的基础原因。一度房室传导阻滞在某种情况下（如过量应用β受体阻滞剂或钙通道阻滞剂，以及急性下壁或右心室 MI）可能进展为高度房室传导阻滞，因此患者可能需要观察和心电图监测。

二度Ⅰ型（文氏）房室传导阻滞

【关键定义】

　　二度Ⅰ型（文氏）房室传导阻滞（图 9-2）是指通过房室结的电冲动传导在每个 P 波后有渐进性延迟，直至传导被完全阻滞。特点是 PR 间期逐渐延长，直至一个 P 波后 QRS 波群完全脱落消失。这种 PR 间期逐渐延长并出现 QRS 波群脱落消失的现象会反复出现。二度Ⅰ型房室传导阻滞也称为莫氏Ⅰ型二度房室传导阻滞。

诊断特点（表 9-2）

　　心率　心房率为基础时的窦性或房性节律，而心室率由于 QRS 波群脱落消失（脱失），故小于心房率。

　　规整性　由于每一次窦房结下传的电冲动逐渐减慢，导致每个 PR 间期均比前一个延长，直至房室结传导彻底阻滞，导致一个 QRS 波群完全脱失。由于上述情况在心电图上成组出现，因此心律不规整。

　　P 波　P 波在出现的 QRS 波群之前且形态相同。

　　PR 间期　PR 间期逐渐延长直至某个 P 波后脱失一个 QRS 波群（未下传的 P 波或漏跳）。随着未下传 P 波产生的暂停，心脏开始一个新的传导序列。紧跟着未下传 P 波的 PR 间期比之前下传的 PR 间期短。

　　RR 间期　RR 间期不规整。由于 PR 间期逐渐延长，故 RR 间期逐渐缩短直至某一个 P 波无法下传，然后心脏重新开始新的节律序列。RR 间期逐渐缩短的原因是由于 PR 间期的增量（因为增量也是逐渐降低的）无法维持 RR 间期如未下传 P 波后的头一个 RR 间期那样的时长。这种 RR 间期周期性缩短的特点在心房颤动（房颤）伴文氏房室传导阻滞时也可见到。

　　偶尔也有 RR 间期保持不变直至出现 P 波无法下传。在这种情况下，包含未下传 P 波的 RR 间期短于基础节律的两个 RR 间期。

　　传导比例　通常房室结传导比例为 5:4、4:3、3:2，也可有 6:5、7:6 等。例如房室传导比例为 5:4 时，意味着每 5 个 P 波有 4 个下传的 QRS 波群。这种连续的两个或多个心跳后跟着一个漏跳重复出现称为联律。房室传导比例可以固定或随时间而变化。

　　QRS 波群　除非既往有心室内传导异常（例如束支传导阻滞），一般情况下 QRS 波群时间和形态正常。

　　起源部位　一般起源于窦房结或心房异位起搏点。

心律失常原因

　　二度Ⅰ型房室传导阻滞最常提示通过房室结的电冲动传导异常（节性房室传导阻滞），因此典型的 QRS 波群形态正常，除非既往存在室内传导异常（例如束支传导阻滞）。偶尔房室传导阻滞发生在房室结下面的心室希氏-浦肯野系统（也就是希氏束或束支）。当发生上述情况时，QRS 波群的时程将达 0.10~0.12s，但它的形态异常。

　　与一度房室传导阻滞一样，二度Ⅰ型房室传导阻

二度 Ⅱ 型房室传导阻滞 (文氏现象)

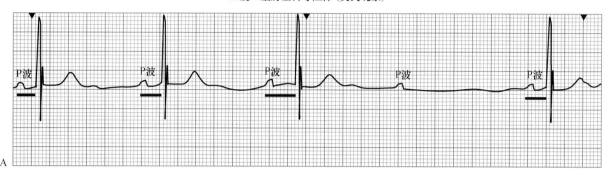

A

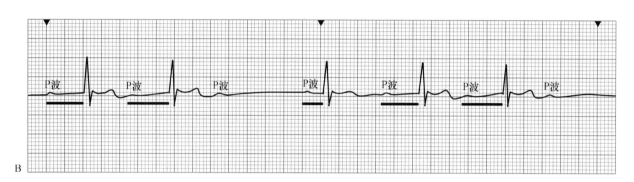

B

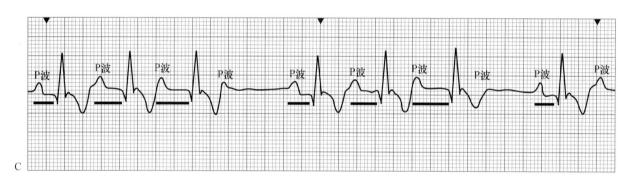

C

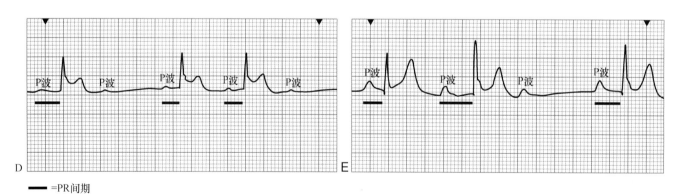

D E

━━ =PR间期

图 9-2 二度 Ⅰ 型房室传导阻滞（文氏现象）

滞时常发生：

- 急性下壁或右心室 MI 时导致迷走神经（副交感神经）张力增高和（或）房室结缺血
- 缺血性心脏病
- 任何原因导致的过分抑制的迷走神经（副交感神经）张力

- 洋地黄中毒
- 服用某些药物，如胺碘酮、β 受体阻滞剂（如阿替洛尔、美托洛尔、普萘洛尔）或钙通道阻滞剂（如地尔硫䓬、维拉帕米、硝苯地平）
- 电解质紊乱（如高钾血症）

表 9-2　二度 I 型（文氏）房室传导阻滞

特点	二度 I 型房室传导阻滞
心率	既往基线节律
规整性	不规整
P 波	II 导联直立
PR 间期	PR 间期逐渐延长直至脱失一个 QRS 波群
PP、RR 间期	PP 间期相等、RR 间期不等（逐渐缩短）
传导比例	可变的（常见 5∶4、4∶3 或 3∶2）
QRS 波群	除非传导延迟，一般正常形态
起源部位	窦房结或房性异位起搏点

- 急性风湿热或心肌炎

临床意义

二度 I 型房室传导阻滞通常是一过性且可逆的。尽管它几乎不产生临床症状，但可进展为高度房室传导阻滞。因此患者需进行密切的观察和心电图监测。如果需增加心室率，可予以阿托品治疗。

二度 II 型房室传导阻滞

【关键定义】

二度 II 型房室传导阻滞（图 9-3）是某一束支电冲动传导的完全阻滞和另一个束支间断性阻滞的心律失常。这会产生：①以规则的或不规则的 QRS 波群脱失为特点的房室传导阻滞，房室传导比例通常为 4∶3 或 3∶2；②有束支传导阻滞。二度 II 型房室传导阻滞也称为莫氏 II 型二度房室传导阻滞。

诊断特点（表 9-3）

心率　房率为基础时的窦性或房性节律。由于有未下传的 P 波，故心室率<心房率。

规整性　心房节律基本上是规则的而心室节律不规则。这导致由下传的 QRS 波群和非下传的 QRS 波群组成不规整的图形。

P 波　P 波在 QRS 波群之前（如果产生 QRS 波群）且形态相同。

PR 间期　PR 间期（如果出现）固定，可以正常或延长（>0.20s）。

RR 间期　除包含未下传的 P 波（漏跳）以外，RR 间期一致；等于或轻度短于基础节律 RR 间期的 2 倍。

传导比例　通常房室传导比例为 4∶3 或 3∶2，也可有 5∶4、6∶5、7∶6 等。更确切地说，P 波总比 QRS 波群多一个。例如房室传导比例为 4∶3 时，意味着每 4 个 P 波有 3 个下传的 QRS 波群。这种连续的两个或多个心跳后跟着一个漏跳重复出现称为联律。房室传导比例可以固定或随时间而变化。

> 与高度房室传导阻滞相比，二度 II 型房室传导阻滞的特点为每组图形中 P 波只比 QRS 波群多一个。这是由于仍然传导电冲动的束支间断发生阻滞引起的。

QRS 波群　由于有束支传导阻滞，因此 QRS 波群时程常>0.12s。偶有房室传导阻滞位于希氏束水平且既往没有室内传导异常（如束支传导阻滞），这种情况下 QRS 波群可正常（0.12s 或更少）。

起源部位　起源于窦房结或心房异位起搏点。

心律失常原因

二度 II 型房室传导阻滞通常发生在希氏束以下的束支（房室结下阻滞）。它表示通过某一束支的电冲动传导间断发生阻滞，同时合并另一束支的完全阻滞。这就产生了间断的房室传导阻滞伴异常宽大畸形的 QRS 波群。

一般来说，二度 II 型房室传导阻滞是急性前壁 MI 引起束支的广泛损伤引起的。偶尔房室传导阻滞发生在希氏束水平，当出现这种情况时，QRS 波群是正常的（0.10～0.12s），但形态异常。

临床意义

伴心室率过缓的二度 II 型房室传导阻滞产生的临床表现和体征与症状性窦性心动过缓相同。由于二度 II 型房室传导阻滞比二度 I 型房室传导阻滞更严重，且经常进展为三度房室传导阻滞甚至停搏，因此对于无症状的患者，备用一台心脏起搏器是有指征的，有临床症状的患者，尤其是急性前壁 MI 的患者应立即置入临时起搏器。阿托品对于二度 II 型房室传导阻滞通常无效。

二度Ⅱ型房室传导阻滞

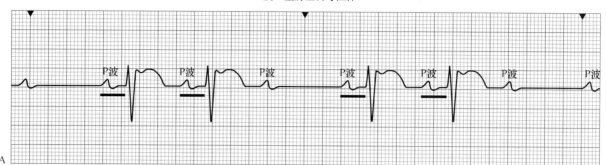

A
3:2房室传导阻滞

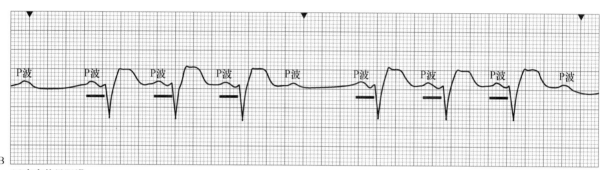

B
4:3房室传导阻滞

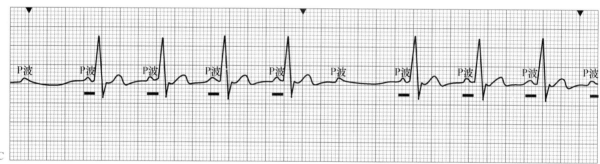

C
5:4房室传导阻滞

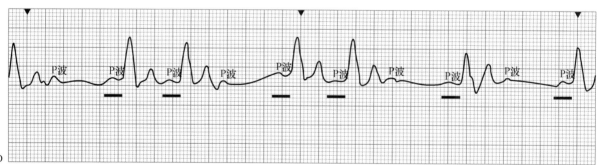

D
3:2房室传导阻滞合并束支传导阻滞   2:1房室传导阻滞

━━ =PR间期

图 9-3 二度Ⅱ型房室传导阻滞

表 9-3 二度 Ⅱ 型房室传导阻滞

特点	二度 Ⅱ 型房室传导阻滞
心率	基础节律
规整性	不规整
P 波	Ⅱ导联直立
PR 间期	PR 间期固定，时程可正常或延长，直至脱失一个 QRS 波群
PP、RR 间期	PP 间期相等、RR 间期不等
传导比例	可变（常见 4∶3 或 3∶2）
QRS 波群	通常时程＞0.12s
起源部位	窦房结或心房异位起搏点

二度 2∶1 和高度房室传导阻滞

【关键定义】

二度 2∶1 房室传导阻滞和高度房室传导阻滞（图 9-4）是由通过房室结和（或）束支的电冲动传导异常，产生一个"高级别"房室传导阻滞引起的心律失常，以规则的或不规则的 QRS 波群的脱失为特点。产生的房室传导比例为 2∶1、3∶1 或更大，使二度 2∶1 和高度房室传导阻滞的特点与经典二度 Ⅰ 型和 Ⅱ 型房室传导阻滞不同。

诊断特点（表 9-4）

心率 心房率为基础时的窦性或房性节律。由于有未下传的 P 波，故心室率＜心房率。

规整性 心房节律基本上是规则的而心室节律可以规则或不规则。当房室传导阻滞的发生呈间歇性时，心室率不规整，并导致房室传导比率随之变化。

P 波 P 波在 QRS 波群之前（如果产生 QRS 波群）且形态相同。

PR 间期 PR 间期固定，可以正常或延长（＞0.20s）。

RR 间期 RR 间期一致或可变。

传导比例 二度 2∶1 房室传导阻滞时房室传导比例为 2∶1，就是因此命名的。高度房室传导阻滞常见的房室传导比例为偶数倍关系，如 4∶1、6∶1、8∶1 等，也可为奇数倍关系，如 3∶1 或 5∶1 等。例如房室传导比例为 4∶1 时，意味着每 4 个 P 波仅有 1 个下传

的 QRS 波群，更具体地说，也就是有连续 3 个 P 波未能下传。这表明是"高级别"房室传导阻滞。这种传导比例在给定导联可以固定或变化。房室传导阻滞情况按出现的房室传导比例来判定（如 2∶1、3∶1 或 6∶1 房室传导阻滞）。传导比例为 2∶1 的房室传导阻滞称之为 2∶1 房室传导阻滞，传导比例为 3∶1 或更高时称之为高度房室传导阻滞。

二度 2∶1 房室传导阻滞可以与二度 Ⅰ 型房室传导阻滞相似。典型的 Ⅰ 型房室传导阻滞会有 PR 间期逐渐延长，并在 3～6 个心动周期后产生 1 个 QRS 波群的脱失。如果起始的 PR 间期非常长，随后的周期可能足以产生房室传导阻滞，导致 QRS 波群的脱失。如果 PR 间期正常而且传导比例为 2∶1，则是二度 2∶1 房室传导阻滞的可能性大。

QRS 波群 QRS 波群形态可以正常，也可由于有束支传导阻滞而异常。在二度传导阻滞，由于导致阻滞的传导延长通常发生在束支，因此 QRS 波群比正常宽。如果阻滞发生在希氏束水平，QRS 波群将有一个 0.10～0.12s 的时程，但形态异常。

起源部位 这个节律起源于窦房结或心房异位起搏点。

心律失常原因

窄 QRS 波群（＜0.12s）的二度 2∶1 和高度房室传导阻滞通常表示通过房室结的电冲动传导异常（节性房室传导阻滞），而且通常与二度 Ⅰ 型房室传导阻滞有关。常见原因有以下：

- 急性下壁或右心室 MI 时导致迷走神经（副交感神经）张力增高和（或）房室结缺血
- 缺血性心脏病
- 任何原因导致的迷走神经（副交感神经）张力的过分抑制
- 洋地黄中毒
- 服用某些药物，如胺碘酮、β 受体阻滞剂（如阿替洛尔、美托洛尔、普萘洛尔）或钙通道阻滞剂（如地尔硫䓬、维拉帕米、硝苯地平）
- 电解质紊乱（如高钾血症）
- 急性风湿热或心肌炎

宽 QRS 波群（＞0.12s）

宽 QRS 波群的二度 2∶1 和高度房室传导阻滞通常表示通过束支的电冲动传导异常（节下房室传导阻滞），而且通常与二度 Ⅱ 型房室传导阻滞有关。急性前壁心肌梗死为常见原因；宽 QRS 波群的二度 2∶1 和高

二度房室传导阻滞 (2:1与高度房室传导阻滞)

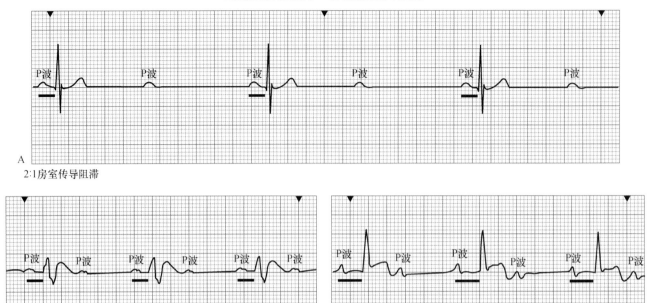

A
2:1房室传导阻滞

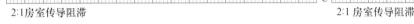

B
2:1房室传导阻滞

C
2:1 房室传导阻滞

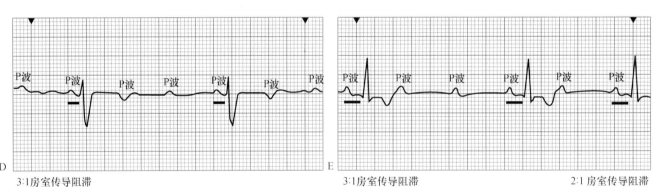

D
3:1房室传导阻滞

E
3:1房室传导阻滞   2:1 房室传导阻滞

图 9-4　二度房室传导阻滞（2：1 与高度房室传导阻滞）

特点	二度 2：1 和高度 AVB
表 9-4　二度 2：1 和高度房室传导阻滞（AVB）	
心率	基础节律
规整性	2：1 传导时规整，其他传导比例时不规整
P 波	Ⅱ 导联直立
PR 间期	PR 间期固定，时程可正常或延长，直至脱失一个 QRS 波群
PP、RR 间期	PP 间期相等、RR 间期不等
传导比例	可变的（常见 2：1、3：1、4：1）AVB：两个或两个以上 P 波连续不能下传
QRS 波群	通常时程＞0.12s
起源部位	窦房结或房性异位起搏点

度房室传导阻滞有时也可能是房室结传导异常（如在Ⅰ型房室传导阻滞，结性房室传导阻滞）合并既往存在的室内传导异常（如束支传导阻滞）所导致。

临床意义

伴心室率过缓的 2：1 和高二度房室传导阻滞产生的临床表现和体征与症状性窦性心动过缓相同。正常 QRS 波群的 2：1 和高度房室传导阻滞经常是短暂的。阿托品对 2：1 房室传导阻滞可能有效，而对高度房室传导阻滞无效。

由于 2：1 和高度房室传导阻滞可进展为三度房室传导阻滞甚至停搏，因此对于无症状的患者，备一台心脏起搏器是有指征的，有临床症状的患者，尤其是急性前壁冠状动脉综合征的患者应立即置入临时起搏器。阿托品对于宽 QRS 波群的 2：1 或高度房室传导阻滞通常无效。

三度房室传导阻滞
（完全性房室传导阻滞）

【关键定义】

三度房室传导阻滞（图 9-5）意味着电冲动完全无法从房室结区域、希氏束或束支传导，特点为心房和心室各自独立跳动。

诊断特点 （表 9-5）

心率　心房率为基础时的窦性或房性节律。而心室率一般在 40～60 次/分之间，也可慢至 20～40 次/分之间，甚至更低。通常情况下，心室率低于心房率。

规整性　心房节律规则或不规则，取决于基础时的窦性或房性节律。而心室节律通常规整，房律和室律相互独立（房室分离）。

P 波　可出现 P 波或心房扑动（房扑）波或心房颤动（房颤）波，当出现时，与 QRS 波群之间无关，表现为与 QRS 波群不同的独立的频率（房室分离）。

PR 间期　由于 P 波与 QRS 波群之间均独立发生，因此 PR 间期不固定且差异很大。

RR 间期和 PP 间期　RR 间期通常相等且与 PP 间期不相关。

传导比例　由于心房率和心室率各自独立，互不相关，因此没有传导比例。

QRS 波群　QRS 波群时程一般＞0.12s，且如果逸搏节律的起搏点位于浦肯野系统或心室内，或者逸搏节律的起搏点位于房室结并且合并室内传导异常（例如既往有束支传导阻滞）时常常形态异常。如果起搏点位于希氏束或房室结合部时，QRS 波群可正常（0.10～0.12s）。

起源部位　如果出现 P 波，可能起源于窦房结或心房的异位起搏点。QRS 波群的起搏点是位于房室交界区、束支、浦肯野系统或心室肌的逸搏心律起搏点。

总之，如果三度房室传导阻滞位于房室结水平，则逸搏节律的起搏点通常位于房室结下的希氏束。如果三度房室传导阻滞位于希氏束或束支分支水平，则逸搏节律的起搏点位于浦肯野系统，或远离房室传导

阻滞的心室肌。如果逸搏节律的起搏点位于房室交界区（也就是交界性逸搏节律），心室率在 40～60 次/分之间。如果逸搏节律的起搏点位于心室［也就是束支、浦肯野系统、或心室肌（室性逸搏节律）］，心室率为 20～40 次/分，甚至更低。

心律失常原因

三度房室传导阻滞代表电冲动从心房向心室传导的完全阻滞，阻滞的部位可以在房室结（结性房室传导阻滞）、希氏束或束支分支（结下房室传导阻滞）。可以是一过性和可逆性的，也可能是永久性的。

一过性且可逆性的三度房室传导阻滞常为窄 QRS 波群，心室率在 40～60 次/分（即交界性逸搏心律）。通常是电冲动通过房室结的传导完全被阻滞引起的。可能原因如下：

- 急性下壁或右心室心肌梗死时导致迷走神经（副交感神经）张力增高和（或）房室结缺血
- 缺血性心脏病
- 任何原因导致的迷走神经（副交感神经）张力的过度抑制
- 洋地黄中毒
- 服用某些药物，如胺碘酮、β 受体阻滞剂（如阿替洛尔、美托洛尔、普萘洛尔）或钙通道阻滞剂（如地尔硫䓬、维拉帕米、硝苯地平）
- 电解质紊乱（如高钾血症）
- 急性风湿热或心肌炎

永久性或慢性的三度房室传导阻滞通常为宽 QRS 波群且心室率一般 20～40 次/分之间，甚至更低（也就是室性逸搏心律）。通常是电冲动通过双侧束支的传导完全被阻滞引起的。常见原因有以下：

- 急性前壁心肌梗死
- 老年性的慢性束支退行性病变

永久性三度房室传导阻滞通常不是由于迷走神经（副交感神经）张力增高或药物毒性所致。

临床意义

三度房室传导阻滞产生的临床表现和体征与症状性窦性心动过缓相同，只是更加凶险，特别是当其合并宽大畸形的 QRS 波群时。当三度房室传导阻滞突然发生，没有交界性或室性逸搏取代时，将会发生心脏停搏。这将会导致晕眩，如果没有其他部位的逸搏心律，几秒内即可丧失意识并死亡。

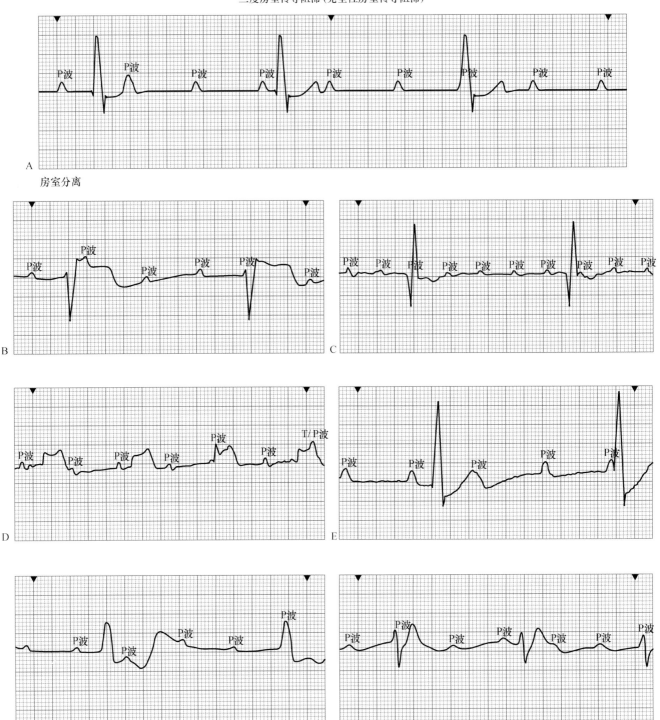

图 9-5　三度房室传导阻滞

对于有临床症状的三度房室传导阻滞患者（无论什么原因），以及急性前壁心肌梗死时无症状的三度房室传导阻滞患者均应立即置入临时起搏器。阿托品对于因急性下壁心肌梗死或右室心肌梗死引起的窄 QRS 波群的三度房室传导阻滞疗效较好。

表 9-5 三度房室传导阻滞

特点	三度房室传导阻滞
心率	基础节律
规整性	心室率规整
P 波	P 波在 II 导联直立，或 f 波或 F 波
PR 间期	多变
PP、RR 间期	PP 间期相等、RR 间期相等
传导比例	无，房室完全分离
QRS 波群	通常时程＞0.12s
起源部位	房室结或心室内自主起搏点

本章总结

- 心脏传导阻滞是房室（AV）传导障碍的总体称谓。其发生是由于通过房室交界区的传导一过性或永久性受损
- 一度心脏传导阻滞是最轻度的形式。其 PR 间期一般延长超过 0.20s
- 二度心脏传导阻滞是中度房室传导异常，电冲动在心房与心室之间的阻滞间歇性发生

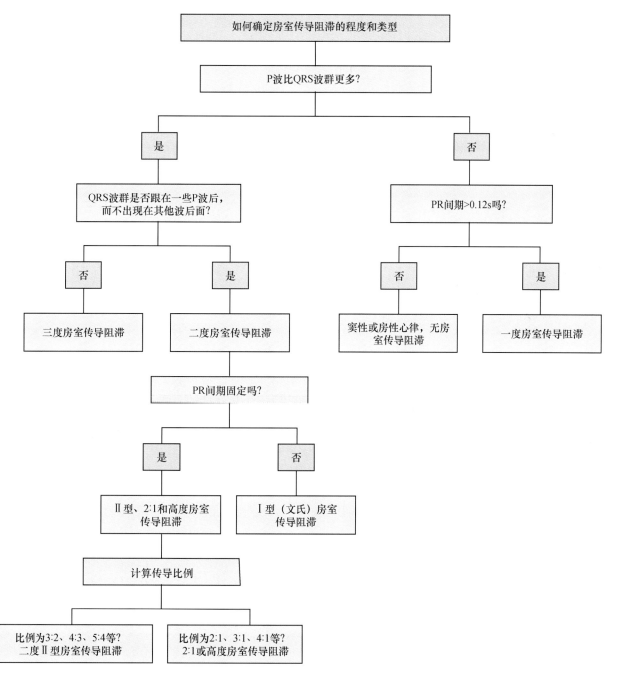

图 9-6 房室传导阻滞的程度与分型确定

- 三度心脏传导阻滞是心脏传导阻滞的最严重形式，这种情况下，房室结不传导心房和心室之
- 间的任何刺激。
- 表9-6总结了心脏传导阻滞的特点。

表9-6 一度、二度和三度房室传导阻滞的典型心电图诊断特点

房室传导阻滞	PR间期	房室传导比例	QRS波群
一度房室传导阻滞	延长且固定	1：1	通常正常
二度Ⅰ型（文氏）房室传导阻滞	逐渐延长	5：4、4：3、3：2或6：5、7：6等	通常正常
二度Ⅱ型房室传导阻滞	固定	3：2、4：3、5：4等	通常形态异常
2：1房室传导阻滞	固定	2：1	正常或异常
高度房室传导阻滞	固定	3：1、4：1、5：1等	正常或异常
三度房室传导阻滞	P波与R波完全分离	无	正常或异常

本章回顾

1. 急性下壁心肌梗死时由于迷走神经（副交感神经）张力增高或房室结缺血时通常发生的心律失常是：
   A. 一度房室传导阻滞
   B. 二度Ⅱ型房室传导阻滞
   C. 慢性三度房室传导阻滞
   D. 室性心动过速

2. 通过房室结传导的电冲动在每个P波后逐渐延长，直至电冲动的传导完全阻滞的心律失常称为：
   A. 一度房室传导阻滞
   B. 二度Ⅰ型房室传导阻滞
   C. 二度Ⅱ型房室传导阻滞
   D. 三度房室传导阻滞

3. 二度Ⅰ型房室传导阻滞通常是一过性和可逆性的，但患者需要监测和观察，这是因为：
   A. 可发展为高度房室传导阻滞
   B. 可发展为室性心动过速
   C. 通常引起不适症状
   D. 通常与急性前壁心肌梗死有关

4. 某一束支的电冲动传导完全阻滞，同时另一束支间断发生阻滞的心律失常称为：
   A. 一度房室传导阻滞
   B. 二度Ⅰ型房室传导阻滞
   C. 二度Ⅱ型房室传导阻滞
   D. 三度房室传导阻滞

5. 如果急性前间壁心肌梗死出现二度Ⅱ型房室传导阻滞时，患者有明显临床不适症状，应立即予哪项治疗：
   A. 注射多巴胺
   B. 静脉滴注异丙肾上腺素
   C. 肾上腺素
   D. 心脏临时起搏治疗

6. 下列哪项符合高度房室传导阻滞：
   A. 4：3
   B. 3：2
   C. 3：1
   D. 1：1

7. 电冲动完全无法从房室结区域、希氏束或束支传导，特点为心房和心室各自独立跳动，被称为：
   A. 二度Ⅰ型房室传导阻滞
   B. 二度Ⅱ型房室传导阻滞
   C. 三度房室传导阻滞
   D. 一度房室传导阻滞

8. 房室交界区逸搏心率是_____次/分：
   A. 100～120
   B. 80～100
   C. 60～80
   D. 40～60

9. 三度房室传导阻滞发生心脏停搏时由于没有交界区或室性逸搏会导致：
   A. 心脏停搏

　　B. 束支传导阻滞
　　C. 交界性逸搏心律
　　D. 室性逸搏心律

10. 房室传导阻滞引起临床症状主要因为：
　　A. 心房心率的反应

　　B. 心室心率的反应
　　C. 电冲动传导速度
　　D. 心肌收缩力

（孙志军　译）

10 心律失常的临床意义和治疗

【目的】　在学习本章内容后，你应该能完成以下目标

1. 讨论需要特别重视的心律失常患者的评估与治疗的方案：
   - 稳定与不稳定
   - 电治疗的作用
   - 药物治疗的作用
2. 能掌握下列药物的特点和治疗适应证：
   - 硫酸阿托品
   - 血管升压类药物
   - 肾上腺素
   - 加压素
   - 去甲肾上腺素
   - 多巴胺
   - 多巴酚丁胺
   - 抗心律失常药物
     - 腺苷
     - 胺碘酮
     - 利多卡因
     - 普鲁卡因

  - ○ 镁剂
  - ○ 伊布利特
  - ○ 钙通道阻滞剂
  - ○ β受体阻滞剂

3. 掌握以下心动过缓的临床意义、治疗适应证和治疗方法：
  - 窦性心动过缓
  - 窦性停搏/窦房阻滞
  - 一度房室传导阻滞
  - 二度 I 型房室传导阻滞
  - 二度 II 型房室传导阻滞
  - 二度 2：1 传导阻滞或高度房室传导阻滞
  - 伴窄 QRS 波群
  - 伴宽 QRS 波群
  - 三度房室传导阻滞
  - 伴窄 QRS 波群
  - 伴宽 QRS 波群
  - 交界性逸搏
  - 室性逸搏

4. 掌握以下心动过速的临床意义、治疗适应证和治疗方法：
  - 窦性心动过速
  - 房性心动过速伴阻滞
  - 不明起源的（有脉）窄 QRS 波心动过速的鉴别

5. 掌握以下心动过速的临床意义，以及根据血流动力学是否稳定而采取的治疗适应证和治疗方法：
  - 房性心动过速不伴阻滞
  - 心房扑动（房扑）伴或不伴预激综合征（WPW 综合征）或心室预激
  - 心房颤动（房颤）伴或不伴 WPW 综合征或心室预激
  - 持续时间＜48h
  - 持续时间＞48h
  - 阵发性窄 QRS 波群室上性心动过速（PSVT）
  - 交界性心动过速

6. 掌握以下心动过速的临床意义，以及根据血流动力学是否稳定而采取的治疗适应证和治疗方法：
  - 不明起源的（有脉）宽 QRS 心动过速
  - 有脉的单形性室性心动过速
  - 有脉的多形性室性心动过速
  - QT 间期正常
  - QT 间期延长
  - 有脉的尖端扭转型室性心动过速

7. 掌握以下期前收缩的临床意义、治疗适应证和治疗方法：
  - 房性期前收缩（PACs）
  - 交界性期前收缩（PJCs）
  - 室性期前收缩（PVCs）

8. 掌握以下心律失常的临床意义，以及根据患者是否接受监测心脏停搏而采取的治疗适应证和治疗方法：
  心室颤动/无脉性室性心动过速

- 心脏停搏
- 无脉电活动

第一部分

患者评价

评估患者时首先应询问发作心律失常时的症状。尤其要询问心律失常发作时的症状和体征，以及诱发心律失常症状的原因。本章不会详细讨论心律失常可能导致的所有症状。不同心律失常可能导致的症状将在各个心律失常章节详细讨论。一些心律失常患者的症状轻微，一些明显。对临床医生重要的是什么情况需要治疗。对症状轻微的心律失常患者的过度治疗可能会导致不必要的并发症的发生。因此，对于一个有中度症状的心律失常患者，负责的临床医生应小心应用检查手段，并尽可能去除一些可能的诱发因素。当患者症状恶化时，对患者治疗的紧迫性应相应提高。接下来，医生将要决定采取药物治疗还是电治疗作为一线治疗方案。

稳定 vs. 不稳定

临床情况不稳定患者应采取电治疗，经皮起搏、电转复，或电除颤，而稳定患者可使用药物治疗。如何定义不稳定患者？以下列出不稳定患者的典型症状和体征：

- 与心排血量下降相关的症状和体征（例如意识状态变差）
- 胸痛或呼吸困难
- 低血压（收缩压<90mmHg）
- 充血性心力衰竭或肺水肿

上述这些症状和体征提示患者的临床情况恶化，但患者所处的监护情况也应考虑。患者在转入急诊室之前是否已经接受了院前护理，还是目前已经处于重症监护病房并且身旁有熟练心肺复苏医务人员均对治疗策略的制订产生影响。随后将会讨论需要镇静剂的电治疗的应用，以及呼吸道护理。此外，即使电复律后患者的临床情况仍可能进一步恶化，并且发生心脏停搏，需要立即更进一步的治疗。因此对于医生判断患者临床情况是否稳定需要对许多因素考虑后做出判断，而并非仅仅凭患者症状做出判断。

最后，每一名医务人员，无论是院前急救人员、急诊医生或重症医疗专家必须根据现有程序判断患者临床情况是否稳定。

患者治疗

在对患者心律失常确诊并评估患者病情是否稳定后，下一步将决定采取何种治疗方案。目前主要有两种治疗方案：电治疗或药物治疗。对于某些心律失常（例如心室颤动），电治疗是唯一选择，而大多数心律失常则需要在电治疗和药物治疗之间仔细权衡。

电治疗

电复律和除颤

本文不讨论电复律或除颤的细节，尽管不同类型仪器略有不同，但总体原则相同。电复律或除颤的根本目的是瞬间使心脏电活动停止，使得心脏正常的起搏点重新恢复对心脏节律的控制。电复律与除颤的不同点是能量的使用以及放电的时机。下表列举目前对于不同心律失常电复律的能量应用原则：

除颤

无脉室性心动过速或心室颤动	单相波 360J
	双相波 120～200J
持续性多形性室性心动过速	单相波 360J
	双相波 120～200J

同步电复律

窄QRS波群心动过速
　50J、100J、100J、200J、300J、360J[*]
心房扑动（房扑）伴快心室率（RVR）
　50J、100J、100J、200J、300J、360J[*]
心房颤动（房颤）伴 RVR
　100～120J、200J、300J、360J[*]
有脉性室性心动过速
　100～120J、200J、300J、360J[*]

[*] 或等效双相波

作者提示 整章中同步电复律简称为电复律，非同步电复律简称为除颤。

除颤是非同步电复律，放电按钮按下后立即放电。同步电复律则通过感知 QRS-T 的绝对不应期而放电，因此在按下放电钮后，除颤仪自动感知并在合适的时机放电。因此，电复律多用于非危及生命的心律失常，而除颤用于危及生命的心律失常。如上所示，电复律所需的能量小于除颤能量。

镇静

准备电复律时要注意电复律可导致患者疼痛、焦虑，因此需要开放静脉通路应用麻醉剂和镇静剂。此外，需要的剂量要大于应用于经皮心脏起搏治疗所需的剂量。下面列举了可用于镇静的药物：

缓慢静脉注射咪达唑仑 2～4mg，可每 3～5min 重复一次，直至产生镇静/失忆效果

或

缓慢静脉注射地西泮 5～10mg，可每 3～5min 重复一次，直至产生镇静/失忆效果

或

缓慢静脉注射依托咪酯 6mg（0.2～0.6mg/kg），可每 3～5min 重复一次，直至产生镇静/失忆效果

除应用上述药物外，如果患者疼痛明显，还可考虑以下药物：

缓慢静脉注射吗啡 2～5mg 直至产生镇痛作用

或静脉注射芬太尼 1μg/kg 直至产生镇痛作用，如果 5～10min 内没有起到镇痛效果，可重复静脉注射芬太尼 0.5μg/kg。

经皮起搏治疗

经皮起搏治疗（TCP）对于有症状的心动过缓有效，TCP 适应证包括：

- 对药物治疗无效的所有有症状的心动过缓均可考虑 TCP
- 有症状的宽 QRS 波群心动过缓对药物治疗无效或不能立即开放静脉通路时可考虑 TCP：
  - 二度 II 型房室传导阻滞
  - 二度 2：1 和高度房室传导阻滞伴宽 QRS 波群
  - 伴宽 QRS 波群的三度房室传导阻滞
- 症状性心动过缓发生于急性冠状动脉综合征且静脉通路不能及时开通时可考虑 TCP
- 心脏移植患者伴症状性心动过缓可考虑 TCP，

因为此类患者对阿托品治疗一般无效

TCP 的禁忌证

- 低体温引起的心动过缓不宜应用 TCP

在准备 TCP 治疗前可以先行药物治疗。

TCP 也可用于控制 QT 间期延长的多形性室性心动过速，例如尖端扭转型室性心动过速。一旦夺获成功，起搏频率可降低至可耐受的频率。这种方式称为超速起搏治疗。

药物治疗

硫酸阿托品

硫酸阿托品简称阿托品，是副交感神经系统阻滞剂，可拮抗副交感神经对心脏的作用。迷走神经可抑制窦房结。因此阿托品通过阻断迷走神经，提高窦房结兴奋性而增加心率（正性变时作用）。阿托品也可以提高房室旁路和房室结上部的传导速率（正性传导作用）。

阿托品给药方式为静脉注射。推注时不要缓慢推注，因为缓慢推注可引起心率减慢而且可持续数分钟。

阿托品是否有效取决于心动过缓的原因或者房室传导阻滞发生的部位。阿托品有效性及适应证包括：

- 阿托品对下列症状性心动过缓通常有效，而且作为起始治疗方法：
  - 继发于急性下壁或右室心肌梗死所致迷走神经张力增加导致的窦性心动过缓、窦性停搏或窦房阻滞，或急性右室心肌梗死直接导致窦房结功能受损引起的窦性心动过缓、窦性停搏或窦房阻滞
  - 二度 I 型（文氏）房室传导阻滞；二度 2：1 房室传导阻滞或高度房室传导阻滞伴窄 QRS 波群；三度房室传导阻滞伴窄 QRS 波群；引起上述房室传导阻滞原因多是由于继发于急性下壁心肌梗死或右室心肌梗死所致迷走神经（副交感）张力增高导致房室结传导异常
- 阿托品对继发于急性前壁心肌梗死累及室间隔、房室结以下部位电传导功能受损所致的心动过缓常常无效
  - 二度 II 型房室传导阻滞
  - 二度 2：1 房室传导阻滞或高度房室传导阻滞伴宽 QRS 波群
  - 三度房室传导阻滞伴宽 QRS 波群

对于上述随时可能迅速进展为三度房室传导阻滞的二度房室传导阻滞和三度房室传导阻滞，尤其在急性前壁心肌梗死累及室间隔时，无论患者心动过缓是

否有症状，均应迅速准备 TCP。

- 对于合并急性心肌梗死患者，应用阿托品应小心，以免由于心率增加使得心肌缺血增加进而引起室性心动过速或心室颤动。此类患者或那些静脉通路无法迅速建立的患者应予以 TCP 治疗
- 对于心脏移植患者伴有的心动过缓应用阿托品无效，因为在此类患者中，心动过缓并非是由于迷走神经张力过高所致。此类患者出现有症状的心动过缓时应予以 TCP 治疗。儿茶酚胺类物质如多巴胺或肾上腺素治疗心脏移植患者的症状性心动过缓一般有效

血管升压药物

血管升压药物可使动脉及静脉收缩，使得外周血管阻力增加，进而升高血压，改善冠状动脉和脑部血流。也可增加心率（正性变时作用）和增加心肌收缩力（正性肌力作用）使得心排血量增加。

肾上腺素

肾上腺素是去甲肾上腺素降解的产物，是人体中自然存在的一种儿茶酚胺类物质。交感神经系统受到肾上腺释放的去甲肾上腺素的介导。此外，交感神经通过释放去甲肾上腺素而发挥肾上腺样作用。有两种肾上腺能受体：α 受体和 β 受体。外周血管的 α 受体被激动后产生动脉收缩。β 受体有两种类型。心脏上的 β_1 受体被肾上腺素激动后，产生心肌收缩力增加（正性肌力作用），和心率增加（正性变时作用）。肺、脑和冠状动脉的 β_2 受体被肾上腺素激动后产生舒张作用。

阿托品无效的有症状的心动过缓也可考虑应用肾上腺素治疗。如果肾上腺素无效应考虑 TCP 治疗。应用肾上腺素应注意其增加心肌收缩和加快心率的作用。由于会增加心肌氧耗，有时会导致易激惹性、室性期前收缩或致命性心律失常如室性心动过速或心室颤动等。

使用肾上腺素应稀释后静脉静点使用。如果高浓度静脉注射易诱发并发症。

加压素

加压素是非肾上腺素能的外周血管收缩剂，可导致冠状动脉和肾动脉的收缩。加压素在治疗以下情况时与肾上腺素等效：

- 休克——顽固性心室颤动/室性心动过速
- 心脏停搏
- 无脉电活动（PEA）

在心脏停搏时可代替肾上腺素使用加压素单次静脉注射 40 单位。

多巴胺

多巴胺是自然存在的去甲肾上腺素的前体。在中等剂量时 [$5\sim10\mu g/$（$kg\cdot min$）] 激动 β_1 受体使得心肌收缩力增加，心率加快，心肌传导增快。高剂量时 [$10\sim20\mu g/$（$kg\cdot min$）] 激动 α_1 受体（动脉）和 α_2 受体（静脉）导致血管收缩和心率加快。

多巴胺可考虑用于治疗症状性心动过缓。使用时注意避免导致心动过速，从而增加心肌氧耗。

多巴胺只能通过静脉使用。

去甲肾上腺素

去甲肾上腺素是自然存在的强力血管收缩剂和正性肌力药物。对于严重低血压（收缩压＜70mmHg）患者，或者对其他肾上腺素能药物无效（如多巴胺或肾上腺素）的总外周血管阻力降低的患者，使用去甲肾上腺素有效。

对低容量患者，去甲肾上腺素是相对禁忌证。由于去甲肾上腺素会增加心肌氧耗，因此对缺血性心脏病患者，使用去甲肾上腺素应谨慎。

多巴酚丁胺

多巴酚丁胺是合成的儿茶酚胺类物质，具有正性肌力作用。可用于治疗收缩性心力衰竭。多巴酚丁胺可用于降低左心室充盈压，减轻肺水肿。此外，多巴酚丁胺通过反射性外周血管舒张而增加每搏输出量，降低心脏后负荷，因此尽管心排血量增加，但动脉压不变甚至轻度下降。应用多巴酚丁胺以血流动力学改善为最佳治疗目标。

异丙肾上腺素

异丙肾上腺素是 β 肾上腺素受体药物，具有激动 β_1 和 β_2 受体作用，可以增快心率，引起肺动脉和冠状动脉的舒张。静脉滴注 $2\sim10\mu g/min$ 可用于增快心率。

抗心律失常药物

腺苷

腺苷是内源性的嘌呤核苷，可迅速而短暂抑制房室结和窦房结兴奋性。腺苷适用于以下情况：

- 窄 QRS 波群房室结折返或窦房结折返心动过速（SVT）
- 准备电复律的 SVT
- 未明确诊断但稳定的窄 QRS 波群 SVT 的诊断或治疗方法
- 稳定的宽 QRS 波群心动过速患者，但既往病史已经明确诊断房室旁路折返所致的心动过速
- 稳定、规整、单形性的宽 QRS 波群心动过速患者的诊断和治疗方法

腺苷不能终止心房扑动（房扑）、心房颤动（房颤）或其他房性或室性心动过速，因为此类心律失常

的发生机制不涉及房室结或窦房结的折返。虽然腺苷不能终止上述心律失常，但可以导致短暂性房室传导阻滞，使心率减慢，从而显示潜在的基础心律。

胺碘酮

静脉注射胺碘酮对钠通道、钾通道和钙通道均有影响，而且具有阻断 α 受体和 β 受体的效应。主要适用于以下情况：

心动过速

- 腺苷或刺激迷走神经无效的折返机制的窄 QRS 波群 SVT
- 血流动力学稳定的单形性室性心动过速，QT 间期正常的多形性室性心动过速，不明起源的宽 QRS 波群心动过速

心脏停搏

- 对于除颤、心肺复苏（CPR）和血管升压药物无效的心室颤动或无脉性室性心动过速

胺碘酮的主要副反应是低血压和心动过缓，可通过减慢静脉滴注速度来预防。

利多卡因

利多卡因是常见的可替代的抗心律失常药物，其副作用较少见。但是，其缺乏充足循证医学证据。利多卡因的适应证有：

- 替代其他药物治疗稳定的单形性室性心动过速
- 在缺血已经得到治疗，且电解质已纠正的 QT 间期正常的多形性室性心动过速

毒性反应和副作用有言语不清、神智改变、肌肉抽搐、癫痫和心动过缓。

普鲁卡因

普鲁卡因通过减慢心肌传导而抑制心房和心室的心律失常。下列情况可使用普鲁卡因：

- 稳定的单形性室性心动过速
- 控制心房扑动（房扑）或心房颤动（房颤）时过快的心室率
- 转复伴有预激综合征（WPW 综合征）的房扑或房颤
- 应用腺苷或迷走神经刺激方法无效的房室折返性窄 QRS 心动过速（PSVT）

应用普鲁卡因时一旦达到停药指征必须立即停药，停药指征见框图 10-1。

框图 10-1　停用普鲁卡因的指征

- 心动过速被抑制
- 总量已经达到 17mg/kg（70kg 体重患者最大量不超过 1.2g）
- 已经出现普鲁卡因的副反应（例如低血压）
- 与用药前相比 QRS 波群增宽 50%

镁剂

镁是维持正常生理功能所需的电解质之一，也是神经化学传递的辅助因子，对维持肌肉兴奋性有重要意义。下列情况可用镁剂：

- 提示尖端扭转型室性心动过速的 QT 间期延长的多形性室性心动过速

如果 QT 间期正常，应用镁剂治疗多形性室性心动过速效果较差。然而有时只有当室性心动过速转为窦性心律后才能准确得知 QT 间期。

伊布利特

伊布利特是一种短效抗心律失常药物。可以延长动作电位时程并增加心肌的绝对不应期。以下情况可应用伊布利特：

- 发作 <48h 的稳定的房扑或房颤紧急药物转复
- 用钙通道阻滞剂和 β 受体阻滞剂控制房扑或房颤患者的心率无效
- 发作 <48h，伴有 WPW 综合征的稳定的房扑或房颤患者紧急药物转复

伊布利特对心率和血压的影响均较小。其主要不良反应是轻度增加室性心律失常的发生率（多形性室性心动过速、尖端扭转型室性心动过速）。在应用伊布利特前必须纠正高钾血症或低镁血症。应用伊布利特时应予以心电监护并持续至用药后 4~6h。如果 QT 间期长于 440ms 是伊布利特的禁忌证。

钙通道阻滞剂：地尔硫䓬和维拉帕米

维拉帕米和地尔硫䓬是钙通道阻滞剂，减慢传导速度，增加房室结的传导时间。这些作用可以终止折返性心律失常或控制各种房性心动过速时的心室率。以下情况可应用钙通道阻滞剂：

- 腺苷或刺激迷走神经治疗无效（未转复或不能控制心率），稳定的、折返机制的窄 QRS 波群心动过速
- 腺苷或刺激迷走神经治疗无效（未转复或不能控制心率）的稳定的、异位（交界、异位或多灶）窄 QRS 波群心动过速
- 伴快速心室率的心房颤动或心房扑动

维拉帕米和地尔硫䓬可以显著减弱心肌收缩力，在严重左心室收缩功能受损的患者可引起心排血量显著下降，导致低血压。房扑或房颤伴有已知 WPW 综合征禁用钙通道阻滞剂，因其会导致完全性心脏传导阻滞。框图 10-2 列举了钙通道阻滞剂的禁忌证。

框图 10-2 钙通道阻滞剂的应用

下列情况禁用钙通道阻滞剂
- 低血压或心源性休克
- 二度或三度房室传导阻滞；窦房结功能异常；房扑或房颤伴心室预激、心房-希氏束预激或宽 QRS 波群
- 正在应用静脉的 β 受体阻滞剂
- 心动过缓病史
- 充血性心力衰竭和正口服 β 受体阻滞剂的患者应该谨慎使用钙通道阻滞剂。在应用静脉钙通道阻滞剂时应密切监测脉搏和血压。如果应用钙通道阻滞剂后发生低血压，则应让患者保持特伦德伦伯卧位（垂头仰卧位）、缓慢静脉注射氯化钙 1g，应用血管升压药物；如果发生心动过缓、房室传导阻滞或停搏则参阅相应治疗流程

作者注解 本文所指钙通道阻滞剂一般指地尔硫草，有些临床医生更喜欢用维拉帕米。在这种情况下，静脉注射（>2min）维拉帕米的起始剂量为 2.5~5mg。如果用药后无效或未发生副作用，可每 15~30min 重复应用维拉帕米 5~10mg，直至总量到 20mg。另外一种给药方法是每 15min 给药 1 次，每次 5mg，直至总量达到 30mg。

临床注解 在指南和药物使用流程图中所指用药方法均为静脉应用。根据临床情况，静脉途径可以是外周静脉、中心静脉（Ⅳ）或者通过置入一个骨内针（IO）。所有药物在采用 IO 给药时都不需要更改浓度或剂量。不推荐经气管插管给药。

β 受体阻滞剂

β 受体阻滞剂（阿替洛尔、美托洛尔、艾司洛尔）可以削弱循环中的儿茶酚胺类物质的作用，减慢心率和降低血压。在发生急性心动过速时，以下情况时需要应用 β 受体阻滞剂控制心率。

- 刺激迷走神经和腺苷无法控制的、稳定的、窄 QRS 波群心动过速，其心动过速可以是折返机制或异位激动机制（交界性、异位或多局灶性）
- 稳定的房颤或房扑患者的心率控制

β 受体阻滞剂的副作用主要有心动过缓、房室传导延迟和低血压。表 10-3 列举了 β 受体阻滞剂的禁忌证。

氧

所有的细胞需要氧和糖完成代谢活动。任何病因的患者都需要高流量氧供治疗。然而最近的研究显示高浓度的氧供可能会对人体造成损害。人们认为低氧会

框图 10-3 β 受体阻滞剂的使用

β 受体阻滞剂的禁忌证
- 心动过缓（心率<60 次/分）
- 低血压（收缩压<100mmHg）
- PR 间期>0.24s 或二度/三度房室传导阻滞
- 严重充血性心力衰竭（左室或右室心力衰竭）
- 呼吸道痉挛或哮喘（相对禁忌证）
- 严重慢性阻塞性肺疾病（COPD）
- 数小时前已经静脉应用过钙通道阻滞剂（谨慎使用）
- 应用 β 受体阻滞剂时必须监测患者血压、心率。如果应用 β 受体阻滞剂发生低血压时应使患者处于特伦德伦伯卧位（Trendelenburg position，垂头仰卧位），并使用血管升压药。如果发生心动过缓、房室传导阻滞，或心脏停搏时应按常规治疗流程治疗。

使得心脏停搏引起神经损害恶化，也会使得心肌缺血的面积扩大。目前，损伤的机制还不明确，可能与氧自由基的生成有关。氧原子会对细胞代谢造成损害。

目前指南关于氧疗的建议如下：
- 如果患者存在呼吸窘迫、心力衰竭、发绀或氧饱和度<94% 的低氧血症可予以鼻导管 4L/min
- 心脏停搏后循环恢复，如果氧饱和度在 94%~98% 之间者可予以间断低流量吸氧

心动过缓

心动过缓的临床意义

心动过缓时心率介于 50~59 次/分之间时（轻度心动过缓）通常无临床症状。如果心率降至 30~45 次/分时或更低（显著心动过缓），由于心排血量下降明显，收缩压降至 80~90mmHg 或更低，使得机体尤其是重要器官灌注不足，从而产生一些临床症状。皮肤可能变得苍白、湿冷；脉搏变弱或消失；患者情绪可能变得烦躁不安、头晕或意识障碍，甚至昏迷。患者可能会有胸痛或呼吸困难。

在急性冠状动脉综合征的患者中，轻度心动过缓可能对某些患者病情有利，因为心率缓慢可减少心脏做功和心肌需氧量，使心肌梗死延展最小以及减少某些心律失常的发生。这种情况被称为"心脏保护"特点。然而，显著的心动过缓会导致低血压。而心排血量降低过多时会导致充血性心力衰竭、意识丧失和心源性休克。而且易造成患者发生更严重的心律失常（例如室性期前收缩、室性心动过速或心室颤动，或心脏停搏）。

在窦性停搏或窦房阻滞延长，或二度房室传导阻滞突然进展为三度房室传导阻滞时，如果没有交界性逸搏或室性逸搏夺获心率的情况下，将会发生心脏停搏。

心动过缓的治疗指征

心率低于 60 次/分时，如果患者临床情况稳定且收缩压＞100mmHg 时；或患者没有心力衰竭、胸痛和呼吸困难；或者患者没有烦躁不安、头晕、意识丧失等情况时；或者没有频发的室性期前收缩时，可无需特殊治疗。这种情况称为无症状性心动过缓。

然而，无论任何原因引起，只要患者心率＜60 次/分且临床情况不稳定均应立即开始治疗。这称为有症状性心动过缓。

有时，尽管患者心率＞60 次/分，但患者有临床症状也需要治疗。这种情况可能与机体代谢需要相比，心率相对过缓，称之为"相对的心动过缓"。

窦性心动过缓

窦性停搏或窦房传出阻滞

一度房室传导阻滞

二度Ⅰ型（文氏）房室传导阻滞

二度 2∶1 比例传导的和高度房室传导阻滞伴窄 QRS 波群

三度房室传导阻滞伴窄 QRS 波群（图 10-1）

治疗

A. 1. 如有必要吸氧

2. 如果心动过缓有症状：静脉注射阿托品 0.5～1mg，每 3～5min 重复一次，直至心率升至 60～100 次/分，或最大剂量已经到达 3mg

和（或）

开始经皮起搏治疗（TCP）治疗。如果患者不能耐受，可以考虑应用镇静剂或镇痛剂。

3. 如果存在心动过缓和（或）低血压：开始静脉滴注肾上腺素起始剂量为 2～10μg/（kg·min），调整剂量直至心率升至 60～100 次/分，或患者收缩升至正常范围

或

开始静脉滴注多巴胺起始剂量为 2～10μg/（kg·min），最高可至 20μg/（kg·min），直至心率升至 60～100 次/分，或患者收缩压升至正常范围

或

B. 4. 尽快经静脉植入临时起搏器

二度Ⅱ型房室传导阻滞

二度 2∶1 和高度房室传导阻滞伴宽 QRS 波群

三度房室传导阻滞伴宽 QRS 波群（图 10-2）

治疗

如果心动过缓无症状且二度或三度房室传导阻滞伴宽 QRS 波群的原因与累及室间隔的急性前壁心肌梗死有关：

A. 1. 如有必要吸氧

2. 准备经皮起搏治疗并对患者进行耐受测试

3. 如果患者病情转变为有症状性，则：

开始 TCP 治疗。如果患者不能耐受 TCP 治疗可考虑镇静剂或镇痛剂。

注意：如果不能马上植入 TCP，可以考虑应用阿托品。然而，通常情况下阿托品对二度或三度房室传导阻滞伴宽 QRS 波群无效。

如果出现心动过缓、低血压，或同时存在：

静脉滴注多巴胺起始剂量为 2～10μg/（kg·min），调整剂量最高可至 20μg/（kg·min），直至心率升至 60～100 次/分或患者血压升至正常范围

或

开始应用肾上腺素起始剂量为 2～10μg/min，直至心率升至 60～100 次/分或患者血压升至正常范围

或

B. 4. 尽快经静脉植入临时起搏器

交界性逸搏心律
室性逸搏心律（图 10-3）

治疗

A. 1. 如有必要吸氧

2. 如果心动过缓导致症状，考虑 TCP 治疗。如果患者不能耐受 TCP，可应用镇静剂和镇痛剂

3. 如果心动过缓和低血压同时存在：

开始应用多巴胺起始剂量为 2～10μg/（kg·min），最高可至 20μg/（kg·min），直至心率升至 60～100 次/分或患者血压升至正常范围

或

静脉滴注肾上腺素的起始剂量为 2～10μg/min，直至心率升至 60～100 次/分或患者血压升至正常范围

或

B. 4. 尽快地使用临时起搏器

心动过速

心动过速的临床意义

心动过速发作时的症状和体征取决于是否合并器质性心脏病，心脏病的性质，心动过速时的心室率情况以及心动过速的持续时间。通常情况下，心动过速伴有心悸、焦虑、紧张。

心动过速时如果心室率＞150 次/分时，由于心脏跳动的频率过快导致心室没有足够的心室充盈期，从而导致心脏输出量会明显下降。因此，收缩压会降至 80 或 90mmHg，甚至更低，此时器官灌注低的临床症状和体征会明显显现，尤其是脑灌注不足或其他重要器官灌注不足的临床表现均会出现。皮肤会发生苍白、湿冷；脉搏变弱或消失；患者可能发生烦躁不安、头晕、意识障碍甚至昏迷，或者会发生胸痛或呼吸困难。

此外，心动过速时由于心率过快会导致心肌需氧和心脏做功增加。因此，在急性冠状动脉综合征的患者中如果同时发生心动过速除了导致心排血量减少，还会导致心肌缺血增加及胸痛的频率和程度加重、心肌梗死面积扩大、急性充血性心力衰竭、低血压、心源性休克，或诱发严重室性心律失常。

某些心动过速（如房颤、房扑或室上性心动过速），由于心房收缩异常，导致心室在舒张期不能完全充盈，因此会引起心脏输出量的下降，可下降 25%。

心动过速的治疗指征

不伴阻滞的房性心动过速、房颤、房扑、PSVT 和交界性心动过速，如果心率＞150 次/分，有时甚至低至 120 次/分，可予以相应的治疗，特别是出现心排血量下降或心脏负荷增加的症状和体征。

对于室性心动过速无论是否有症状和体征，由于可进一步发展为心室颤动，因此需要立即治疗。

窦性心动过速或房性心动过速无需特殊治疗。

窦性心动过速（图 10-4）

治疗：窦性心动过速无需特殊治疗
1. 治疗引起窦性心动过速的潜在病因，如焦虑、运动、疼痛、发热、充血性心力衰竭、低氧血症、低容量、低血压或休克

2. 如果过量应用药物如阿托品、肾上腺素或血管升压药物可停止用药

房性心动过速伴阻滞（图 10-5）

治疗：无特异性治疗措施
1. 治疗引起心动过速的潜在病因
2. 如果怀疑洋地黄类药物中毒引起应停用该药物
3. 如果确定洋地黄药物中毒可应用抗洋地黄药物

来源不明的窄 QRS 波群心动过速（有脉）（图 10-6）

A. 1. 如有必要吸氧
2. 可以尝试刺激迷走神经

关键定义

刺激迷走神经是指刺激颈动脉窦和主动脉弓的压力感受器。这种反射会使心率减慢。迷走神经的刺激方法有：
- 做呕吐动作
- 做排便动作
- 冷水刺激面部
- 咳嗽、蹲位或屏住呼吸
- 在下颌角位置按摩颈动脉窦 5s

对于老年患者按摩颈动脉窦应小心发生脑卒中。禁忌同时按摩双侧颈动脉窦或按摩时间超过 10s。按摩时应予以患者心电监护、开放静脉通路并准备好除颤设备。

如果刺激迷走神经无效且患者临床情况稳定：
可以使用房室结抑制剂例如腺苷。

6mg 腺苷溶于 10ml 生理盐水在 1～3s 内迅速静脉注射。如果首剂无效，可在 1～2min 内再次将 12mg 腺苷溶于 10ml 生理盐水在 1～3s 内迅速静脉注射。如有必要，在 1～2min 内可重复注射 12mg，用法同上。

注意：每次静脉注射腺苷时均应溶于 10ml 盐水。

如果心律失常终止转复为窦性心率，提示为 PSVT。

如果心律失常没有转复为窦性心律，而是心率减慢，提示为房性心动过速或交界性心动过速，则按房性心动过速章节或交界性心动过速章节治疗。

如果心率减慢提示为房颤或房扑，则按心房颤动/心房扑动章节治疗。

房性心动过速不伴阻滞（图 10-7）

治疗
A. 1. 如有必要吸氧

2. 静脉使用钙通道阻滞剂例如地尔硫䓬

　　缓慢（＞2min）静脉注射 20mg 地尔硫䓬（0.25mg/kg）。如果首剂无效且无副反应发生，可于 15min 后再次缓慢静脉注射（＞2min）25mg（0.35mg/kg）地尔硫䓬。

　　注意：对于老年患者（年龄＞60 岁者），推注地尔硫䓬的时间可延缓至 3～4min

　　并且

　　地尔硫䓬静点维持剂量在 5～15mg/h 以维持心率在正常范围。

3. β 受体阻滞剂的使用：

　　起始静脉注射 0.5mg/kg 艾司洛尔，在 1min 内推完。随后静脉滴注艾司洛尔 0.05mg/（kg·min），如果无效可间隔 5min 重复静推 0.5mg/kg 艾司洛尔（最多 2 次），并增加静脉滴注速度，每次增加 0.05mg/（kg·min），可以持续静脉滴注艾司洛尔直至最大剂量 0.2mg/（kg·min），或使心率控制在正常范围内。

　　或

　　5min 内静脉注射阿替洛尔 2.5～5mg，如有必要可每间隔 10min 重复推注，直至达到最大剂量 10mg

　　或

　　在 2～5min 内静脉注射 5mg 美托洛尔，如有必要可在 5min 后重复推注，直至总量达到 15mg

　　并且

　　使用 β 受体阻滞剂期间监测心率、血压和脉搏。如果收缩压低于 100mmHg 时应立即停用 β 受体阻滞剂。

　　或

4. 使用抗心律失常药物如胺碘酮

　　150mg 胺碘酮静脉注射 10min

　　并且

　　随后开始静脉滴注胺碘酮 1mg/min 维持 6h，随后再减为 0.5mg/min 维持 18h。

窄 QRS 波群的阵发性室上性心动过速（不伴有 WPW 综合征或心室预激）（图 10-8）

治疗

A. 1. 如有必要吸氧

　　2. 可以刺激迷走神经

　　3. 如果刺激迷走神经无效且患者临床情况稳定：

可以使用房室结抑制剂，例如腺苷。6mg 腺苷溶于 10ml 生理盐水在 1～3s 内迅速静脉注射。如果首剂无效，可在 1～2min 内再次 12mg 腺苷溶于 10ml 生理盐水在 1～3s 内迅速静脉注射。如有必要，在 1～2min 内可重复 12mg，用法同上。

　　注意：每次推注腺苷时均应溶于 10ml 盐水。

4. 如果刺激迷走神经和使用腺苷均无效且患者稳定可使用：钙通道阻滞剂例如地尔硫䓬

　　静脉使用钙通道阻滞剂例如地尔硫䓬。20mg 地尔硫䓬（0.25mg/kg）缓慢（＞2min）静脉注射。如果首剂无效且无副反应发生，可于 15min 后再次缓慢（＞2min）静脉注射 25mg（0.35mg/kg）地尔硫䓬。

　　注意：对于老年患者（年龄＞60 岁者），推注地尔硫䓬的时间可延缓至 3～4min

　　并且

　　地尔硫䓬静脉滴注维持剂量在 5～15mg/h 以维持心率在正常范围。

　　或

5. 使用 β 受体阻滞剂

　　起始静脉注射 0.5mg/kg 艾司洛尔，在 1min 内推完。随后静脉滴注艾司洛尔 0.05mg/（kg·min），如果无效可间隔 5min 重复静推 0.5mg/kg 艾司洛尔（最多 2 次），并增加静脉滴注速度，每次增加 0.05mg/（kg·min），可以持续静脉滴注艾司洛尔直至最大剂量 0.2mg/（kg·min），或使心率控制在正常范围内。

　　或

　　5min 内静脉注射阿替洛尔 2.5～5mg，如有必要间隔 10min 可重复推注，直至达到最大剂量 10mg

　　或

　　在 2～5min 内静脉注射 5mg 美托洛尔，如有必要可在 5min 后重复推注，直至总量达到 15mg

　　并且

　　使用 β 受体阻滞剂期间应监测心率、血压和脉搏。如果收缩压低于 100mmHg 时应立即停用 β 受体阻滞剂

6. 使用洋地黄类药物如地高辛 0.5mg 静脉注射 5min

如果迷走神经、腺苷、地尔硫䓬或 β 受体阻滞剂以及地高辛均无效，或患者临床情况不稳定，应进行心脏电复律。

交界性心动过速（图 10-9）

治疗

A. 1. 如有必要吸氧

2. 使用抗心律失常药物如胺碘酮

150mg 胺碘酮静脉注射 10min

并且

随后开始静脉滴注胺碘酮 1mg/min，维持 6h，随后再减为 0.5mg/min，维持 18h

3. 使用 β 受体阻滞剂

起始静脉注射 0.5mg/kg 艾司洛尔，在 1min 内推完。随后静脉滴注艾司洛尔 0.05mg/（kg·min），如果无效可以在间隔 5min 后重复静脉注射 0.5mg/kg 艾司洛尔。如果无效可以持续静脉滴注艾司洛尔直至最大剂量 0.2mg/（kg·min），或使心率控制在正常范围内

或

5min 内静脉注射阿替洛尔 2.5～5mg，如有必要间隔 10min 可重复推注，直至达到最大剂量 10mg

或

在 2～5min 内静脉注射 5mg 美托洛尔，如有必要可在 5min 后重复推注，直至总量达到 15mg

并且

使用 β 受体阻滞剂期间应监测心率、血压和脉搏。如果收缩压低于 100mmHg 时应立即停用 β 受体阻滞剂。

心房扑动/心房颤动（不伴有 WPW 综合征或心室预激）（图 10-10）

心率控制

1. 如有必要吸氧

2. 使用 β 受体阻滞剂

起始静脉注射 0.5mg/kg 艾司洛尔，在 1min 内推完。随后静脉滴注艾司洛尔 0.05mg/kg，如果无效可以在间隔 5min 后重复静脉滴注 0.5mg/（kg·min）艾司洛尔。如果无效可以持续滴注艾司洛尔直至最大剂量 0.2mg/（kg·min），或使心率控制在正常范围内。最大滴注剂量不能超过 0.2mg/（kg·min）

或

5min 内静脉注射阿替洛尔 2.5～5mg，如有必要间隔 10min 可重复推注，直至达到最大剂量 10mg

或

在 2～5min 内静脉注射 5mg 美托洛尔，如有必要可在 5min 后重复推注，直至总量达到 15mg

并且

使用 β 受体阻滞剂期间应监测心率、血压和脉搏。如果收缩压低于 100mmHg 时应立即停用 β 受体阻滞剂。

3. 静脉使用钙通道阻滞剂例如地尔硫䓬

20mg 地尔硫䓬（0.25mg/kg）缓慢（＞2min）静脉注射。如果首剂无效且无副作用发生，可于 15min 后再次缓慢（＞2min）静脉注射 25mg（0.35mg/kg）地尔硫䓬。

注意：对于老年患者（年龄＞60 岁者），推注地尔硫䓬的时间可延缓至 3～4min

并且

静脉滴注地尔硫䓬的维持剂量在 5～15mg/h，以维持心率在正常范围

临床注解　在心房扑动和心房颤动合并 WPW 综合征时，钙通道阻滞剂是禁忌药物。

4. 使用洋地黄类药物，如静脉注射地高辛 0.5mg（＞5min）

转复心律，心房颤动＜48h

A. 1. 如有必要吸氧

2. 使用快速起效的抗心律失常药物如伊布利特

如果患者体重≥60kg（132lb），静脉注射伊布利特 1mg，推注时间 10min。如有必要 10min 后再次重复上述剂量。

如果患者体重低于 60kg（＜132lb），静脉注射伊布利特 0.1mg/kg，推注时间 10min。如有必要 10min 后再次重复上述剂量。

伊布利特的最大剂量是 2mg。

或

3. 使用抗心律失常药物如胺碘酮

150mg 胺碘酮静脉滴注（＞10min）。

并且

随后开始静脉滴注胺碘酮 1mg/min 维

持 6h，随后再减为 0.5mg/min 维持 18h。

　　或

4. 抗心律失常药如普鲁卡因

　　静脉滴注普鲁卡因以 20～30mg/min 的速度（最大 50mg），持续静脉滴注点直至停药标准，详见框图 10-1。

5. 立即同步直流电复律

　　电复律能量选择 100～200J（单相或双相）

房颤持续＞48h 或持续时间不确定。

A. 1. 如有必要吸氧

2. 电复律前必须使用肝素抗凝

　　如果未抗凝会增加血栓栓塞的风险，导致脑卒中。

　　如果胺碘酮没有转复房颤或患者临床情况不稳定，应立即同步直流电复律。

　　对房颤者：

　　单相波 100～200J 电复律

　　双相波 100～120J 电复律

　　若未成功可加大能量

　　对心房扑动（房扑）者：

　　单相波 50～100J 电复律。若未成功可加大能量

　　并且

　　（如果先前未用过胺碘酮）可应用抗心律失常药物如胺碘酮。150mg 胺碘酮静脉注射 10min

　　并且

　　随后开始静脉滴注胺碘酮 1mg/min 维持 6h，随后再减为 0.5mg/min 维持 18h。

心房扑动/心房颤动（伴有 WPW 综合征或心室预激）（图 10-11）

控制心率和（或）转复心律，房颤持续时间＜48h 和任何时间的房扑。患者血流动力学稳定

A. 1. 如有必要吸氧

2. 可应用抗心律失常药物如胺碘酮

　　150mg 胺碘酮静脉注射 10min

　　并且

　　随后开始静脉滴注胺碘酮 1mg/min 维持 6h，随后再减为 0.5mg/min 维持 18h。

　　如果患者应用胺碘酮后无效：

3. 立即同步直流电复律

　　对房颤者：

　　单相波 100～200J 电复律

双相波 100～120J 电复律

若未成功可加大能量

对心房扑动（房扑）者：

单相波或双相波 50～100J。若未成功可加大能量

不明起源的宽 QRS 心动过速（有脉）（图 10-12）

治疗

A. 1. 如有必要吸氧

2. 如果不稳定

　　迅速直流电复律或抗心律失常药物。

　　电复律从 100J 开始，如有必要逐渐增加（200J、300J、360J）。

　　或

3. 可应用抗心律失常药物如胺碘酮

　　静脉注射 150mg 的胺碘酮（＞10min）

　　并且

　　随后开始静脉滴注胺碘酮 1mg/min 维持 6h，随后再减为 0.5mg/min 维持 18h。

　　或

C. 2. 如果宽 QRS 心动过速持续或患者血流动力学不稳定但有脉搏：

　　持续应用胺碘酮并持续电复律

　　如果宽 QRS 波群心动过速持续且患者无脉搏：

　　参照 B 部分，监测心脏停搏、心室颤动/无脉性室性心动过速。

　　如果电治疗或药物治疗成功终止宽 QRS 波群心动过速，则持续静点胺碘酮或普鲁卡因

单形性室性心动过速（有脉）（图 10-13）

治疗

A. 1. 如有必要吸氧

2. 如果不稳定

　　迅速直流电复律或抗心律失常药物。

　　电复律从 100J 开始，如有必要逐渐增加（200J、300J、360J）。

　　如果室性心动过速持续或患者血流动力学不稳定但有脉搏：

　　可应用抗心律失常药如胺碘酮、利多卡因或普鲁卡因，如步骤 3 所示同时持续电复律

　　如果室性心动过速持续且患者无脉搏：

　　参照 B 部分，监测心脏停搏、心室颤动/无脉性室性心动过速

3. 如果稳定，可应用胺碘酮、利多卡因、普鲁卡因：

　　静脉注射胺碘酮 150mg（＞10min）。如有必要间隔 10～15min 可重复 2 次

　　并且

　　随后开始静脉滴注胺碘酮 1mg/min 维持 6h，随后再减为 0.5mg/min 维持 18h。

　　或

　　缓慢静脉注射利多卡因 1.0～1.5mg/kg（75mg～100mg），随后如有必要每 5～10min 重复给药一次 0.5～0.75mg/kg（25mg～50mg）直至总量到达 3mg/kg 或室性心动过速被终止。

如果室性心动过速被利多卡因成功终止：

　　可持续静脉滴注利多卡因 1～4mg/min 预防室性心动过速的发作。

　　或

　　静脉滴注普鲁卡因 20～30mg/min（最大 50mg），持续静点直至停药标准，详见表 10-1。

如果室性心动过速被普鲁卡因成功终止：

　　可持续静点普鲁卡因以 1mg～4mg/min 速度预防室性心动过速的发作。

如果胺碘酮、利多卡因、普鲁卡因均未能终止室性心动过速、或患者血流动力学不稳定且还未电复律：

　　应立即电复律（100J）

　　并且

　　重复电复律并逐渐增加能量（200J、300J、360J）。

如果电治疗或药物治疗成功终止心动过速，则持续静点胺碘酮、利多卡因或普鲁卡因

多形性室性心动过速（有脉）QT 间期正常（图 10-14）

治疗

A. 1. 如有必要吸氧

　　并且

　　考虑立即 DC 电复律，按步骤 2 和步骤 3 进一步治疗。

2. 电复律（100J）

　　重复电复律并逐渐增加能量（200J、300J、360J）。

如果患者出现持续的多形性室性心动过速且血流动力学稳定且有脉：

　　应用 β 受体阻滞剂或抗心律失常药如胺碘酮、利多卡因、普鲁卡因，如步骤 3 所示，同时考虑电复律。

如果患者多形性室性心动过速持续且血流动力学不稳定且有脉：

　　应用抗心律失常药，如胺碘酮、利多卡因、普鲁卡因，如步骤 3 所示，同时考虑电复律。

如果患者出现持续的多形性室性心动过速且血流动力学不稳定且无脉：

　　参照 B 部分，监测心脏停搏、心室颤动/无脉性室性心动过速。

3a. 如果多形性室性心动过速与急性冠状动脉综合征有关：

　　治疗急性冠状动脉综合征（见 19 章）。并应用 β 受体阻滞剂。

　　起始静脉注射 0.5mg/kg 艾司洛尔（＞1min）。随后静脉滴注艾司洛尔 0.05mg/kg，如果无效可以在间隔 5min 后重复静脉注射 0.5mg/kg 艾司洛尔。如果无效，则持续静脉滴注艾司洛尔，直至多形性室性心动过速被控制或达到最大剂量 0.2mg/（kg·min），或使心率控制在正常范围内。不要超过最大剂量 0.2mg/（kg·min）。

　　或

　　5min 内静脉注射阿替洛尔 2.5～5mg，如有必要间隔 10min 可重复推注，直至达到最大剂量 10mg。

　　或

　　在 2～5min 内静脉注射 5mg 美托洛尔，如有必要可在 5min 后重复推注，直至总量达到 15mg。

　　并且

　　使用 β 受体阻滞剂期间应监测心率、血压和脉搏。如果收缩压低于 100mmHg 则应立即停用 β 受体阻滞剂

3b. 如果多形性室性心动过速与急性冠状动脉综合征无关且没有使用抗心律失常药的禁忌：

　　静脉推注胺碘酮 150mg（＞10min）。如有必要，间隔 10～15min 可重复 2～3 次。

　　并且

　　开始缓慢静脉注射胺碘酮 1mg/min 维持 6h，随后再减为 0.5mg/min 维持 18h。

或

静脉注射利多卡因 1.0～1.5mg/kg（75mg～100mg），随后如有必要每 5～10min 重复给药一次 0.5～0.75mg/kg（25mg 至 50mg）直至总量到达 3mg/kg 或室性心动过速被终止。

如果室性心动过速被利多卡因成功终止：

可持续静脉滴注利多卡因 1～4mg/min 以预防室性心动过速的发作。

或

静脉滴注普鲁卡因以 20～30mg/min 的速度（最大 50mg），持续静脉滴注直至停药标准，详见表 10-1。

如果室性心动过速被普鲁卡因成功终止：

可持续静点普鲁卡因以 1～4mg/min 速度预防室性心动过速的发作。

如果 β 受体阻滞剂、胺碘酮、利多卡因、普鲁卡因均未能终止室性心动过速、或患者血流动力学不稳定且还未电复律：

应立即电复律（200J）。

并且

重复电复律并逐渐增加能量（200J、300J、360J）。

如果一次电复律成功终止多形性室性心动过速：

则持续静脉滴注 β 受体阻滞剂、胺碘酮、利多卡因或普鲁卡因。

如果电治疗或药物治疗成功终止心动过速，则持续静脉滴注胺碘酮、利多卡因或普鲁卡因。

多形性室性心动过速（有脉）且 QT 间期延长即尖端扭转型室性心动过速（图 10-15）

治疗

A. 1. 如有必要吸氧

2. 如果怀疑或明确缺镁，而且患者没有低血压情况下：

可给予硫酸镁 1～2g，用 50～100ml 5% 的葡萄糖注射液（D_5W）稀释，静脉滴注 5～60min。

并且

随后维持硫酸镁 0.5～1g，用 100ml D_5W 稀释，静脉滴注 60min

3. 可以开始经皮超速起搏治疗

并且

如果没有低血压或其他禁忌证可考虑使用 β 受体阻滞剂。

起始静脉注射 0.5mg/kg 艾司洛尔（＞1min）。随后静脉滴注艾司洛尔 0.05mg/kg，如果无效，可以在间隔 5min 后重复静脉注射 0.5mg/kg 艾司洛尔。如果无效可以持续静脉滴注艾司洛尔直至最大剂量 0.2mg/kg/min，或室性心动过速被终止，或使心率控制在正常范围内。

或

5min 内静脉注射阿替洛尔 2.5～5mg，如有必要间隔 10min 可重复推注，直至达到最大剂量 10mg。

或

在 2～5min 内静脉注射 5mg 美托洛尔，如有必要可在 5min 后重复推注，直至总量达到 15mg。

并且

使用 β 受体阻滞剂期间应监测心率、血压和脉搏。如果收缩压低于 100mmHg 时应立即停用 β 受体阻滞剂。

4. 禁忌应用胺碘酮、丙吡胺、普鲁卡因、奎尼丁、索他洛尔等其他延长 QT 间期的药物如吩塞秦和三环抗忧郁药。

并且

如果必要以 360J 重复除颤。

如果多形性室性心动过速或尖端扭转型室性心动过速进展为心室颤动：

参照 B 部分，监测心脏停搏、心室颤动/无脉性室性心动过速（P167）

异位期前收缩

房性期前收缩（图 10-16）

临床意义

单发、孤立性房性期前收缩无临床意义。频发的房性期前收缩提示心房自律性增高、心房折返或两者兼有。从而维持了房性心律失常的发生，如房速、房颤、心房扑动（房扑）或 PSVT。常见原因有：应激、疼痛、焦虑或刺激性药物引起的交感神经张力增高。低氧血症也可引起。

治疗指征

如果房性期前收缩频发（每分钟 8～10 次），房性期前收缩成对或更多，或与基础心律的 QRS 波群交替出现时（二联律）可考虑治疗。

治疗

如果应用了刺激性药物（如咖啡因、烟草或酒精）或过量的交感兴奋药（如肾上腺素和多巴胺）：

1. 停止上述刺激性药物和兴奋交感药物
2. 如果怀疑洋地黄中毒，应立即停用洋地黄药物
3. 如果明确洋地黄中毒可应用洋地黄拮抗剂

交界性期前收缩（图 10-16）

临床意义

单发、孤立性交界性期前收缩无临床意义。频发交界性期前收缩提示交界区的自律性增高、房室结折返或两者兼有，并维持了交界性心动过速的发生。常见原因有：应激、疼痛、焦虑或刺激性药物引起的交感神经张力增高。低氧血症也可引起。

治疗指征

如果交界性期前收缩频发（每分钟 4～6 次）交界性期前收缩成对或更多，或与基础心律的 QRS 波群交替出现时（二联律）可考虑治疗。

治疗

如果应用了刺激性药物（如咖啡因、烟草或酒精）或过量的交感兴奋药（如肾上腺素和多巴胺）：

1. 停止上述刺激性药物或兴奋交感药物
2. 如果怀疑洋地黄中毒，应立即停用洋地黄药物
3. 如果明确洋地黄中毒可应用洋地黄拮抗剂

室性期前收缩（图 10-17）

临床意义

单发、孤立性交界性期前收缩，尤其对于无器质性心脏病无临床意义。如果急性冠状动脉综合征或急性缺血发作的患者出现室性期前收缩，提示心室的自律性增高、室内折返或两者兼有，并预示会发生致命性心律失常，例如心室扑动或心室颤动。尽管这些致命性心律失常发作常无征兆，但往往与室性期前收缩有关：

- 频发（每分钟 6 次或更多）
- 成对或更多
- QRS 波群形态多变（多形性室性期前收缩）
- 不同心室异位起搏点（多局灶性）
- 频发联律
- T 波的降支（R on T 现象）

治疗指征

急性心肌梗死患者出现室性期前收缩或缺血性室性期前收缩应考虑治疗室性期前收缩。如果合并心动过缓则应先行治疗心动过缓。在正确治疗心动过缓的基础上，应确定室性期前收缩的原因并给予纠正：

- 低氧血症
- 急性冠状动脉综合征
- 充血性心力衰竭
- 过量应用交感兴奋药（如可卡因、肾上腺素和多巴胺）
- 低钾血症
- 酸中毒
- 低镁血症

治疗

如果室性期前收缩与急性冠状动脉综合征有关：

- 治疗急性冠状动脉综合征（见 19 章）

并且

- 停止使用抗心律失常药

如果室性期前收缩与急性冠状动脉综合征无关：

- 明确并纠正引起室性期前收缩的原因
- 考虑应用抗心律失常药如胺碘酮、利多卡因和普鲁卡因等

第二部分

心脏停搏

临床意义

心室颤动是一种致命性的心律失常，导致心跳紊乱、心排血量急剧下降和猝死。

无脉性室性心动过速与心室颤动类似，也是致命性的心律失常。也会导致心脏输出量急剧下降并产生无脉。

当发生心室颤动或无脉性室性心动过速时，通常导致心排血量的下降及临床死亡。除非立即心肺复苏

（CPR）和电除颤，否则患者的生物学死亡将在数分钟内发生。

治疗指征

对于心室颤动和无脉性室性心动过速应立即治疗。

治疗

A. 未监护的心脏骤停（图 10-18）

如果患者发生心脏骤停时身旁无急救人员或无监测应遵循以下步骤：

1 名急救人员：

1. 评价患者情况

2. 如果患者无反应，立即开始 CPR 直至除颤仪到达

2 名急救人员

1. 立即使用除颤仪

2. 在心电监护仪下识别并确定室性心动过速或心室颤动

3. 单相波 360J 或双相波 120～200J 除颤

4. 实施 CPR 5 个循环

5. 检查心律、脉搏。如果恢复脉搏，立即进入后复苏阶段

6. 如果仍持续心室颤动或室性心动过速，单相波 360J 或双相波 120～200J 除颤

7. 如果停搏，则进入停搏处理流程

8. 如果为无脉电活动，采取 PEA 措施

9. 实施 CPR 5 个循环，在完成以下措施前重复步骤 3 至步骤 7

10. 确保呼吸道通畅并尽量最短的间断 CPR

11. 建立静脉通路，并尽量最短的间断 CPR

12. 应用血管加压素 40U 静推，静推 1 次；或使用肾上腺素 1mg 静脉注射，每 3～5min 重复 1 次

13. 除颤前每次用药后继续 CPR30～60s。在胸外按压时尽早给药，以便药物能够进入血压循环

14. 考虑应用抗心律失常药：胺碘酮 300mg 静脉注射一次，或 5min 内重复静脉注射 150mg

15. 如果血管加压素应用且持续复苏 15～20min 后仍是心室颤动或室性心动过速，可考虑肾上腺素，即步骤 12

16. 可以考虑硫酸镁的使用：

- 可给予硫酸镁 1～2g，用 10mlD$_5$W 稀释，静脉注射 1～2min，并以 20ml 盐水冲管
- 持续 CPR30～60s 以便药物进入循环
- 检查患者心电图和脉搏继续 360J 除颤

B. 监护心脏骤停

如果患者处于监护状态，而且发现心室颤动或无脉性室性心动过速发生：

1. 对患者立即 360J 除颤

2. 实施 CPR 5 个循环

3. 继续 A 部分的步骤 5

心脏停搏（图 10-19）

临床意义

心脏停搏是一种致命性的心律失常。导致心室不收缩，心排血量急剧下降和猝死。当一个循环正常的人发生心脏停搏，心排血量停止而发生死亡。如果不迅速逆转停搏将会导致生物学死亡。

治疗适应证

心室停搏应立即治疗。

治疗

1 名急救人员

1. 评价患者情况

2. 如果患者无反应，立即开始 CPR 直至除颤仪到达

2 名急救人员

1. 使用电除颤器

2. 根据心电监护仪确定 ECG 节律。如果可能通过 2 个导联确定是否停搏

3. 实施 CPR 5 个循环

4. 分析心律。检查脉搏。如果脉搏恢复，进行复苏后管理

5. 如果无心脏搏动，继续 5 循环 CPR

6. 如果出现室性心动过速/心室颤动，进行室性心动过速/心室颤动管理

7. 如果出现无脉性电活动，进行 PEA 管理

8. 进行以下措施的同时，重复步骤 3～7

9. 呼吸道畅通的同时保证最低程度打断 CPR

10. 最低程度中断 CPR 情况下建立血管通路（Ⅳ，静脉内；IO，骨髓腔内）

11. 仅注射一次注射 Ⅳ/IO 40U 加压素或者每 3～5min 重复注射 Ⅳ/IO 肾上腺素 1mg

12. 在每次电复律之前的药物注射之后继续 30～60s 的 CPR。在胸外按压循环的初期给药，可以保证药物有充分的时间进入循环系统

13. 分析心律

14. 寻找潜在的病因（6Hs 和 5Ts）：

- 低血容量：快速注射 250～500ml 生理盐水，根据需要可以重复给药
- 低氧：保证足够的氧气
- 氢离子酸中毒：保证足够的通气
- 高钾血症/低钾血症：纠正电解质失衡
- 低体温：复温
- 低血糖
- 中毒/药物过量：给予解毒药
- 心脏压塞：心包穿刺
- 张力性气胸：穿刺引流
- 血栓：心肌梗死或肺栓塞
- 创伤

无脉电活动（图 10-20）

临床意义

无脉电活动是一种危及生命的临床状况，具体表现为心脏存在电活动性而心电图又非室性心动过速或心室颤动，但脉搏及血压不能被探及。当一个人发生无脉电活动时，心脏输出停止，发生临床死亡。除非无脉电活动被逆转，在数分钟内会导致生物学死亡。

心脏输出量显著减少通常导致无脉电活动，其原因为：①低血容量；②血流受阻；③各种不同的原因引起心肌功能或电传导系统障碍，导致心室收缩弱而不能产生可检测到的脉搏和血压（假性电机械分离）。

无脉电活动时发生的心电图节律包括：

- 窄 QRS 波群的成组电活动
- 宽 QRS 波群的心律失常，如室性自主心律和室性逸搏心律
- 显著心动过缓

无脉电活动可发生在以下情况：

窄 QRS 波群：

- 急性失血（由创伤或腹部主动脉夹层破裂、消化道出血等其他原因如导致出血性休克）或过敏反应相关的血管舒张导致的低血容量
- 进入或者流出心脏的血流通道梗阻（张力性气胸或者重度肺栓塞）
- 心脏压塞
- 心脏破裂
- 三环类抗抑郁药、β 受体阻滞剂及钙通道阻滞剂药物过量

宽 QRS 波群：

急性大面积心肌梗死

心脏除颤后（除颤后自主性室性心律）可出现下列情况：

- 低氧血症
- 重度酸中毒
- 迷走神经张力过高或交感神经张力缺失
- 洋地黄中毒
- 高钾血症
- 低体温

治疗指征

无脉性电活动的治疗应该及早进行。

治疗

1 名急救人员

1. 评估患者的反应
2. 如果没有反应，进行 CPR 直到除颤板可用

2 名急救人员

1. 提供除颤板
2. 根据心电监护确定 ECG 节律。确认无脉电活动（PEA）存在。如果 PEA 的心律异常类型为心动过速，推荐进行心脏复律或除颤（根据室性心动过速的心率）
3. 继续 5 个循环的 CPR
4. 分析心律。检查脉搏。如果脉搏恢复，进行复苏后管理
5. 如果存在 PEA，继续 5 循环 CPR
6. 如果出现室性心动过速/心室颤动，进行室性心动过速/心室颤动管理
7. 如果出现心脏停搏，进行停搏管理
8. 进行以下措施的同时，重复步骤 3～7
9. 呼吸道畅通的同时保证最低程度打断 CPR
10. 最低程度中断 CPR 情况下建立血管通路（Ⅳ，静脉内；IO，骨内）
11. 可能的话，试着判断无脉性电活动的原因（6Hs 和 5Ts）：

- 低血容量（Hypovolemia）：快速注射 250～500ml 生理盐水，根据需要可以重复给药
- 低氧（Hypoxia）：保证足够的氧气
- 氢离子酸中毒（Hydrogen ion-acidosis）：保证足够的通气
- 高钾血症/低钾血症（Hyperkalemia/Hypokalemia）：纠正电解质失衡

- 低体温（Hypothermia）：复温
- 低血糖（Hypoglycemia）
- 中毒/药物过量（Toxin）：给予解毒药
- 心脏压塞（Tamponade-cardiac）：心包穿刺
- 张力性气胸（Tension pneumothorax）：穿刺引流
- 血栓（Thrombosis）：心肌梗死或肺栓塞
- 中毒（Toxin）：如果解毒药可用

12. 仅通过IV/IO注射一次 40U 加压素或者每 3～5min 通过IV/IO重复注射肾上腺素 1mg

13. 在每次电复律之前的药物注射之后继续 30～60s 的 CPR。在胸外按压循环的初期给药，可以保证药物有充分的时间进入循环系统

14. 如果怀疑可能存在高钾血症、酸中毒或三环类抗抑郁药过量：

通过IV/IO弹丸注射 0.5mmol/L（1mEq/kg）碳酸氢钠，在血气分析的基础上，每 10min 重复给予 0.25mmol/L（0.5mEq/kg）碳酸氢钠弹丸注射

复苏后处理

心脏停搏后，一旦脉搏恢复，对于患者的治疗最紧要的是积极防止再次发生停搏事件。一次成功的复苏后再次发生心脏停搏最常见于数分钟内。

当自主循环恢复（ROSC）时，最初始的复苏后护理目标应该是：

- 优化心肺功能和系统灌注，尤其是脑灌注
- 转移院外心脏骤停或者医院急诊室患者至相应的监护病房
- 明确心脏骤停的原因
- 采取措施防止再发
- 采取措施尽可能改善预后和神经系统完好生存

呼吸道

- 确保呼吸道畅通和患者通气正常
- 持续监测脉氧饱和度
- 维持末梢二氧化碳分压在 35～45mmHg。如果低于 35mmHg，减慢通气频率。如果高于 45mmHg，加快通气频率

循环

- 评价脉搏存在并尝试测得血压
- 如果低血压和休克的症状和表现存在：

收缩压低于 70mmHg

持续静脉输注去甲肾上腺素，初始剂量为 0.5～1μg/min，最高可以调高至 8～30μg/min，目标收缩压值为 70～100mmHg 以上。

或收缩压介于 70～100mmHg。

持续静脉输注多巴胺，初始剂量为 2～10μg/kg，最高可以调高至 20μg/kg，目标收缩压值为 90～100mmHg 以上。

- 如果高血压，反复监测

神经系统

- 评价意识情况
- 安慰患者，如果躁动并且存在呼吸道脱出风险

代谢

- 测血糖，低于 3.9mmol/L 的话给予 D50，高于 11.1mmol/L 则给予胰岛素

温度控制

- 在非低温导致心脏骤停情况下，不要给患者加温
- 医院设备条件可能的话，人为创造低温

心率和心律控制

- 如果出现除颤后心律异常的征象
- 根据合适的流程进行治疗
- 如果给予抗心律失常药物后，心律恢复，可以考虑持续应用该药物
- 可以考虑预防性应用抗心律失常药物

心律失常治疗总结

第一部分

心动过缓
窦性心动过缓
窦性停搏/窦房传导（SA）出口阻滞
二度Ⅰ型（文氏）房室传导阻滞
二度 2∶1 和高度房室传导阻滞伴窄 QRS 波群
三度房室传导阻滞伴窄 QRS 波群

1. 吸氧

2. 硫酸阿托品和（或）经皮起搏

3. 注射多巴胺或肾上腺素

4. 起搏治疗

二度Ⅱ型房室传导阻滞

二度 2：1 和高度房室传导阻滞伴宽 QRS 波群

三度房室传导阻滞伴宽 QRS 波群

1. 吸氧

2. 经皮起搏

3. 注射多巴胺或肾上腺素

4. 起搏治疗

交界性逸搏心律

室性逸搏心律

1. 吸氧

2. 经皮起搏

3. 注射多巴胺或肾上腺素

心动过速

窦性心动过速

房性心动过速合并阻滞

1. 无特殊治疗

2. 病因治疗

3. 停止所有相关药物

不明原因的窄 QRS 波群的心动过速（有脉搏）

1. 吸氧

2. 兴奋迷走神经

3. 腺苷

4. 确定心律失常类型：

  ● 阵发性室上性心动过速

  ● 无阻滞的房性心动过速

  ● 交界性心动过速

  ● 心房扑动（房扑）/心房颤动（房颤）

  无阻滞的房性心动过速

  1. 氧气

  2. 地尔硫䓬或 β 受体阻滞剂（艾司洛尔、阿替洛尔或美托洛尔）或胺碘酮

  窄 QRS 波群的阵发性室上性心动过速

  1. 氧气

  2. 兴奋迷走神经

  3. 腺苷、地尔硫䓬或 β 受体阻滞剂（艾司洛尔、阿替洛尔或美托洛尔）

  4. 地高辛

  5. 心脏电复律

  交界性心动过速

  1. 氧气

2. 胺碘酮或 β 受体阻滞剂（艾司洛尔、阿替洛尔或美托洛尔）

心房扑动（房扑）或心房颤动（房颤）

控制心率的治疗

1. 氧气

2. β 受体阻滞剂（艾司洛尔、阿替洛尔或美托洛尔）

3. 地高辛

转复心律的治疗

房颤＜48h

1. 氧气

2. 伊布利特，胺碘酮或普鲁卡因

3. 心脏电复律

房颤＞48h 或持续时间不明

1. 吸氧

2. 对患者抗凝治疗或排除心房血栓后，行心脏电复律

3. 患者病情不稳定时予胺碘酮和心脏转复

不明原因的宽 QRS 波群的心动过速

1. 吸氧

2. 心脏电复律

3. 腺苷或胺碘酮

单形性室性心动过速（有脉搏）

1. 吸氧

2. 心脏电复律

3. 胺碘酮、利多卡因、普鲁卡因

多形性室性心动过速（有脉搏）QT 间期正常

1. 吸氧

2. 纠正电解质紊乱

3. 心脏电复律

4. β 受体阻滞剂（艾司洛尔、阿替洛尔或美托洛尔）（如果是急性冠状动脉综合征相关的室性心动过速）

5. 胺碘酮，利多卡因，普鲁卡因

室性心动过速，QT 间期延长相关的多形性室性心动过速（有脉搏）

1. 氧气

2. 纠正电解质紊乱

3. 硫酸镁

4. 经皮超速起搏和 β 受体阻滞剂（艾司洛尔，阿替洛尔或美托洛尔）

5. 除颤

6. 停用胺碘酮、普鲁卡因、β 受体阻滞剂或延长 QT 间歇的药物

房性期前收缩，交界性期前收缩

1. 停用所有兴奋交感神经药物

2. 停用洋地黄药物（如果怀疑洋地黄中毒）

3. 如果确定洋地黄中毒，抗洋地黄治疗

室上性期前收缩

1. 吸氧

2. 识别并纠正室上性期前收缩的潜在病因

3. 考虑以下措施中的一项：

● β受体阻滞剂（艾司洛尔、阿替洛尔或美托洛尔）（如果是急性冠状动脉综合征相关的室性心动过速）

● 胺碘酮

● 利多卡因

● 普鲁卡因

第二部分

心脏停搏

心室颤动/无脉性室性心动过速

无监护/有监护的心脏停搏

1. 心肺复苏（CPR）

2. 除颤

3. 加压素或肾上腺素

4. 胺碘酮

5. 硫酸镁（如果存在尖端扭转型室性心动过速和或怀疑低镁血症）

心室停搏

无监护/有监护的心脏停搏

1. 心肺复苏（CPR）

2. 加压素或肾上腺素

无脉性电活动

无监护/有监护的心脏停搏

1. CPR

2. 加压素或肾上腺素

3. 治疗已知的根本原因。

治疗心律失常的药物（表 10-1）

表 10-1　治疗心律失常药物	
药物	**分类**
腺苷	抗心律失常药物
胺碘酮（可达龙）	抗心律失常药物
硫酸阿托品	抗胆碱能药物
β受体阻滞剂 阿替洛尔（天诺敏）、艾司洛尔、美托洛尔（倍他乐克）	肾上腺 β 受体阻滞剂
地西泮	镇静剂，安定、遗忘
地高辛	抗心律失常药物、强心药、洋地黄
地尔硫䓬（合心爽）	钙通道拮抗剂
多巴酚丁胺	肾上腺能药物
多巴胺	肾上腺能（拟交感神经）药物
肾上腺素	肾上腺能（拟交感神经）药物
伊布利特	抗心律失常药物
利多卡因	抗心律失常药物
硫酸镁	电解质
咪达唑仑	镇静剂，安定、遗忘
硫酸吗啡	麻醉、止痛
硝酸甘油	抗心绞痛药物，扩血管药物
去甲肾上腺素	肾上腺能（拟交感神经）药物
普鲁卡因	抗心律失常药物
加压素	血管收缩药

心律失常治疗流程图

第一部分

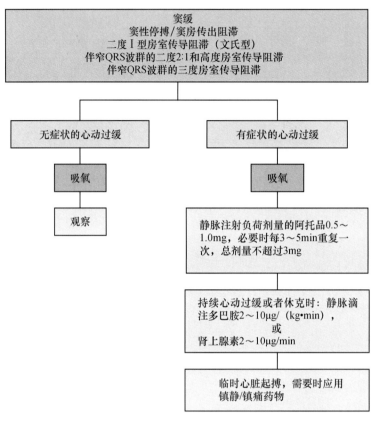

图 10-1

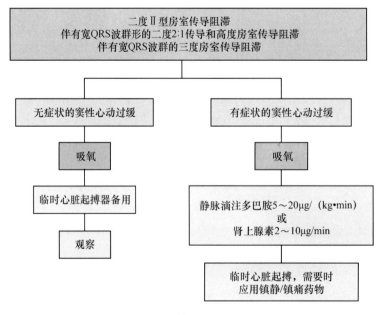

图 10-2

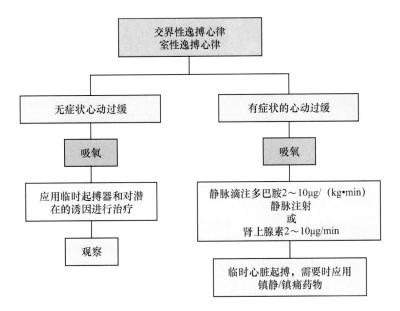

图 10-3

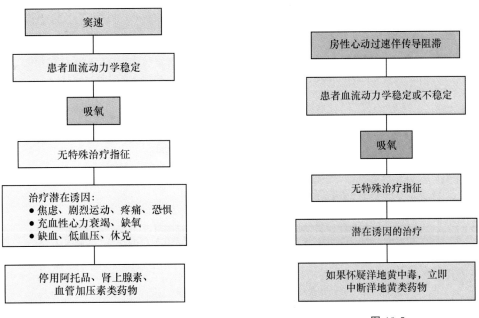

图 10-4　　　　　　　　　　　　　　　　图 10-5

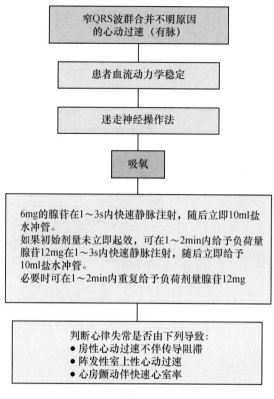

图 10-6

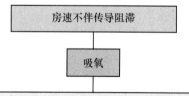

图 10-7

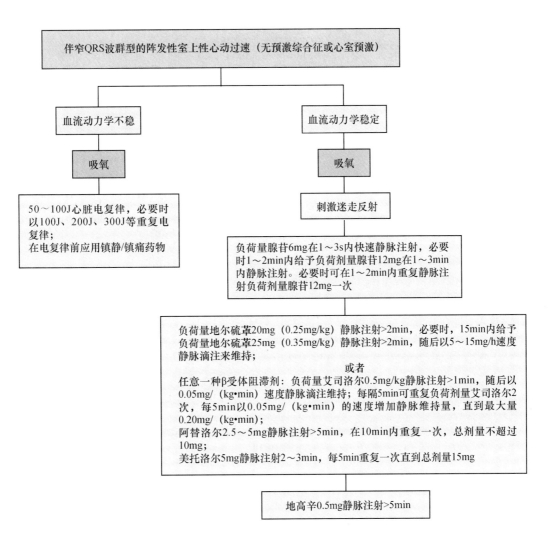

图 10-8

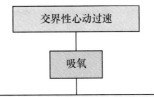

胺碘酮150mg静脉注射>10min，随后以1mg/min静脉维持。
或者
任意一种β受体阻滞剂：负荷量艾司洛尔0.5mg/kg静推>1min，随后以
0.05mg/（kg•min）速度静脉输入维持；每隔5min可重复负荷剂量艾司洛尔
两次，每5min以0.05mg/（kg•min）的速度增加静脉维持量，直到最大速度
0.20mg/（kg•min）。
阿替洛尔2.5～5mg静脉注射>5min，10min内重复一次，总剂量不超过10mg。
美托洛尔5mg静脉注射2～3min，每5min重复一次直到总剂量15mg

图 10-9

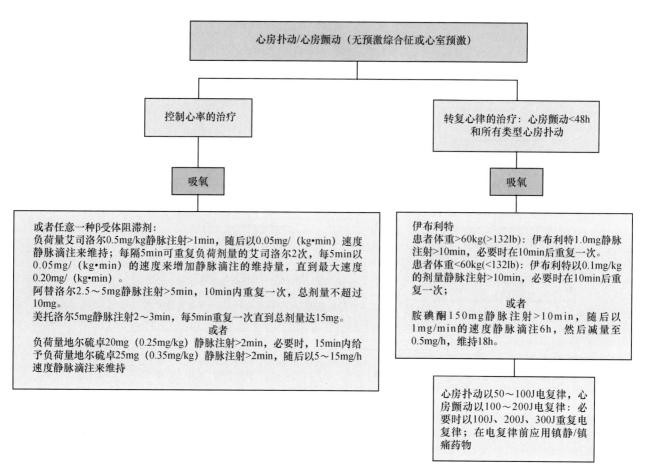

图 10-10

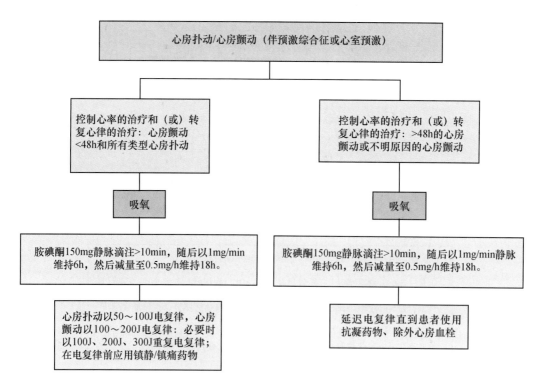

图 10-11

伴宽QRS波群的不明原因
心动过速（有脉搏）
血流动力学不稳
血流动力学稳定
吸氧
吸氧
100J电复律，必要时以100J、200J、300J重复电复律；在电复律前应用镇静/镇痛药物
6mg的腺苷在1～3s内快速静脉注射。必要时可在1～2min后给予负荷量腺苷12mg在1～3s快速静脉注射。
必要时可在1～2min内重复给予负荷剂量腺苷12mg一次
100J电复律，必要时以200J、300J、360J重复电复律，复律前药物镇静；或
胺碘酮150mg静推>10min，必要时可在每10～15min后重复两次，随后以1mg/min的速度静脉维持

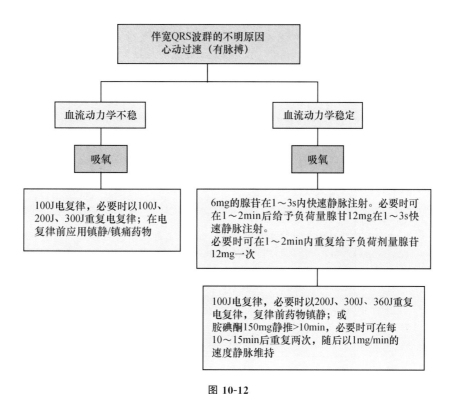

图 10-12

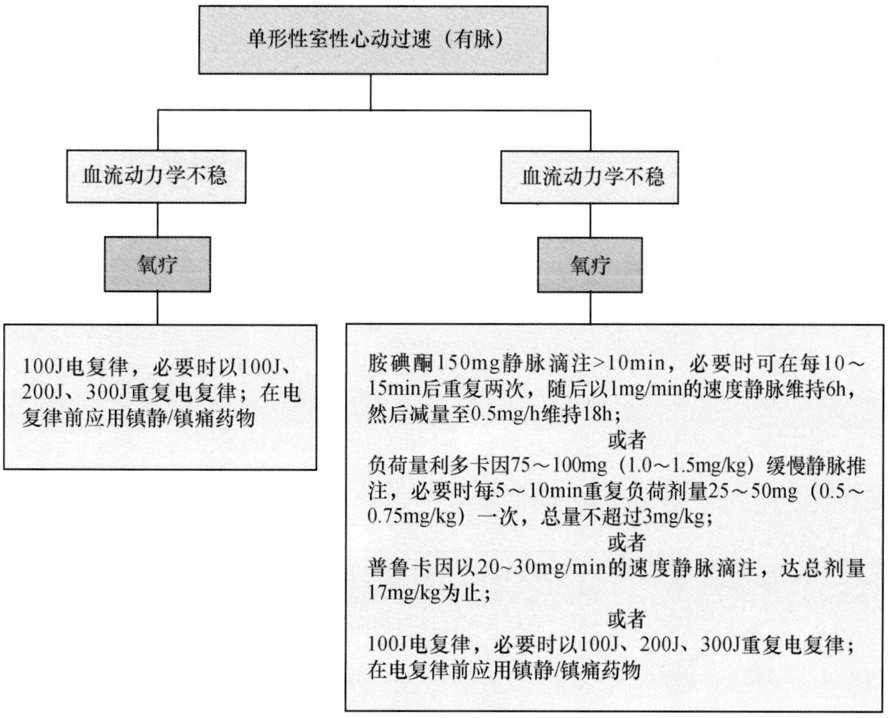

单形性室性心动过速（有脉）
血流动力学不稳
血流动力学不稳
氧疗
氧疗
100J电复律，必要时以100J、200J、300J重复电复律；在电复律前应用镇静/镇痛药物
胺碘酮150mg静脉滴注>10min，必要时可在每10～15min后重复两次，随后以1mg/min的速度静脉维持6h，然后减量至0.5mg/h维持18h；
或者
负荷量利多卡因75～100mg（1.0～1.5mg/kg）缓慢静脉推注，必要时每5～10min重复负荷剂量25～50mg（0.5～0.75mg/kg）一次，总量不超过3mg/kg；
或者
普鲁卡因以20~30mg/min的速度静脉滴注，达总剂量17mg/kg为止；
或者
100J电复律，必要时以100J、200J、300J重复电复律；在电复律前应用镇静/镇痛药物

图 10-13

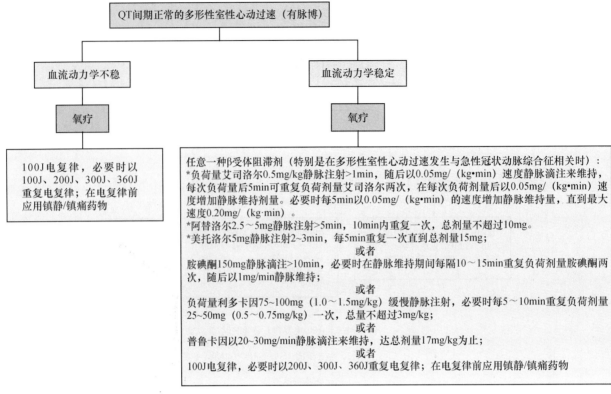

图 10-14

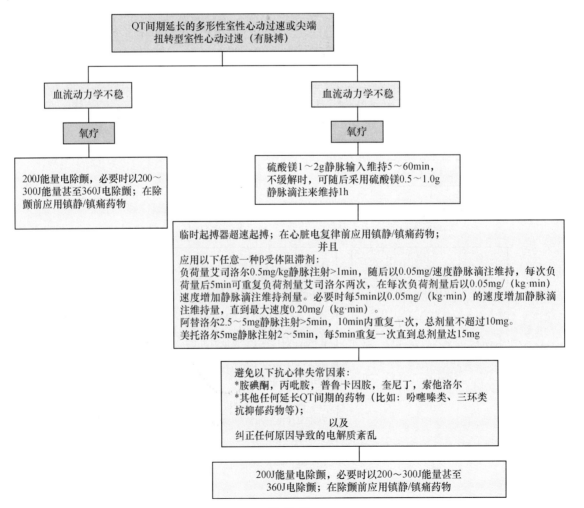

图 10-15

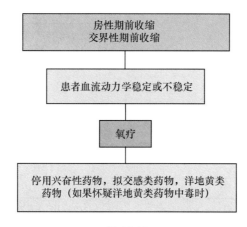

图 10-16

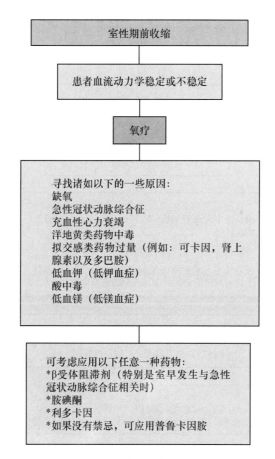

图 10-17

第二部分

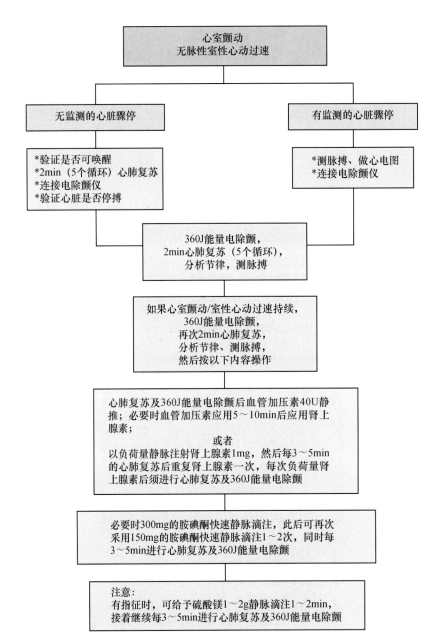

图 10-18

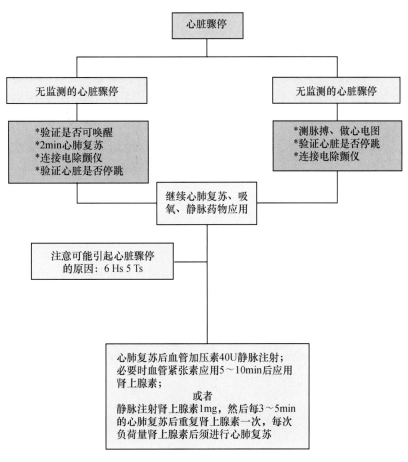

图 10-19

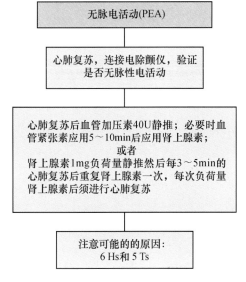

图 10-20

本章回顾

1. 一个心动过缓的患者，病情不稳定，心电图提示二度 II 型房室传导阻滞，你应该给予吸氧、开放静脉通道，并且给予或开始：
   A. 滴注多巴胺
   B. 阿托品
   C. 利多卡因
   D. 经皮起搏治疗

2. 有症状的窦性心动过速患者的治疗：
   A. 对心动过速根本病因的最佳治疗
   B. 地尔硫草
   C. 多巴胺
   D. 肾上腺素

3. 如果一个病情稳定的患者，心电图提示为 PSVT，在给予吸氧和建立静脉通道后，你应该：
   A. 给予腺苷
   B. 给予地西泮
   C. 给予地尔硫草
   D. 尝试兴奋迷走神经

4. 你的患者出现胸痛和急性心肌梗死的症状和体征。他的心电图显示无阻滞的房性心动过速，在吸氧和建立静脉通道后，你应该立即想到：
   A. 50J 心脏转复
   B. 负荷量的胺碘酮
   C. 弹丸注射腺苷
   D. 经皮起搏

5. 窄 QRS 波群心动过速应用腺苷
   A. 可能显示基本心律为心房颤动（房颤）或心房扑动（房扑）
   B. 为避免低血压应缓慢给药
   C. 只有当室上性心动过速诊断已知时方适用
   D. 一般能将 SVT 转复为正常心律

6. 一个房颤的患者，持续时间＜48h，血流动力学不稳定、低血压，下列合适的治疗：
   A. 只应用胺碘酮
   B. 直流电转复后应用伊布利特
   C. 立即直流电转复和胺碘酮治疗
   D. 立即直流电转复或胺碘酮治疗

7. 你的患者，神志清醒，血流动力学稳定，脉搏存在，心电图提示为单一形态的室性心动过速，在给予吸氧和建立静脉通道之后，你应该：
   A. 给予 1mg 肾上腺素
   B. 150mg 负荷量的胺碘酮静脉注射
   C. 进行 100J 心脏转复
   D. 开始静脉滴注肾上腺素

8. 如果题 7 中的患者开始主诉胸痛并且无脉，你应该立即：
   A. 弹丸注射利多卡因
   B. 开始经皮起搏
   C. 进行 100J 双向波心脏转复
   D. 进行 360J 单向波或 200J 双向波除颤。

9. 无脉电活动下列哪种心律时可能发生
   A. 停止收缩
   B. 窦性心动过速
   C. 心室颤动
   D. 室性心动过速

10. 一次成功的心脏停搏复苏后，一旦自主循环回复，主要目标就是
    A. 保证呼吸道开放
    B. 建立进一步的血管通道
    C. 快速复温
    D. 对停搏的根本病因治疗防止再发

（孙志军　译）

11

12 导联心电图

【目的】　　在掌握全部内容后，能够达到下列目标：

1. 了解 12 导联心电图的目的和临床意义。

2. 掌握 12 导联心电图的导联位置，以及哪些导联是单极，哪些导联是双极。

3. 掌握下列名词：

- 导联
- 导联轴
- 胸前导联
- 额面和横面

4. 了解 12 导联心电图中的 6 个肢体导联的形成。

5. 掌握 12 导联心电图中的 6 个胸前导联在胸部解剖图中的位置，以及其对应的心脏区域。

6. 认识①标准（双极）肢体导联和加压（单极）导联的三轴系统参考图，②六轴系统参考图，③胸前导联参考图。

7. 认识右胸导联的定位及其应用。

8. 列举面对导联以及对应的下列心脏位置：

- 前壁
- 侧壁
- 下壁（膈面）
- 右室

12 导联心电图

在之前的章节中，讨论了 12 导联心电图可以获得额外的心脏电活动信息并诊断心律失常。12 导联心电图，顾名思义包括 12 个导联，可同时多角度探查心脏。有助于临床医生更细致地观察到心脏的电活动，发现影响心电图的各种情况。

12 导联心电图的主要功能是发现心肌缺血和心肌梗死，心肌缺血和心肌梗死相关的心电图变化将在 17 章中讨论。

12 导联心电图的另一个功能是辨识心律失常，在导联Ⅱ常有类似的表现（导联Ⅱ是判断心律失常最常应用的导联）。

12 导联心电图导联

> **关键定义**
>
> 12 导联（常规）心电图包含如下内容：
> - 6 个肢体导联
>   3 个标准（双极）肢体导联：Ⅰ、Ⅱ和Ⅲ导联
>   3 个加压（单极）肢体导联：aVR，aVL 和 aVF 导联
> - 6 个胸前（单极）导联：V_1、V_2、V_3、V_4、V_5 和 V_6 导联

监护导联Ⅰ、Ⅱ和Ⅲ在第 2 章中已经讨论过，这 3 个导联也应用于 12 导联心电图（图 11-1），并运用正、负电极来检测心脏的除极和复极电流。附加电极也称为接地电极，常连接于右下肢（或者身体的任意部位），其作用是为机体提供一条通路以获得最小电干扰抵抗。3 个双极肢体导联——Ⅰ、Ⅱ和Ⅲ应用两个电极（一个正极，另一个负极）连接于肢体，检测心脏电活动（图 11-2，A）。因此双极导联代表两电极间的电位差异（电压）。

单极导联

一个导联只有一个电极（正极）被称为单极导联。单极导联没用对应的负极，取而代之的是心电图机计算出与参考点相关的"观察"电极。这一参考点位于心脏电活动的中心，称为中心电端。中心电端理论上位于心脏室间隔左侧和房室结下部。

> 中心电端不是一个实际的导联或电极，而是一个由心电图机推算出的假想的"电中性"点，它是未检测到的导联电活动的总和，因此被认定为参考点。中心电端可以标记在图上，但不具备实际的身体定位或导联。

3 个单极加压肢体导联——aVR、aVL 和 aVF——检测位于肢体的正极和中心电端之间的电位（图 11-2，B）。中心电端应用于加压导联（这些导联中的"a"代表加压），其电流为两个电极的联合电流而不是一个正

极。例如，如果患者的右上肢为正极，中心电端为患者左上肢和左下肢电极间电流的联合或加压。因此这 3 个单极导联测量了正极和共有电端之间的电位差异。

6 个单极胸前导联——V_1、V_2、V_3、V_4、V_5 和 V_6——探查位于胸前不同的 6 个导联之一的正极和中心电端之间的心脏电流（图 11-2，C）。胸前导联与肢体导联不同，使用通过左、右上肢和左下肢测得的中心电端。

> 记录胸前导联时，必须将肢体导联与患者连接，如果肢体导联脱落，则心电图机将不能计算中心电端。

导联轴

12 导联心电图的每个导联测量正极和负极或中心电端之间的电位。因此每个导联均有正极和负极。

连接导联电极的假想的线被称为导联轴（图 11-3），导联轴由导联的负极指向正极，导联正极和负极的位置决定了导联轴的起点（或方向）。

此外，每个导联轴均有其垂直导联轴，或简称垂直轴。垂直轴为与原导联轴交叉或为通过导联轴两端连线中点的垂直 90°的连线。电轴两端的中点称为"零"点。垂直线将导联轴分为两半或两个象限。正象限为垂线交点靠近正极的一半，负象限为垂线靠近负极的部分。这个概念对检查 QRS 波群以及确定导联轴垂直于导联的哪一侧并获得心脏的电轴非常重要。这一部分将在 12 章详述。

额面和横面

3 个标准导联（Ⅰ、Ⅱ和Ⅲ）和 3 个加压导联（aVR、aVL 和 aVF）在二维的额面测量心脏的电活动（例如，从患者身体的前面观看）（图 11-4）。6 个胸前导联（V_1、V_2、V_3、V_4、V_5 和 V_6）从额面的右侧观察心脏的电活动为横面。横面和额面的放射性中心均是之前描述的中心电端。

标准（双极）肢体导联

每个标准肢体导联Ⅰ、Ⅱ和Ⅲ均拥有连接肢体一端（左上肢或左下肢）的正极和单一的连接另一端肢体（右或左上肢）的负极（图 11-5）。因此标准肢体导联测量两个肢体电极之间的电位。

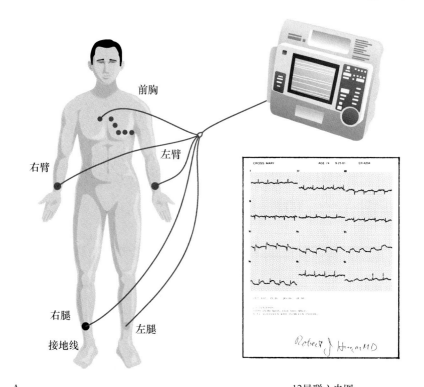

A　　　　　　　　　　　　　　　　　　　　　　　12导联心电图

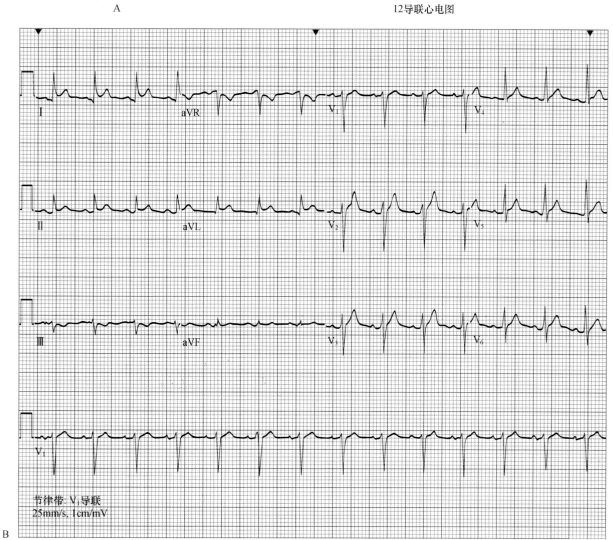

图 11-1　A. 12 导联心电图；**B.** 12 导联心电图结果及长 V_1 导联

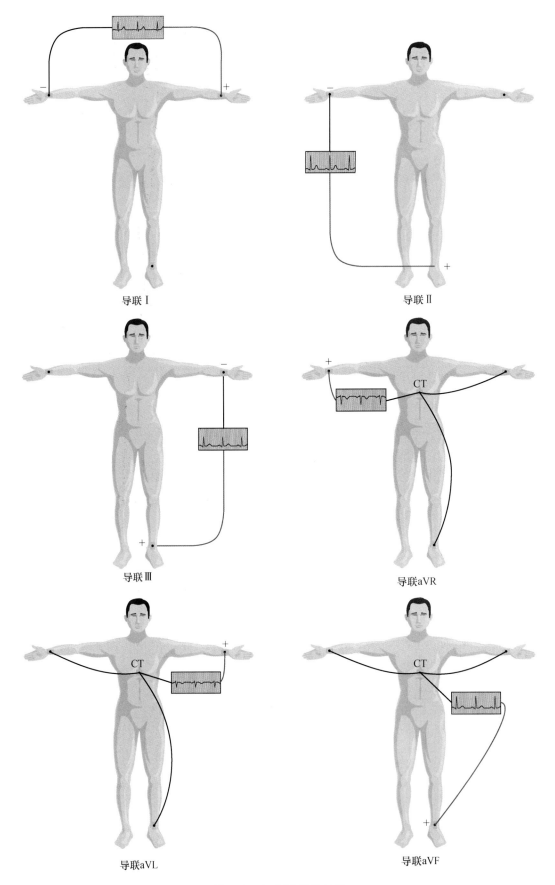

导联 I

导联 II

导联 III

导联aVR

导联aVL

导联aVF

图 11-2 **A.** 标准肢体导联

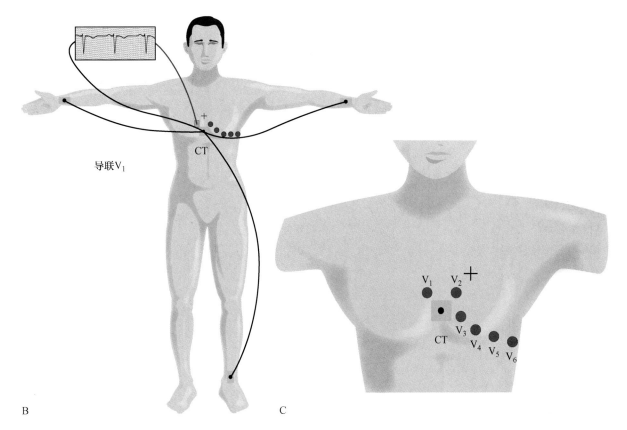

B

C

图 11-2　B 和 C 胸导联（续）

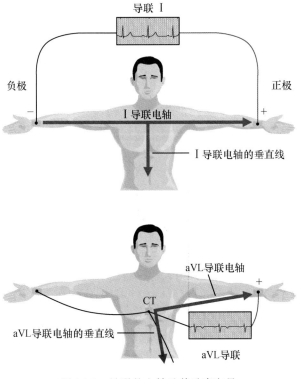

图 11-3　导联的电轴及其垂直向量

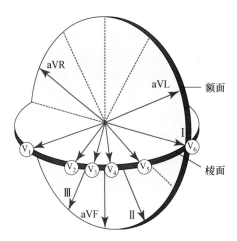

图 11-4　3 额面及水平电轴

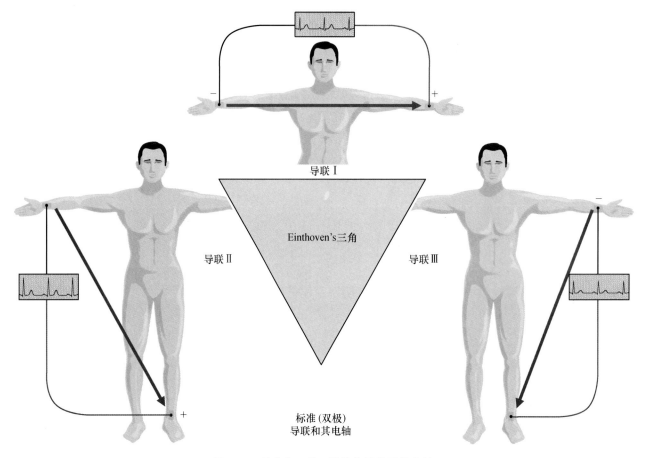

图 11-5   标准 I、II、III 肢体导联及其电轴

电极连接后获得 3 个标准肢体导联，连接如下：

- 导联 I：正极为左上肢，负极为右上肢
- 导联 II：正极为左下肢，负极为右上肢
- 导联 III：正极为左下肢，负极为左上肢

每一标准肢体导联的导联轴为电极两端的连线，一个电极命名为负极，另一个命名为正极，垂直线平分导联轴为正向和负向。

标准肢体导联之间的关系为：导联 I 和导联 III 记录的电流的总和等于导联 II 记录的电流总和。这被称为 Einthoven's 定律，根据三导联心电图的发明者命名。

Einthoven's 定律在数学上表示如下：

$$导联 I ＋导联 III ＝导联 II$$

因为三个标准肢体导联的正极距离心脏的参考零点距离相同，因此等边三角（Einthoven's 等边三角）可以描述机体的额面，包含 3 个电极轴和心脏的参考零点（图 11-6）。等边三角的三条边被向右、向左和向下平行移动，直至每条边的中点在一点相交，形成标准导联三轴体系图，每个标准肢体导联之间夹角为 60°，导联 I 的正极为 0°，导联 II 为＋60°，导联 III 为＋120°。导联的负向部分常常用虚线或点线表示见图 11-6。

加压（单极）导联

加压肢体导联 aVR、aVL 和 aVF 由位于肢体（右上肢、左上肢和右下肢）的正极和其他两肢体之间的中心电端组成（图 11-7，A）。因此加压导联测量了三个肢体导联中的任一个肢体导联和中心电端之间的电位差异。

三个加压导联的肢体电极连接如下：

- 导联 aVR：正极为右上肢，负极为中心电端（左上肢和左下肢）
- 导联 aVL：正极为左上肢，负极为中心电端（右上肢和左下肢）
- 导联 aVF：正极为左下肢，负极为中心电端（右上肢和左上肢）

实际上，加压单极导联为肢体导联的垂直电轴，aVR 垂直于导联 III，aVL 垂直于导联 II，aVF 垂直于导联 I。由于上述方法所获的心电图波和波群的电流（和大小）太小，因此心电图机将这些信号加大或"加压"。将加压"augmented"中的"a"用于 aVR、aVF 和 aVL。

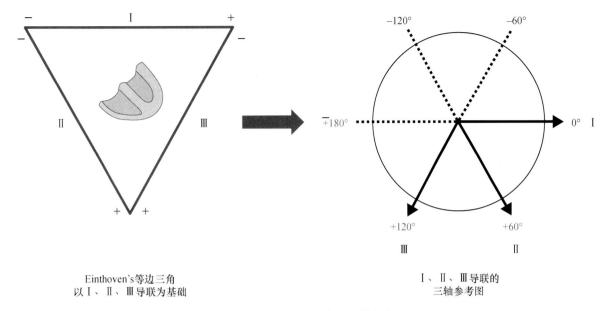

Einthoven's等边三角
以Ⅰ、Ⅱ、Ⅲ导联为基础

Ⅰ、Ⅱ、Ⅲ导联的
三轴参考图

图 11-6　Einthoven 三角及三轴参考图

加压导联的导联轴为通过中心电端和肢体电极的连线，中心电端为负极，肢体电极为正极。

3 个加压导联的正极类似于标准肢体导联的正极，距离心脏的参考零点的电距离相等，因此加压导联的三轴体系图形成了机体的额面电图（图 11-7，B），三个加压导联电图轴的角度和标准肢体导联相似，导联轴为 60°并以不同的角度平移至参考零点，导联的负向部分常常用虚线或点线表示。

将标准肢体导联的三轴系统参考图和加压导联的三轴系统参考图重叠，则形成六轴系统参考图（图 11-8）。每个加压导联均垂直于标准肢体导联，因此每个导联之间的夹角为 30°，在 12 章将详细叙述心脏电轴的计算方法。

胸前（单极）导联

胸前导联 V_1、V_2、V_3、V_4、V_5 和 V_6 为单极导联，正电极连接于心前区的不同部分（图 11-9，A），负极为中心电端，中心电端来源于三个肢体电极：左、右上肢和左下肢，如图 11-2C。因此胸前导联测量了胸前电极和中心电端之间的电位。

胸前电极放置于从右胸至左胸的前壁，因此覆盖了右心室、室间隔、左心室前壁和侧壁。胸前电极的位置如下：

- V_1：胸骨右缘第四肋间
- V_2：胸骨左缘第四肋间
- V_3：V_2 和 V_4 连线之间
- V_4：左锁中线第五肋间

- V_5：左腋前线 V_4 水平
- V_6：左腋中线 V_4 水平

胸前导联 V_1 和 V_2（右胸或间隔导联）代表右室，导联 V_3 和 V_4（前胸正中或前胸导联）代表室间隔和部分左室，导联 V_5 和 V_6（左胸或侧胸导联）代表左室的其他部分。

胸前导联的电轴起源于中心电端，至各自的胸前电极，中心电端为负极，电极为正极（图 11-9，B）。胸前导联的交叉点为中心电端，六个胸前电极和六个胸前电轴组成胸前参考图。用于机体横面心脏电活动的描述。

右胸导联

胸前 12 导联心电图主要记录左室的电活动，为了检测右室的电活动需采用右胸导联。导联 V_{2R}、V_{3R}、V_{4R}、V_{5R} 和 V_{6R} 来自右胸的不同部位（图 11-10），正电极接在右胸，类似于标准左胸导联，在其相对应的右胸位置。右胸正电极的位置如下：

- V_{2R}：胸骨右缘第四肋间
- V_{3R}：V_{2R} 和 V_{4R} 之间
- V_{4R}：右锁中线第五肋间
- V_{5R}：右腋前线 V_{4R} 水平
- V_{6R}：右腋中线 V_{4R} 水平

右胸导联用于判断急性下壁心肌梗死是否合并右室梗死，大多数情况下，仅仅需要一个右胸导联——V_{4R} 来帮助诊断，这一内容在 17 章中叙述。

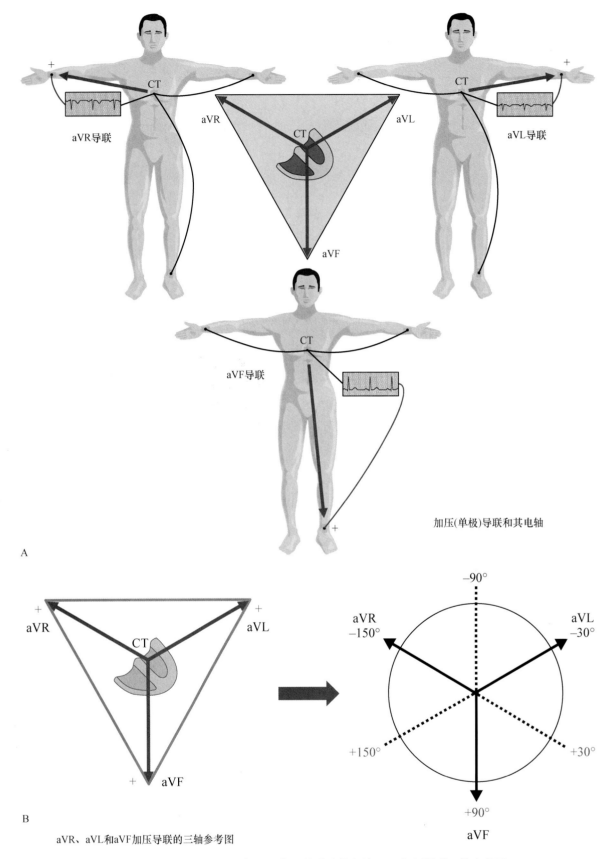

A

aVR、aVL和aVF加压导联的三轴参考图

B

图 11-7　**A.** aVR、aVL、与 aVF 加压导联及其电轴；**B.** 加压导联三轴参考图

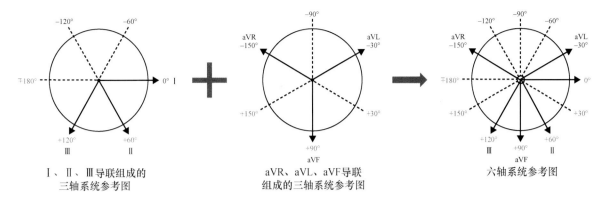

图 11-8　额面六轴系统参考图

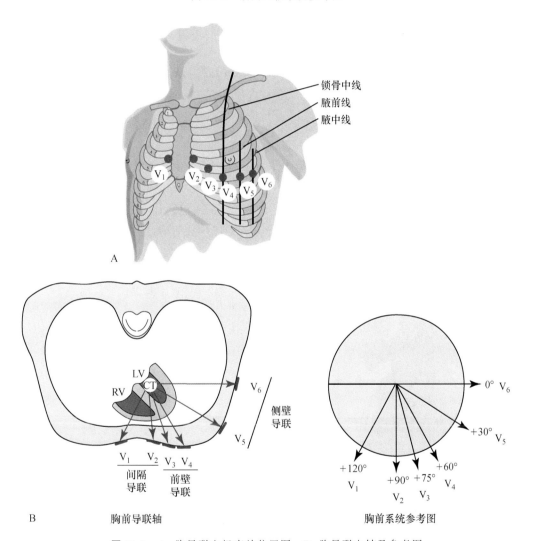

图 11-9　**A.** 胸导联电极安放位置图；**B.** 胸导联电轴及参考图

面向导联

12 导联心电图提供了 12 个不同的角度检测心脏电活动，从胸部的外侧指向胸内的参考零点（表 11-1）。因为左室占据心脏的最大部分心肌，并代表了 QRS 波群的主要电活动组成，因此这些角度是从左心室看的。

导联 Ⅰ、aVL 和胸前导联 V_5、V_6 代表左心室侧壁，Ⅱ、Ⅲ 和 aVF 代表左室下壁，$V_1 \sim V_4$ 代表左室前壁。右胸导联——V_4R 观察代表右心室，没有导联对应心脏的后壁。

针对特殊心脏表面的导联在此书中称为面向导联（图 11-11），包含几乎所有导联，但除了 aVR，aVR 面对心室内部和心内膜面。

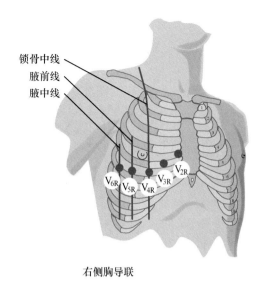

锁骨中线
腋前线
腋中线

右侧胸导联

图 11-10 右侧胸导联

了解面对导联对判断急性心肌梗死的部位非常重要。

本章总结

- 三个标准肢体导联为双极导联，而加压导联为单极导联，他们共同代表了心脏的额面
- 每个导联具有自己的电轴，同时具有各自的垂直轴
- 标准肢体导联和加压肢体导联可以分别组成三轴参照图，每个导联轴之间的夹角为 60°
- 两个三轴参考图叠加称为六轴参考图，每个导联的夹角为 30°
- 胸前导联代表心脏的横面
- 12 导联心电图可以了解心脏不同角度的情况

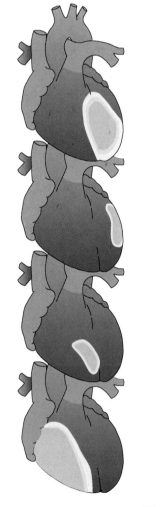

心脏部位	对应导联
前壁	V₁～V₄
侧壁	I、aVL、V₅～V₆
下壁	II、III、aVF
右室	V₄R

图 11-11 导联体表对应关系

本章回顾

1. 连接右下肢的电极为_____电极。
   A. 接地
   B. 负
   C. 检测
   D. 感知

2. _____导联代表了正极至负极之间的电位差。
   A. 双极
   B. 中心
   C. 端侧
   D. 单极

3. 导联 aVR、aVL 和 aVF 中的"a"代表：
   A. 可变的
   B. 动脉的
   C. 心房的
   D. 加压的

4. 标准肢体导联电流的关系为：导联_____＋
   导联_____＝导联_____。
   A. Ⅰ，Ⅱ，Ⅲ
   B. Ⅰ，Ⅲ，Ⅱ
   C. Ⅱ，Ⅲ，Ⅰ
   D. Ⅱ，Ⅲ，Ⅳ

5. aVL 导联的正电极连接在_____上肢，另外
   一端的中心电端分别连接于_____。
   A. 左，右和左上肢
   B. 左，右上肢和左下肢
   C. 右，左上肢和左下肢
   D. 右，右和左下肢

6. _____导联测量胸前电极～中心电端的电
   位差。
   A. 双极
   B. 胸前
   C. 端侧
   D. 单极，加压

7. V$_4$ 导联的正电极连接于：
   A. 腋前线第 5 肋间
   B. 腋中线第 6 肋间
   C. 胸骨左缘第四肋间
   D. 左锁骨中线第 5 肋间

8. V$_2$ 导联的正电极连接于：
   A. 腋前线 V$_1$ 水平
   B. 胸骨左缘第四肋间
   C. V$_1$ 和 V$_3$ 连线之间
   D. 胸骨右缘第四肋间

9. 右胸导联 V$_{6R}$ 的正电极位于：
   A. V$_{2R}$ 和 V$_{6R}$ 连线之间
   B. 胸骨右缘第四肋间
   C. 右腋中线 V$_{4R}$ 水平
   D. 右锁中线第 5 肋间

10. 心电图Ⅱ、Ⅲ、aVF 导联观察心脏的_____面。
    A. 前
    B. 下
    C. 侧
    D. 后

（沈絮华　译）

12 电轴和向量

【目的】　结束这一章，你应该能够完成以下目标：

1. 定义以下几项：
   - 向量
   - 平均向量
   - 双向偏移
   - 等向偏移
   - 显著的正偏
   - 显著的负偏

2. 定义以下几项：
   - 瞬间电轴和向量
   - 心电向量
   - 平均 QRS 电轴
   - P 轴
   - T 轴

3. 识别和标记六轴系统参考图（根据它们的极性和度数确定六轴系统参考图的 12 个区域和 4 个象限）。

4. 识别和标记六个肢体导联的导联轴，定义它们的正极和负极，它们的夹角度数，和它们在额面六轴系统参考图中的垂线。

5. 定义以下几项：
   - 正常的 QRS 电轴
   - 电轴左偏（LAD）
   - 电轴右偏（RAD）
   - 不确定的电轴（IND）

6. 列出由心、肺疾病引起的电轴左偏和右偏。

7. 列出在紧急情况下确定 QRS 电轴的三个主要原因。

8. 列出运用导联 I 、 II 、 III 和 aVF 确定 QRS 电轴时需要记住的六个重要点。

9. 列出在运用导联 I 、 II 、 III 和 aVF 确定 QRS 电轴时的基本步骤。

电轴和向量

某一时刻心房或心室的除极化和复极化产生的电流称为瞬间心电向量，通常用一个有大小、方向和极性的箭头表示（图 12-1）。箭头轴的长度代表了电流的幅度；箭头的方向和位置提示电流的方向；箭头的尖端表示电流的正极，尾部则表示负极。

在一个心动周期中，心室除极化产生的电流顺序被表示为一系列的心电向量，每一个都代表了小部分心室壁的除极化所产生的瞬间电流（图 12-2）。

最早的心电向量为室间隔的除极化，方向从左到右。紧接着是按顺序从心内膜到心外膜的节段性心室壁的除极化产生的向量，从靠近间隔的右室心尖和左室心尖开始，接着通过较薄的右心室壁和较厚的左心室侧壁，最后终止于靠近左心室基底部的左心室侧壁和后壁。

右心室的向量在额面上主要指向右；左心室的向量主要指向左。因为左心室壁更厚，左心室向量比右心室的向量更大且持续时间更长。

由心室除极化产生的所有向量的平均值是一个单个的向量，用一个有幅度、有方向的箭头表示，即平均 QRS 电轴或者简单地称为 QRS 电轴。通常 QRS 电轴指向左下，反映了左心室比右心室占优势。

心房除极化期间产生的所有向量的平均值就是 P 轴；而心室复极化期间产生的所有向量的平均值就是 T 轴（图 12-3）。

P 轴很少被探讨，T 轴则在一些特定的情况下才被关注，比如心肌缺血和急性心肌梗死，在这些情况下 T 轴方向会发生显著的偏移。T 轴偏移的确定有助于受累心肌的定位。QRS 电轴是最重要，也是最常被测定的轴。通常，当"轴"被单独使用时，它指的就是 QRS 电轴。

电流、向量和导联轴

在心电图上，电流依据流动的方向，在平行导联轴的方向，即连接导联正极和负极的一条假想连线上，可形成正向或负向的偏移。电流朝向正极在心电图上形成正向偏移，电流朝向负极形成负向偏移。电流越大，心电图上的偏移越大，反之亦然。当电流方向垂直于导联轴时，则不产生偏移。图 12-4，A 显示了向量代表的电流方向和心电图偏移的关系。

当一个电流的方向位于导联轴的平行和垂直之间（例如，斜行）时，在心电图上的偏移＜平行于导联轴的相同电流。电流越平行于导联轴，心电图中的偏移越大，越垂直于导联轴，偏移越小。无论电流的方向是否朝向或背离导联的正极，上述规律不变（图 12-4，B）。

另外一种方法是想象自己站在火车轨道旁边，一辆正在行进的列车鸣笛，如果你站在列车行进的前方，则声音最响亮，如果你沿列车行进的垂直方向移动，则列车驶近和远离的噪声相互抵消，列车噪声的净变化为零。

在心脏中，心动周期中存在无数个起源于不同方向的电流向量。导联的位置类似于一个人垂直的站立或以某种角度倾斜。由于心脏存在众多的瞬间向量，心电图记录的是所有向量（噪声）的平均值，因此各导联存在不同。

当电流随时间一部分朝向正极，一部分远离正极，即形成双向电流。双向电流也可使用一个平均向量表示，即所有正和负电流（向量）的平均值。这样的电流在心电图上形成双向偏移，一部分正向，另一部分负向。偏移成分的大小取决于每一个电流的幅度。如果心电图中的双向偏移的平均方向是正向，无论偏移的大小，都是显著正向偏移，如果平均偏移方向为负向，都是显著负向偏移。

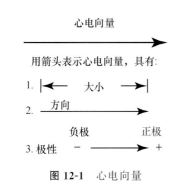

心电向量

用箭头表示心电向量，具有：

1. 大小
2. 方向

负极　　　　正极

3. 极性 − 　　　　 +

图 12-1　心电向量

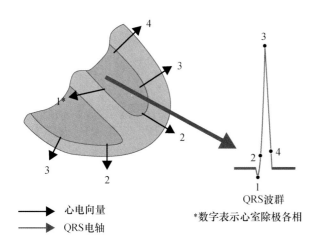

心电向量
QRS 电轴

QRS 波群
*数字表示心室除极各相

图 12-2　心电向量和 QRS 电轴

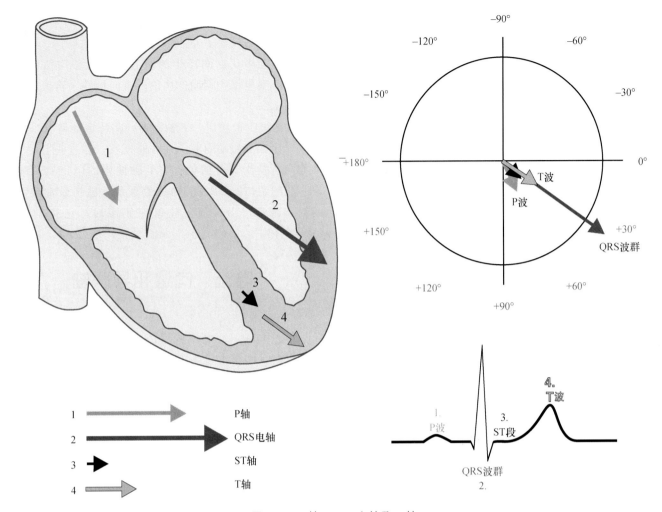

图 12-3　P 轴、QRS 电轴及 T 轴

仍使用火车为例，如果列车驶向我，我记录到逐渐增大的行进列车的噪声，在这一过程中，临近轨道中的另外一辆列车远离我，我记录到了衰减的鸣笛。如果三辆火车向我驶来，一辆火车驶离，在观察中就会记录到更多的驶近的列车。

QRS 波群正常情况下持续 0.12s，这一期间内，电流向量从许多方向汇集移动，记录的平均向量形成 QRS 波群的偏移。平均向量可以是正向、负向或双向（正向和负向兼有）。

图 12-4 的 C 显示了双向电流，以平均向量表示，和心电图双向偏移之间的关系。

双向偏移的平均向量越平行于导联轴，则双向偏移越正，越接近于平均向量的起源，即越垂直，则双向偏移的正向部分越小。当负正偏移的幅度相等，则为等向偏移，偏移的总和为零。这种情况下，平均向量垂直于导联轴（图 12-4，D）。

在特定导联上，理解 QRS 波群偏移的主导方向，即导联轴的垂直方向，和 QRS 电轴之间的关系非常重要。QRS 波群在某一导联如果是显著正向，则提示

QRS 向量的正极位于该导联垂直轴的正向部分，相反的，如果 QRS 波群主波向下，则提示 QRS 向量的正极位于该导联垂直轴的负向部分（图 12-4，E）。

导联的垂直电轴是该导联 QRS 波群正负偏移的分界线。

六轴系统参考图

六轴系统参考图是由两个三轴参考图组成，两个三轴参考图分别由三个肢体导联（Ⅰ、Ⅱ 和 Ⅲ 导联）和三个加压导联（aVL、aVR 和 aVF 导联）组成（图 12-5A）。六轴系统参考图的主要作用是在额面确定 QRS 电轴的方向，可以得出精确的角度。

从身体的前方观看，六个导联轴的分布类似车轴的车条，车轴的轴心代表心脏的"零"点，导联轴在车轴中的方向与各导联在额面中的实际方向相同，因此导联轴的正极和负极之间的每个车轮各条边之间的夹角为 30°。

在同一个导联轴中，正极和负极分别为 $0°$ 和 $180°$，在六轴参照图中，车轴的上半部分的每一条边的角度均为负数（$-30°$、$-60°$、$-90°$、$-120°$、$-150°$ 和 $-180°$），下半部分为正值（$+30°$、$+60°$、$+90°$、$+120°$、$+150°$ 和 $+180°$）。正负角度和导联电极的正负极不要混淆，这种命名方法仅仅因为方便六轴系统参考图的使用。

三个标准肢体导联和三个加压导联的正负极如下所示：

标准导联	一极	＋极
导联 I	$\pm180°$	$0°$
导联 II	$-120°$	$+60°$
导联 III	$-60°$	$+120°$

加压导联	一极	＋极
导联 aVR	$+30°$	$-150°$
导联 aVL	$+150°$	$-30°$
导联 aVF	$-90°$	$+90°$

六轴系统参考图根据导联 I 和 aVF 分为 4 个象限（图 12-5，B），虽然可以使用多种方法命名这四个象限，但是本书中采用如下方式命名：

度数	象限
$0°\sim-90°$	I
$0°\sim+90°$	II
$+90°\sim\pm180°$	III
$-90°\sim\pm180°$	IV

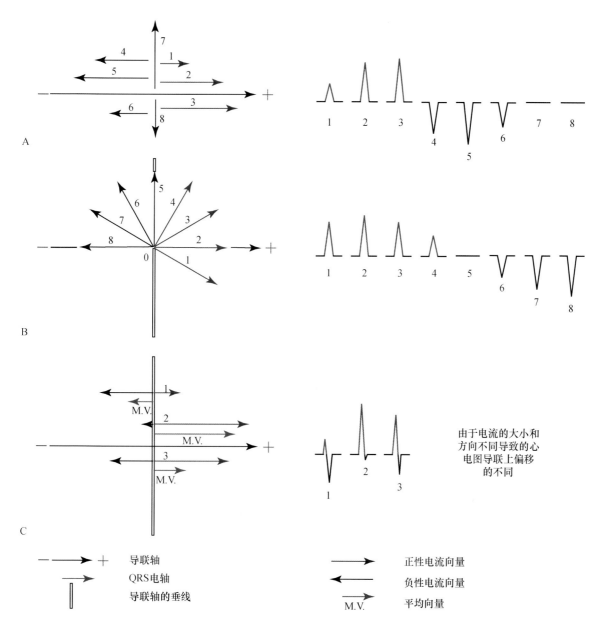

图 12-4　导联轴、导联轴垂直线及电流方向

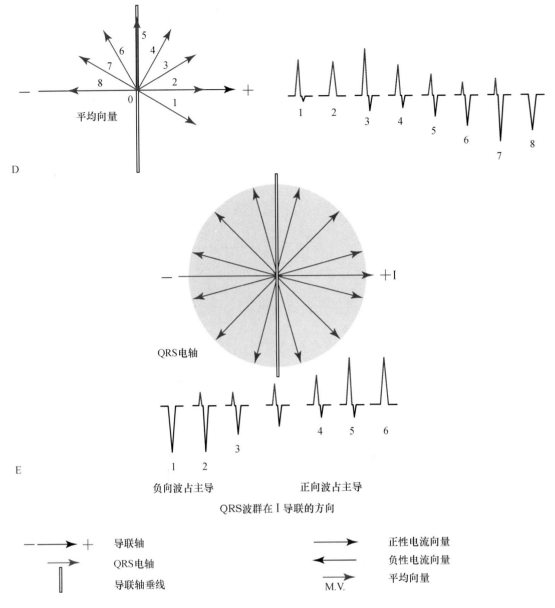

图 12-4 （续）

导联的垂直轴是和另外一条导联轴重合的（即重合导联）（图 12-6），例如，导联 Ⅱ 的垂直轴与 aVL 导联轴重合，负极−30°，正极+150°。

表 12-1 总结了每个导联轴及其垂直导联的正负极位置。

QRS 电轴

正常的 QRS 电轴，在额面六轴参照图中位于−30° 至+90°之间（图 12-7）。QRS 电轴的方向改变或"偏移"到−30°～−90°，称为电轴左偏（LAD），QRS 电轴方向为+90°至±180°称为电轴右偏（RAD），电轴很少落在−90°～±180°之间，如果出现，称为显著右偏或不确定电轴。

QRS 电轴左偏（QRS 电轴左偏超过−30°）视为异常，QRS 电轴右偏（QRS 电轴超过+90°）不一定是异常，要结合患者的年龄和身体情况，婴幼儿时期 QRS 电轴可右偏至 120°或以上，年轻人胸部瘦长或垂位心，电轴可右偏至 110°左右。

大多数成年人，如果无心或肺疾病，电轴右偏是很少出现的，因此一旦出现电轴右偏，应考虑可能存在某种疾病。

一般而言，导致电轴异常左偏或右偏的原因是①心室扩大或肥厚；②束支或分支传导阻滞（详见 13章和 15 章）。

成年人电轴左偏（QRS 电轴超过−30°）常见于如下心脏病：

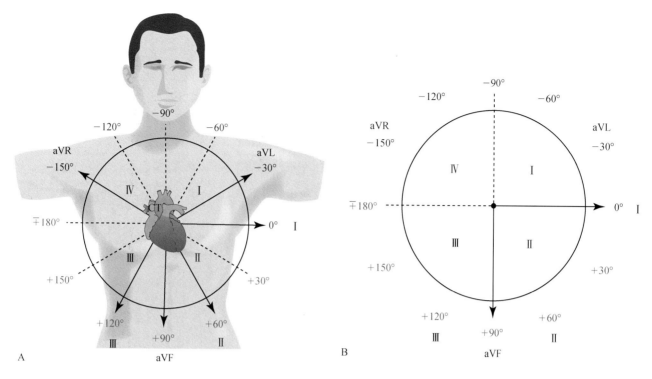

图 12-5 **A.** 额面六轴系统参考图；**B.** 额面六轴系统参考图的四个象限

- 继发于系统性高血压的左室扩大或肥厚、主动脉瓣狭窄、缺血性心脏病或其他影响左心室的疾病
- 左束支传导阻滞
- 左前分支传导阻滞
- 右心室起源室性期前收缩和室性心动过速
- 下壁心肌梗死后

> 电轴左偏不合并左心室肥大是最好的诊断左前分支传导阻滞的方法之一。见 13 章

成年人电轴右偏（QRS 电轴超过 +90°）常见于如下心肺疾病：

- 右室扩大或肥厚，继发于慢性阻塞性肺疾病、肺栓塞、先天性心脏病，和其他引起重度肺动脉高压或及肺源性心脏病（肺心病）的疾病
- 右束支传导阻滞或左后分支传导阻滞
- 左心室起源的室性期前收缩和室性心动过速
- 侧壁心肌梗死后
- 新生儿或婴幼儿的正常偏移（QRS 电轴可达到 +120°）和年轻人（QRS 电轴可至 +110°）
- 右位心，心脏位于右侧胸腔，心尖指向右侧

下述紧急情况下确定 QRS 电轴是非常重要的：

- 急性心肌梗死时，确定是否合并左前或左后分支传导阻滞
- 急性肺栓塞时，确定是否合并右心室牵拉并扩

大，以及是否继发右束支传导阻滞

- 宽 QRS 波群心动过速时鉴别起源于心室的室性心动过速和起源于窦房结、心房或房室交界的室上性心动过速

> 确定宽 QRS 波群心动过速起源于心室或室上性对治疗是至关重要的，12 导联心电图和确定 QRS 电轴有助于获得正确的判断（表 12-3）。

确定 QRS 电轴

确定 QRS 电轴的方法有几种。在本章节中将能快速并精确地确定 QRS 电轴的步骤。附录 A 列举了其他方法。最快速方法可以很简单地确定 QRS 电轴所处的象限，最精确方法通过确定导联 Ⅰ 和导联 Ⅲ（或导联 Ⅰ 和 Ⅱ）在三轴参考图中的位置，并通过夹角计算 QRS 电轴。这种方法需要一定时间，因此不适合紧急情况下使用。可以使用下述方法快速容易地在额面六轴系统参考图中确定近似的 QRS 电轴：

- 首先，确定某一肢体导联 QRS 波群的绝对正向或负向（即 QRS 波群是正向为主或负向为主）
- 之后，运用上述信息并了解这些导联的垂直导联，在六轴系统参考图中确定近似的 QRS 电轴，以及 QRS 电轴所处的象限

肢体导联轴及其垂线

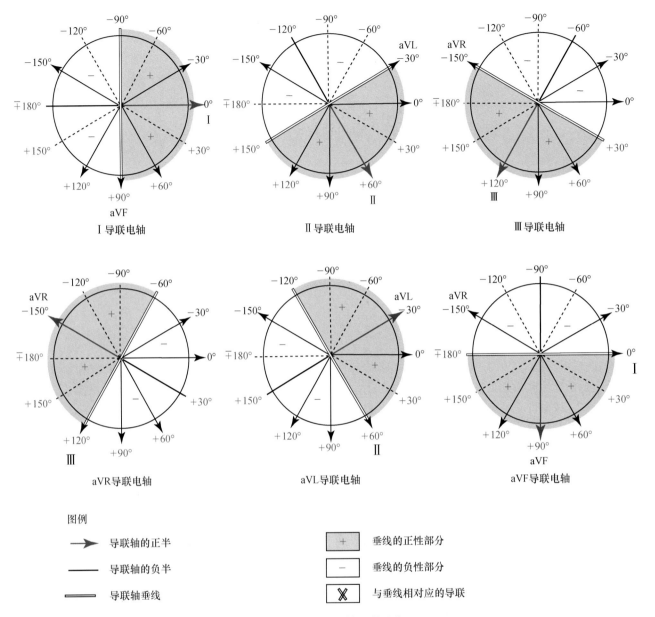

图例

→ 导联轴的正半

── 导联轴的负半

═ 导联轴垂线

▦	+	垂线的正性部分
□	−	垂线的负性部分
🗙		与垂线相对应的导联

图 12-6 肢体导联轴及其垂线

快速方法

首先判断导联 Ⅰ，然后是导联 Ⅱ，通过这两个导联，可以确定 QRS 电轴是否正常，或者左偏及右偏是否存在。根据上述信息，可以根据需要，使用其他导联（例如导联 Ⅲ、aVF 和 aVR，较少使用导联 aVL）精确的判断 QRS 电轴的定位。下面将详细叙述在六轴系统参考图中确定 QRS 电轴的具体方法，几种特殊的方法在附录 A "确定 QRS 电轴的方法"中列举。

应用六轴系统参考图确定 QRS 电轴需记忆的重要的点在表 12-2 中列出，如下：

1. 导联 Ⅰ 的 QRS 波群显著正向，导联 Ⅱ 有助于判断电轴左偏（图 12-8）

　　a. 导联 Ⅱ 的 QRS 波群显著正向提示电轴正常（−30°～+90°）

　　b. 导联 Ⅱ 的 QRS 波群显著负向提示电轴左偏（−30°～−90°）

2. 导联 Ⅰ 的 QRS 波群显著正向，导联 aVF 有助于判断电轴是否位于第 Ⅰ 或第 Ⅱ 象限（图 12-9）

　　a. 导联 aVF 的 QRS 波群显著正向提示电轴位于象限 Ⅱ（0°～+90°，电轴正常）

　　b. 导联 aVF 的 QRS 波群显著负向提示电轴位于象限 Ⅰ（0°～−90°，一部分正常，一部分电轴左偏）

表 12-1　导联轴和垂直导联的负极和正极

导联	导联电极		垂直轴导联电极（重合导联）一极和+极
	一极	+极	
I	±180°	0°	−90°，+90°（aVF）
II	−120°	+60°	+150°，−30°（aVL）
III	−60°	+120°	+30°，−150°（aVR）
aVR	+30°	−150°	−60°，+120°（III）
aVL	+150°	−30°	−120°，+60°（II）
aVF	−90°	+90°	±180°，0°（I）

表 12-2　确定 QRS 电轴需记住的基本点

导联			QRS 电轴范围	象限	轴
I	II	aVF			
正	正		−30°～+90°		正常
正	负		−30°～−90°		电轴左偏
正		正	0°～+90°	II	正常
正		负	0°～−90°	I	电轴左偏，正常
负		正	+90°～±180°	III	电轴右偏
负		负	−90°～±180°	IV	不确定电轴

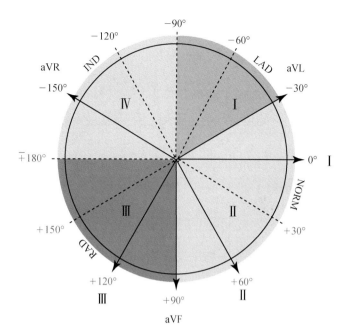

正常QRS轴 (NORM)	−30°～+90°
电轴左偏 (LAD)	−30°～−90°
电轴右偏 (RAD)	+90°～+180°
不确定电轴 (IND)	−90°～−180°

图 12-7　正常和异常电轴

3. 导联I的 QRS 波群显著负向，导联 aVF 有助于判断电轴是否位于第III或第IV象限（图 12-10）

　a. 导联 aVF 的 QRS 波群显著正向提示电轴位于象限III（+90°～±180°，电轴右偏）

　b. 导联 aVF 的 QRS 波群显著负向提示电轴位于象限IV（−90°～±180°，不确定电轴）

表 12-3　不同导联 QRS 波群的特征和 QRS 电轴的关系

导联					QRS 电轴定位	对应导联						QRS 电轴定位
I	II	aVF	III	aVR		I	II	aVF	III	aVR	aVL	
±	±	±			+30°～+90°	±	−	−	−	+		−90°
+	+	+	+		0°～+30°	+	−	−		±		−60°
+	+	−	−		0°～−30°	+	±	−	−			−30°
+	+	±			−30°～−90°	+	+	±				0°
−	+	+			±90°～+120°	+	+	+	±		±	+30°
−	+	+	+		+120°～+150°	+	+	+	+			+60°
−	+				−90°～−150°	±	+	+	+		−	+90°
							+	+	+		±	+120°
							±	+	+			+150°
							−	±	+			±180°
							−	−	±	+		−150°
						−	−	−	±	±		−250°

＋，显著正向；－，显著负向，±，相等的

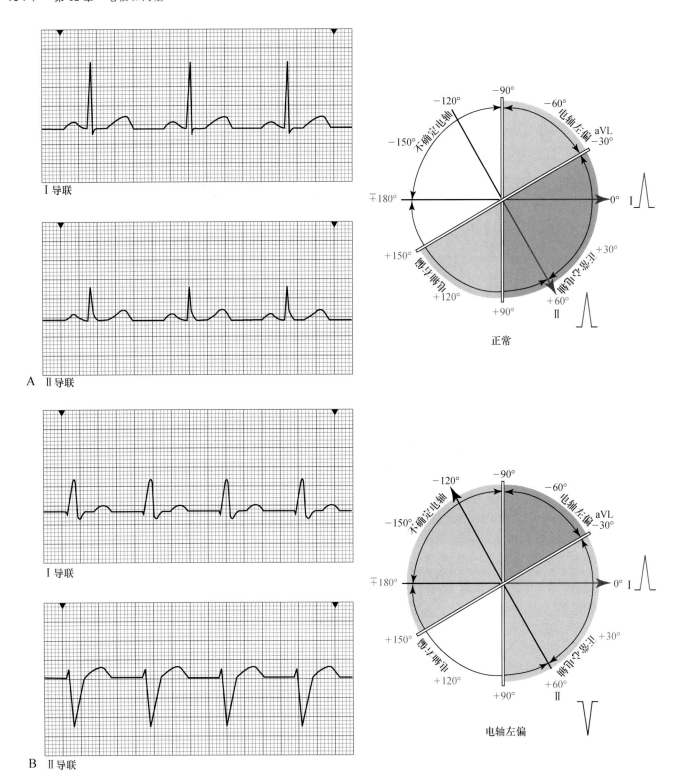

图 12-8　**A.** 正常 **QRS** 电轴；**B.** 电轴左偏

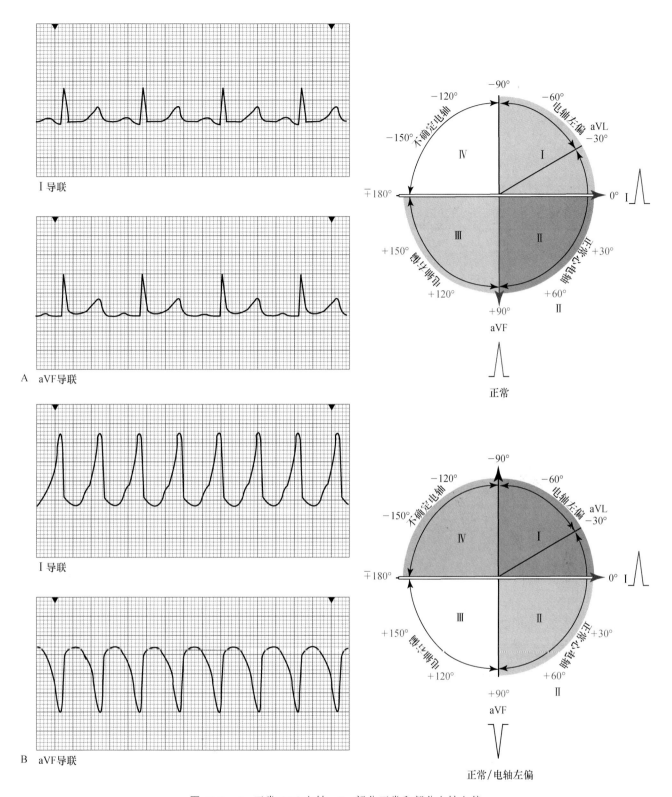

图 12-9 A. 正常 QRS 电轴；B. 部分正常和部分电轴左偏

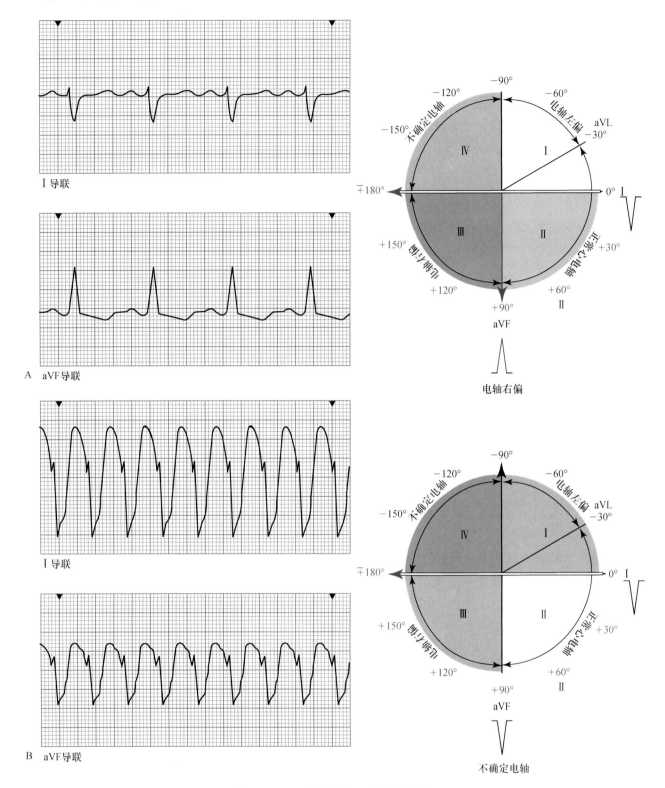

I 导联

A　aVF导联

I 导联

B　aVF导联

图 12-10　A. 电轴右偏；B. 不确定电轴

其他需记忆的重点：

1. 导联 Ⅱ 是确定电轴左偏的重要线索，因为该导联的垂直线与导联 aVL 的正极重合（−30°）

2. QRS 导联显著正向可以除外电轴右偏

3. 导联 Ⅰ 显著负向，同时导联 aVR 显著正向提示电轴右偏（>120°）

4. 导联位于−90°～±180°（象限 Ⅳ）为不确定电轴，很罕见，除非心室异位

尽管有很多要点需要考虑，但实际过程简单。首先，确定导联 Ⅰ 是正向或负向，然后确定导联 Ⅱ 或 aVF 是正向或负向。表 12-2 列举了联合这些结果得出的导联轴所处的象限。导联 Ⅱ 的价值仅在于确定 QRS 电轴

是正常或者左偏。

测定精确的 QRS 电轴的步骤

精确测定 QRS 电轴的步骤包括 3 步。

步骤一

- 确定 I 导联 QRS 波群是正向或负向。

    A. 如果 I 导联 QRS 波群正向为主，QRS 电轴在 $-90°\sim+90°$ 之间（即 I 或 II 象限）。QRS 电轴可能在 $-30°\sim+90°$（正常电轴）或 $-30°\sim-90°$ 之间（电轴左偏）。

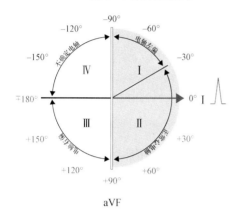

    B. 如果 I 导联 QRS 波群负向为主，QRS 电轴超过 $+90°$（$+90°\sim-90°$），为电轴右偏。QRS 电轴大多数在第 III 象限，少数情况下，在第 IV 象限。

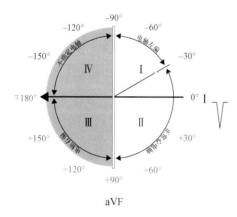

注意：如果 I 导联 QRS 波群正向为主，进入步骤 2，如果 I 导联 QRS 波群负向为主，进入步骤 3。

步骤二

如果 I 导联 QRS 波群正向为主：

- 确定下列 3 个导联（导联 II、aVF 和 III）QRS 波群正向为主或负向为主：

导联 II

A. 如果 II 导联 QRS 波群正向为主，QRS 电轴在 $-30°\sim+90°$（正常 QRS 电轴）。

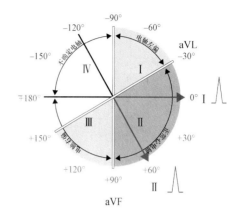

B. 如果 II 导联 QRS 波群负向为主，QRS 电轴在 $-30°\sim-90°$（电轴左偏）。

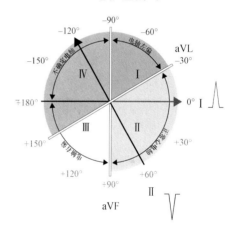

导联 aVF

C. 如果 aVF 导联 QRS 波群正向为主，QRS 电轴在 $0°\sim+90°$（象限 II）。

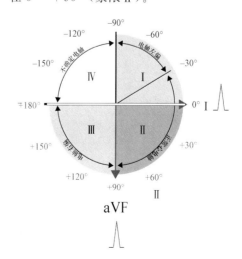

D. 如果 aVF 导联 QRS 波群负向为主，QRS 电轴在 0°～−90°（象限Ⅰ）。

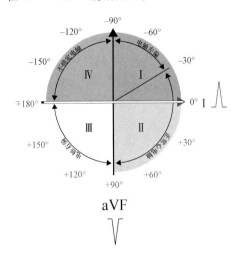

aVF

导联Ⅲ

E. 如果Ⅲ导联 QRS 波群正向为主，QRS 电轴在 +30°～+90°。

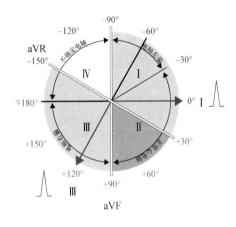

F. 如果Ⅲ导联 QRS 波群负向为主，QRS 电轴在 +30°～−90°。

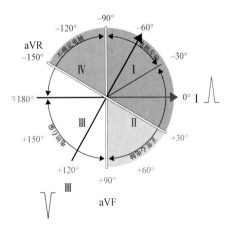

步骤三

如果Ⅰ导联 QRS 波群负向为主：

● 确定下列 1 个或多个导联（Ⅱ、aVF、Ⅲ和 aVR 导联）QRS 波群的正向为主或负向为主：

导联Ⅱ

A. 如果Ⅱ导联 QRS 波群正向为主，QRS 电轴在 +90°～+150°。

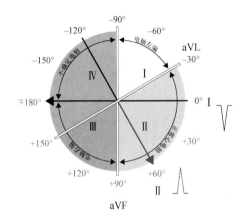

B. 如果Ⅱ导联 QRS 波群负向为主，QRS 电轴超过 +150°。

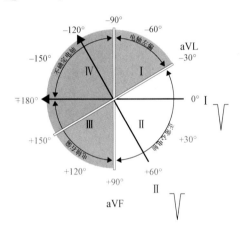

导联 aVF

C. 如果 aVF 导联 QRS 波群正向为主，QRS 电轴在 +90°～+180°（象限Ⅲ）。

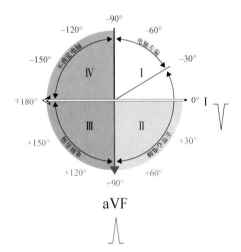

aVF

D. 如果 aVF 导联 QRS 波群负向为主，QRS 电轴在 -90°～-180°（象限Ⅳ）

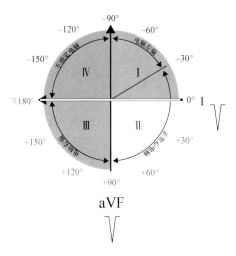

导联Ⅲ

E. 如果Ⅲ导联 QRS 波群正向为主，QRS 电轴在 +90°～-150°。

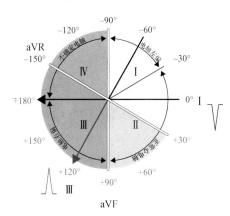

F. 如果Ⅲ导联 QRS 波群负向为主，QRS 电轴在 -90°～-150°。

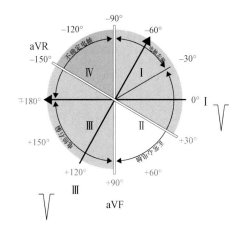

导联 aVR

G. 如果 aVR 导联 QRS 波群正向为主，QRS 电轴超过 +120°（严重电轴右偏）。

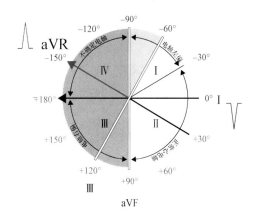

H. 如果 aVR 导联 QRS 波群负向为主，QRS 电轴在 +90°～+120°（中轻度电轴右偏）。

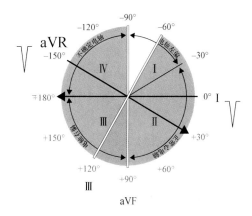

本章总结

- 心脏的电活动可以使用向量表示，其具有大小，同时拥有轴线
- 心电图记录了很多个瞬间向量，综合的心电向量在心电图上表示为 P 波、QRS 波群和 T 波
- 轴或 QRS 波群的方向可以在六轴系统参考图中使用肢体导联计算得出
- QRS 电轴受多种因素影响，因此迅速确定电轴是否正常非常重要

本章回顾

1. 心房除极化产生的平均向量称为_____轴。
   A. P
   B. QRS
   C. ST
   D. T

2. 指向正极的电流在心电图的导联上产生_____。
   A. 延长偏移
   B. 负向偏移
   C. 平行偏移
   D. 正向偏移

3. 电流越平行于导联轴，产生的偏移_____。
   A. 更大
   B. 更倾斜
   C. 更规则
   D. 更小

4. 某一导联出现显著的负向 QRS 波群提示 QRS 向量轴的_____极位于垂直轴的_____侧。
   A. 正，正
   B. 正，负
   C. 负，负
   D. 负，正

5. 电轴右偏的 QRS 波群是：
   A. 总是异常
   B. $>+90°$
   C. $>-30°$
   D. $>-90°$

6. 在成人中，下述哪种心脏情况不会产生 QRS 电轴左偏 $>-30°$：

   A. 主动脉瓣狭窄
   B. COPD
   C. 高血压
   D. 缺血性心脏病

7. 成人在什么情况下会出现电轴右偏？
   A. 左前分支阻滞
   B. 左束支传导阻滞
   C. 右心房扩大
   D. 右心室肥大

8. 患者继发于肺栓塞，COPD 或肺心病所致的右心室肥大和扩大，最常产生的电轴偏移是什么：
   A. $>+90°$
   B. $0\sim+90°$
   C. $0\sim-60°$
   D. $>-60°$

9. 在哪些紧急情况下，确定 QRS 电轴是非常重要的？
   A. 左心室肥大
   B. 房性期前收缩
   C. 肺动脉高压
   D. 宽 QRS 波群心动过速

10. 如果 I 导联和 aVF 导联的 QRS 波群绝对正向，QRS 位于什么区间：
    A. $-30°\sim+90°$
    B. $0°\sim+90°$
    C. $0°\sim-90°$
    D. $+30°\sim+90°$

（沈絮华   译）

13 束支传导阻滞和分支阻滞

【目的】 一旦完成本章内容后，你应该能完成以下目标：
1. 在解剖图上能够命名和识别房室（AV）结和心室内的电传导系统。
2. 能够命名为以下电传导系统结构供血的动脉：
室间隔
- 后部
- 前部
- 中部
- 房室结
- 希氏束
- 近段
- 远段
- 右束支
- 近段
- 远段
- 左束支
- 主干

- 左前分支
- 左后分支

3. 能够描述使以下结构或多或少易于发生破坏的解剖学特点和血供：

- 右束支
- 左束支
- 左前分支
- 左后分支

4. 定义心室激动时间（VAT）和类本位曲折时间。

5. 能够列举束支传导阻滞和分支阻滞的 5 个主要原因。

6. 能够识别引起以下情况的急性心肌梗死（AMIs）的部位。

- 右束支传导阻滞
- 左束支传导阻滞
- 左前分支阻滞
- 左后分支阻滞

7. 指出以下情况的意义：

- 孤立性的束支传导阻滞或分支阻滞
- 急性心肌梗死后合并的束支传导阻滞或分支阻滞
- 一度或二度房室传导阻滞合并的束支传导阻滞
- 右束支传导阻滞合并左后分支阻滞
- 右束支传导阻滞合并左前分支阻滞

8. 指出以下情况的治疗和治疗原理：

- 单独的束支传导阻滞或分支阻滞
- 束支传导阻滞合并：①分支阻滞，或②一度或二度房室传导阻滞，单独或急性心肌梗死（MI）时发生
- 急性心肌梗死时束支传导阻滞进展为三度房室传导阻滞

9. 讨论以下束支和分支传导阻滞的病理生理学、病因和 ECG 特点：

- 右束支传导阻滞
- 左束支传导阻滞
- 左前分支阻滞
- 左后分支阻滞

电传导系统的解剖学和生理学

电传导系统的解剖学

电传导系统位于房室（AV）结以下的心室内，即心室内的希氏（His）-浦肯野纤维系统。包括希氏束、左束支、右束支，并终止在由特别细小的浦肯野纤维组成的浦肯野纤维网（图 13-1）。

长、细、圆形的右束支（RBBB）沿室间隔右侧向下走行将电冲动传导至右心室。左束支（LBBB）由短、粗、扁平的主干和两个主要分支——左前分支和左后分支组成，负责将电冲动传导至左心室包括室间隔。相对较长而细的左前分支位于心室间隔的前壁。它负责将电冲动从左束支传导至左心室的前壁和侧壁。相对短而宽的左后分支沿着室间隔的后壁向下走行，负责将电冲动从左束支传导至左心室的后壁。

电传导系统的血供

室间隔前 2/3 的血供由左冠状动脉的左前降（LAD）支提供；室间隔后 1/3 的血供由后降支冠状动脉（PDA）提供。其中 85%～90% 的 PDA 起源于右冠状动脉（RCA），10%～15% 起源于左冠状动脉的左回

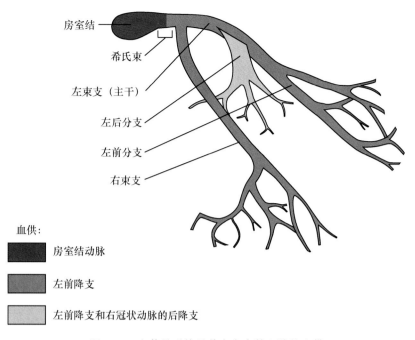

血供：

■ 房室结动脉

▨ 左前降支

▢ 左前降支和右冠状动脉的后降支

图 13-1　电传导系统及其在大多数心脏的血供

旋支（LCX）。

　　房室结及希氏束近段的血供主要来源于房室结动脉（图 13-1）。房室结动脉与后降支动脉类似，85%～90%起源于右冠状动脉，10%～15%起源于左回旋支动脉。

　　大多数心脏，左前降支动脉分支（尤其是穿间隔动脉）为希氏束远段、整个右束支（包括近段和远段）、左束支主干和左前分支提供主要血供。偶尔，后降支也为希氏束远段、右束支近段和左束支主干供血。

　　左后分支由左前支动脉（前面）和后降支动脉（后面）双重供血。

　　表 13-1 总结了电传导系统不同部分的血供。

电传导系统的生理学

　　正常情况下，电冲动沿右束支、左束支及其分支同步下传（图 13-2），首先引起室间隔的除极，随后左右心室同时除极。相对较小的右心室产生的电活动被左心室产生的电活动所掩盖。

> 一个完整、有活力的室间隔具有传导电冲动功能且从左向右除极，从而在 QRS 波群上产生起始的小 q 波或小 r 波（依据具体导联不同）。如果室间隔由于某些心脏病，例如前间隔心肌梗死（MI）导致不完整或无活力，将不能传导电冲动并正常除极。这主要影响希氏束的传导，可能引起束支传导阻滞。

表 13-1　电传导系统系统及其主要血供和副血供

电传导系统	主要血供	副血供
房室结	房室结动脉	无
希氏束		
近段	房室结动脉	无
远段	LAD	PDA
右束支		
近段	LAD	PDA
远段	LAD	无
左束支		
主干	LAD	PDA
左前分支	LAD	无
左后分支	LAD 和 PDA	无

AV，房室；LAD，左前降支动脉（发出间隔支动脉）；PDA 后降支动脉

　　图 13-2 显示正常束支传导伴或不伴完整室间隔，以及它们的 QRS 电轴的典型心电图（ECG）表现。

　　朝向胸前导联的室间隔和心室除极所用的时间，包括心室内膜除极至外膜除极，通常被称为心室激动时间（VAT）（图 13-3）。

　　VAT 的测量指从 QRS 波群起始至 QRS 波群最后一个 R 波峰。通常情况下，VAT 在右胸前导联上（V_1 和 V_2）<0.035s，在左胸前导联上（V_5 和 V_6）<0.055s。QRS 波群其余部分，从 R 波峰顶至 ST 段起始或 J 点，代表了心室除极最后部分，逐渐远离所朝向的导联。

正常的束支传导

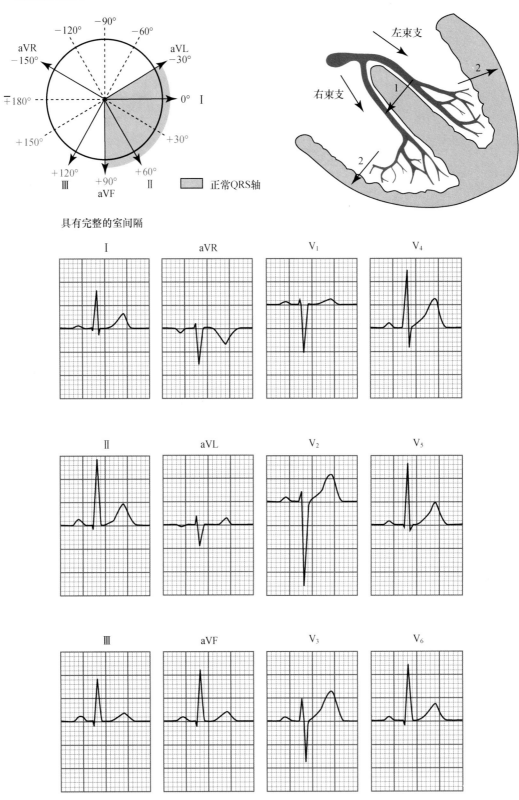

图 13-2 正常束支传导的窦性心律

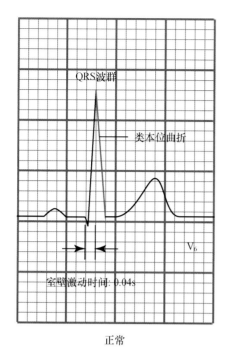
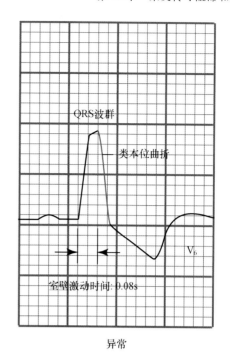

图 13-3　心室激动时间和类本位曲折

R 波的下降支从 R 波峰顶开始至 J 点或 S 波最低点，被称为类本位曲折。右束支传导阻滞（RBBB）和右心室肥大时 V_1 和 V_2 导联的 VAT 延长，左束支传导阻滞（LBBB）和左心室肥大时 V_5 和 V_6 导联的 VAT 延长。

束支传导阻滞和分支阻滞的病理生理学

束支传导阻滞和分支阻滞的原因

　　左束支主干较短、较粗而且较宽，发出分支广泛，而右束支相对较长而细，因此较易受损。即使相对较小的心肌病变也会损害右束支并引起传导阻滞，而只有较大且广泛的心肌病变才会引起左束支主干的阻滞。

　　与右束支类似，左前分支也较细而易受损。而左后分支由于相对较短而粗，而且同时由右冠状动脉（通过后降支动脉）和左前降支动脉双重血供，很少受损。因此心肌梗死时相关冠状动脉灌注受损时会导致相应的束支传导阻滞或分支阻滞。心肌梗死区域与束支或分支的传导阻滞的关系在表 13-2 中列举并在此扩展如下。

* RBBB 主要继发于前间隔部 MI，很少继发于右心室 MI
* LBBB 主要继发于前间隔部 MI，很少继发于下壁 MI

表 13-2　束支和分支传导阻滞以及通常引起它们的急性心肌梗死

束支传导阻滞和分支阻滞	急性心肌梗死部位（相关冠状动脉）
右束支传导阻滞	前间隔（LAD） 或 右心室（RCA）（少见）
左束支传导阻滞	前间隔（LAD） 或 下壁（LCX）（少见）
左前分支阻滞	前间隔（LAD）
左后分支阻滞	前间隔（LAD） 和 右心室（RCA） 或 下壁（RCA 远段或 LCX）

LAD，左前降支动脉；LCX，左回旋支动脉；RCA，右冠状动脉

* 左前分支阻滞主要继发于前间隔部 MI
* 急性 MI 时很少会继发左后分支阻滞，因为只有左前降支动脉及右冠状动脉发出的后降支（或者少见情况下的左回旋支动脉）同时闭塞，例如前间隔部 MI 同时合并右心室 MI 或下壁 MI 时才会发生左后分支阻滞

　　右束支和左束支传导阻滞也会发生于非冠状动脉疾病导致的室间隔病变。

束支传导阻滞和分支阻滞的意义

孤立的束支传导阻滞或分支阻滞本身无临床意义且不需要治疗，导致其传导阻滞的基础心脏病通常决定了预后。

通常情况下，急性前间隔部心肌梗死并发束支传导阻滞或分支阻滞者提示比没有者情况更严重，可能是由于对心肌的损害更大。急性心肌梗死并发束支传导阻滞者比没有该并发症者更易发生心脏泵衰竭或致命性心律失常，例如持续性室性心动过速和心室颤动。由于上述原因，这类急性心肌梗死并发症患者的死亡率比没有并发症者高数倍。

急性心肌梗死并发的束支传导阻滞偶尔可能会进展为三度（完全性）房室传导阻滞，甚至需要临时心脏起搏治疗。这种情况最有可能在心肌梗死早期，在一度或二度房室传导阻滞基础上同时合并右束支或左束支传导阻滞时发生。

RBBB 进展为完全性房室传导阻滞的发生率通常是 LBBB 的 2 倍，尤其是 RBBB 合并分支阻滞时。急性 MI 并发完全性房室传导阻滞通常是一种恶化预兆，提示累及左冠状动脉的左前降支和后降支（起源于右冠状动脉或左回旋支动脉）的双支动脉病变。完全性房室传导阻滞在这种情况下通常是暂时性的，然而要持续 1~2 周。

左前分支阻滞或左后分支阻滞通常良性且很少进展为完全性 LBBB，除非继发于急性 MI。左后分支传导阻滞合并 RBBB 尽管少见，但通常提示预后较差，因为是由于右冠状动脉和左前降支动脉同时闭塞所引起。

束支传导阻滞和分支阻滞的治疗

如果束支传导阻滞或分支阻滞不是由于急性心肌梗死所致或仅仅为孤立性，通常不需要特殊治疗。

右束支或左束支传导阻滞在下述情况下需要临时心脏起搏：

- 由于急性 MI 引起的新发右束支或左束支传导阻滞或交替束支传导阻滞（RBBB 与 LBBB 交替出现）
- 在束支传导阻滞基础上并发分支传导阻滞，或一度/二度房室传导阻滞或两者兼有，尤其是在急性 MI 时
- 束支传导阻滞进展为完全性房室传导阻滞，尤其是在急性 MI 时

右束支传导阻滞

右束支传导阻滞的病理生理学

右束支传导阻滞时（图 13-4）由于电冲动通过右束支传导中断，直接阻断了电冲动进入右心室。

RBBB 时，电冲动经左束支迅速向下传导进入室间隔和左心室，如正常情况下所做的那样，随后在一个短暂的延迟后，从左向右经室间隔缓慢传导至右心室。因此，室间隔和左心室的除极是正常的：最初室间隔从左向右①，然后在左心室从右向左②。在左心室除极后，右心室从正常方向除极，从左向右③。

RBBB 时，右心室除极产生的电向量发生于室间隔和左心室的电向量之后，并且沿正常的方向传导（也就是电向量向前并向右，朝向 V_1 导联）。由于右心室除极的延迟，QRS 波群的间期 > 0.12s 且形态异常。当 QRS 波群间期 > 0.12s 称为完全性；介于 0.10~0.12s 之间称为不完全性。RBBB 这个术语单独使用时指完全性 RBBB。

> 束支传导阻滞间期只是不完全性 RBBB 的一个成分，其他如电轴、VAT、QRS 波群形态在解释一个不完全性 RBBB 之前也必须被考虑。

右束支传导阻滞的原因

RBBB 可以发生于无任何器质性心脏病的正常人群。慢性 RBBB 的常见原因有以下：

- 冠状动脉性心脏病和高血压心脏病
- 心脏肿瘤
- 心肌病和心肌炎
- 梅毒性、风湿性和先天性心脏病（房间隔缺损）
- 心脏外科手术
- 先天性 RBBB
- 特发性心脏传导系统退化性疾病（如 Lenegre 和 Lev 病）
- 室上性期前收缩或心动过速相关的心室传导异常（见第 6 章）

急性 RBBB 的常见原因：

- 急性前间隔部心肌梗死
- 急性肺栓塞或肺梗死
- 急性充血性心力衰竭
- 急性心肌炎或心包炎

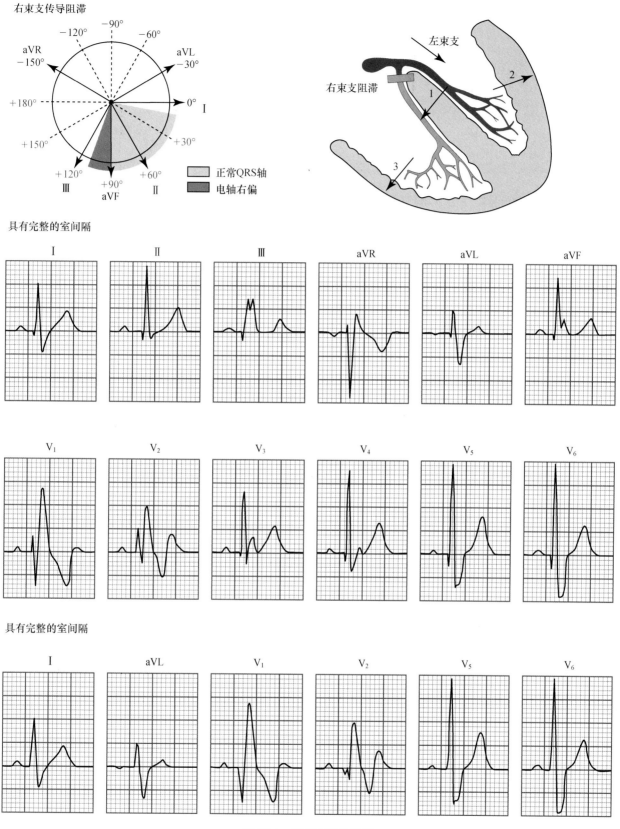

图 13-4　右束支传导阻滞

● 上述急性病因解除后，RBBB 是否持续存在取决于右束支受损的严重性。

右束支传导阻滞的意义

急性冠状动脉综合征时新发 RBBB 一般高度怀疑前间隔部心肌梗死。上述情况在第 17 章有进一步详细讨论。RBBB 进展为完全性房室传导阻滞的发生率是 LBBB 的 2 倍，尤其在 RBBB 合并分支传导阻滞时。急性 MI 并发完全性房室传导阻滞时常常提示左前降支动脉和右冠状动脉发出的后降支动脉同时累及。然而这种情况下的完全性房室传导阻滞通常是暂时性的，持续 1～2 周。

右束支传导阻滞的治疗

RBBB 很少需要治疗。只有并发完全性房室传导阻滞时需要临时心脏起搏治疗直至阻滞缓解。

右束支传导阻滞的心电图特点

右束支传导阻滞的 ECG 特点为 QRS 波群间期＞0.12s，Ⅰ 导联和 V$_6$ 导联 S 波顿挫，V$_1$ 导联呈 RSR' 形态。

QRS 波群（图 13-5）

间期

RBBB 时 QRS 波群的间期＞0.12s；在不完全性

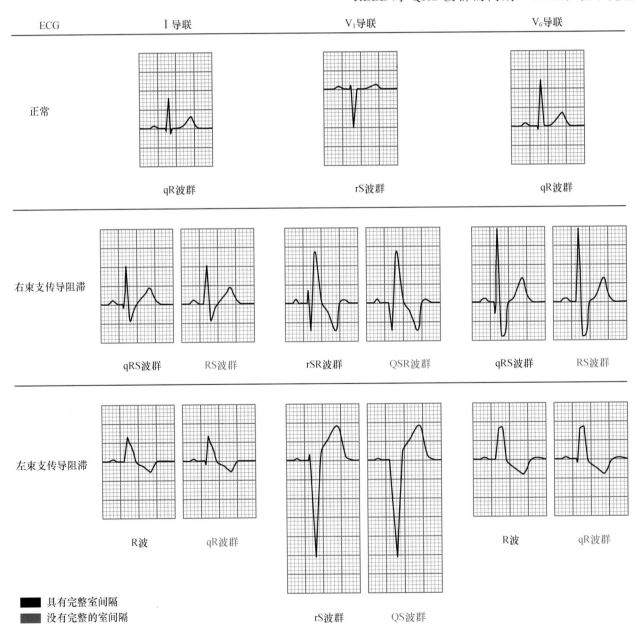

图 13-5   Ⅰ 导联、V$_1$ 导联和 V$_6$ 导联在正常、右束支传导阻滞和左束支传导阻滞时的不同表现

RBBB 时，QRS 波群的间期在 0.10～0.12s。

QRS 电轴

QRS 电轴可以正常或轻度右偏（即电轴右偏为：+90°～+110°）

心室激动时间

在右胸导联 V₁ 和 V₂ 上，VAT 延长＞正常上限 0.035s。

右束支传导阻滞的 QRS 波群形态。RBBB 时，右心室除极的电向量晚于室间隔和左心室的电向量。右心室除极的电向量方向为向右向前，持续时间＞40ms（0.04s），因此在不同导联上产生典型的终末部分增宽，或称为"终末"R 波和 S 波。

> "终末波"指的是 QRS 波群最后 0.04s。

左心室除极电向量和延迟的右心室除极电向量共同产生了 RBBB 时典型的增宽的双相 QRS 波群。

Q 波：I、aVL 导联和 V₅～V₆ 导联可有正常的间隔除极小 q 波，反映了 RBBB 时室间隔除极正常。

R 波：右胸导联 V₁ 和 V₂ 可见小 r 波，反映了室间隔的正常除极。aVR 导联和右胸的 V₁ 和 V₂ 导联可见增宽且有顿挫的高大"终末 R 波"。因此产生了 RBBB 时 V₁ 和 V₂ 导联典型的三相 rSR'波（或称为"M"形或"兔耳"形）。

S 波：I、aVL 导联和左胸的 V₅ 和 V₆ 导联可见深而顿挫的"终末"S 波。因此 RBBB 时在 V₅ 和 V₆ 导联产生典型的 QRS 波群。

> RBBB 时 QRS 波群特点为："兔耳"形伴小 q 波，V₁ 和 V₂ 导联 rSR'波，以及 I 导联和 V₅ 和 V₆ 导联可见深而顿挫的"S 波"。

ST 段

V₁ 和 V₂ 导联可见 ST 段压低。

T 波

V₁ 和 V₂ 导联可见 T 波倒置。

与 LBBB 类似，ST-T 波与 QRS 波群主波方向不一致。因此 T 波在右胸导联（其他的导联为终末 R'波）倒置，在左胸导联和 I、aVL 导联直立。

右束支传导阻滞合并前间隔部心肌梗死的 QRS 波群形态

前间隔部心肌梗死导致室间隔前部心肌坏死。在合并上述情况下，由于室间隔起始部分的除极没有发生，因此 RBBB 与上面描述的不同。导致右胸导联 V₁ 和 V₂ 导联的小 r 波和 I、aVL、V₅～V₆ 导联的间隔 q 波均消失。因此，RBBB 时 V₁ 和 V₂ 导联典型的三相 rSR'波被 QSR 波群替代。

但是 QRS 波群间期仍＞0.12s，且 I 导联和 V₅～V₆ 导联的终末"顿挫"S 波仍然存在。

RBBB 伴或不伴完整室间隔的 ECG 比较见图 13-5。

> **RBBB 的 ECG 特点总结**
>
> **V₁ 和 V₂ 导联**
>
> QRS 波群间期增宽且典型的三相 rSR'波（称为"M"形或"兔耳"形）
> - 起始小 r 波（室间隔除极正常）
> - 深而顿挫的 S 波（左心室除极正常）
> - 晚期（终末）的高 R'波（右心室除极延迟）
>
> ST 段压低
>
> T 波倒置
>
> **I、aVL、V₅ 和 V₆ 导联**
>
> QRS 波群增宽且呈 qRS 形
> - 起始小 q 波（室间隔除极正常）
> - 高 R 波（左心室除极正常）
> - 晚期（终末）深而顿挫的 S 波（右心室除极延迟）
>
> **QRS 电轴**
>
> QRS 电轴可以正常或右偏+90°～+110°
>
> **心室激动时间**
>
> 在右胸 V₁ 和 V₂ 导联上，VAT 延长＞正常上限 0.035s
>
> **前间隔部心肌梗死后 RBBB**
>
> **V₁ 和 V₂ 导联**
>
> QRS 波群间期增宽及 QSR 形
> - 起始小 r 波消失（室间隔除极异常）
> - 深 QS 波（左心室除极正常）
> - 晚期（终末）的高 R'波（右心室除极延迟）
>
> ST 段压低
>
> T 波倒置
>
> **I、aVL、V₅ 和 V₆ 导联**
>
> QRS 波群增宽且呈 RS 形
> - 起始小 q 波消失（室间隔除极异常）
> - 高 R 波（左心室除极正常）
> - 晚期（终末）深而顿挫的 S 波（右心室除极延迟）

QRS 电轴
QRS 电轴可以正常或轻度右偏＋90°～＋110°

心室激动时间
在右胸导联 V₁ 和 V₂ 导联上，VAT 延长＞正常上限 0.035s

左束支传导阻滞

左束支传导阻滞的病理生理学

左束支传导阻滞时（图 13-6），由于电冲动通过左束支传导中断，直接地阻断了电冲动进入左心室。LBBB 的出现几乎都是由于室间隔部位病变导致的。前室间隔或右心室心肌梗死时，室间隔部位可能损伤而导致 LBBB，但与典型的 LBBB 略有不同，这是由于正常室间隔除极消失所致。

LBBB 时，电冲动沿右束支向下快速传导至右心室，如正常时那样，而后经室间隔缓慢由右向左传导至左心室。因此，首先室间隔除极异常，从右向左①，并前向或后向。随后右心室正常除极，从左向右②，再随后是左心室的正常除极，除极方向从右向左③。

由于 LBBB 时左心室除极的电向量发生于室间隔和右心室的电向量之后，因此如正常除极方向一样向左方传导，远离 V₁ 导联。

由于电冲动经室间隔由右心室而非左束支传入至左心室，因此左心室的除极轻度延迟，但基本上是正常除极顺序。

由于左心室除极延迟，VAT＞0.055s 且 QRS 波群间期＞0.12s，并且波形异常。当 QRS 波群间期＞0.12s，称为完全性 LBBB，如果 QRS 波群间期在 0.10s～0.12s 之间称为不完全性。通常 LBBB 这个术语单独使用时指完全性左束支传导阻滞。

左束支传导阻滞的原因

不像 RBBB，LBBB 通常提示心脏疾病，因为正常心脏中的 LBBB 发生率＜10％。一般来说，LBBB 比 RBBB 更常见。慢性 LBBB 的常见原因有以下：

- 高血压性心脏病（最常见原因）和冠状动脉疾病
- 心肌病和心肌炎

- 梅毒性、风湿性和先天性心脏病，以及任何原因导致的主动脉狭窄
- 心脏肿瘤
- 特发性心脏传导系统退化性疾病（如 Lenègre 和 Lev 病）
- 室上性期前收缩或心动过速相关的心室传导异常（见第 6 章）

急性 LBBB 的常见原因：

- 急性前间隔部心肌梗死
- 急性充血性心力衰竭
- 急性心包炎或心肌炎
- 急性心脏创伤
- 药物引起，如 β 受体阻滞剂、地尔硫草、维拉帕米（少见）等

左束支传导阻滞的心电图特点

左束支传导阻滞的 ECG 特点
QRS 波群间期＞0.12s，I 导联和 V₆ 导联增宽的 R 波，V₁ 导联增宽的 S 波。

QRS 波群

间期
完全性 LBBB 时 QRS 波群的间期＞0.12s；在不完全性 LBBB 时，QRS 波群的间期在 0.10～0.12s。

QRS 电轴
QRS 电轴可以正常，但常常左偏（即电轴左偏＞－30°）

心室激动时间
在左胸导联 V₅ 和 V₆ 导联上，VAT 延长＞正常上限 0.055s。

左束支传导阻滞的 QRS 波群形态
LBBB 时，左心室除极产生的向量晚于右心室的电向量。左心室除极的电向量方向为向左，持续时间＞40ms（0.04s），因此在不同导联产生典型增宽的 R 波和 S 波。右心室除极电向量和延迟的左心室除极电向量共同产生了 LBBB 时典型的增宽的单相 QRS 波群。

Q 波： I、aVL 导联和左胸的 V₅～V₆ 导联正常的间隔除极小 q 波消失，它们的消失源于 LBBB 时室间隔除极异常，从右向左。

R 波： 当室间隔从右向左向前除极时，V₁～V₃ 导联可见小至相对高并且窄的 r 波，2/3 的 LBBB 患者呈

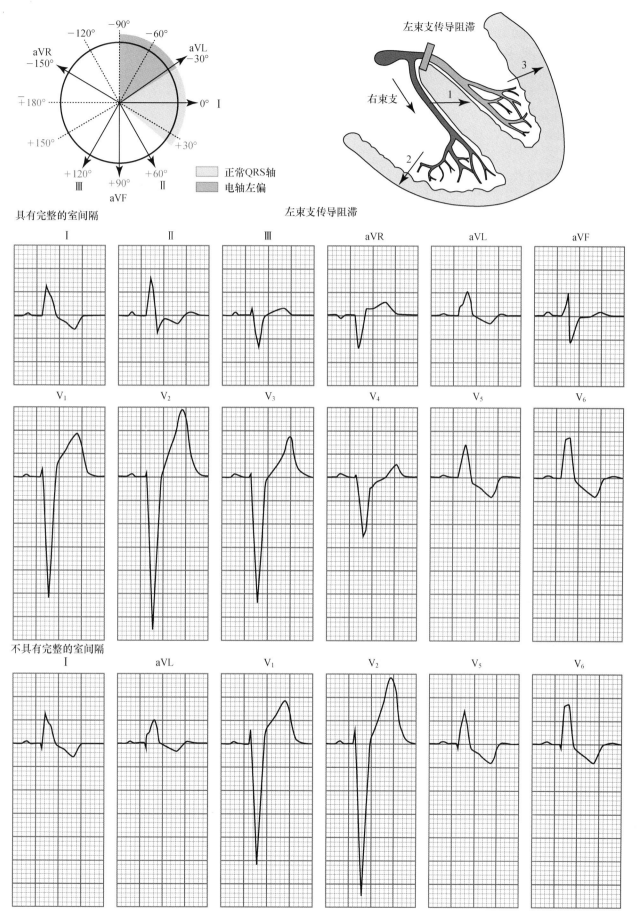

图 13-6　左束支传导阻滞

上述情况。V_1～V_3 导联呈现典型的胸前导联 "R 波递增不良"。在另外 1/3 的 LBBB 患者中，由于室间隔除极从右向左向后，因此 V_1～V_3 导联无 R 波。

I、aVL 导联和左胸的 V_5 和 V_6 导联可见高大、增宽且顿挫的 R 波，这些 R 波可见切迹，特别是在接近峰部处。VAT 可显著延长至 0.07s 或更长，特别是在 aVL 导联和左胸的 V_5 和 V_6 导联。

S 波：V_1～V_3 导联可见深而增宽的 S 波，产生典型的 rS 形或 QS 形波群。由于增宽的 S 波可能会造成对前间隔部心肌梗死的误诊。I、aVL 导联和左胸的 V_5 和 V_6 导联的 S 波消失。

ST 段

I、aVL 导联和左胸的 V_5 和 V_6 导联的 ST 段压低，而 V_1～V_3 导联可见 ST 段抬高。

T 波

I、aVL 导联和左胸的 V_5 和 V_6 导联的 T 波倒置。V_1～V_3 导联 T 波直立。T 波是 "反向的" 意味着 LBBB 时 T 波与 QRS 波群方向不一致。如果 T 波方向与 QRS 主波方向一致，这种 T 波称为 "同向"，则提示有心肌缺血。

关键定义

> QRS 波群后部与 T 波方向一致，都是正向或都是负向，称为 QRS 波群与 T 波 "一致性"，如果方向相反称为 "不一致性"。

左束支传导阻滞合并前间隔部心肌梗死的 QRS 波群形态

LBBB 合并室间隔传导功能异常时，间隔从右向左的起始除极不会发生。这使得右心室除极（从左向右）初始向量无对抗，因此在 V_1 和 V_2 导联可出现显著窄的 r 波，同时在 I、aVL 导联和左胸 V_5～V_6 导联出现小 q 波。

LBBB 伴或不伴完整室间隔的 ECG 比较见图 13-6。

LBBB 的 ECG 特点总结

V_1～V_3 导联

- QRS 波群增宽呈 rS 或 QS 形
- 起始小 r 波（室间隔除极异常，方向从右向左向前）或无 R 波（室间隔除极异常，方向从右向左向后）
- 深而宽的 S 波（左心室除极延迟）

ST 段升高

T 波与 QRS 波群 "一致"

I、aVL 和 V_5～V_6 导联

增宽的 QRS 波群且呈 R 波形

- 起始小 q 波消失（室间隔正常从左向右除极消失）
- 高大、增宽且顿挫的 R 波伴或不伴切迹，且 VAT 延长（左心室除极延迟）

ST 段压低

T 波倒置 "不一致性"

QRS 电轴

QRS 电轴正常或左偏（$-30°$～$-90°$）

心室激动时间

在左胸 V_5 和 V_6 导联上，VAT 延长＞正常上限 0.055s

前间隔部心肌梗死后的 LBBB

V_1 和 V_2 导联

QRS 波群增宽呈 rS 形

- 起始小而窄的 r 波（没有相反向量对抗的正常除极的右心室除极）
- 深而宽的 S 波（左心室除极延迟）

ST 段升高

T 波与 QRS 波群 "一致性"

I、aVL 和 V_5～V_6 导联

增宽的 QRS 波群且呈 qR 波形

- 起始小 q 波（没有相反向量对抗的正常除极的右心室除极）
- 高大、增宽且顿挫的 R 波伴或不伴切迹，且 VAT 延长（左心室除极延迟）

ST 段压低

T 波倒置 "一致性"

QRS 电轴

QRS 波群电轴正常或左偏（$-30°$～$-90°$）

心室激动时间

在左胸的 V_5 和 V_6 导联上，VAT 延长＞正常上限 0.055s

半束支传导阻滞

左束支分出左前分支和左后分支。当其中某一分支发生传导阻滞时称为半束支传导阻滞，因此 "半" 束支传导阻滞指的是左束支的半个分支发生了传导阻滞。由于传导阻滞仅仅影响了部分左束支，因此 QRS

间期不超过 0.12s。

> 半束支传导阻滞时 QRS 间期正常。

左前分支阻滞（左前半支阻滞）

左前分支阻滞的病理生理学

左前分支阻滞（LAFB）（图 13-7）由于通过左束支的左前分支传导的电冲动中断，直接阻断了电冲动进入左心室的前壁和侧壁。因此电冲动经左、后分支向下迅速传导至室间隔和左心室后壁，随后轻度延迟传导至左心室的前壁和侧壁。与此同时，电冲动经右束支正常传导至右心室。

室间隔的除极起始除极方向正常，从左向右①。随后是右心室除极②和左心室后壁除极（2a），随后左室前壁和侧壁也立即除极（2b）。

由于左心室后壁和前侧壁的除极没有明显延迟，所以 QRS 间期正常。由于左心室前壁和侧壁的除极轻度延迟导致终末向量向上向左，产生明显的电轴左偏。

左前分支阻滞的原因

左前分支阻滞的最常见原因是急性前间隔部心肌梗死。左前分支阻滞可单独发生，也可与 RBBB 合并发生。

左前分支阻滞的心电图特点

QRS 波群

间期
正常，<0.12s。
QRS 电轴
QRS 电轴左偏（如，电轴左偏 $-30°\sim-90°$）
QRS 波群形态。QRS 波群正常，无异常的切迹或 VAT 延长。左心室前侧壁除极的电向量延迟 40ms（0.04s），指向上和左。Ⅰ 导联的起始小 q 波和 Ⅲ 导联的起始小 r 波（q1s3）提示存在左前分支传导阻滞。

Q 波： Ⅰ、aVL 导联出现起始小 q 波。

R 波： Ⅱ、Ⅲ 和 aVF 导联出现起始小 r 波。

S 波： Ⅱ、Ⅲ 和 aVF 导联的 S 波通常深大，且振幅超过 R 波。

> 左前分支传导阻滞的 QRS 波群在 Ⅱ、Ⅲ 和 aVF 导联呈现 rS 形，在 Ⅰ 导联呈 qR 形。即使出现 Q 波，总的向量仍为电轴左偏。

ST 段

正常

T 波

正常

左后分支阻滞（左后半支阻滞）

左后分支阻滞的病理生理学

左后分支阻滞（LPFB）（图 13-8）由于电冲动通过左束支的左后分支传导中断，直接地阻断了电冲动进入室间隔和左心室的后壁。因此电冲动经左前分支迅速向下传导至左心室的前壁和侧壁，随后传导轻度延迟至左心室后壁。与此同时，电冲动经右束支正常传导至右心室和室间隔。

室间隔的除极起始除极方向异常，从右向左前和左上①，随后是右心室除极②和左心室前壁和侧壁除极（2a），再随后是左室后壁的除极（2b）。

由于左心室前侧壁和后壁的除极之间没有明显延迟，所以 QRS 间期正常。由于左心室后壁的除极轻度延迟导致终末向量向下向右，产生明显的电轴右偏。

左后分支阻滞的原因

左后分支阻滞较少见，因为左后分支不像左前分支的纤维那样有序和离散，通常只有明显的区域性病变才会导致左后分支阻滞。左后分支阻滞可以发生于涉及左前降支动脉的急性前间隔心肌梗死合并右心室或下壁心肌梗死（累及后降支动脉病变）。后降支动脉通常起源于右冠状动脉，偶尔也起源于左回旋支动脉。左后分支阻滞可单独发生也可与 RBBB 合并发生。

左前分支阻滞

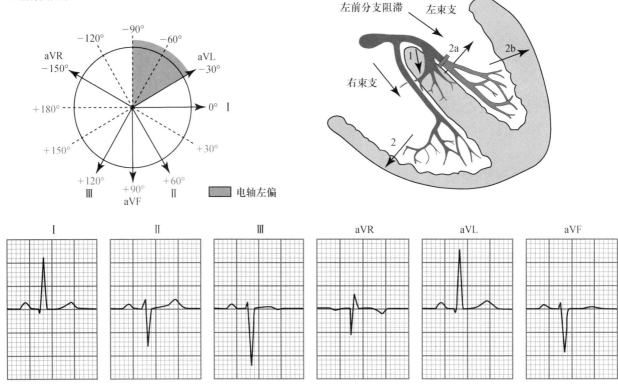

图 13-7　左前分支阻滞

左后分支阻滞

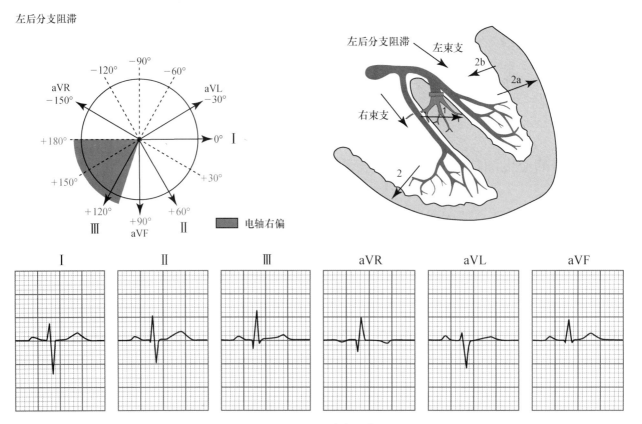

图 13-8　左后分支阻滞

左后分支传导阻滞的心电图特点

QRS 波群

间期

正常，<0.12s。

QRS 电轴

QRS 波群电轴右偏（如，电轴右偏+90°～+180°）

QRS 波群形态

QRS 波群正常无切迹，VAT 无延长。左心室后壁除极的电向量延迟 40ms（0.04s），且电向量向下向右。I 导联的起始小 r 波和Ⅲ导联的起始小 q 波（q3r1）提示存在左后分支阻滞。

Q 波：Ⅱ、Ⅲ和 aVF 导联的起始小 q 波，以及 I、aVL 导联和 V5、V6 导联的起始小 q 波消失。

R 波：I、aVL 导联可见起始小 r 波，Ⅱ、Ⅲ和 aVF 导联的可见高大 R 波。

S 波：I、aVL 导联的 S 波深。

> 上述 QRS 波群的特点只有在没有以下引起电轴右偏的原因时才具有意义：
> - 右心室肥大
> - 肺栓塞和（或）肺梗死

ST 段

正常

T 波

正常

双分支阻滞

如前所述，半束支传导阻滞可单独发生或与 RBBB 合并发生。当合并 RBBB 时，称为双分支阻滞。

由于左前分支阻滞（LAFB）更为常见，因此 RBBB 合并 LAFB 是最为常见的双分支阻滞。通常情况下双分支阻滞临床情况稳定，除非是由于急性心肌梗死引起的新发束支传导阻滞。如图 13-9 所示，RBBB 合并 LAFB 的 ECG 特点包括：

- RBBB 典型表现，V1 导联 RSR'型，V6 导联 S 波顿挫

- QRS 波群间期>0.12s
- 电轴左偏，Ⅲ导联呈现典型 LAFB 的 rS 形

实际上，RBBB 合并左后分支阻滞（LPFB）较孤立的 LPFB 更为常见，因为缺血损伤左后分支常常也引起 RBBB。这是一个非常严重的临床情况，可能恶化进展为完全性房室传导阻滞，特别是在急性心肌梗死时。图 13-10 显示了 RBBB 合并 LPFB 的 ECG 特点：

- RBBB 典型表现，V1 导联 RSR'型，V6 导联 S 波顿挫
- QRS 波群间期>0.12s
- 电轴右偏，Ⅲ导联可见小 q 波

心室内传导延迟

并非所有的心室内传导延迟（IVCDs）需要满足此章所列举的严格条件。一些 ECG 的 QRS 波群仅在 1 个或两个导联有束支传导阻滞的特点，或其间期没有超过 0.12s。这些均被归为非特异性心室内传导阻滞。

IVCDs 可局限性的，仅见于 1 或两个导联，或 12 导联都存在。局限性的 IVCDs 通常见于Ⅲ导联且无临床意义。然而如果 12 导联均可见 IVCD 且间期>0.12s，但没有达到诊断任何束支传导阻滞标准，应考虑电解质紊乱的原因，例如高钾血症。

本章总结

- 房室结自身的电冲动或到达房室结的电冲动均经左、右束支传导全心室
- 左束支分成较小的左前分支和较大的左后分支
- 双侧的束支和分支均受特定的冠状动脉血供，在急性心肌梗死时由于供血中断会导致通过受累路径的传导阻滞
- 束支传导阻滞和分支（半束支）阻滞也可由其他情况引起，例如心血管疾病和心室肥大
- 每一种束支传导阻滞或双分支阻滞均在心电图上有特异性的表现
- 束支传导阻滞和半束支传导阻滞的临床意义依据不同情况而有差异，而且由于束支传导阻滞的存在可能会造成 ST 段抬高性心肌梗死诊断更加困难

双束支传导阻滞：右束支传导阻滞合并左前分支阻滞

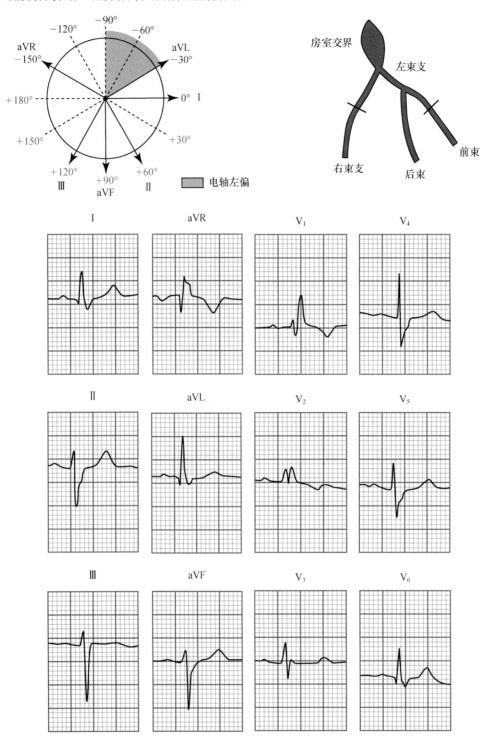

图 13-9 双分支阻滞、右束支传导阻滞合并左前分支阻滞。（Modified from Goldberger A：Clinical electrocardiography：a simplified approach，ed 7，Mosby，St Louis，2006.）

双束支传导阻滞：右束支传导阻滞合并左后分支阻滞

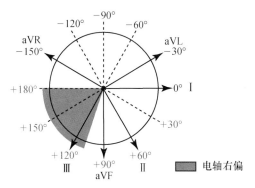

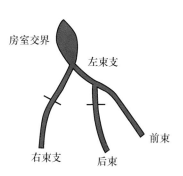

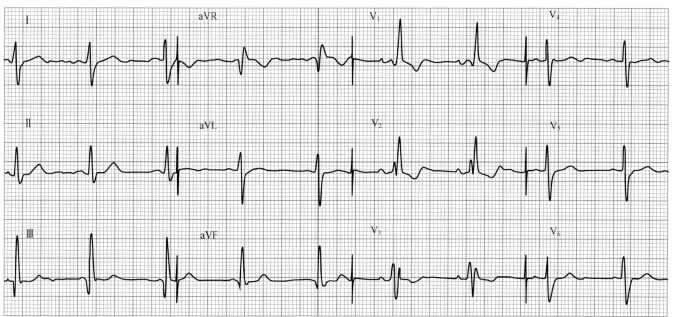

图 13-10　双分支阻滞、右束支传导阻滞合并左后分支阻滞。（Modified from Goldberger A：Clinical electrocardiography：a simplified approach，ed 7，Mosby，St Louis，2006.）

本章回顾

1. QRS 波群中，从 QRS 起始至 R 波峰顶点称为：
   A. 除极阈值
   B. 心室内传导延迟
   C. 类本位曲折
   D. 心室激动时间

2. 间隔前部的血供来源于：
   A. 房室结动脉
   B. 左前降支动脉
   C. 后降支动脉
   D. 右冠状动脉

3. 房室结和希氏束近段的主要血供来自于房室结动脉，其主要起源于_____。
   A. 回旋支动脉
   B. 左前降支动脉
   C. 后降支动脉
   D. 右冠状动脉

4. 束支传导阻滞和分支阻滞的常见原因：
   A. 电解质紊乱，尤其是高钾血症
   B. 缺血性心脏病
   C. 重度右心室肥大
   D. 卒中和癫痫

5. 急性心肌梗死时，右束支传导阻滞主要发生于：
   A. 前间隔心肌梗死
   B. 下壁心肌梗死

C. 侧壁心肌梗死

D. 后壁心肌梗死

6. 在合并束支传导阻滞的急性心肌梗死患者比没有合并束支传导阻滞的患者更容易发生以下哪种情况？

A. 更少使用临时心脏起搏治疗

B. 心脏泵衰竭和室性心律失常发生率更高

C. 室上性心动过速发生率更高

D. 心室颤动发生率更低

7. 慢性右束支传导阻滞的常见原因：

A. 充血性心力衰竭、卒中和癫痫

B. 过度通气、急性冠状动脉综合征和糖尿病

C. 心肌炎、心肌病和心脏外科手术

D. 心室肥大

8. RBBB 时，V_1 导联的 QRS 波群：

A. QRS 波群形态较窄

B. 增宽且呈典型 rSR'形

C. 增宽且呈高 R 波

D. 增宽且呈深大的 QS 形

9. 电冲动被阻止传入左心室前壁和侧壁被称为：

A. 双分支阻滞

B. 左前分支阻滞

C. 左侧双分支阻滞

D. 左后分支阻滞

10. 临床预后最差的双分支阻滞是 RBBB 合并：

A. 左前分支阻滞

B. 左下双分支阻滞

C. 左后分支阻滞

D. 右后双分支阻滞

（孙志军　译）

14 起搏器和植入式除颤器节律

【目的】　完成本章后，你可以达到下列目标：

1. 阐述安装起搏器的目的，并列出应用起搏器常见的适应证。
2. 阐述起搏器的各部组成，并对比临时起搏器和永久起搏器。
3. 对比固定频率起搏器和按需起搏器。
4. 定义下列与起搏器相关的术语：
   - 下限频率
   - 房室间期
   - 心房不应期
   - 心室不应期
5. 能够区分五种起搏器的感知和起搏功能。
6. 能够阐述起搏器脉冲和与之相关的 QRS 波群的典型特征。
7. 列出和对比起搏器故障的类型
   感知失败
   起搏失败
8. 能够通过心电图检查来判断起搏器是感知功能失败还是起搏功能失败。
9. 描述植入式心脏复律除颤器（ICD）的功能，并与起搏器进行比较和对照。
10. 列出 ICD 可能出现的故障类型。

起搏器

　　起搏器是一种电池供能的装置，它最初的目的是用电来刺激心脏。其适应证是针对心率非常缓慢的患者。需植入起搏器的最常见心律失常包括下列情况：

- 有症状的窦性心动过缓
- 以下原因引起的房室传导阻滞
  - 伴随有症状的三度房室传导阻滞
  - 患者清醒时停搏超过 3s 或逸搏心率＜40 次/分的三度房室传导阻滞
  - 术后不能恢复的房室传导阻滞

- ○ 伴随有症状的二度房室传导阻滞
- ○ 伴有一过性三度房室传导阻滞的慢性双束支或三束支传导阻滞或二度Ⅱ型房室传导阻滞或交替性束支传导阻滞
- 伴有心肌梗死的房室传导阻滞
  - ○ 希-浦肯野纤维系统存在的二度或三度房室传导阻滞
  - ○ 房室结以下一过性二度或三度房室传导阻滞和相关的束支传导阻滞
  - ○ 持续性、有症状的二度或三度房室传导阻滞
- 窦房结功能障碍
  - ○ 有症状的窦性心动过缓或窦性停搏
  - ○ 有症状的窦性停搏
- 颈动脉窦综合征：颈动脉窦综合征导致的反复晕厥或近似晕厥

起搏器有两个主要组成部分：①一个脉冲发生器，包括电池和可程控硬件；②与被刺激心腔连接的导线电极。

起搏器有临时起搏器或永久起搏器（植入体内）。临时起搏器的起搏导线与体外的脉冲发生器相连，电极经静脉导管进入心脏。永久性起搏器的脉冲发生器被埋在皮下，通常在胸壁下。两种类型起搏器的起搏导线经静脉走行进入右心室，以便起搏器电极能够刺激右心室的心内膜（图 14-1）。大多数起搏器能够通过在两个心腔内放置电极来起搏心房和心室。

在获得中央血管通路之前，应用与除颤相同的贴片进行心脏的经皮起搏。经皮起搏的适应证和应用在本章不予描述。然而，它对心律失常的治疗效果与临时起搏器和永久起搏器相似。

不论起搏器是哪种类型，所有起搏器导线有两种功能。第一种功能是感知心房和（或）心室电活动。第二种功能是起搏功能，起搏时电极能够产生电冲动使心肌除极。

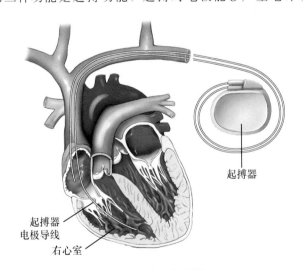

图 14-1　植入起搏器

起搏器
起搏器电极导线
右心室

起搏器类型

固定频率模式或按需模式

起搏器有两种基本类型：固定频率模式和按需模式。固定频率型起搏器是以预先设定的频率不断发放冲动，不受心脏自身电活动的影响。市场上的第一种起搏器是固定频率型起搏器，尽管所有起搏器都能调至固定频率模式，但今天这种起搏器已经不常见了。按需型起搏器有感知装置，它能感知心脏电活动，只有当心脏的电活动频率低于起搏器的预定频率时，起搏器就会以预设的频率发放冲动。当今的起搏器是按需型起搏器。按需型起搏器有两个不同的特点：①感知功能：当心脏频率足够快时起搏器受到抑制；②起搏功能：在预设的期间内没有出现自身的 QRS 波群，就会触发起搏器发放冲动。与此相比，固定频率型起搏器缺乏感知功能。

按需型起搏器通过在起搏器上方的胸壁上放置一块特殊的磁铁，它就可以临时转变为固定频率模式。当起搏器在不应该发放脉冲时发放脉冲，起搏器就会转换为固定模式。当今的按需型起搏器也可以通过在胸壁上放置一块特殊的遥测装置与起搏器发生联系，从而对起搏器进行程控。除了程控之外，此装置也可以检测起搏器，从而确定其是否可以很好地感知心脏电活动。按需型起搏器感知了 QRS 波群的电活动就不再发放冲动。这对于按需型起搏器正常工作是非常重要的。

按需型起搏器感知到自身 QRS 波群，起搏器脉冲的形成就会受到抑制。因此，这些起搏器只有当自身心率低于起搏器的预设频率时才发放有效起搏脉冲。起搏脉冲在每个 QRS 波群之前出现（图 14-2）。

计时间期是由一个定义的下限频率（LR）和心室不应期（VRP）组成。下限频率是起搏器在发放脉冲之前等待心脏自身电冲动的时间。按需型起搏器也有心室不应期，它开始于起搏器感知到一个 QRS 波群或发放一个脉冲（图 14-3）。在不应期期间，心室按需型起搏器不能感知任何电活动。当达到下限频率时，在没有感知到自身心室事件时，起搏器发放脉冲。如果发生一个自身的 QRS 波群，下限频率就从那一点开始。心室不应期开始于任何感知的或起搏的心室电活动。

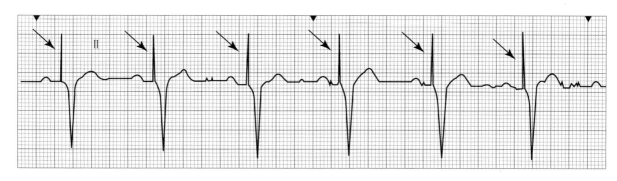

图 14-2　心电图上的起搏钉。箭头，起搏钉

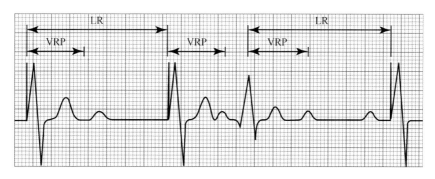

图 14-3　按需起搏器中的慢心率和心室不应期。LR，慢心率，VRP，心室不应期（Modified from Libby：Braunwald′s heart disease ：a textbook of cardiovascular medicine，ed 8，Philadephia，2007）

单腔起搏器和双腔起搏器

起搏器可以是单腔起搏器，也可以是双腔起搏器，单腔起搏器或者起搏心室或者起搏心房，双腔起搏器既起搏心房又起搏心室。常用的起搏器在下文会进行描述，由国际心脏病学联合会（ICHD）进行编码。编码有五个字母，不是每一种起搏器都会应用到这 5 个字母。通常前三个字母能够提供与心电图节律相关的解释的足够信息。表 14-1 提供了编码的所有列项。编码的解译如下：

- 编码的第一个字母代表起搏心腔（A，心房，V，心室，D，心房和心室）
- 第二个字母代表感知心腔（A，心房，V，心室，D，心房和心室）
- 第三个字母代表感知模式或起搏器对 P 波或 QRS 波群的反应方式（I，起搏器输出被 P 波或 QRS 波群抑制，D，起搏器输出被 QRS 波群抑制，被 P 波触发）
- 第四个字母代表起搏器的可程控性
- 第五个字母代表起搏器是否有心脏复律/除颤功能

表 14-1　起搏器五位字母代码				
第一位字母	第二位字母	第三位字母	第四位字母	第五位字母
起搏心腔	感知心腔	反应方式	程序控制功能	抗心动过速功能
A＝心房	A＝心房	T＝触发	P＝单参数可程控	P＝起搏
V＝心室	V＝心室	I＝抑制	M＝多参数程控	S＝电转复
D＝双腔	D＝双腔	D＝两种（兼有心房和心室抑制）	R＝频率应答	D＝兼有电转复和起搏
O＝无	O＋无	O＝无	C＝遥测功能	O＝无

　　第一位字母代表起搏心腔——心房（A），心室（V），或两者都有（D）。第二位字母代表感知心腔——心房（A），心室（V），或两者都有（D）。最后，第三位字母是指起搏器的反应方式：触发（T），抑制（I），或两者都有（触发和抑制）。

单腔起搏器

心房按需型起搏器（AAI） 起搏器能够感知自身P波，并且当自身P波没有出现时，起搏器就会起搏心房（图14-4）。AAI计时间期是由定义的下限频率（LR）和心房不应期（ARP）组成。在心房不应期内，起搏器将不会感知任何心房电活动。当达到下限频率时，当没有感知到心房事件时，起搏器就会发放起搏脉冲。如果有自身P波发生，下限频率间期就从那一点开始。心房不应期开始于任何感知的或起搏的心房电活动。AAI计时间期不受心室事件的影响。如果发生一个心室期前收缩，它不会被AAI起搏器感知，心房起搏脉冲出现在心室期前收缩的T波上。即使发生心房夺获，在心房起搏事件后也没有心室事件，因为心室仍然处于不应期。然而，计时间期将会被在心房感知电路上感知的事件重整。

心室按需型起搏器（VVI） 起搏器能够感知自身发生的QRS波群，当自身QRS波群没有出现时，起搏器就会起搏心室。图14-3是VVI起搏器心电图。

双腔起搏器

心房同步心室按需型起搏器（VDD） 起搏器感知自身发生的P波和QRS波群，当自身发生的P波后没有出现QRS波群时，起搏器就会起搏心室，如完全性房室传导阻滞。这种类型的起搏器，心室起搏与P波同步发生，以便心房收缩之后出现心室收缩，符合生理性的正常收缩顺序。

房室顺序起搏器（DDI） 起搏器感知自身发生的QRS波群，当QRS波群没有出现，起搏器就会既起搏心房又起搏心室（首先起搏心房，短时间延迟后起搏心室）（图14-5）。DDI起搏的计时间期是由下限频率间期、房室间期、心室不应期和心房不应期组成。心室不应期开始于任何感知的或起搏的心室电活动，心房不应期开始于任何感知的或起搏的心房电活动。即使窦性心率很快的情况下，下限频率也可能很低。这种设计可以在心房刺激和心室刺激之间产生一个生理性延迟，相当于正常传导的PR间期。

理想的房室顺序起搏器（DDD） 起搏器感知自身发生P波和QRS波群，①当P波没有出现，起搏器就会起搏

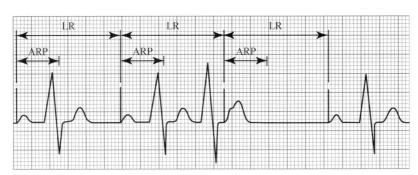

图14-4 单腔起搏器（AAI），LR，慢心率，ARP，心房不应期（Modified from Libby：Braunwald's heart disease：a textbook of cardiovascular medicine，ed 8，Philadephia，2007））

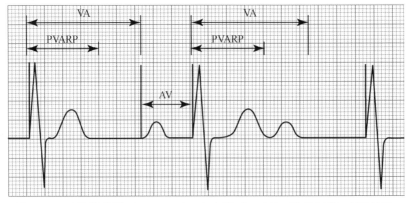

图14-5 双腔起搏器（DDI）VA，心室激动；AV，房室间期；PVARP，心室后心房不应期（Modified from Libby：Braunwald's heart disease：a textbook of cardiovascular medicine，ed 8，Philadephia，2007）

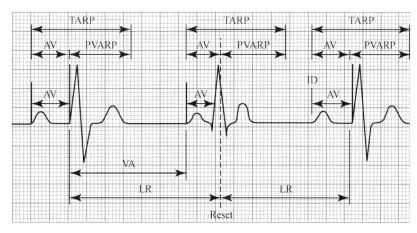

图 14-6 双腔起搏器（DDD），LR，慢心率；AV，房室间期；PVARP，心室后心房不应期. TRAP，全心房不应期（Modified from Libby: Braunwald's heart disease : a textbook of cardiovascular medicine，ed 8，Philadephia，2007）

心房，例如窦房结功能减退；②当自身的 P 波或起搏的 P 波后没有出现 QRS 波群，起搏器就会起搏心室（图 14-6）。DDD 起搏器的计时间期是由下限频率间期、房室间期、心室后/心房不应期（PVARP）和上限频率间期组成。房室间期和心室后/心房不应期（PVARP）共同组成心房总不应期（TARP）。如果在下限频率间期内发生自身心房和心室电冲动，两个通道都受到抑制，不发生起搏。如果没有发生自身的心房或心室电活动，就会出现房室顺序起搏（第一顺序）。如果在室房间期完成之前没有感知到心房电活动，就会发生心房起搏脉冲，产生房室间期。如果在房室间期终止之前发生自身心室电活动，起搏器的心室输出受到抑制［如：心房起搏（第二个顺序）］。如果在室房间期完成之前感知到 P 波，心房通道的输出就会受到抑制。如果在房室间期终止之前没有感知到心室电活动，房室间期启动，心室就会发生起搏脉冲「如，P 波同步起搏（第三种顺序）」。

起搏器节律

诊断功能

心率 永久性植入的心脏起搏器产生的心率通常在 60～70 次/分之间，取决于预设的脉冲发放频率。如果起搏器频率超过 90 次/分，则起搏器可能出现故障。

节律 起搏器持续起搏产生的心室节律是规则的。

当起搏器按需起搏时心室率可以是不规则的［如，只有当 P 波和（或）QRS 波群不出现时才起搏］。

需要注意的是某些心电监护和心电图，起搏脉冲很难被检测到。调高显示器上的增益往往使这些起搏脉冲更容易识别。

P 波 P 波可以存在，也可以不存在。如果存在，它们可以是自发的或由放置在心房的起搏器电极诱发的。当没有自身 QRS 波群跟随时，自发的 P 波后通常跟随着起搏器诱发的 QRS 波群。这表明是双腔 VDD 或 DDD 起搏器。窄的、通常为双相的脉冲——起搏脉冲——在起搏器诱发的 P 波之前（图 14-7）。起搏器电极放置于右心房，在每个 P 波之前可以看到起搏脉冲（A）。QRS 波群是正常的，因为心室没有被起搏。这些 P 波之后可能跟随自身的 QRS 波群或起搏器诱发的 QRS 波群，正像双腔起搏器 DDI 或 DDD 起搏器看到的一样。心室起搏器通常不产生逆向的，倒置的 P 波。

PR 间期 基本节律的 PR 间期可以是正常的（0.12～0.20s）或异常的，这取决于心律失常。心房同步和双腔起搏、房室顺序收缩起搏器的 PR 间期是在正常范围之内。

RR 间期 起搏器节律的 RR 间期是相等的。当起搏器诱发的 QRS 波群穿插在患者正常发生的 QRS 波群之间时，RR 间期是不相等的。

QRS 波群 基本节律的 QRS 波群可以是正常的（时限为 0.12s 或＜0.12s）或异常的。起搏器诱发的 QRS 波群通常在时限上超过 0.12s（图 14-8）。第一个 P-QRS 周期源于正常的窦性激动。随后是四个起搏心律。注意起搏脉冲（S）在每个起搏的波群之前。

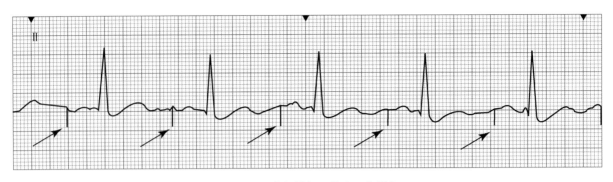

图 14-7 心房起搏钉、箭头、起搏钉

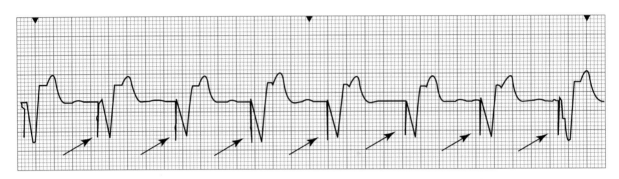

图 14-8 心室起搏钉、箭头、起搏钉

在 12 导联心电图上，QRS 波群表现为左束支传导阻滞图形，因为电极放置在右室，因此传导首先经过右束支，然后向左经左束支传导。这种延迟产生了特征性的左束支传导阻滞图形。在每个起搏器诱发的 QRS 波群之前是一个窄的通常为双向的偏转——起搏脉冲——代表起搏器放电。如果只起搏心房，QRS 波群就是基础节律的 QRS 波群。这些 QRS 波群是正常的，除非以往存在室内传导异常（例如束支传导阻滞）或存在心室预激。

起搏器部位 心脏起搏器的起搏部位通常是位于起搏器导线头端的电极，通常放置在右心室的心尖部（心室起搏）、右心房（心房起搏），或两者都有（双腔起搏）。

临床意义

起搏器节律是指患者的心脏是由电起搏引起。心脏起搏器通常是永久植入在患者体内，治疗三度房室传导阻滞或有症状的心动过缓发作，例如二度房室传导阻滞，显著的窦性心动过缓或窦性停搏（病态窦房结综合征），缓慢的交界部心律，非常缓慢心室率的心房颤动或心房扑动。

临时起搏器通常被用于心率非常缓慢的心脏病急诊情况下。例如，它们可能在心脏开胸手术后即刻应用或在心脏骤停时心电图显示为缓慢逸搏心律且对药物治疗无效时应用。少数情况下，临时起搏器被用于洋地黄或其他药物中毒引起严重心动过缓。

通常，在左前胸壁上方，有一个 6.35～7.62cm（2.5～3 英寸）大的隆起，意味着植入了心脏起搏器。

起搏器故障

起搏脉冲后跟随一个 QRS 波群表明患者的心率是受起搏器调节的。当每一个起搏脉冲、每一个起搏 P 波后（见于单腔起搏器），或每一对起搏脉冲后（见于双腔起搏器）跟随一个正常的或宽大畸形的 QRS 波群，即使在起搏脉冲和相关 QRS 波群之间交替出现自身 P 波和 QRS 波群，起搏器的功能显然是正常的。

起搏器的主要故障有以下几种情况：感知失败、夺获失败，或两者都有。

● **感知失败**：在心动过缓或心脏停搏时完全没有见到起搏脉冲，这表明起搏器不能感知基础心率（图 14-9）。注意在前两个起搏的波群之后，可以看到几个 PR 间期延长的窦性节律。起搏器不能感知这些自身的 QRS 波群，导致出现不适当的起搏脉冲（●），它们有时落在了 T 波上。这些起搏脉冲中有 3 个没有夺获心室，因为它们发生在心脏周期的不应期内感知失败的两个最常见原因（除外电池耗竭）是起搏器电极脱位和起搏器电极头端的周围心肌组织严重疤痕（纤维化）。

- **夺获失败**：起搏脉冲之后没有跟随 P 波或 QRS 波群，这表明起搏器功能障碍，一种情况是电冲动不能刺激心脏产生除极；夺获失败最可能原因是起搏器输出过低（图 14-10）。注意第 1、3 和 4 显示起搏脉冲和正常起搏的宽 QRS 波群和 T 波；其余的心跳显示仅有起搏脉冲，而没有夺获（R 代表患者缓慢的自身 QRS 波群，起搏器没有感知到）

植入临时起搏器患者出现起搏器功能障碍应该尽快检查电池和起搏器导线之间是否存在连接不良，电池故障或电极脱位。

> 将一块绝缘环状磁铁放在起搏器发生器上可判断起搏器功能和产生起搏脉冲。这使起搏器进入默认的固定频率模式，导致起搏器脉冲以预设的频率发放。这些在心电图上都可以看到。

植入式心脏复律除颤器治疗

突发心脏骤停，最常见的原因是突发心室颤动，此前常常为阵发性室性心动过速。比较少见的原因是无脉电活动。现代心脏病学的目标是预防或终止能够导致这些高危患者心脏猝死的室性心律失常。

目前治疗室性心律失常主要有三种方法：①抗心律失常药物治疗；②导管射频消融，旨在破坏产生异位搏动的心室肌区域；③植入型心脏转复除颤器（ICD）治疗。

ICD 治疗，顾名思义，是指体内植入一个装置，与起搏器类似，能够电击心脏终止（心脏复律或除颤）致命的室性心动过速或心室颤动。这种方法是仿照用于高级心肺复苏的传统的体外心脏复律/除颤装置，它通过放在胸壁上的电极板进行电击来治疗这些类型的心动过速。ICD 的临床指征包括：

- 非暂时或可逆原因引起心室颤动或室性心动过速导致的心脏停搏

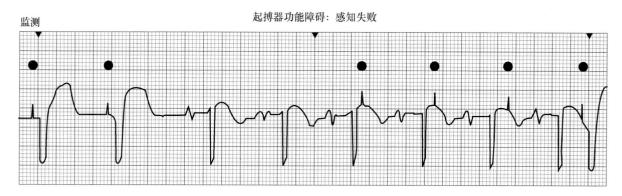

图 14-9 感知失败，起搏钉。（Modified from Goldberger A：Clinical electrocardiography：a simplified approach，ed 7，Mosby，St Louis，2006；Adapted from Conover MB：Understanding electrocardiography，ed 4，St Louis，Mosby，1996.）

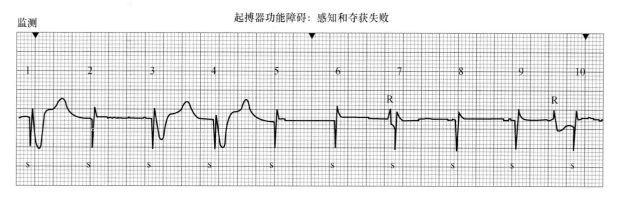

图 14-10 夺获失败. S，感知和起搏钉。1，3，4 有夺获。（Modified from Goldberger A：Clinical electrocardiography：a simplified approach，ed 7，Mosby，St Louis，2006.）

- 伴有结构性心脏病的自发的持续性室性心动过速
- 有临床意义的不明原因晕厥，在电生理检查中诱发有血流动力学改变的持续性室性心动过速或心室颤动
- 冠状动脉性心脏病、既往前壁心肌梗死、左室功能不全的患者发生非持续性室性心动过速，及在电生理检查中诱发了心室颤动或持续性室性心动过速
- 无结构性心脏病患者的自发性持续性室性心动过速，不适合其他方法治疗
- 左室射血分数为 30% 或低于 30% 的患者，心肌梗死后至少 1 个月，冠状动脉搭桥术后 3 个月

ICD 装置与起搏器类似，它有两个主要组成部分：导线系统和脉冲发生器（图 14-11）。此装置与起搏器非常相似。然而，在右心室不是一根简单的电极，而是有一根与心内膜心肌表面接触更多的特殊电极。这根特殊的电极在检测到致命室性心律失常时就会对心脏进行挽救生命的电击。

当代 ICD 装置有很多可程控特点，当它检测到快速心律失常时能够进行分阶段治疗（图 14-12）。这些装置能够自动分阶段治疗室性心动过速或心室颤动，包括室性心动过速的抗心动过速起搏（A）和心脏复律电击（B），及心室颤动的电击除颤（C）。

例如，此装置如果检测到室性心动过速事件就可进行超速起搏（"overdrive" pacing）。这种起搏可以转复心律失常，不需要进行电复律。如果心律失常持续发作或恶变为心室颤动，此装置就会逐渐增加电击功率。新型的 ICD 模式在心动过缓时也可以像起搏器一样工作。ICD 装置有数据存储功能，这样可以使心脏电生理专家定期进行数据回顾，获得任何感知到的心律失常、起搏脉冲或电击的详细记录。

ICD 故障

ICD 发生故障的原因与起搏器故障有很多相同之处，但由于它们有独特的除颤能力，故障原因表现为以下几种情况：

- 电击频率的增加或突然变化
  - 心室颤动或室性心动过速的频率增加（考虑为缺血，电解质紊乱或药物影响）
  - 心室电极的脱位或折断
  - 非持续室性心动过速的反复发作
  - 感知并对室上性心动过速进行电击
  - 过感知了 T 波
  - 感知了非心源性信号
- 晕厥，近似晕厥，头晕
  - 低能量电击反复发作的室性心动过速（导线问题，除颤阈值的变化）
  - 室上性心动过速出现显著的血流动力学改变
  - 对缓慢心律失常（自发或药物诱发）的支持起搏不足
- 心脏
  - 推断有故障，但可能是由于心室颤动对程控的电击参数没有反应

本章总结

- 起搏器是电池供能的装置，用于对心脏进行电刺激，尤其当患者的自身心率明显减慢时
- 临时起搏器是外接电池。在心脏紧急情况下植入临时起搏电极（如由心搏停止引起的心脏停搏或伴有高度房室传导阻滞或窦性停搏的心肌梗死）
- 永久性的植入起搏器，电池是埋在皮下（通常在胸壁），适用于有症状的二度或三度房室传导阻滞或其他的心动过缓心律失常（如窦性停搏或缓慢的交界部逸搏心律）导致心排血量不足的患者
- 心脏起搏可以是固定频率模式或按需模式。当心率比起搏器的逸搏心率快时按需起搏器被抑制，固定频率起搏器是以预设的频率不断发放电冲动

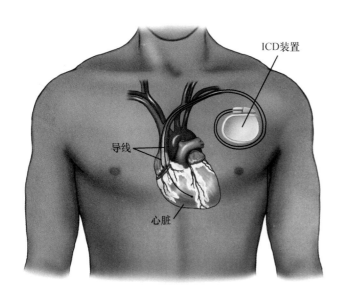

图 14-11 植入式心脏复律除颤器（Modified from Goldberger A：Clinical electrocardiography：a simplified approach，ed 7，Mosby，St. Louis，2006.）

ICD: 分层次治疗

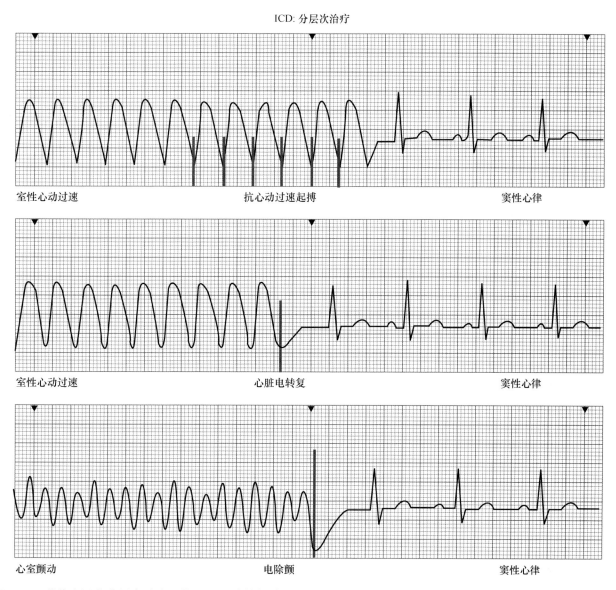

图 14-12 节律失调的分层次治疗及植入型心律转复除颤器（Modified from Goldberger A：Clinical electrocardiography：a simplified approach，ed 7，Mosby，St Louis，2006.）

- 双腔起搏器（心房和心室）在心房收缩和心室收缩之间保持一个生理时限，因此增加了心排血量
- 来自右室心内膜电极的起搏器脉冲产生左束支传导阻滞图形，因为左心室的刺激是延迟的。每一个 QRS 波群之前有一个起搏脉冲

- 感知失败、夺获失败或两者都有是起搏器最常见的故障，并且在心电图上有独特的表现
- 植入式心脏复律除颤器（ICD）治疗是在体内植入一个装置，它能够电击心脏，终止一些致命的室性心动过速或心室颤动，因此可以预防晕厥或猝死

本章回顾

1. 下列哪项是永久起搏器的主要适应证？
   A. 洋地黄中毒
   B. 多次前壁心肌梗死的病史
   C. 有症状的心动过缓
   D. 室性期前收缩二联律

2. 起搏器电极周围组织纤维化主要影响下列哪项？
   A. 感知失败
   B. 起搏失败
   C. 感知失败和起搏失败
   D. 有心室期前收缩时起搏功能正常

3. 起搏器只有当自身心率低于设置的下限频率时才进行起搏被称为：
   A. 按需起搏器
   B. 双腔起搏器
   C. 固定频率起搏器
   D. 超速起搏器

4. 植入起搏器产生的 QRS 波群具有下列哪项特征？
   A. 时限<0.12s
   B. 左束支传导阻滞图形
   C. QRS 波群之前有正常的 P 波
   D. 右束支传导阻滞图形

5. 起搏器感知和起搏心房和心室用什么代码表示？
   A. AVI
   B. DDD
   C. DVI
   D. VVI

6. 在 VVI 起搏器的起搏脉冲之后的时限内不会有起搏脉冲发放，这被称为：
   A. 绝对不应期
   B. 下限频率

C. 相对不应期
   D. 心室不应期

7. 在植入的起搏器发生器上应用环状磁铁将会引起：
   A. 进入按需模式
   B. 进入固定频率模式
   C. 增加放电能量以便夺获心肌
   D. 完全停止工作

8. 下列哪项是植入心脏转复除颤器（ICD）的禁忌证？
   A. 电生理检查过程中诱发心室颤动或持续性室性心动过速
   B. 与结构性心脏病相关的自发性持续性室性心动过速
   C. 洋地黄中毒引发的持续性室性心动过速
   D. 有临床意义的不明原因的晕厥，血流动力学显著改变的持续性室性心动过速

9. 当代起搏器和 ICD 的共同点：
   A. 两者都可以通过体外程控器进行回顾以确定它们工作是否正常
   B. 两者都可以心脏复律室性心动过速
   C. 两者在需要时都可以进行超速起搏
   D. 两者有同样类型的电极附着在心内膜上

10. 患者抱怨他可以感觉到 ICD 在胸壁上放电：
    A. 他显然是错误的，因为他是清醒的，而没有发生心脏骤停
    B. 他很可能发生了严重的心动过缓
    C. 他应该立即进行心电监测
    D. 最常见的原因是电池没电了

（张鹤萍　译）

15 其他种类心电图所见

【目的】 看完这章，你应该能够达到下列目标：

1. 讨论心房和心室扩张和肥厚的病理生理，列出四个心房和心室扩张的例子和四个心房和心室肥大或扩大的例子。

2. 讨论下列心腔扩大或肥厚的病理生理，列出每一种异常心电图的特点：
   - 右心房扩大
   - 左心房扩大
   - 右心室肥大
   - 左心室肥大

3. 讨论下列每种情况对心脏的影响，并列出它们心电图变化特点：

- 心包炎
- 肺源性心脏病
- 肺栓塞

4. 列出根据血清水平诊断的下列电解质紊乱的心电图变化特点：
- 高钾血症
- 低钾血症
- 高钙血症
- 低钙血症

5. 列出下列药物对心脏、电传导系统兴奋和抑制的影响，及心电图变化特点：
- 洋地黄
- 普鲁卡因
- 奎尼丁

6. 描述早期复极的心电图异常的特点，并讨论当出现这种心电图改变意味着可以诊断哪种心脏疾病。

7. 描述低温心电图变化及何时发生。

8. 讨论旁路传导的解剖特征和病理生理，每种情况的心电图异常的特点，及出现这种心电图异常可能产生的误诊。

9. Brugada 综合征的定义及描述其临床表现和独特的心电图特征。

心腔扩大

病理生理

当心脏病迫使心腔适应比平时更大的压力和（或）容量时，常常会发生心房和心室的扩大。扩大包括扩张和肥厚。

扩张

扩张是个别心腔的扩张；它可以是急性的或慢性的。急性扩张通常与心腔壁的肥厚无关，相反，慢性扩张通常与心腔壁的肥厚有关。急性心腔扩张出现于以下几种情况：

- 在急性左心力衰竭时左心房扩张
- 急性肺水肿和急性肺栓塞时右心房和右心室扩张

慢性心腔扩张的例子包括以下情况：

- 严重主动脉瓣狭窄或关闭不全时左心室扩张
- 严重二尖瓣狭窄或关闭不全时左心房扩张

肥厚

肥厚是由于心脏心肌纤维大小增加引起心腔心肌壁的厚度增加的一个慢性过程。这是心肌组织对长期工作负荷增加的常见反应。心腔肥厚的例子包括以下几种情况：

- 主动脉瓣狭窄或关闭不全和高血压引起左心室肥大
- 肺动脉瓣狭窄和慢性阻塞性肺疾病引起右心室肥大
- 二尖瓣狭窄和关闭不全引起左心房扩大，及任何原因引起的左心室肥大
- 三尖瓣狭窄和关闭不全引起右心房扩大，及任何原因引起的右心室肥大

扩张和肥厚对心电图的影响是不同的。扩张导致心肌壁被拉长，引起正常传导通路发生改变。这与束支传导阻滞是相似的，并且它对心房的影响是显著的，可引起 P 波时限的延长。由于心肌质量增加，肥厚导致 QRS 波群振幅增加。因为心房壁的心肌质量较小，扩张是主要的病理变化。心室工作负荷的增加主要导致肥厚。

右心房扩大

病理生理

右心房扩大（通常扩张比肥厚更多见）通常是由右心房压力和（或）容量增加引起——右心房负荷过重。它发生在以下几种情况：

- 肺动脉瓣狭窄
- 三尖瓣狭窄和关闭不全（相对较少见）
- 不同原因引起的肺动脉高压，如下：
  - 慢性阻塞性肺疾病
  - 哮喘持续状态
  - 肺栓塞
  - 二尖瓣狭窄或关闭不全
  - 先天性心脏病

通常右心房扩大引起高尖的、对称的 P 波——肺型 P 波。

心电图特点（图 15-1）

P 波

持续时间　P 波持续时间通常是正常的（0.10s 或 <0.10s）。

形态　右心房扩大时 P 波的特点如下：

- Ⅱ、Ⅲ、aVF 导联表现为 P 波高尖、对称——肺型 P 波
- V₁ 和 V₂ 导联表现为尖锐的、双向 P 波

方向　P 波的方向在 Ⅱ、Ⅲ、aVF 导联是正向的（直立的），在 V₁ 和 V₂ 导联是双向的，起始部偏转大于终末部偏转。

振幅　在 Ⅱ、Ⅲ、aVF 导联 P 波振幅是 2.5mm 或 >2.5mm。

> **关键定义**
>
> 肺型 P 波是指右心房扩大时高尖、对称的 P 波。

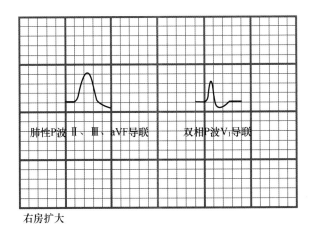

图 15-1　右房增大

左心房扩大

病理生理

左心房扩大（通常扩张比肥厚更常见）通常是由左心房压力和（或）容量增加引起——左心房负荷过重。它可以发生在下列情况：

- 二尖瓣狭窄和关闭不全
- 急性心肌梗死
- 左心衰竭
- 各种原因引起的左心室肥大，如下：
  - 主动脉瓣狭窄或关闭不全
  - 高血压
  - 肥厚型心肌病

左心房扩大通常表现为宽的有切迹的 P 波——二尖瓣型 P 波。这种 P 波也可以由右心房和左心房之间的心房内传导通路（Bachmann 束）的电传导延迟或阻滞引起。

心电图特点（图 15-2）

P 波

时限　P 波时限通常超过 0.10s。

形态　左心房扩大时 P 波特点如下：

- 在任何导联出现宽的正向（直立）的 P 波，时限为 0.10s 或 >0.10s
- 宽的有切迹的 P 波，呈双峰，两峰间距 0.04s 或 >0.04s——二尖瓣型 P 波。第一个峰代表右心房除极；第二个峰代表扩大左心房的除极。

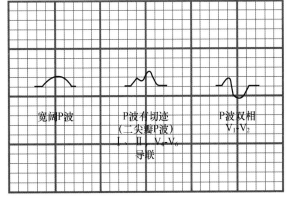

图 15-2　左房增大

二尖瓣型 P 波通常出现在 Ⅰ、Ⅱ、V₄~V₆ 导联

- 双向 P 波，总时限＞0.10s，其终末部分，负向波 1mm（0.1mV）或更深，时限为 1mm（0.04s）或更多（如，1 个小格或更大）。起始部，P 波的正向部分（直立）代表右心房的除极；终末部，负向部分代表扩大左房的除极。这种双向 P 波通常出现在 V₁~V₂ 导联

方向　在 Ⅰ、Ⅱ 及 V₄~V₆ 导联 P 波方向为正向（直立），在 V₁~V₂ 导联为双向。在 Ⅲ、aVF 导联可以为负向。

振幅　P 波的振幅通常是正常的（0.5~2.5mm）。

右心室肥大

病理生理

右心室肥大通常是由右心室的压力和（或）容量增加引起——右心室负荷过重。它发生在下列情况：

- 肺动脉瓣狭窄和其他先天性心脏病（如房间隔和室间隔缺损）
- 三尖瓣关闭不全（相对较少见）
- 各种原因的肺动脉高压，如下：
  - 慢性阻塞性肺疾病
  - 哮喘持续状态
  - 肺栓塞
  - 肺水肿
  - 二尖瓣狭窄或关闭不全

右心室肥大产生异常增大的向右电势，朝向 V₁ 导联，背离左胸前导联 V₅~V₆。然而，心室的除极顺序仍保持正常。

心电图特点（图 15-3）

P 波

存在预示右心房扩大的一些指标改变〔如，Ⅱ、Ⅲ、aVF 导联出现高的、对称的 P 波（肺型 P 波），V₁~V₂ 导联出现尖锐的双相 P 波〕。

QRS 波群

时限　QRS 波群时限是 0.12s 或＜0.12s。

QRS 电轴　通常表现为电轴右偏＋90°：成年人＋110°，年轻人＋120°。

心室激动时间　在右胸导联 V₁ 和 V₂，心室激动时间（VAT）延长超过正常上限 0.035s。

QRS 形态

- **R 波**　在 Ⅱ、Ⅲ 和 V₁ 导联表现为高的 R 波。在 V₁ 导联，R 波的高度通常为 7mm 或＞7mm（0.7mV）。在 V₁ 导联，R 波与 S 波相等或 R 波深度大于 S 波深度。在邻近的胸前导联 V₂~V₃ 也表现为相对高的 R 波
- **S 波**　在 Ⅰ 导联和左胸前导联 V₄~V₅ 表现为比正常 S 波相对更深一些。在 V₆ 导联，S 波的深度可能比 R 波的高度更大

> 急性后壁心肌梗死时，在 V₁ 导联也可以表现为高的 R 波，等于或大于 S 波。

ST 段

在 Ⅱ、Ⅲ、aVF 和 V₁ 导联可以表现为 ST 段下斜型压低 1mm 或更多，有时表现在 V₂ 和 V₃ 导联。

T 波

在 Ⅱ、Ⅲ、aVF 和 V₁ 导联常常表现为 T 波倒置，有时出现在 V₂ 和 V₃ 导联。

> ST 段下斜型压低和 T 波倒置共同形成了长期右或左心室肥大劳损的特征改变。这种形态就是所谓的 QRS-T 波群的 "hockey stick" 表现。

左心室肥大

病理生理

左心室肥大通常是由左心室的压力和（或）容量增加引起——左心室负荷过重。它发生在下列情况：

- 二尖瓣关闭不全
- 主动脉瓣狭窄或关闭不全
- 高血压
- 急性心肌梗死
- 肥厚型心肌病

左心室肥大产生异常增大的向左电势，朝向左胸导联 V₅~V₆，背离 V₁ 导联。然而，心室的除极顺序仍保持正常。

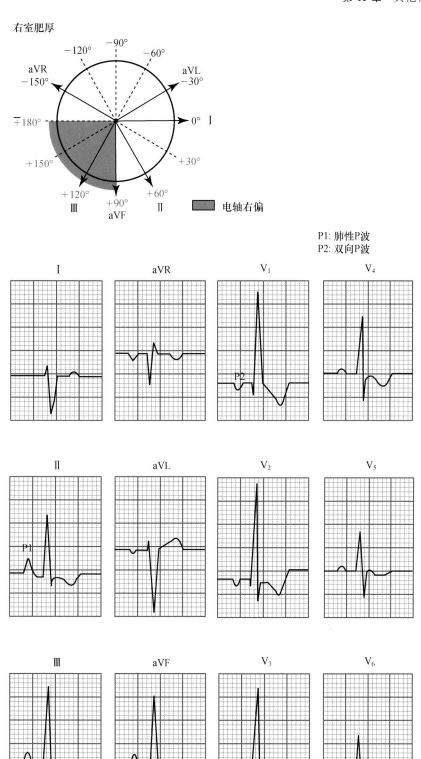

图 15-3 右室肥大合并右房增大

心电图特点 （图 15-4）

P 波

存在左心房扩大的特征性改变〔如：Ⅰ、Ⅱ、V₄ 和 V₅ 导联出现宽的、有切迹的 P 波（二尖瓣型 P 波），V₁ 和 V₂ 导联出现双向 P 波〕。

QRS 波群

时限　QRS 波群的时限是 0.12s 或 $<$0.12s。

QRS 电轴　QRS 电轴通常是正常的，但它可以向左偏移（如：电轴左偏$>-30°$）。

心室激动时间　在左胸前 V₅ 和 V₆ 导联，VAT 延长超过正常上限的 0.04～0.05s 或更多。

QRS 形态

- **R 波**　在 Ⅰ、aVL 导联和左胸前导联 V₅～V₆ 表现为高的 R 波。常常应用下列有关不同导联 R 波振幅（或电压）的标准来诊断左心室肥大：
  - Ⅰ 导联 R 波为 20mm（2.0mV）或$>$20mm（2.0mV）（注：10mm＝1.0mV）
  - aVL 导联 R 波为 11mm（1.1mV）或$>$11mm（1.1mV）
  - V₅ 或 V₆ 导联 R 波为 30mm（3.0mV）或$>$30mm（3.0mV）
- **S 波**　在 Ⅲ 导联和右胸前导联 V₁ 和 V₂ 表现为深 S 波。常常应用在不同导联 S 波深度（或电压）的下列标准来诊断左心室肥大：
  - Ⅲ 导联 S 波为 20mm（2.0mV）或$>$20mm（2.0mV）
  - V₁ 或 V₂ 导联 S 波为 30mm（3.0mV）或 30mm（3.0mV）
- **R 波与 S 波之和**　在一些导联，R 波高度和 S 波深度的总和（mm 或 mV）明显增加常常被用来确定存在左心室肥大。如果下列总和中的任何一项超过标准，则认为存在左心室肥大：
  - 在肢体导联 Ⅰ、Ⅱ 或 Ⅲ 中的任一导联中，R 波和 S 波的总和为 20mm（2.0mV）或$>$20mm（2.0mV）
    R（Ⅰ、Ⅱ 或 Ⅲ）＋S（Ⅰ、Ⅱ 或 Ⅲ）$\geqslant$20mm（＝2.0mV）
  - Ⅰ 导联 R 波和 Ⅲ 导联 S 波的总和为 25mm（2.5mV）或$>$25mm（2.5mV）

R₁＋S₃$\geqslant$25mm（＝2.5mV）
  - V₁ 或 V₂ 导联的 S 波和 V₅ 或 V₆ 导联的 R 波总和为 35mm
    （3.5mV）或$>$35mm（3.5mV）
    SV₁（或 SV₂）＋RV₅（或 RV₆）$\geqslant$35mm（＝3.5mV）

ST 段

Ⅰ、aVL、V₅～V₆ 导联 ST 段下斜型下移 1mm 或$>$1mm。

T 波

Ⅰ、aVL、V₅～V₆ 导联 T 波倒置。

> 心室肥大患者可见 ST 段下斜型下移和 T 波倒置，这种改变被定义为"劳损"，因为心肌肥厚需要更大的除极及随后更大的复极，复极影响 ST 段和 T 波。

左心室肥大的诊断

诊断左心室肥大的很多标准可以由其他情况引起，然而，诊断主要依据三个心电图特点：

- 在特定的肢体导联和胸前导联，R 波的振幅或 S 波深度增加
- QRS 电轴$>-15℃$（电轴左偏）
- ST 段下移

有一套诊断左心室肥大的标准是可接受的，它能够区分其他原因引起的左心室肥大，如下：

- 在任何导联 R 波的振幅或 S 波的深度满足左心室肥大的振幅（或电压）标准，用 mm 或 mV 表示（表 15-1）：

1. Ⅰ 导联 R 波振幅或 Ⅲ 导联 S 波的深度为 20mm（2.0mV）或$>$20mm（2.0mV）

或

2. V₁ 或 V₂ 导联 S 波与 V₅ 或 V₆ 导联 R 波的总和$>$35mm（3.5mV）

并合并下列之一：

1. QRS 电轴在$-15°$和$-30°$之间或$>-30°$（电轴左偏）

或

2. 在 R 波符合左心室肥大振幅（或电压）诊断标准的导联，ST 段下移 1mm

P1: 宽大P波
P2: 宽且有切迹的P波（二尖瓣P波）
P3: P波双相

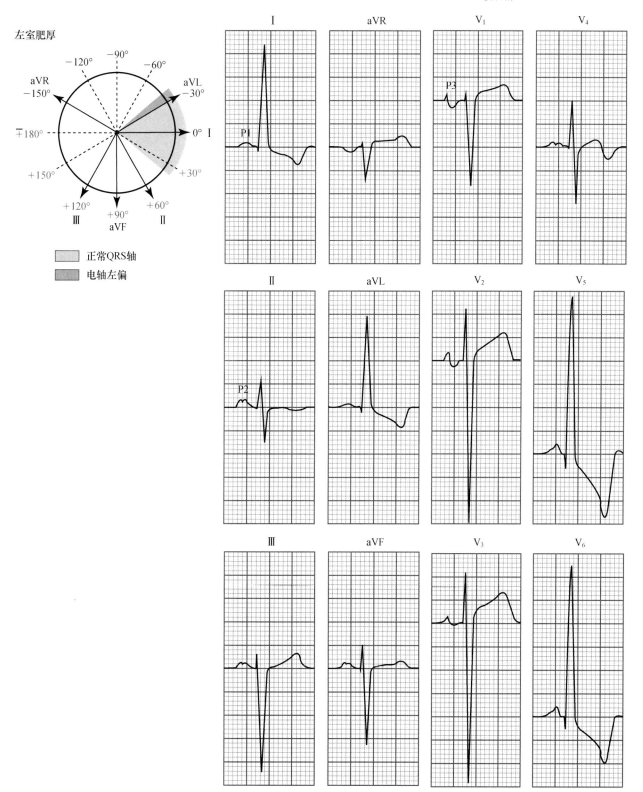

图 15-4　左室肥大合并左房增大

表 15-1　用于诊断左心室肥大的 R 波高度或 S 波深度的标准

波	导联				
	I	Ⅲ	aVL	V₁ 或 V₂	V₅ 或 V₆
R 波	≥20mm		≥11mm	≥30mm	
S 波		≥20mm		≥30mm	
总和	R（I，Ⅱ，或Ⅲ）+S（I，Ⅱ，或Ⅲ）=≥20mm（≥20mV）				
	RI+SⅢ = ≥25（≥2.5mV）				
	SV₁ 或 V₂＋RV₅ 或 V₆ = ≥mm（3.5mV）				

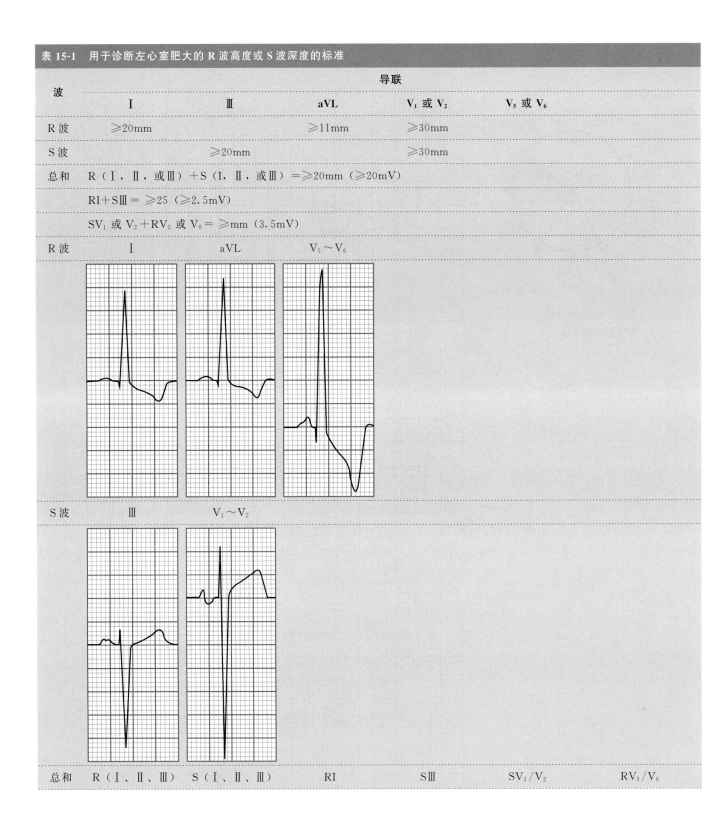

R 波	I	aVL	V₅~V₆
S 波	Ⅲ	V₁~V₂	

总和	R（I、Ⅱ、Ⅲ）	S（I、Ⅱ、Ⅲ）	RI	SⅢ	SV₁/V₂	RV₅/V₆

续表

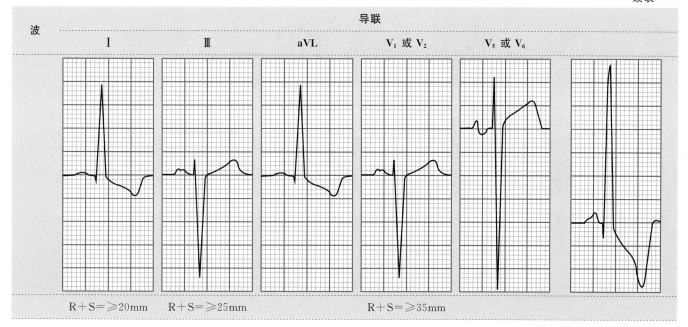

波	导联					
	I	III	aVL	V₁ 或 V₂	V₅ 或 V₆	
	R+S=≥20mm	R+S=≥25mm		R+S=≥35mm		

心包炎

病理生理

心包炎是一种心包的炎症性疾病，炎性细胞的沉积直接累及心包，在心包腔内有不同量的浆液、纤维、脓性或血性渗出物。根据渗出物的性质，可以形成急性纤维性心包炎、心包积液、心脏压塞或缩窄性心包炎。不同的因素和情况可以引起急性心包炎，包括以下方面：

- 感染因素［细菌病毒、结核和霉菌（真菌）］
- 急性心肌梗死
- 外伤
- 结缔组织病
- 过敏性和高敏性疾病
- 代谢性疾病

与急性冠状动脉综合征不同，心包炎通常发生在没有心脏危险因素、不怀疑有冠状动脉疾病的年轻患者。急性心包炎的症状和体征如下：

- 胸痛
- 呼吸困难
- 心动过速
- 发热
- 不适
- 虚弱

- 寒战

胸痛，可以与急性心肌梗死相似，是一种尖锐的、严重的疼痛，向颈部、背部、左肩放散，很少向手臂放散。心包炎疼痛的特点是沿着胸骨，平躺使疼痛加重，坐起或向前倾斜疼痛缓解。通常，疼痛是胸膜的炎症（呼吸使疼痛加重），尤其是吸气时。不像急性心肌梗死的疼痛，心包炎的疼痛可以持续数小时甚至数天。

心包摩擦音是由心包表面的炎症引起，可在胸骨左缘偏下部位闻及，甚至触到。急性心包炎患者中有90%存在特征性心电图变化。

心电图特点（图 15-5）

PR 间期

急性心包炎影响心房复极，它开始于 PR 段。心包炎症常常引起心房损伤电流，在 aVR 导联表现为 PR 段抬高，在其他肢体导联和左胸前导联（V₅ 和 V₆）表现为 PR 段压低。PR 段和 ST 段变化通常呈相反方向，在 aVR 导联 PR 段抬高（通常仅仅 1mm 或 1mm 左右），而在此导联 ST 段通常轻度压低。其他导联可以表现为 PR 段压低和 ST 段抬高。

QRS 波群

在有积液的心包炎患者中，QRS 波群表现为低电压，因为积液抑制冲动的接收。当渗出的液体明显增多时，可以发生心脏压塞，从而引起 QRS 波群在正常和低振幅之间变化，与呼吸一致（电交替）（图 15-6）。

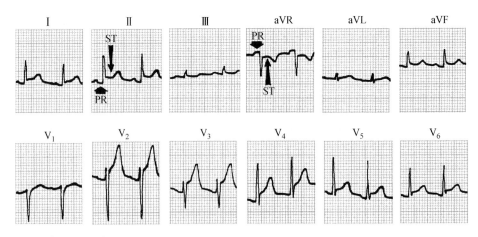

图 15-5 心包炎（From Goldberger AL：Myocardial infarction：electrocardiographic differential diagnosis，ed 4，St Louis，Mosby，1991.）

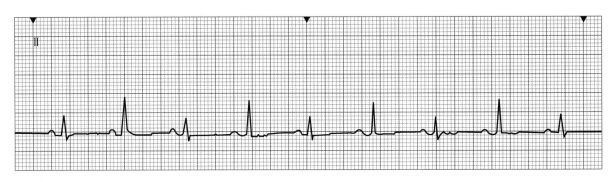

图 15-6 电交替（Modified from Goldberger A：Clinical electrocardiography：a simplified approach，ed 7，Mosby，St Louis，2006.）

ST 段

在急性心包炎时，ST 段抬高是心电图的基本异常表现。尽管 ST 段有点弓背向下抬高，但心电图表现与急性心肌梗死的 ST 段抬高非常相似。

在大多数导联，ST 段通常是抬高的，除了 aVR 和 V_1 导联——因为心包炎常常影响心脏的整个心肌表面。在 aVR 导联，ST 段可以是正常的，也可以是轻度压低的。心包炎患者 ST 段抬高分布的导联比较广泛，这有助于与急性心肌梗死 ST 段抬高表现在比较局限的导联相鉴别。有时，心包炎是局部的，因此，ST 段抬高将仅仅表现在受累区域的导联上。这种情况下，区分心包炎和急性前壁、侧壁、下壁心肌梗死可能比较困难。通常不出现镜像的 ST 段压低。当心包炎恢复后，ST 段回到基线。

T 波

在心包炎的急性期，T 波是抬高的。当心包炎恢复后，在 ST 段抬高的导联出现 T 波倒置，然后恢复正常。

电解质紊乱

高钾血症

病理生理

高钾血症是血清钾升高超过正常范围 3.5～5.0mmol/L［3.5～5.0 毫克当量/升（mEq/L）］。高钾血症最常见的原因是肾衰竭和使用某些保钾的利尿剂（如氨苯喋啶）。不同水平的高钾血症可发生特征性的心电图改变。最初的变化发生在复极过程，因此可以观察到 T 波和 ST 段的变化。当血钾继续升高，发生除极异常，引起 QRS 波群变化。当血清钾水平达到约 7.5mmol/L（7.5mEq/L）时可发生窦性停搏，当达到 10～12mmol/L（10～12mEq/L）时可发生心脏停搏或心室颤动。下文描述的识别高钾血症早期 T 波高尖可以挽救生命。

心电图特点（图 15-7）

P 波

当血清钾水平达到 6.5mmol/L（6.5mEq/L）时，P 波开始变得平坦和宽阔，当血清钾水平达到 7～9mmol/L（7～9mEq/L）时，P 波消失。

PR 间期

PR 间期可以是正常的或延长的，超过 0.20s。当 P 波消失，PR 间期消失。

QRS 波群

当血清钾水平达到 6～6.5mmol/L（6～6.5mEq/L）时，QRS 波群开始变宽。QRS 形态呈室内传导延迟，因为 V₁ 导联与有典型 rS 图形的左束支传导阻滞图形类似，I、V₆ 导联看起来与带有深的、顿挫的 S 波的右束支传导阻滞图形相似。当血清钾水平接近 10mmol/L（10mEq/L）时，QRS 波群变得更加顿挫和异常增宽超过 0.12s。QRS 波群可以增宽与其后的 T 波融合，形成 "正弦波" QRS-T 图形。

> 存在心室内传导延迟伴有左束支和右束支传导阻滞应高度怀疑有高钾血症。

ST 段

当血清钾水平达到 6mmol/L（6mEq/L）时，ST 段消失。

T 波

当血清钾水平达到 5.5～6.5mmol/L（5.5～6.5mEq/L）时，T 波变得狭窄、高尖。这些 T 波被描述为帐篷样改变，高度至少达到 QRS 波群总高度的 50％。大多数病例在 II、III 和 V₂～V₄ 导联可观察到最早的 T 波改变。

QT 间期

QT 间期不受高钾血症影响。然而，肾衰竭是高钾血症最常见的原因之一，心电图可以证实 QT 间期延长是继发于伴随的低钙血症。

低钾血症

病理生理

低钾血症是血清钾低于正常水平 3.5～5mmol/L（3.5～5mEq/L）。低钾血症最常见的原因是由于呕吐、胃引流和过度使用利尿剂使体液中的钾流失。低钾血症也可以导致血清镁水平降低（低镁血症）。有时，低镁血症的心电图与低钾血症相似。

在血钾轻度降低的患者，低血钾的症状是多尿，在血钾降低较严重的患者，表现的症状是肌无力。低血钾的患者应用洋地黄可以引起严重室性心律失常，包括尖端扭转型室性心动过速。常根据特征性心电图

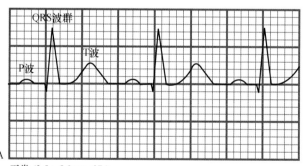

A　正常（3.5～5.0mmol/L）

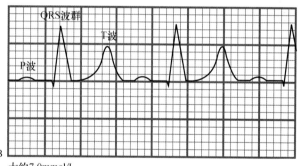

B　大约 7.0mmol/L

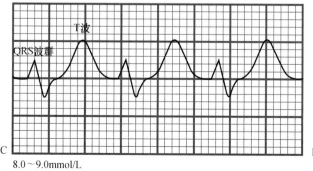

C　8.0～9.0mmol/L

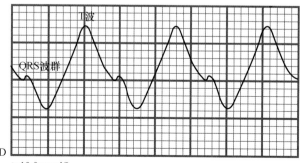

D　>10.0mmol/L

图 15-7　高钾血症在心电图 II 导联上的改变

改变诊断低钾血症。不同水平的低血钾可以发生特征性的心电图改变。

心电图特征（图 15-8）

P 波

在严重低血钾时，血钾大约为 2mmol/L（2mEq/L）或更低，此时在 II、III、aVF 导联 P 波变得高耸且升支、降支对称，振幅为 2.5mm 或更多。因为这些 P 波与肺型 P 波相似，因此它们被称为"伪肺型 P 波"。

QRS 波群

当血清钾水平下降约为 3mmol/L（3mEq/L）时，QRS 波群开始增宽。

ST 段

ST 段可以压低 1mm 或更多。

T 波

当血清钾水平下降约为 3mmol/L（3mEq/L）时，T 波开始变得平坦，并且当 U 波增大时 T 波继续变小。T 波可以与 U 波融合或变成倒置。

U 波

当血清钾水平下降约为 3mmol/L（3mEq/L）时，U 波开始增大，逐渐与 T 波一样高；当血清钾水平下降约为 2mmol/L（2mEq/L）时，U 波高于 T 波。在同一导联当 U 波与 T 波相等或高于 T 波时，U 波被认为是"增大"的。当血清钾水平下降约为 1mmol/L（1mEq/L）时，U 波变得巨大，且与 T 波融合。

QT 间期

当 U 波变得明显且与 T 波融合时，QT 间期可以是延长的。

高钙血症

病理生理

高钙血症是血清钙超过正常水平 2.1～2.6mEq/L（或每 100ml 含钙 4.25～5.25mg）。高钙血症的常见原因包括以下几方面：

- 肾上腺功能不全
- 甲状旁腺功能亢进症
- 制动
- 肾衰竭
- 恶性肿瘤
- 结节
- 甲状腺功能亢进
- 维生素 A 和维生素 D 中毒

严重高钙血症是危及生命的。高钙血症患者应用洋地黄可以引起严重心律失常。

心电图特征（图 15-9，B）

QT 间期

此心率下的 QT 间期比正常范围要短一些。

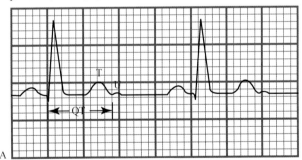

A　正常（3.5～5.0mmol/L）

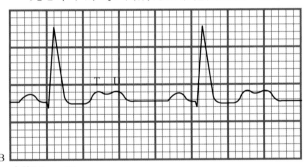

B　大约 3.0mmol/L

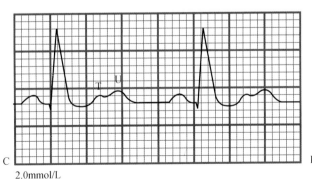

C　2.0mmol/L

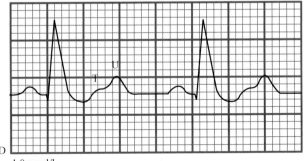

D　1.0mmol/L

图 15-8　高钾血症

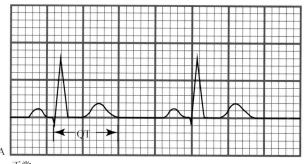

A
正常
正常QT间期: 0.36s
（心率80次/分时QTc间期在0.32~0.39s之内）

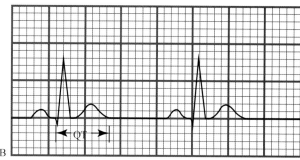

B
高钙血症[>2.6mEq/L(>5.25mg/100ml)]
异常QT间期: 0.30s
（心率80次/分，QTc在0.32~0.39s以下）

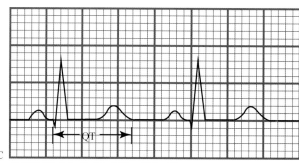

C
低钙血症[<2.1mEq/L(<4.25mg/100ml)]
异常QT间期: 0.44s
（心率80次/分QTc在0.32~0.39s以上）

图 15-9　高钙血症和低钙血症

低钙血症

病理生理

低钙血症是血清钙低于正常水平 2.1~2.6mEq/L（或 4.25~5.25mg/100ml）。低钙血症的常见原因包括以下几方面：

- 慢性脂肪泻
- 利尿剂（如呋塞米）
- 高镁血症（可能是因为甲状旁腺激素缺乏）
- 成年人软骨病和儿童佝偻病
- 甲状旁腺功能低下症
- 怀孕
- 呼吸性碱中毒和过度通气

心电图特征（图 15-9，C）

ST 段
ST 段是延长的。

QT 间期
由于 ST 段的延长，QT 间期延长超过此心率的正常范围。

药物影响

很多药物对心脏都有电生理影响。这里将讨论一些最常见的药物；然而，读者应该参考这些药物的毒理学文献，它们详细描述了对电生理的影响。表 15-2 包括一些常用药物的列表及它们对电生理产生的可能的影响。

洋地黄

病理生理

治疗剂量范围内的洋地黄应用可以产生心电图的特征性变化（图 15-10）。此外，当过量应用时可以发生洋地黄中毒，对心脏和电传导系统引起兴奋或抑制的作用。

兴奋作用包括以下方面：

- 房性期前收缩
- 伴有或不伴有阻滞的房性心动过速

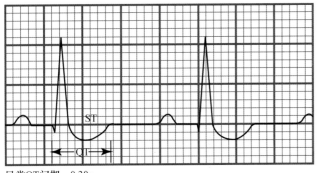

异常QT间期：0.30s
（心率80次/分QTc在0.32～0.39s以下）

图 15-10 洋地黄表现

- 非阵发性交界性心动过速
- 室性期前收缩
- 室性心动过速
- 心室颤动

抑制作用包括以下方面：

- 窦性心动过缓
- 窦房传出阻滞
- 房室传导阻滞

心电图特点

"洋地黄作用"的特征性心电图变化如下：

PR 间期

PR 间期延长超过 0.2s

ST 段

很多导联 ST 段压低 1mm 或更多，表现为"鱼钩样"的特征性改变。

T 波

T 波可以是平坦，倒置或双向。

QT 间期

QT 间期比此心率正常时更短一些。

普鲁卡因

病理生理

治疗剂量范围内应用普鲁卡因可以产生心电图的特征性改变（图 15-11）。此外，当用药过量时可以发生普鲁卡因中毒，对心脏和电传导系统引起兴奋或抑制作用。

兴奋作用包括以下方面：

表 15-2 常用药物和它们对心电图的影响	
药物	**影响**
Ⅰ类抗心律失常药物——钠通道阻滞剂	QRS 波时限和 QT 间期延长
普鲁卡因、奎尼丁、丙吡胺、氟卡尼、普罗帕酮、妥卡尼（多卡胺）、美西律	可能出现房室传导阻滞，减慢心率或出现完全性窦房结阻滞
Ⅱ类抗心律失常药物——β受体阻滞剂	降低窦房结和浦肯野系统的自律性
普萘洛尔、美托洛尔、阿替洛尔	房室结阻滞
Ⅲ类抗心律失常药物——钾通道阻滞剂 胺碘酮	减慢整个心脏的传导：窦房结、心房、房室结、浦肯野系统和心室心动过速，延长 QRS 时限和 QT 间期
Ⅳ类抗心律失常药物——钙通道阻滞剂 地尔硫䓬和维拉帕米	房室结阻滞
其他药物 吩噻嗪、三环类抗抑郁药	QRS 时限延长 T 波改变

- 室性期前收缩
- 尖端扭转型室性心动过速（比应用奎尼丁少见）。
- 心室颤动

抑制作用包括以下方面：

- 抑制心肌收缩，这可以引起低血压和充血性心力衰竭
- 房室传导阻滞
- 心脏停搏

心电图特点

QRS 波群

QRS 波群时限可以增加超过 0.12s。QRS 波群增宽是中毒的迹象。R 波振幅可以降低。

T 波

T 波振幅可能降低。有时由于 U 波的出现，T 波可能变宽且有切迹。

PR 间期

PR 间期可以延长。

ST 段

ST 段可能压低 1mm 或更多。

QT 间期

QT 间期偶尔可以延长超过此心率时的正常范围。QT 间期延长是普鲁卡因中毒的一种征象。

奎尼丁

病理生理

治疗剂量范围内应用奎尼丁可以产生心电图的特征性变化（见图 15-11）。此外，当过量应用时可发生奎尼丁中毒，对心脏和电传导系统引起兴奋或抑制作用。

兴奋作用包括以下方面：

- 室性期前收缩
- 尖端扭转型室性心动过速（比应用普鲁卡因更常见）。
- 心室颤动

抑制作用包括以下方面：

- 抑制心肌收缩，这可以引起低血压和充血性心力衰竭
- 窦房传出阻滞
- 房室传导阻滞
- 心脏停搏

心电图特点

P 波

P 波可以增宽，常常有切迹。

QRS 波群

QRS 波群时限可以增加超过 0.12s。QRS 波群增宽是中毒的一种迹象。

T 波

T 波振幅可以降低、宽度变窄且有切迹，或 T 波倒置。当 T 波增宽时，切迹是由于 U 波的出现而引起的。

PR 间期

PR 间期可以延长超过正常。

ST 段

ST 段可以压低 1mm 或更多。

QT 间期

QT 间期可以延长超过此心率时的正常范围。QT 间期延长是奎尼丁中毒的一种迹象。

急性肺栓塞

病理生理

当血块（血栓）或其他外源性物质（固态，液态或气态）出现在肺动脉内引起此动脉供应的肺段的血流阻塞时就会发生肺栓塞（图 15-12）。血栓大部分起源于腿的深静脉或骨盆静脉，很少来源于上肢静脉或右心。

如果肺动脉栓塞影响肺循环的面积较小，症状就会很轻微，如窦性心动过速和呼吸困难。如果肺栓塞使大部分肺循环堵塞，则被认为是大面积肺栓塞。这会导致低氧血症和下列体征和症状。

症状

- 突发严重的呼吸困难
- 焦虑、烦躁不安和忧虑
- 寒冷、头晕、精神错乱
- 恶心、呕吐、腹痛（右心充血性心力衰竭引起急性肝充血）
- 类似于急性心肌梗死的心前区或胸骨疼痛

体征

- 窦性心动过速
- 呼吸急促、咳嗽、喘息
- 发绀
- 颈静脉怒张（右心充血性心力衰竭）
- 在胸骨左缘第二肋间可以看到和触到有力的搏动，并可闻及肺动脉收缩期杂音（肺动脉扩张）
- 低血压、休克，较少出现心脏停搏

由于肺循环血流的大部分阻塞引起肺动脉压力增加（肺动脉高压），右心室和右心房扩张，不能正常工作，导致右心衰竭。这种情况被称为急性肺源性心脏病（肺心病）。

在轻度至中度肺栓塞时，心电图可以是正常的。然而，在急性大面积肺栓塞（急性肺心病）时，心电图表现为"肺型 P 波"及下文描述的 $S_1Q_3T_3$ 特征性改变。

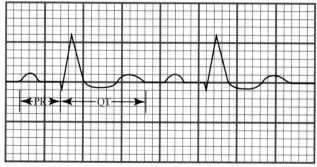

PR间期>0.20s
QT间期：延长，0.45s
（心率80次/分时QTc在0.32～0.39s之上）
QRS波群：增宽，>0.12s

图 15-11 普鲁卡因和奎尼丁中毒

(急性)肺栓塞

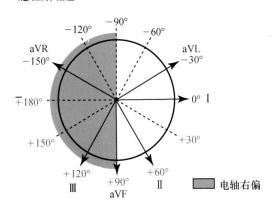

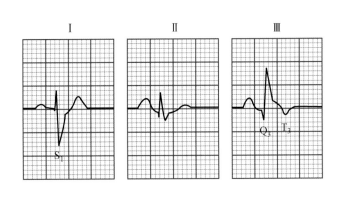

图 15-12 肺栓塞

心电图特点

P 波

存在右心房扩大的预示性改变［如 Ⅱ、Ⅲ、aVF 导联 P 波高且对称（肺型 P 波），V₁ 和 V₂ 导联 P 波尖锐双向］。

QRS 波群

可以急性出现I导联 S 波，Ⅲ导联 Q 波且Ⅲ导联 T 波倒置（$S_1Q_3T_3$ 型）。此外，也可以发生右束支传导阻滞。

QRS 电轴

QRS 电轴＞＋90°。

ST 段／T 波

可以出现右心室劳损形态（V₁～V₃ 导联 T 波倒置）。

慢性肺源性心脏病

病理生理

慢性肺源性心脏病（肺心病）（图 15-13）的右心室是扩大的［扩张和（或）肥厚］，常常伴有右心衰竭。它往往是许多肺疾病导致的长期肺动脉高压的最终结果，肺疾病包括慢性阻塞性肺疾病和反复的肺动脉栓塞。

慢性肺心病常常合并房性心律失常，包括下列情况：

- 房性期前收缩
- 房性游走心律
- 多灶的房性心动过速
- 心房扑动
- 心房颤动

心电图特点

P 波

存在右心房扩大的预示性改变［如 Ⅱ、Ⅲ、aVF 导联 P 波高尖且对称（肺型 P 波），V₁ 和 V₂ 导联 P 波高尖双向］。

QRS 波群

存在右心室肥大的预示性改变。

QRS 电轴

QRS 电轴＞＋90°。

ST 段／T 波

存在右心室劳损图形（V₁～V₃ 导联 T 波倒置）。

> 慢性肺源性心脏病（肺心病）尤其是严重肺过度充气的患者中少数患者的心电图表现为 I、Ⅱ、Ⅲ 导联出现 S 波（$S_1S_2S_3$ 形态），伴有肺型 P 波，QRS 电轴在 −90°～−150°之间。已经表明有这种心电图改变的患者，其生存率很差。

早期复极

病理生理

早期复极（图 15-14）是用来描述一种心肌复极形式的术语，ST 段与基线相比分别抬高或压低 1～3mm。ST 段抬高通常见于I、Ⅱ、aVF 导联和胸前 V₂～V₆ 导联。在 aVR 导联 ST 段压低。早期复极可以发生在正常人群，通常发生在年轻人中，有时发生在老年人中。ST 段抬高

肺源性心脏病

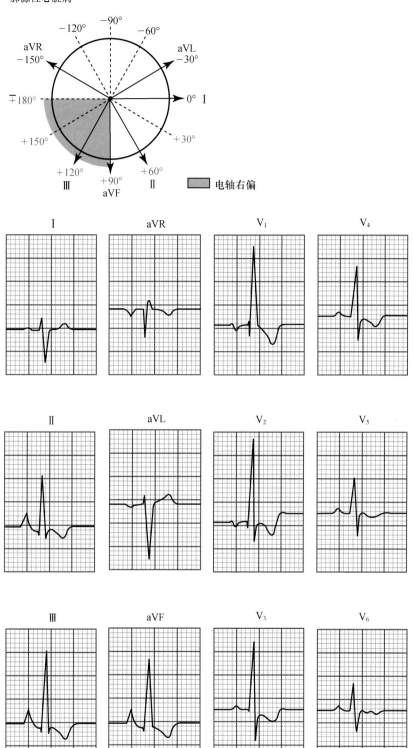

图 15-13 肺源性心脏病

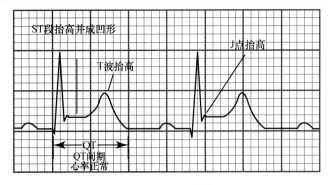

图 15-14 早复极综合征

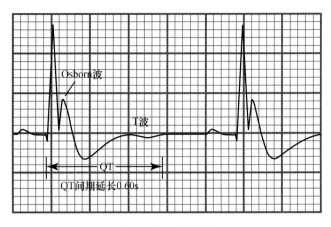

图 15-15 低体温症

可以与急性心肌梗死和心包炎的心电图改变相似。

早期复极的 ST 段抬高与急性前壁、侧壁和下壁心肌梗死的早期阶段相似。然而，在相对应的导联没有典型的镜像的 ST 段压低。急性冠状动脉综合征早期抬高的 ST 段以后可以回到基线，与此不同，早期复极的 ST 段抬高是持续存在的。另外一个区别是早期复极的 ST 段形态趋向于凹状，而缺血的 ST 段趋向于凸状。早期复极的一个最终标志被称为"J 点抬高"。J 点是 QRS 波群与 ST 段交接点。早期复极时，QRS 波群的终末电势是轻度正向的，使 J 点在 ST 段抬高之前轻度抬高。

区分早期复极的 ST 段抬高和急性心包炎的 ST 段抬高常常比较困难。唯一的线索是早期复极抬高的 ST 段不回到基线，T 波不倒置，而随着时间的推移心包炎好转后，ST 段回到基线，T 波倒置。

心电图特点

QRS 波群
通常没有异常 Q 波。

ST 段
在 Ⅰ、Ⅱ、aVF 导联和胸前 V₂～V₆ 导联 ST 段抬高 1～3mm 或更高。在 aVR 导联 ST 段可以压低。ST 段是凹的。在 ST 段之前，J 点是抬高的。

T 波
T 波通常是正常的。

低温

病理生理

在大多数体温为 31.7℃（89℉）的低温患者中，在 QRS 波群和 ST 段交界处出现明显狭窄的、正向的波（图 15-15）——Osborn 波（也被称为"J"，"J 偏

转"，或"驼峰"状）。伴随的心电图改变包括 PR 间期和 QT 间期延长，QRS 波群增宽。

低温时也可以发生窦性心动过缓、交界性及室性心律失常。这里提到的异常的心电图改变和心律失常在体温正常后可以逆转。

心电图特点

PR 间期
PR 间期有时可以超过 0.20s。

QRS 波群
QRS 波群宽度有时可以是异常的，>0.12s。

QT 间期
校正的 QT 间期（QTc 间期）有时可以是延长的。

Osborn 波
通常在面对左心室的导联出现 Osborn 波。它是窄的、正向偏转的波，与 QRS 波群的 R 波或 S 波的终末端紧密相连，在此点 QRS 波群与 ST 段相连接——J 点。

预激综合征

病理生理

当电冲动通过旁路从心房或房室交界区传入心室时，使心室比正常情况下提前除极，发生预激综合征（图 15-16）。旁路是异常的心肌纤维束，它传导电冲动（从心房到心室或房室交界区；从房室交界区到心室），绕过正常电传导系统的不同部分（见第 1 章）。这些通路不仅能正向（前向）传导电冲动，它们中的大部分也能逆向（逆向）传导电冲动，这样就形成了快速折返性心律失常，例如阵发性室上性心动过速。

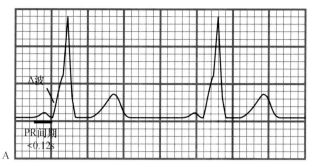

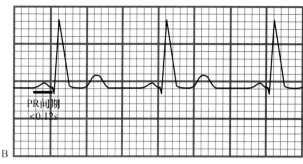

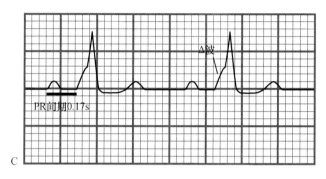

A.心室预激
B.心房-希氏束预激
C.结室/束室预激

图 15-16 预激综合征

下列是三个主要的传导旁路

- **房室旁路 (Kent 束)**：位于心房和心室之间的这些旁路是负责房室旁路的传导，也被称为 WPW 传导。这些通路将电冲动从心房传到心室，绕过房室交界区，使心室提前除极——心室预激。这导致 QRS 波群的起始部顿挫，delta 波 (Δ波)。当房室旁路传导与阵发性室上性心动过速发作相关时，就被称为 WPW 综合征。在心动过速发作期间，心室预激的 QRS 波群特征性改变消失，并且 QRS 波群正常

- **心房-希氏束纤维 (James 纤维)**：这条旁路连接心房和房室结的最低部位，绕过传导更慢的房室结。这引起心房-希氏束预激，特征是 PR 间期缩短。这被称为预激 (LGL) 综合征。因为这种类型的房室旁路不能将电冲动直接传到心室，因此不产生 Δ 波

- **结室/束室纤维 (Mahaim 纤维)**：这些少见的旁路是连接房室结的下部和心室之间 (结室纤维)、希氏束和心室之间 (束室纤维) 的通路，引起结室和束室预激。和心室预激一样，这种形式的预激也包括电冲动的传导直接进入心室使心室提前除极，产生 Δ 波。因为没有绕过房室结，因此 PR 间期通常是正常的

心电图特点

心室预激（房室旁路）

PR 间期
PR 间期通常缩短＜0.12s，在 0.09～0.12s。
QRS 波群
QRS 波群时限明显＞0.12s，且形态异常，有 Δ 波（QRS 波群的起始部顿挫）。

心房-希氏束预激（心房-希氏束纤维）

PR 间期
PR 间期通常＜0.12s。
QRS 波群
QRS 波群时限是正常的：成年人为 0.12s 或＜0.12s，儿童为 0.08s 或＜0.08s。没有 Δ 波。

结室/束室预激（结室/束室纤维）

PR 间期
PR 间期通常是正常的，0.12s 或＞0.12s。
QRS 波群
这两种预激综合征的 QRS 波群时限＞0.12s，且形态异常，有 Δ 波（QRS 波群的起始部顿挫）。

临床意义

由于心室预激和结室/束室预激，QRS 波群增宽和变形，因此，带有这种 QRS 波群形态的心电图可能被误诊为束支传导阻滞、心室肥大或心肌梗死。当心率快时，P 波与其前的 T 波重叠，引起室上性心动过速与室性心动过速相似。

Brugada 综合征

病理生理

1992 年，Brugada 医生描述一些患者在右胸前导联（V$_1$～V$_3$）出现 ST 段抬高（排除急性冠状动脉综合征）和右束支传导阻滞，他们容易发生室性心动过速，并且心脏结构正常。这些患者发生心脏骤停的概率明显增高。目前这种疾病被称为 Brugada 综合征。它的流行病学还不清楚，但是它似乎在远东国家更加流行。

Brugada 综合征典型的心律失常是快速的多种形态的室性心动过速，它常常恶变为心室颤动。也已经证实发生心房颤动的趋势是增加的。尽管它是一种基因决定的疾病，但在儿童时期临床表现（晕厥或心脏停搏）是很少的，在 30～40 岁时病情加重，出现症状的男性与女性的比例高达 8:1。这种与年龄、性别相关的风险的原因还不清楚。心脏事件发生在睡眠或休息时。对于一些患者，发热、应用三环类抗抑郁药和摄入可卡因已经被证实可以诱发事件。

据估计，Brugada 综合征患者早发心脏骤停的发生率高达 30%。它们常常只有在发生晕厥后才被诊断。保守治疗包括植入一个除颤起搏器。

心电图特点（图 15-17）

QRS 波群
V$_1$～V$_3$ 导联的 QRS 波群形态与没有典型 RSR' 形态的右束支传导阻滞图形相似。

ST 段
在胸前导联，伴有 QRS 波群异常的 ST 段出现非缺血性抬高的形态（无镜像改变）。

Brugada 形成

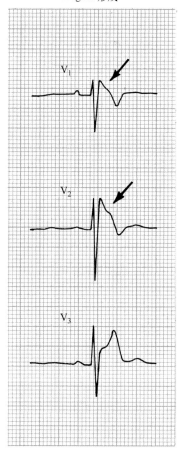

图 15-17 Brugada 综合征。箭头表示非缺血性的下斜型 ST 段抬高（From Goldberger A: Clinical electrocardiography: a simplified approach, ed 7, Mosby, St Louis, 2006.）

本章总结

- 影响传导的心肌的两种生理性改变是扩张和肥大
- 电解质水平的显著增高或降低，尤其是血钾和血钙，可以引起特征性心电图改变。血钾与 T 波的改变相关，血钙与 QT 间期的改变相关
- 左心房扩大产生二尖瓣型 P 波，右心房扩大产生肺型 P 波
- 某些药物，尤其是用于治疗心律失常的药物，可以引起明显的心脏传导改变
- 旁路容易发生心动过速，如阵发性室上性心动过速有几种类型，取决于所涉及的旁路
- 有些生理情况如低温、感染和药物能够导致特征性心电图改变

本章回顾

1. 由于肌纤维大小的增加引起心肌壁厚度增加为特征的心脏慢性病变被称为：
   A. 萎缩
   B. 扩张
   C. 肥大
   D. 狭窄

2. 二尖瓣关闭不全或左心衰竭的患者可能出现：
   A. 左心房和左心室扩大
   B. 单纯左心室扩大
   C. 右心房和右心室扩大
   D. 单纯右心室扩大

3. 左心室肥大，通常是由左心室压力负荷或容量负荷增加引起，这通常发生在：
   A. 慢性阻塞性肺疾病
   B. 肺动脉高压
   C. 高血压和急性心肌梗死
   D. 室间隔缺损

4. 炎性细胞的沉积直接累及心外膜，心脏周围的心包腔内出现不同量的浆液、纤维、脓性或血性渗出物的炎症性疾病被称为：
   A. 心脏压塞
   B. 电交替
   C. 心肌炎
   D. 心包炎

5. 在弥漫性心包炎中（如非局限性），ST 段抬高出现在：
   A. 除 aVR 和 V_1 导联之外的所有导联
   B. aVR、aVL、aVF 导联
   C. 只出现在双极导联
   D. 胸前 $V_1 \sim V_4$ 导联

6. 血清钾超过 3.5～5.0mmol/L 正常水平时被称为：
   A. 高钙血症
   B. 高碳酸血症
   C. 高钾血症
   D. 高钠血症

7. 不同程度高钾血症的心电图改变是：
   A. 出现 U 波
   B. QT 间期延长
   C. PR 间期缩短
   D. QRS 波群增宽和 T 波高尖

8. 一种药物通常应用于心脏病患者，当服用过量时可以引起心脏收缩能力减弱、房室传导阻滞、心室无收缩和室性期前收缩，这种药物是：
   A. 地高辛
   B. 呋塞米（速尿）
   C. 普鲁卡因
   D. 维拉帕米

9. 急性肺栓塞的心电图改变包括：
   A. QRS 电轴＞＋90°
   B. V_5 和 V_6 导联出现右心室劳损图形
   C. Ⅰ 和 Ⅲ 导联出现 $S_3Q_1T_3$ 图形
   D. 电轴左偏

10. Osborn 波预示：
    A. 高温
    B. 低温
    C. 心包炎
    D. 心室预激

（张鹤萍　译）

16 急性冠状动脉综合征 ——病理生理

【目的】　在完成本章内容后，你应该能完成以下目标：

1. 能够命名和识别冠状动脉循环解剖图上的左、右冠状动脉及其分支。

2. 能够列出冠状动脉循环的动脉和心脏部位，冠状动脉及其供血的心脏部位相匹配。

3. 能够列出冠心病的主要危险因素。

4. 能够描述冠状动脉粥样硬化演变和血栓形成的病理改变顺序。

5. 能够列出心肌缺血、损伤和梗死的病因。

6. 能够定义心肌缺血、损伤和梗死，并指出哪种改变是可逆的，以及哪些是不可逆的。

7. 能够列出和定义三个冠状动脉综合征。

8. 能够定义以下术语：
   - 血栓溶解
   - 透壁心肌梗死
   - 内膜下心肌梗死

9. 能够在急性心肌梗死的模式图上，识别出缺血、损伤和梗死（坏死）区域。

10. 能够识别发生急性心肌梗死的 9 个心脏解剖部位，并列出给这些区域供血的冠状动脉。

11. 能够描述透壁心肌梗死演变四个时期的心肌改变顺序，包括发作时间、每一期的持续时间和顺序。

12. 定义"面向"、"背向"和"相邻"的心电图导联。

13. 能够描述紧跟着急性心肌梗死发生后出现的心肌缺血、损伤和坏死的面向和背向 ECG 导联上 Q、R、T 波和 ST 段的改变。

14. 能够解释以下与急性心肌梗死相关的 T 波改变：

- 缺血组织 T 波倒置
- 缺血组织 T 波高尖
- 坏死组织 T 波倒置

15. 能够描述典型透壁心肌梗死和内膜下心肌梗死的 T 波改变。

16. 能够给出与急性冠状动脉综合征相关的 ST 段抬高或压低的测量特点。

17. 能够解释急性心肌梗死 ST 段抬高的支持理论，也就是损伤电流理论。

18. 能够说出除急性心肌梗死外 ST 段抬高的三种情况。

19. 能够列出与心肌缺血相关的 ST 段压低的三种 ST 段倾斜的情况。

20. 能够说出除心肌缺血外 ST 段压低的三种情况。

21. 能够定义"间隔"q 波和 r 波，并且清楚在哪个导联出现是正常的。

22. 能够定义和讨论生理性 Q 波的标准。

23. 能够讨论关于病理性 Q 波的以下内容：
- 诊断特点
- 心电图上出现的意义
- Q 波和非 Q 波心肌梗死
- 急性心肌梗死后出现的时间
- "窗口"理论

24. 能够描述以下内容：
- Q 波
- QS 波；QS 波群
- QR 波群；Qr 波群

25. 讨论病理性 Q 波出现在以下导联的意义：
- aVR
- aVL
- aVF
- Ⅲ
- V_1

26. 讨论病理性 Q 波出现在以下情况时的意义：
- ST 段抬高和 T 波倒置
- 左束支或右束支传导阻滞
- 左前或左后分支阻滞
- 左心室肥大

27. 能够解释为什么 Q 波心肌梗死不能单纯地归类为透壁心肌梗死，为什么非 Q 波心肌梗死不能单纯地归类为非透壁心肌梗死。

28. 能够描述 Q、R、T 波和 ST 段在以下情况四个时期演变的典型改变：
- Q 波"透壁"梗死
- 非 Q 波"非透壁"梗死

29. 能够按照透壁心肌梗死四个期相关心电图的改变复述心室壁的病理生理改变。

30. 能够正确说出用于诊断以下心肌梗死的面向及背向心电图导联：
- 间隔心肌梗死
- 前壁心肌梗死
- 前间隔心肌梗死
- 侧壁心肌梗死
- 前侧壁心肌梗死

- 下壁心肌梗死
- 后壁心肌梗死
- 右室心肌梗死

31. 能够正确说出涉及以下部位急性心肌梗死的潜在并发症：

- 间隔
- 左室前壁
- 左室侧壁
- 左室下壁
- 左室后壁
- 右室和左室下壁

冠状动脉循环

冠状动脉循环由左冠状动脉和右冠状动脉组成（表 16-1 和图 16-1）。左冠状动脉起源于主动脉根部，在主动脉瓣的左冠状窦上。右冠状动脉起源于右冠状窦上的主动脉。

左冠状动脉

左冠状动脉由左主冠状动脉，2～10mm 长的一个短的主干，通常分成两个主要的分支，即左前降支动脉（LAD）和左回旋支动脉（LCX）。某些情况下，对角支（或中间支）并非从左前降支发出，而直接由左主干发出，作为第三个主要分支。

> **作者注解** 本章中术语动脉与术语分支可互换使用，因分支与冠状动脉循环有关。

左前降支血管在室间沟内向前、向下走行在室间隔上，绕过心尖止于其后面。前降支至少发出 1 支，经常多达 6 支对角支，3～5 支穿间隔支，有时还发出 1 支或 1 支以上的右室支。

第一对角支有可能起源于左主干或左回旋支，走行于左前降支和左回旋支的前侧钝缘支之间的左室前壁和侧壁表面。对角支发出间隔支，与前降支呈直角直接进入于室间隔。右室支走行在右室的前壁表面。

左回旋支动脉以一个钝角（90°～180°）角度从左主干发出，85%～90% 的回旋支向后沿左房室（AV）沟走行，以回旋支远段而终止，其供应左室后壁。剩下的 10%～15%，左回旋支继续沿房室沟形成左室后支，供应左室的下壁。同时，回旋支通常继续沿后室

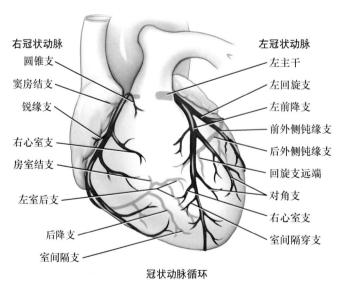

图 16-1 冠脉循环

冠状动脉	供血区域
表 16-1 冠状动脉循环及其供血区域	
冠状动脉	供血区域
左冠状动脉	
左前降支	
对角支	左室前侧壁
穿间隔支	室间隔的前 2/3
右室支	右室前壁
左回旋支	
窦房结动脉（40％～60％）*	窦房结
左房旋支	左房
前外侧缘支	左室前侧壁
后外侧缘支	左室后侧壁
左回旋动脉远端	左室后壁
后降支（10％～15％）	室间隔的后 1/3
房室结动脉（10％～15％）	房室结
	希氏束近端
左室后支（10％～15％）	左室下壁
右冠状动脉	
圆锥支	右室的上前壁
窦房结动脉（50％～60％）	窦房结
右室前支	右室前侧壁
右房支	右房
锐缘支	右室侧壁
后降支（85％～90％）	室间隔的后 1/3
窦房结动脉（85％～90％）	窦房结
	希氏束近端
	希氏束近段
左室后支（85％～90％）	左室下壁

AV，房室；SA，房室

* 百分数代表存在此冠状动脉的心脏的百分比。

间沟走行，形成后降支，发出房室结动脉。左室后支动脉和后降支动脉都是由回旋支动脉发出的左冠状脉被认为是"优势型"左冠状动脉，因为它供应占主导地位的心肌和房室传导。

40％～50％的心脏左回旋支发出窦房（SA）结动脉、1 或 2 支左房旋支、左钝圆支（较大的前侧缘动脉，1 或多支较小的后侧缘动脉）和左回旋动脉远段。

前侧缘动脉在左室前侧壁表面朝向心尖走行，侧面到左前降支的对角支。后侧缘动脉走向左室的后侧壁，左回旋动脉远段于左房室沟向下走行。

右冠状动脉

右冠状动脉在右房室沟向下，再向后走行，期间发出圆锥动脉、窦房（SA）结动脉（存在在 50％～60％的心脏），几个前右室支、右房支和锐缘支。

85％～90％的心脏中右冠状动脉发出房室（AV）结动脉和后降支动脉（及一些间隔支）。后降支沿后室间沟下行，然后走行于左房室沟，右冠状动脉以左室后支动脉终止。同时发出后降支动脉和左室后支动脉的右冠状动脉被认为是"优势型"右冠状动脉。

小结

左前降支供应室间隔的前 2/3、大部分右和左束支、左室的前壁（心尖）和侧壁，有时右室的前壁。

左回旋支供应左房、左室的侧壁和后壁，以及 40％～50％心脏的窦房结。10％～15％的人左室后支动脉、房室结动脉和后降支动脉由左回旋支发出，因此其可供应左室后壁、房室结、希氏束的近段及室间隔的后（下）1/3。在这种情况下，整个室间隔都是由左冠状动脉来供应的。

右冠状动脉供应右房和右室壁，85％～90％心脏的房室结、希氏束的近段、室间隔的后 1/3、左室下壁，以及 50％～60％心脏的窦房结。

冠状动脉性心脏病（冠心病）

在美国，心血管疾病是死亡的主要原因，包括冠心病、脑卒中、心力衰竭、高血压和动脉粥样硬化。冠心病（CHD）以前被称为冠状动脉疾病，占每年心血管疾病死亡的一半以上。这种名称的改变，反映了我们对于疾病的病理生理的更好的理解，尽管病理的主要改变发生在血管，其实整个心血管系统是受影响的。

据估计，2005 年美国 20 岁以上成人的冠心病的患病率估计是 1600 万（870 万男性和 730 万女性）。2008 年估计有 77 万美国人首次患急性冠状动脉综合征，43 万美国人心脏病再次发作。每年有 60 万新发心脏病患者，32 万复发患者。首次心脏病发作的平均年龄分别是：男性 64.5 岁，女性 70.4 岁。2004 年在美国 1/5 的患者死亡原因是充血性心力衰竭，而急性冠状动脉综合征每 26s 发生一次，导致每分钟有 1 名患者死于此病。

虽然冠心病的死亡率仍然很高，但是由于人们对症状和体征的警觉，以及对可控危险因素的积极治疗，使其死亡率在近 20 年持续下降。冠心病的主要可控危险因素包括：

- 吸烟
- 糖尿病
- 高血压
- 血脂水平升高
- 腹型肥胖
- 缺乏运动
- 应激
- 违禁药品（兴奋剂）的滥用

冠状动脉粥样硬化是动脉硬化的一种，是冠心病的主要病变形式。它是在大冠状动脉及中等冠状动脉内形成粥样斑块，经常继发斑块破裂、血栓形成和冠状动脉闭塞。

冠状动脉粥样硬化的后果是一组临床综合征，即"急性冠状动脉综合征"，包括不稳定型心绞痛、非 ST 段抬高型心肌梗死（NSTEMI）和 ST 段抬高型心肌梗死（STEMI）。

> 正如名字所显示的，综合征是特定情况下症状和体征的集合。不稳定型心绞痛、NSTEMI 和 STEMI 都是急性冠状动脉综合征，有胸痛/胸部不适的患者可能为其中任何一个疾病，并且可能基于潜在的原因从一个疾病向另一个进展。

冠状动脉粥样硬化和血栓形成的病理生理

冠状动脉粥样硬化演变的第 1 阶段是内皮受损后冠状动脉内层出现动脉粥样硬化性的斑块（图 16-2，

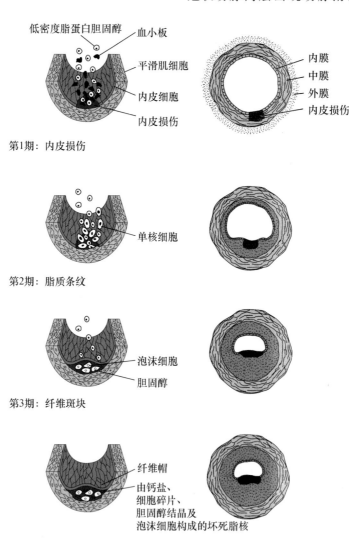

图 16-2　斑块的形成（From Libby P：The vascular biology of atherosclerosis. In Zipes DP，Libby P，Bonow RO，et al，eds，Braunwald's heart disease：A textbook of cardiovascular medicine，ed 7，Philadelphia，2005，Saunders.）

第 1 期）。心肌细胞介导的炎症反应（图 16-2，第 2 期）导致低密度脂蛋白（LDL）从血浆沉积进入内膜，在那里它们进展成小块的富含脂质的泡沫细胞，动脉内膜表面（内部）可见黄色的点或条纹。随时间进展成大斑块（图 16-2，第 3 期），由软粥样的脂质和富含胆固醇的粥样硬化核心，以及主要由平滑肌细胞和胶原蛋白组成的外纤维帽（图 16-2，第 4 期）构成。即使在同一冠状动脉，粥样硬化斑块的核心和纤维帽的厚度在不同斑块的体积和组成亦是不同的。动脉粥样斑块可以数年保持稳定，不产生任何症状。

稳定、易损和不稳定斑块

任何一个动脉粥样硬化斑块都可以破裂，导致冠状动脉的完全闭塞。如果斑块不易破裂，被分类为"稳定"斑块。一个"稳定"的冠状动脉内斑块（图 16-3）有小脂质核和将其与动脉管腔分隔开的厚纤维帽。由于脂质核不能够拉伸动脉壁，而是突入管腔，因此它们进展缓慢地导致管腔的狭窄。随着时间进展，可能会导致管腔狭窄到临界点，由于供应心肌血的流量受限，从而引起负荷后的心绞痛症状，但几乎不引起急性心肌梗死。

"易损"斑块（图 16-3）是薄纤维帽的冠状动脉内病变。其富含脂质，引起代偿性的动脉扩大，因此被称为非狭窄性病变。这种病变通常易发生在冠状动脉的分叉和拐弯处。由于较薄的纤维帽，这些斑块易于糜烂和破裂，从而导致血栓形成和急性冠状动脉综合征。易损斑块的前缘受冠状动脉血流的影响，能够引起炎症反应。炎症反应进一步削弱了斑块的稳定性，从而使斑块更加容易破裂。随着炎症反应的增加，破裂的风险亦随之增加。此时，这种斑块被称为"不稳定"斑块。

斑块糜烂和破裂

斑块糜烂后在其表面，或者纤维帽破裂后在斑块自身内形成血栓（血块），血栓经常扩展进入动脉腔。通常情况下，直至核心脂质高度饱和，斑块才会破裂。纤维帽的破裂至少是斑块表面糜烂发生的 3 倍。

当覆盖在斑块表面的内皮层被撕裂，就会发生糜烂，暴露斑块自身。富含血小板的血栓迅速在斑块的表面形成，增大了斑块的尺寸。

纤维帽的破裂最可能发生在其前缘，这个区域纤维帽与正常的血管壁相连。以下是一个或多个导致破裂的可能因素：

- 某一处的纤维壁进行性削弱和（或）变薄
- 血压、心率或血流突然增加（如情绪刺激，久坐的人重体力活动或清晨起床的过程）
- 斑块处冠状动脉血管痉挛

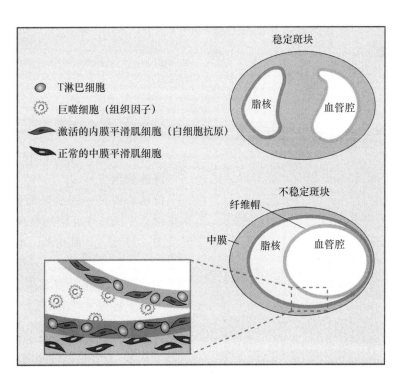

图 16-3　稳定及不稳定斑块（From Aehlert B: ACLS study guide, ed 3, St Louis, 2007, Mosby.）

● 斑块处血管迂曲

纤维帽破裂后，血液与富含脂质的粥样硬化斑块混合，似乎极大地促进血栓形成，迅速形成富含血小板和纤维的血栓。最初，血栓可能不会延展出斑块外，不会造成进一步的闭塞。然而血栓经常持续增长，超过纤维帽进入管腔，就会引起部分或完全闭塞。随着血栓进入管腔，纤维蛋白明显增多。有时，血小板凝块会从血栓远端脱落流向下游，导致微栓子和远端小冠状动脉阻塞。

一旦血栓形成，就会部分或完全自发溶解（自发性溶栓），再次形成血栓并且血栓增大，或者由结缔组织转变为纤维性病变（瘢痕）。

血栓形成和溶解

为了了解急性冠状动脉综合征治疗的原理，必须先理解冠状动脉壁内动脉硬化斑块出现损伤时血栓形成，以及最终溶解（分解）时的组成成分参与血栓形成和降解过程的众多因子出现在血液和血管壁的结缔组织里，以下被认为是主要成分（表 16-2）。

血液组成

血小板

血小板含有黏附糖蛋白（GP）受体，它能够与结缔组织和血液中的多种成分结合，形成血栓。以下是主要的黏附糖蛋白受体及其功能：

● GP Ⅰa 使血小板直接与结缔组织中的胶原纤维结合
● GP Ⅰb 使血小板与 vWF（一种组织的成分）结合
● GP Ⅱb/Ⅲa 使血小板与 vWF 结合，血小板活化后与纤维蛋白原结合

血小板活化后能够释放血小板包含的几种物质，通过刺激血小板聚集促进血栓的形成。这些物质包括：

● 二磷酸腺苷（ADP）
● 5-羟色胺
● 血栓烷 A_2（TxA_2）

凝血酶原

凝血酶原是一种血浆蛋白，当暴露给损害的动脉壁释放出的组织因子时被激活转变为凝血酶。凝血酶使纤维蛋白原转变为纤维蛋白。

表 16-2 参与血栓形成和溶解的血液和组织成分	
成分	功能
血栓形成	
血液	
血小板	
GP Ⅰa	使血小板直接与胶原纤维结合
GP Ⅰb	使血小板与 vWF 结合
GP Ⅱb/Ⅲa	开始与 vWF 结合，血小板激活后与纤维蛋白原结合
二磷酸腺苷（ADP）、5-羟色胺、血栓烷 A_2（TxA_2）	刺激血小板聚集
凝血酶原	受损的血管壁释放组织因子激活凝血酶原转变为凝血酶，而后凝血酶将纤维蛋白原转变为纤维蛋白
纤维蛋白原	暴露于凝血酶后转变为纤维蛋白
组织	
vWF	与血小板 GP Ⅰb 和 GP Ⅱb/Ⅲa 受体结合，使其与胶原纤维相结合
胶原纤维	直接与血小板的 GP Ⅰa 结合，通过 vWF 与 GP Ⅰb 和 GP Ⅱb/Ⅲa 受体结合
组织因子	启动凝血酶原转变为凝血酶
溶栓	
血液	
纤溶酶原	被组织纤溶酶原激活物（t-PA）激活后，纤溶酶原转变为纤溶酶，纤溶酶可溶解纤维蛋白（纤维蛋白溶解），引起血栓分裂开（血栓溶解）
组织	
组织纤溶酶原激活物（t-PA）	激活纤溶酶原转变为纤溶酶

纤维蛋白原

纤维蛋白原是一种血浆蛋白，在凝血酶的作用下，转变为有弹性的、细丝状的纤维蛋白。

纤溶酶原

纤溶酶原是一种血浆糖蛋白，在通常存在于血管内皮细胞中的组织纤溶酶原激活物（t-PA）的刺激下，转变为一种酶——纤溶酶。纤溶酶能够降解血栓中与血小板结合的纤维蛋白（纤维蛋白溶解）。纤溶酶原在血栓形成过程中将自身黏附到纤维蛋白上，在需要的情况下马上转变为纤溶酶。

组织成分

血管性血友病因子

vWF 是动脉内皮细胞中储存的蛋白质。当内皮细

胞受损 vWF 暴露在血液中，迅速与血小板（通过 GP Ⅰb 和 GP Ⅱb/Ⅲa 受体）结合，使其与位于内皮下的胶原纤维相结合。

胶原纤维

胶原纤维是动脉壁内膜中的白蛋白纤维。内皮受损暴露在血液中后，胶原纤维立即直接地（通过 GP Ⅰa）或间接地通过 vWF（通过 GP Ⅰb 和 GP Ⅱb/Ⅲa）与血小板结合。

组织因子

组织因子是一种存在于组织、血小板和白细胞中的物质，损伤后释放，触发凝血酶原转变为凝血酶。

组织纤溶酶原激活物（tPA）

组织纤溶酶原激活物是一种糖蛋白，主要存在于血管内皮。组织纤溶酶原激活物释放到血浆中可以激活纤溶酶原转变为纤溶酶。纤溶酶随后溶解纤维蛋白原和纤维蛋白。

血栓形成的分期

冠状动脉血栓的形成由以下 5 期组成：

①内皮下暴露；②血小板黏附；③血小板活化；④血小板聚集；⑤血栓形成（图 16-4）

第 1 期：内皮下暴露

在动脉粥样硬化斑块裸露或破裂之时，血小板暴露于动脉粥样硬化斑块纤维帽内的胶原纤维和 vWF。血小板开始填充裂口，血管自然地收缩，试图减少破裂范围。这个过程通过血栓烷 A_2 介导。

第 2 期：血小板黏附

血小板的 GP Ⅰa 受体直接与胶原纤维结合，GP Ⅰb 和 GP Ⅱb/Ⅲa 受体与 vWF 结合，而后也与胶原纤维结合。导致血小板与斑块内的胶原纤维黏附，形成一层覆盖在受损斑块表面的血小板层。

第 3 期：血小板活化

血小板一旦与胶原纤维结合，其被活化。血小板的形状从平滑的椭圆形变为小球形，同时释放腺苷二磷酸（ADP）、5-羟色胺和血栓烷 A_2（TXA_2），这些物质刺激血小板聚集。血小板活化也可以被动脉粥样斑块中富含脂质的粥样成分所刺激。同时，GP Ⅱb/Ⅲa 受体与纤维蛋白原的结合被打开。血小板和组织也释放组织因子。

第 4 期：血小板聚集

一旦被激活，血小板通过纤维蛋白原互相连接，像一个索条状结构连接到 GP Ⅱb/Ⅲa 受体。一个纤维蛋白原能连接到两个血小板上，每个末端一个。在

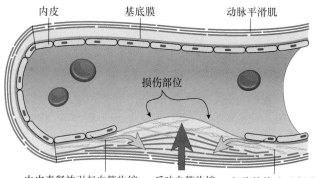

A 血管收缩

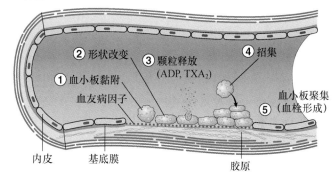

B 自发止血

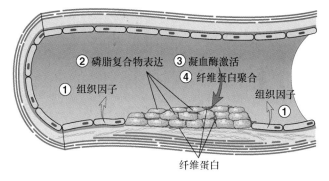

C 继发止血

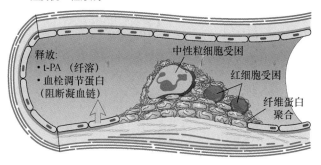

D 血栓及抗血栓形成

图 16-4　血栓形成（Kumar V，et al：Robbins and Cotran's pathologic basis for disease，ed 7，Philadelphia，2005，Saunders.）

ADP、TXA$_2$ 的刺激下，纤维蛋白原与 GP Ⅱ b/Ⅲ a 受体的结合显著增强，导致血小板栓子的快速增长。到这时，受损斑块附近的凝血酶原已经被组织因子转变为凝血酶。

第 5 期：血栓形成

起初，血小板栓子非常不稳定，但是当血小板间的纤维蛋白原被更强的纤维蛋白替代后变得更为坚固。这发生在凝血酶原被组织因子转变成凝血酶之后。凝血酶而后将纤维蛋白原转变为纤维蛋白丝。在纤维蛋白形成的过程中，纤溶酶原通常附着到上面。当血栓增长时，红细胞和白细胞被网罗进血小板-纤维蛋白网之间。

血栓溶解的分期

正常情况下，血栓的降解-血栓溶解-发生在不需要血栓去维持血管壁的完整性的情况下。血栓溶解也能被静脉中注射的阿替普酶、瑞替普酶和泰尼普酶等溶栓药物而触发。自然的血栓溶解由以下 3 个分期组成：①内源和外源途径的激活；②纤溶酶的形成；③纤维蛋白溶解（图 16-5）。

第 1 期：内源和外源途径的激活

中心反应是纤溶酶原转变为纤溶酶。纤溶酶原的激活通过内皮细胞释放组织型纤溶酶原激活物（tPA）启动外源途径（图 16-5）和凝血因子Ⅻ a、尿激酶的内

源途径（图 16-5）而完成。

第 2 期：纤溶酶形成

tPA、Ⅻ因子或尿激酶激活纤溶酶原使纤溶酶原转变为纤溶酶。

第 3 期：纤维蛋白溶解

纤溶酶将纤维蛋白降解为可溶性的片段，引起血小板互相分离和血栓的分解（血栓溶解）。

> 在血栓形成的过程中，有多个点可以通过给予药物来增强机体的自溶机制。此外，可以通过应用纤溶制剂来增强血栓溶解过程。因此，这些一起构成了急性心肌梗死非侵入性再血管化的支柱作用。

心肌缺血、损伤和梗死

心肌缺血、损伤和梗死是由于局部冠状动脉无法提供充足的氧合血以满足心肌组织的氧需。这可能源于多种原因（图 16-6），包括以下内容：

- 由于动脉粥样硬化斑块破裂后斑块内的物质进入动脉管腔内，形成的血栓引起严重狭窄的动脉粥样硬化冠状动脉管腔闭塞（堵塞）。与体力活动或情绪应激相关的急性动脉压或心率的增加通常先于动脉粥样硬化斑块破裂出现。冠状动脉痉挛和血液高凝状态促进斑块破裂和血栓的形成。冠状动脉斑块破裂后血栓形成是心肌梗死的最常见原因，占急性心肌梗死的 90% 左右

- 没有斑块破裂的情况时，冠状动脉痉挛是由于动脉壁平滑肌细胞的收缩所致。通常情况下，痉挛多发生在冠状动脉粥样硬化的狭窄部位。如上所述，冠状动脉痉挛可能会伴随，或者是导致冠状动脉血栓形成的斑块破裂的原因

- 除冠状动脉闭塞或痉挛以外的，可以减少冠状动脉血流的任何原因，如心律失常、肺栓塞、低血压或任何原因引起的休克（如胸外伤和主动脉夹层）

- 强体力活动、情绪刺激或血容量增加（容量负荷）引起的心肌工作负荷增加

- 急性呼吸衰竭缺氧导致输送到心肌细胞的氧含量水平降低

- 可卡因的滥用，导致心肌氧需增加、冠状动脉痉挛和促进斑块破裂

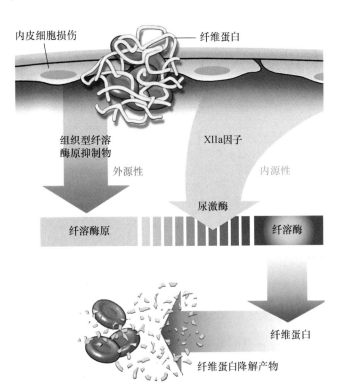

图 16-5 血栓溶解（Huether S: Understanding pathophysiology, ed 4, St Louis, 2008, Mosby.）

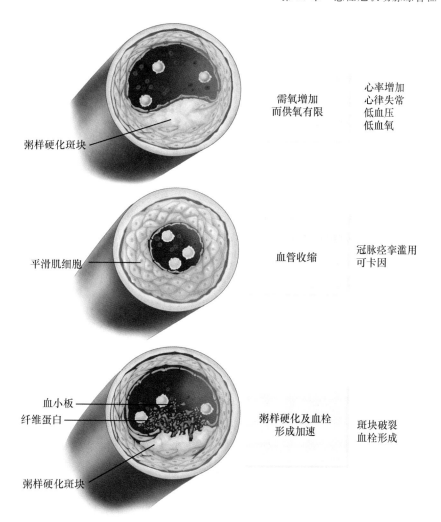

心率增加
需氧增加 心律失常
而供氧有限 低血压
低血氧

粥样硬化斑块

平滑肌细胞

血管收缩 冠脉痉挛滥用
可卡因

血小板
纤维蛋白

粥样硬化及血栓 斑块破裂
形成加速 血栓形成

粥样硬化斑块

图 16-6 心肌缺血、损伤及梗死的原因（Modified from Libby P，Bonow RO，Mann DL，et al：Braunwald's heart disease，ed 8，Philadelphia，2008，Saunders.）

心肌缺血

　　心肌缺血是在心肌氧供不足以满足细胞代谢需求时出现。这导致心肌细胞内氧气的缺乏（缺氧）。缺氧发生后的短时间内，受累细胞的内部结构会发生某种可逆性的缺血改变。这些缺血改变引起细胞除极化和复极化的延迟。心肌细胞可以耐受短时间的轻到中度缺氧而对其功能的影响不明显。在这个时期可能会失去一些功能，如心肌细胞的收缩、电传导系统特殊细胞的电冲动的产生或传导。一旦恢复足够的血流和再氧合后，这些细胞通常能够回到正常或接近正常的情况。

心肌损伤

　　如果心肌缺血加重或延长，缺氧的心肌细胞就会承受心肌损伤，正常功能就会停止，不能收缩、产生或传导电冲动。在这个阶段，细胞的损伤仍然是可逆的，所以这些损伤的细胞在一段时间内仍然是有活力的，可以挽救的。与缺血细胞相同，损伤的细胞在恢复足够的血流和再氧合后，也能够回到正常或接近正常情况。它们可以忍受损伤和恢复正常的程度取决于缺血的时长和严重程度，以及细胞缺血之前的健康状况。

心肌梗死

　　如果由于持续地缺乏血供导致严重的心肌缺血继续发展，缺氧的心肌细胞最终就会导致不可逆的损伤和死亡，电活动消失。在细胞死亡和坏死的时刻，瘢痕化开始的过程和心肌梗死就已经发生了。坏死的细胞在再血管化或再氧合后也不能恢复正常。

心肌缺血和损伤是可逆的。心肌梗死是不可逆的。治疗的目的是最小化心肌梗死的总量。

急性冠状动脉综合征

急性冠状动脉综合征（图 16-7）包括不稳定型心绞痛、非 ST 段抬高型心肌梗死（NSTMI）和 ST 段抬高型心肌梗死（STEMI）。心脏性猝死可以发生在以上任何情况下。

心绞痛

心绞痛是与急性冠状动脉综合征相关的不适症状。我们将在第 18 章讨论心绞痛的症状和体征。

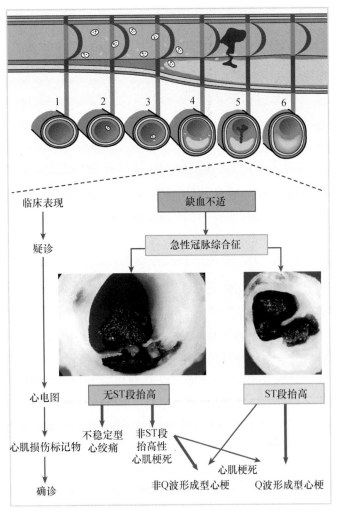

图 16-7 急性冠脉综合征（From Libby P，Bonow RO，Mann DL，et al：Braunwald's heart disease：A textbook of cardiovascular medicine，ed 8，Philadelphia，2008，Saunders.）

稳定型心绞痛

劳力诱发的心绞痛［加拿大心血管协会 心绞痛分级（CCSC）Ⅱ级或Ⅲ级］（表 16-3），其典型表现是在相同程度的劳力负荷下，症状的发作保持不变，休息后可迅速缓解，被认为是稳定型心绞痛。它是稳定的动脉粥样斑块导致冠状动脉显著狭窄的结果。心绞痛时心电图通常显示 ST 段压低，伴或不伴 T 波倒置，表明心内膜下缺血。

不稳定型心绞痛

不稳定型心绞痛至少具有以下一点或更多临床表现：

- 初发的劳力性心绞痛，CCSC 分级Ⅲ 或 Ⅳ级
- 心绞痛较前发作频繁、持续时间更长或阈值降低（如，CCSC 分级增加Ⅰ级或以上且至少达到Ⅲ级）
- 静息时出现心绞痛（通常超过 20min 或更长）

不稳定型心绞痛最常见的原因是继发于炎症的动脉粥样硬化斑块的破裂。随之而来的是斑块的扩大、糜烂或破裂，以及血栓形成。而后自发性血栓溶解发生，血流恢复。初次的冠状动脉部分闭塞导致初发的劳力性心绞痛，狭窄程度的加重增加了既往心绞痛的发作模式，血管暂时性完全闭塞会导致静息心绞痛的发生。心电图通常表现为 ST 段压低，伴或不伴 T 波倒置，表明心内膜下缺血和损伤。

需要注意的是，即使动脉粥样硬化的冠状动脉狭窄病变程度没有增加，在一些情况下心肌供氧与氧需之间的不平衡，亦会导致不稳定型心绞痛发作。这些情况包括：

- 任何原因引起的心动过速，如快速心律失常、充血性心力衰竭、贫血、发热、低氧血症、低血压或休克
- 缓慢型心律失常
- 心肌负荷增加，如劳力负荷增加、情绪刺激、持续的疲乏或血容量增加（容量超负荷）
- 急性呼吸衰竭缺氧导致输送到心肌细胞的氧含量水平降低
- 可卡因的滥用

心电图在上述情况下通常也表现为 ST 段压低，伴或不伴 T 波倒置，表明心内膜下缺血和损伤。

急性心肌梗死

急性心肌梗死（AMI）是由于斑块破裂，继发血栓形成导致冠状动脉部分或完全闭塞，导致心肌缺血、

表 16-3 加拿大心血管协会的心绞痛功能分级

级别	活动诱发心绞痛	具体活动
I	一般体力活动，如步行和爬楼，不会诱发心绞痛。工作或运动时强度大或速度快或时间长可引起心绞痛。	患者可以完成需要>7 代谢当量的任何活动。[如：可以搬运 24 磅重物上 8 个台阶；可搬运 80 磅的物体；可完成户外工作（铲雪、铲土）；体育活动（滑雪、篮球、壁球、手球、慢跑/快走 8km/h）]
II	一般体力活动轻度受限制。快速行走或爬楼、上坡、餐后步行或爬楼、寒冷、顶风、或者在情绪激动下、或仅在醒后几个小时。正常情况下以常速平地步行走 2 个以上街区或爬 1 层楼梯以上可引起发作	患者可以完成需要>5 代谢当量的任何活动，但是不能完成>7 代谢当量的活动。（如：性生活无需休息、园艺、耙地、除草、滑轮滑、跳狐步舞、平地走 6.4km/h）
III	日常体力活动显著受限，正常情况下平地步行走 1～2 个街区，或上一层楼即可引起发作。	患者可以完成需要>2 代谢当量的任何活动，但是不能完成>5 代谢当量的活动。（如：淋浴、高尔夫球、穿衣服无需中断）
IV	任何活动可引起心绞痛，甚至休息时也有发作。	患者不能完成≥2 代谢当量的活动。不能完成以上列出的活动（具体活动 III 级）。

损伤和心肌细胞的坏死。细胞坏死引起心肌酶——"心脏标记物"的释放，这是急性心肌梗死的诊断指标，将在第 18 章中进行讨论。正如前文所描述的，心肌梗死发生时 ST 段通常会抬高，但是，并非总是如此。我们将不伴有 ST 段抬高的急性心肌梗死称为非 ST 段抬高型心肌梗死（non-STEMI 或 NSTEMI），而伴有 ST 段抬高的急性心肌梗死称为 ST 段抬高型心肌梗死（STEMI）。二者均会导致心脏标志物的释放，均属于急性冠状动脉综合征。

> 心肌酶的升高是急性心肌梗死的诊断指标。在心肌缺血和损伤的时候不会升高。

急性心肌梗死

心肌梗死通常是由于存在动脉粥样硬化的心外膜冠状动脉血栓形成造成阻塞而引起的。如前所述，这个过程涉及冠状动脉内膜粥样硬化斑块破裂（通常伴有冠状动脉平滑肌的痉挛）、血小板活化和阻塞性血栓形成之间的复杂的相互作用。

在症状发作几小时内行冠状动脉造影的研究显示，STEMI 患者的大约 90% 的冠状动脉闭塞是由于血栓造成，而 NSTEMI 患者只有 35%～75% 显示有血栓形成的证据。

冠状动脉闭塞之后，心肌会经历损伤程度不同阶段的演变，最初为心肌缺血，然后进展到心肌损伤，二者均为可逆的，最后以心肌梗死为终结，这个阶段的组织坏死是不可逆的。据此演变，心电图典型改变可以反映心肌的改变，我们将在以后的内容进行描述。

典型的 MI 由以下组成：中心区为死亡、坏死组织——梗死区（坏死区），梗死区周围是一层损伤的心肌组织——损伤区，最外层是缺血组织——缺血区（图 16-8）。

急性 MI 可以是透壁的，也可以是非透壁的。透壁心肌梗死是梗死区域涉及整个或几乎整个室壁厚度，包括心内膜和心外膜的心肌。非透壁心肌梗死是梗死区域只涉及部分室壁，通常为内层，内膜下区域的心肌（图 16-9）。

急性心肌梗死的解剖定位

MI 的部位取决于哪一根血管闭塞（图 16-10）。表 16-4 列举了 MI 部位及对应的最有可能的冠状动脉。由于冠状动脉分布的变异性，具体的 MI 涉及的闭塞血管可与表格中不同。

透壁心肌梗死的四个分期

典型的透壁 MI 的演变过程，根据阶段和受累心肌的严重程度可以分为 4 个分期。透壁 MI 通常最先发生在内膜下心肌，主要是由于这部分区域的心肌需氧量最高，而血供最少。梗死部位而后以"渐进"向外进展，直至累及到整个心肌。当坏死从心内膜向心外膜进展时，急性 MI 称为"进展的梗死"。

第 1 期

冠状动脉闭塞的最初 2h，闭塞血管供应的心肌可发生以下变化（图 16-11，A）：

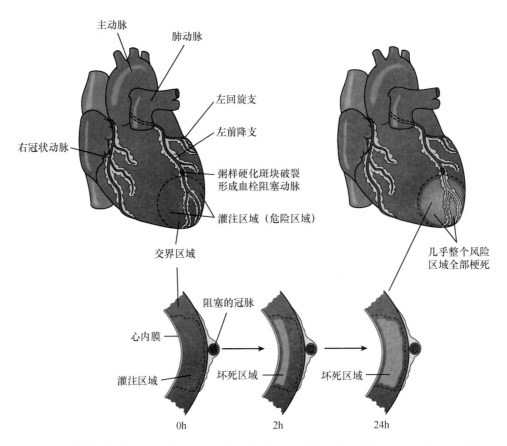

图 16-8 心肌梗死区域 （Modified from Libby P，Bonow RO，Mann DL，et al：Braunwald's heart disease，ed 8，Philadelphia，2008，Saunders.）

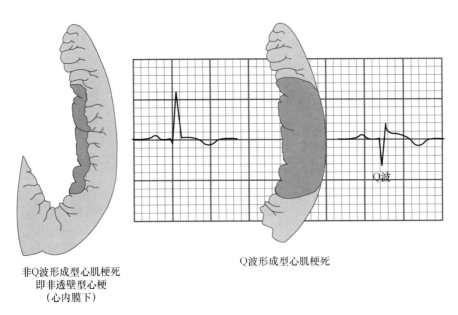

图 16-9 非透壁型心肌梗死与透壁型心肌梗死

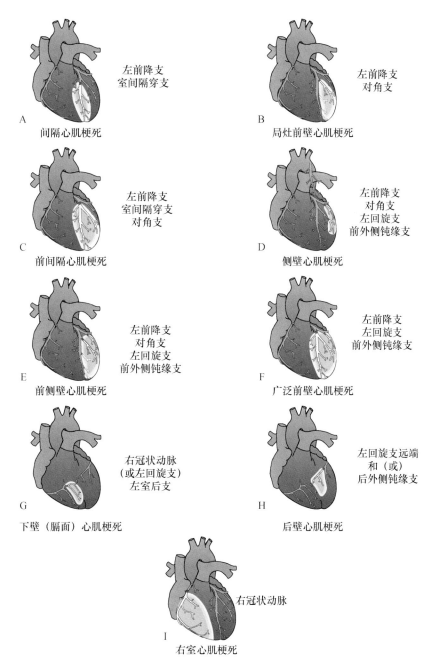

图 16-10　心肌梗死部位与阻塞冠脉的关系

1. 冠状动脉闭塞的几秒内，大量的心肌细胞发生缺血

2. 急性心肌梗死发生后的 20～40min（平均30min），内膜下心肌出现可逆的心肌损伤

3. 血流中断大约 30min 后，心内膜下发生不可逆的心肌坏死（梗死），同时心肌损伤开始向心外膜蔓延

4. 1h 后，心肌坏死可以蔓延至 1/3 心肌

5. 2h 后，心肌坏死可以蔓延至 1/2 心肌

第 2 期

冠状动脉闭塞从几秒到 24h，心肌梗死的整个演变过程完成（图 16-11，B）。

1. 3h 后，2/3 受累的心肌细胞发生坏死

2. 6h 后，只有小部分细胞仍然有活性。事实上，透壁 MI 的演变已完成

3. 24h 后，心外膜心肌坏死的进展过程通常完成

第 3 期

第 1 天后，在接下来的 24～72h，由于所有细胞不是已经死亡就是已经恢复，因此几乎没有缺血或损伤的心肌细胞。在这个阶段，坏死组织内开始了伴水肿和细胞浸润的急性炎症。

表 16-4　冠状动脉闭塞的急性心肌梗死的解剖定位

梗死部位	冠状动脉闭塞部位
间隔 MI（图 16-10，A）	左前降支第一对角支以上，累及穿间隔支
前壁（局限的）MI（图 16-10，B）	左前降支的对角支
前间隔 MI（图 16-10，C）	左前降支累及穿间隔支和对角支
侧壁 MI（图 16-10，D）	左前降支位于侧面的对角支和（或）左回旋支的前外侧缘支
前侧壁 MI（图 16-10，E）	左前降支的对角支，或者伴有回旋支的前外侧缘支
广泛前壁 MI（图 16-10，F）	左前降支，或伴有回旋支的前外侧缘支
下壁（膈面）MI（图 16-10，G）	①右冠状动脉的左室后支，或者较少见的左回旋支，②右冠状动脉在发出后降支、房室结动脉和左室后支之前
后壁 MI（图 16-10，H）	左回旋支远段和（或）回旋支的后外侧缘支
右室 MI 伴下壁（膈面）MI（图 16-10，I）	右冠状动脉

MI，心肌梗死

第 4 期

在第 2 周，炎症反应继续进行；接下来的第 3 周结缔组织增生。纤维结缔组织替代坏死组织一般到第 7 周完成。

表 16-5 总结了急性透壁 MI 演变的 4 个分期。

急性心肌梗死的心电图改变

进展期急性 MI 的心电图演变，随着心肌缺血、损伤和坏死而变化，典型的变化包括 T 波、ST 段和 Q 波三个组成。主要的变化包括以下内容：

- 心肌缺血：缺血性 T 波，ST 段抬高或压低
- 心肌损伤：ST 段抬高或压低
- 心肌坏死：病理性 Q 波

心电图的改变及其出现的导联取决于以下因素：①急性心肌梗死在心室的解剖部位（前壁、后壁、下壁或右室）；②梗死涉及的心室壁的范围（透壁或非透壁）。表 16-6 总结了急性心肌梗死造成的 T 波、ST 段和 Q 波的改变，更详细的内容在接下来的部分进行描述。

> 就急性冠状动脉综合征来说，T 波改变与心肌缺血相关，ST 段改变与心肌损伤相关，病理性 Q 波与心肌坏死相关。

正如之前章节所讨论的，某个导联反映心脏的特定"视图"，与冠状动脉灌注的解剖区域相关。在特别角度记录心肌缺血、损伤和梗死区域的外部或心外膜表面电活动的导联，在本书中称为"面向"导联。

而记录与心肌缺血、损伤和梗死区域相反方向未累及的心外膜表面电活动的导联，称为"背向"导联。这种背向导联心电图的变化，称为"镜像改变"。记录心脏相同区域的导联称为相邻导联（解剖学上相邻的导联）。比如，胸前导联 V$_1$ 和 V$_2$ 均面对左室前壁，所以为相邻导联。在相邻导联发现异常改变可以增强其准确性。

> 面向导联可以观察缺血、损伤或梗死的区域，背向导联可以从反方向进行观察。解剖学上相邻或面对心脏同一区域的导联称为"相邻"。

缺血性 T 波

反映心肌缺血的 T 波改变通常发生在急性 MI 开始的数秒内。缺血性 T 波出现在缺血区域的"面向"导联，主要是由于缺氧心肌的复极化的延迟或方向的改变（图 16-12）。T 波表现为异常的高尖或深倒置。此外，与缺血性 T 波相关的 QT 间期通常延长。

缺血性 T 波是否直立或倒置，取决于是内膜下缺血还是外膜下缺血。正常心脏复极化开始于心外膜，向心内膜进展，产生正向 T 波。

在内膜下缺血，内膜下心肌细胞的复极化延迟。复极化虽然沿着正常方向从心外膜朝向心内膜，但是在缺血的心内膜区域非常缓慢，就导致了 QT 间期的延长和对称的正向高尖 T 波。

另一方面，外膜下缺血使外膜下心肌细胞的复极化延迟。因此，复极化从心内膜开始，朝向心外膜，沿反方向进行，到达缺血的外膜下区域进展缓慢，导

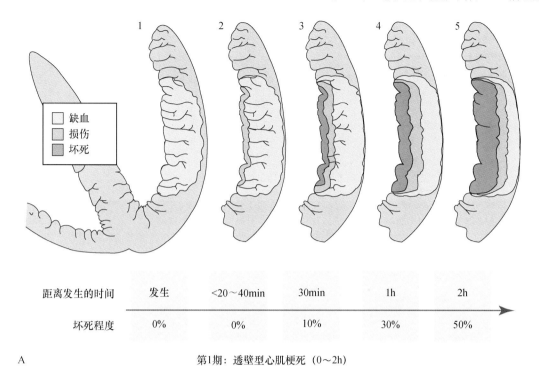

距离发生的时间	发生	<20～40min	30min	1h	2h
坏死程度	0%	0%	10%	30%	50%

A　　　　　　　　　　　第1期：透壁型心肌梗死（0～2h）

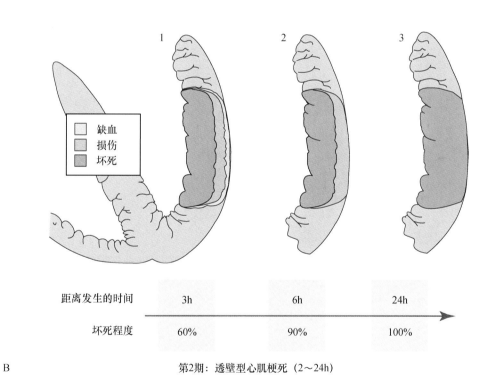

距离发生的时间	3h	6h	24h
坏死程度	60%	90%	100%

B　　　　　　　　　　　第2期：透壁型心肌梗死（2～24h）

图 16-11　急性心肌梗死的最初两个时期，A，第 1 期；B，第 2 期

致 QT 间期的延长和对称负向深 T 波。

　　缺血性 T 波通常伴随 ST 段抬高或压低，是心肌缺血的另一个表现。缺血性 T 波和相关 ST 段改变在心绞痛发作后很快恢复至正常。那些继发于急性心肌梗死的心肌缺血改变可能消失得更慢，或在愈合过程中根本不消失。

　　在急性心肌梗死的后期，T 波倒置还可以与坏死区域的病理性 Q 波同时出现。这些 T 波倒置，是梗死区域相反的室壁产生直立 T 波的镜像表现。与病理性 Q 波产生的原理相同（窗口理论），我们将在后面的内容进行阐述。

表 16-5　急性透壁心肌梗死的 4 个分期的演变

分期	急性心肌梗死发作的时间	病理生理
1	0～2h（最初几个小时）	广泛心肌缺血和损伤，大约 50％ 的心肌将要坏死
2	2～24h（第 1 天）	心肌梗死的演变完成，大约 3h 后 2/3 心肌坏死，到 6h 后其余的大部分心肌坏死
3	24～72h（第 2～3 天）	只有小部分或没有缺血或损伤心肌存在，因为所有的细胞不是死亡就是恢复。梗死组织开始发生急性炎症反应
4	2～8 周	纤维组织完全代替坏死组织

表 16-6　急性 Q 波心肌梗死的心电图演变

急性 MI 的状态	进展的严重程度	面向导联心电图的改变	背向导联心电图改变	急性 MI 发作后出现心电图改变的时间
缺血	可逆的			发作后数秒
		T 波高尖（a）或倒置（b）	T 波倒置（a）或高尖（b）	
缺血，损伤	可逆的			发作后数分钟
		ST 段抬高	ST 段压低	
坏死	不可逆的			发作后 2h
		异常 Q 波和 QS 波	高 R 波	

MI，心肌梗死

A 面对正常心肌的导联

B 面对损伤心肌的导联

C 背向损伤心肌的导联

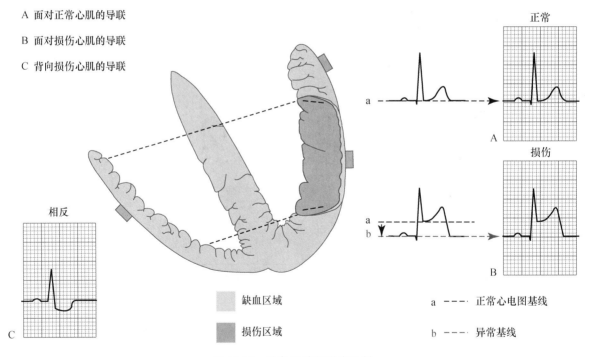

缺血区域　　损伤区域

a ---- 正常心电图基线

b ---- 异常基线

图 16-12　异常 T 波的形成机制

典型的透壁 MI（表 16-7），无梗死的导联通常表现为正向 T 波，而缺血 T 波则表现为初始延长的异常对称的高尖。有时缺血性 T 波表现得极其高，所谓的超急性期 T 波，只在心肌梗死发作后出现非常短的时间。典型透壁心肌梗死缺血早期，ST 段在缺血发生后几乎立即抬高，导致 ST-T 抬高的典型改变。这种 ST-T 改变贯穿损伤期到坏死期，此时病理性 Q 波开始出现。随着梗死的演变，T 波恢复正常，大约 24h 内变为深倒。这种具有 Q 波的 MI 称为 Q 波 MI。

典型的内膜下 MI（表 16-8），心肌梗死后的 T 波表现为等电位、双向或倒置。通常伴有 ST 段压低，与心绞痛发作时表现类似。与心绞痛发作后 ST-T 改变迅速恢复正常不同，这些异常的 ST-T 改变恢复到正常时更加缓慢，或者无法恢复。内膜下 MI 通常不出现 Q 波。这种无 Q 波的 MI 称为非 Q 波 MI。

ST 段改变

ST 改变出现在心肌梗死时，反映心肌缺血和损伤，也出现在任何原因导致的非梗死相关的心肌缺血。ST 段可以抬高或压低。

T 段抬高

ST 段抬高是急性 Q 波 MI 严重的、广泛的，通常为透壁的心肌缺血和损伤的心电图演变标志。其较少出现在非 Q 波 MI 的演变过程中。ST 段抬高是指 ST 段较基线升高 1mm（0.1mV），从 QRS 波群的 J 点后 0.04s 测量（1 个小格）。

ST 段抬高通常发生在心肌梗死后的数分钟内，最初表现为广泛心肌缺血，并预示着首先在 20～40min（平均 30min）进展为心肌损伤，而后 2h 内表现为明显

的心肌梗死。ST 段的抬高通常出现在缺血和损伤区域的面向导联，而在背向导联为压低（图 16-13）。ST 段抬高通常伴有 R 波尺寸的增大。

急性心肌梗死 ST 段抬高的原因是"损伤电流"，严重的心肌缺血使得心肌细胞失去了在舒张期维持正常静息膜电位的能力。

随着心肌梗死的进展，在缺血和损伤期后，受损的心肌组织开始坏死，当组织无电活动时损伤电流消失。在面向导联，ST 段抬高开始降低，最终恢复到基线。随着 ST 段变化，面向导联的 R 波开始变小，甚至消失，显著地 Q 波形成和 T 波倒置出现。

其他的情况也可以引起 ST 段抬高，与急性 MI 相混淆。包括：

- **冠状动脉痉挛**：一支主要冠状动脉痉挛可以引起严重的透壁心肌缺血，此现象称为变异性心绞痛，其心电图变化与急性心肌梗死相似。临床上变异性心绞痛患者出现反复发作的与活动或其他诱发因素无相关性的胸痛，通常在白天或夜间发作数次，有时伴随显著的心律失常

表 16-7　透壁 Q 波心肌梗死在 4 个分期中面向心电图导联的改变

梗死分期	Q 波	R 波	ST 段	T 波
第 1 期（0～2h）：广泛缺血，20～40min 内膜下心肌损伤，30min 内膜下心肌坏死，到 2h 心室壁 50％ 发生梗死	无变化	无变化或异常增高	开始抬高	幅度增加，可达峰值
第 2 期（2～24h）：到 6h 心室壁 90％ 发生梗死，认为透壁梗死完成；其余的心肌梗死在第 2 期末完成	开始变宽、变深	振幅开始降低	抬至最高	振幅降低，T 波仍然正向
第 3 期（24～72h）：小部分或无缺血、损伤心肌剩余，开始恢复	到达最大	消失	恢复至基线	最大化倒置
第 4 期（2～8 周）：纤维组织代替坏死组织	Q 波持续存在	可能部分恢复	通常正常	轻度倒置

表 16-8　内膜下非 Q 波心肌梗死在 4 个分期中面向心电图导联的改变

梗死分期	Q 波	R 波	ST 段	T 波
第 1 期（0～2h）：广泛缺血，20～40min 内膜下心肌损伤，30min 内膜下心肌坏死	无变化	无变化	开始压低	幅度或许轻度增加或不增加
第 2 期（2～24h）：到 6h 内膜下梗死完成，通常情况下梗死仅累及心肌的内层，通常心内膜区域，没有延展至心外膜区域	无变化	振幅可能开始轻度降低	可能恢复或未恢复到正常	可能倒置
第 3 期（24～72h）：小部分或无缺血、损伤心肌剩余，开始恢复	无变化	无变化	可能恢复或未恢复到正常	可倒置
第 4 期（～8 周）：纤维组织代替坏死组织	无变化	无变化	可能恢复或未恢复到正常	可能或未恢复到正常

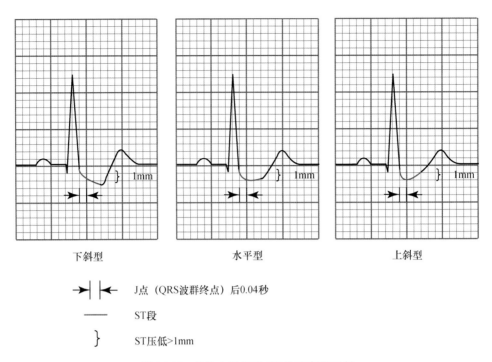

下斜型　　　　　　　　　　水平型　　　　　　　　　　上斜型

J点（QRS波群终点）后0.04秒

ST段

ST压低>1mm

图 16-13 急性心肌梗死 ST 段抬高的机制

- **急性心包炎**：急性心包炎的疼痛可以与急性 MI 相似，但常见于缺乏冠状动脉疾病危险因素的青少年，可用来鉴别诊断。心包炎的疼痛通常为胸膜炎的表现，吸气时加重，坐直和前倾可缓解。胸膜炎样的疼痛，心包摩擦音和实际上所有导联 ST 段抬高支持心包炎的诊断。（见心包炎章节）

- **高钾血症**（见高钾血症章节）

- **早期复极**（见早期复极章节）

ST 段压低

ST 段压低是内膜下心肌缺血和损伤的标志。与 ST 段抬高的标准相似，ST 段压低是指 ST 段较基线降低 1mm（0.1mV），从 QRS 波群的 J 点后 0.04s 测量（1 个小格）。

ST 段压低常出现在内膜下非 Q 波 MI 开始的数分钟内、心绞痛发作中或运动后。ST 段压低也可以出现在 Q 波 MI，但较少见。ST 段在面向缺血组织的导联压低，在背向导联抬高。这种 ST 段的异常是由于缺氧心肌复极化的改变引起的。

内膜下心肌缺血和损伤的 ST 段压低被归类为段的倾斜（即下斜、水平和上斜）（图 16-14）。下斜型 ST 段压低对内膜下缺血和损伤特异性最高，如内膜下心肌梗死；水平型 ST 段压低为中度特异性；上斜型 ST 段压低特异性最低。不管如何倾斜，ST 段在 QRS 波群后 0.04s 降低 1mm 是广泛存在的。ST 段压低通常伴有心肌缺血的另一个表现，缺血性的双向或倒置 T 波。

心绞痛发作或劳累后心肌缺血改善或恢复，ST 段压低迅速恢复正常。急性 MI 导致的心肌损伤，ST 段压低恢复缓慢，或者无法恢复，在心电图上出现永久的 ST 段压低。

虽然 ST 段压低通常与内膜下心肌缺血或损伤相关，但亦可见于以下原因：

- 左、右心室肥大
- 左、右束支传导阻滞
- 治疗和中毒剂量的洋地黄

病理性 Q 波

Q 波是 QRS 波群的第一个负向波，可以是正常的（生理性的）或异常的（病理性的）（图 16-15）。

生理性 Q 波

生理性 Q 波是由于室间隔由左向右正常除极的结果。这些相对较小的电活动是心室除极的第一步。产生正常 Q 波的电活动是负向的，是由于它们远离其出现的导联，与产生 R 波的正向电活动方向相反。由于室间隔很薄，电活动很小而且持续时间短，所以低振幅，时限<0.04s。因此"间隔"q 波的时限<0.04s，振幅低于其后 R 波振幅的 1/4。这种正常的小 q 波经常出现在 I、II、III、aVL、aVF、V_5 和 V_6 导联。

病理性 Q 波

病理性或"显著"Q 波通常被认为是急性 MI，特别是 Q 波 MI 演变过程中心肌不可逆坏死的心电图标志。Q 波的时限为 0.04s，振幅至少为其后 R 波振幅的 1/4，被认为有意义。

正常

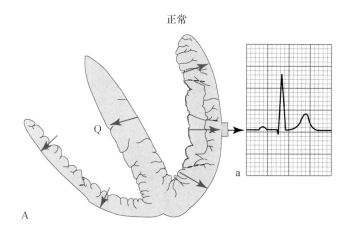

A

透壁型心肌梗死

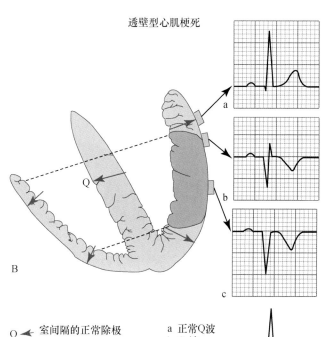

B

a 正常Q波
b Qr波
c QS波

Q ◄— 室间隔的正常除极

▨ 坏死组织

图 16-14　ST 段压低的类型

少于 50% 的急性 MI 患者出现病理性 Q 波。病理性 Q 波一般在 MI 后的 8～12h（最早可为 2h）出现，在 24～48h 达到最大。典型的病理性 Q 波出现在直接面向坏死、梗死的心肌组织——梗死区域的导联，它们可以永久性存在，也可在数月或数年后消失。正如之前所提到的，伴有病理性 Q 波的急性 MI 称为 Q 波 MI；无病理性 Q 波的 MI 称为非 Q 波 MI。

病理性 Q 波的原因与生理性 Q 波不同。被大家广为接受的理论是"窗口"理论。这个理论认为由于梗死的心肌既不除极亦不复极，所以没有电活动产生，导致一个无电活动的区域。这些电活动消失区域可被认为是一个"窗口"，它面向导联可以被看见，心电图通过它解读对面非梗死心室壁心内膜。由于除极化过程是从心内膜向外，梗死区域相对的室壁产生的电活动与面向梗死导联的方向相背离。因此这些导联将检测到相对的无梗死室壁的负向电活动，因此产生大的负向 Q 波。这些 Q 波其实是相对室壁导联 R 波的镜像改变。

病理性 Q 波的出现、大小和出现导联的数目取决于梗死的大小，与深度（厚度）和宽度都有关。梗死的区域越大（如"窗口"越大），Q 波越大，出现的相邻导联的数目越多。一个大的病理性 Q 波伴或不伴其后的 R 波经常被称为 QS 波。

> 总而言之，梗死的深度越大，Q 波越深；梗死的区域越宽，出现 Q 波的相邻导联越多。

反过来讲，梗死的区域越小，Q 波的深度和宽度越小，出现 Q 波的面向导联越少。如果梗死区域相对小和非透壁，比如内膜下 MI，病理性 Q 波可能就不会出现，形成非 Q 波 MI。即使为透壁心肌梗死，如果梗

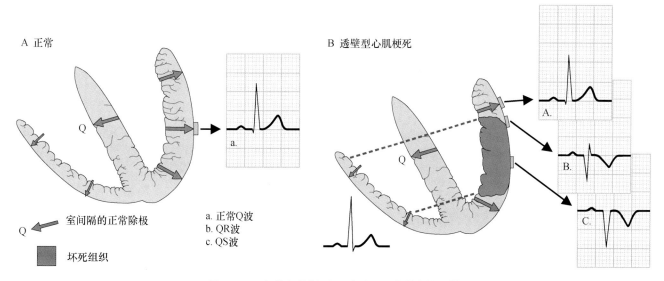

A 正常

Q ← 室间隔的正常除极

■ 坏死组织

a. 正常Q波
b. QR波
c. QS波

B 透壁型心肌梗死

图 16-15　急性心肌梗死 Q 波及 QS 波形成的机制

死区域足够小，也不会导致病理性 Q 波。累及室间隔的急性前壁 MI 的前几个小时，由于室间隔的严重缺血，就会在右胸 $V_1 \sim V_2$ 导联出现 QS 波。正常的间隔除极从左向右产生"间隔"r 波，梗死后右胸导联的正常 rS 波，改变为 QS 波。

后壁 MI 在 12 导联 ECG 上不会出现病理性 Q 波，因为没有导联面向梗死部位。

Q 波出现在某些导联而无显著意义。Q 波出现在以下导联，尤其是某种情况下，可以不予理睬。框图 16-1 列出了可以认为与临床无关 Q 波的导联和情况。

决定 Q 波是否有意义的其他情况如下：

- Q 波伴有 ST 段抬高和 T 波倒置比单纯的 Q 波诊断急性 MI 更有意义，更可靠
- 左束支传导阻滞以及左前分支和左后分支传导阻滞时出现的 Q 波通常认为没有意义
- 右束支传导阻滞不影响 Q 波的意义
- 左室肥厚可能影响或不影响 Q 波的意义

急性心肌梗死的定位

急性 Q 波 MI 的定位决定哪些导联出现 ST 段抬高和病理性 Q 波（即面向导联）（表 16-9 和图 16-16）。心电图的改变必须在两个或两个以上相邻导联出现，因为两个或两个导联以上可以面向或观察心脏的相同区域。例如，如果 Ⅰ、aVL 和 $V_1 \sim V_6$ 导联出现 ST 段抬高和病理性 Q 波，表明是"前壁"心肌梗死。如果 Ⅱ、Ⅲ 和 aVF 导联出现 ST 段抬高和病理性 Q 波，表明是"下壁"心肌梗死。在下壁心肌梗死，如果 V_{4R} 导联的 ST 段亦抬高，则伴有"右室"心肌梗死。由于没有面

框图 16-1 哪些导联或情况下出现 Q 波非临床相关

- aVR 导联。由于 aVR 导联正常的 QRS 波群由大 S 波构成，所以 aVR 导联的 Q 波通常可以忽略
- aVL 导联。aVL 导联单独出现 QS 或 QR 波，电轴＞60°（也就是电垂心）通常可以忽略
- aVF 导联。aVF 导联单独出现 QS 或 QR 波无意义，除非在一个或两个下壁其他导联（Ⅱ、Ⅲ导联）伴有 Q 波、ST 段抬高和异常 T 波改变
- Ⅲ 导联。Ⅲ导联单独出现 Q 波通常无意义，除非①在下壁其他导联［Ⅱ和（或）aVF 导联］伴有 Q 波、ST 段抬高和异常 T 波改变②Ⅲ导联 Q 波较Ⅱ和 aVF 导联的宽和深
- V_1 导联。V_1 导联单独出现 Q 波通常无意义，除非在其他胸前导联（$V_2 \sim V_6$ 导联）伴有 Q 波、ST 段抬高和异常 T 波改变
- 其他情况：
  - Q 波出现在左束支传导阻滞和左前、左后分支传导阻滞通常认为无意义
  - 右束支的存在不影响 Q 波的意义
  - 左心室肥大可能影响或不影响 Q 波的意义

表 16-9	急性 Q 波心肌梗死不同部位的面向导联和背向导联	
梗死部位	面向导联	背向导联
前壁		
间隔	$V_1 \sim V_2$	无
前壁（局限的）	$V_3 \sim V_4$	无
前间壁	$V_1 \sim V_4$	无
侧壁	Ⅰ、aVL 和 V_5 或 V_6	Ⅱ、Ⅲ 和 aVF
前侧壁	Ⅰ、aVL 和 $V_3 \sim V_6$	Ⅱ、Ⅲ 和 aVF
广泛前壁	Ⅰ、aVL 和 $V_1 \sim V_6$	Ⅱ、Ⅲ 和 aVF
下壁	Ⅱ、Ⅲ 和 aVF	Ⅰ 和 aVL
后壁	无	$V_1 \sim V_4$
右室	Ⅱ、Ⅲ、aVF 和 V_{4R}	Ⅰ 和 aVL

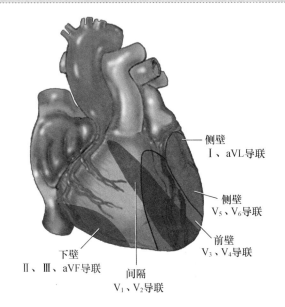

图 16-16 　 心肌梗死部位与相应导联的心电图变化（From Sanders MJ：Mosby's paramedic textbook — revised reprint，ed 3，St Louis，Mosby，2007.）

向后壁的导联，所以后壁心肌梗死时心电图没有 ST 段抬高和病理性 Q 波。后壁 MI 主要是通过心电图 $V_1 \sim V_4$ 导联 ST 段压低和高 R 波的镜像改变来诊断。关于这个问题我们将在下一个章节进行详细讨论。

> 为了定位缺血、损伤或梗死，心电图异常至少出现在两个相同区域的导联。这些导联称为相邻导联。

急性心肌梗死的并发症

急性心肌梗死的两个主要并发症：①继发于心肌损害的心肌功能障碍，导致右心或左心衰竭；②电传导系统的中断，导致各种节律异常、房室传导阻滞或束支传导阻滞。心室功能衰竭、节律异常或电传导系统中断主要取决于冠状动脉造成的相关区域的梗死。

表 16-10 详细地描述了梗死定位、冠状动脉闭塞、受累的心电图导联及可能导致的并发症之间的关系。由于冠状动脉的分布个体差异性大，梗死定位和冠状动脉闭塞的程度也因不同梗死而不同，并发症的类型及程度同样因梗死不同而不同。我们将在第 19 章来阐述关于并发症的治疗。

表 16-10　累及冠状动脉、心电图的诊断导联和特定心肌梗死相关的潜在并发症

梗死	累及的冠状动脉	面向导联	潜在并发症
间隔 MI	左前降支的穿间隔支	$V_1 \sim V_2$（ST↑）	房室传导阻滞： 二度 Ⅱ 型房室传导阻滞* 二度 2：1 和高度房室传导阻滞* 三度房室传导阻滞* 束支传导阻滞： RBBB LBBB LAFB LPFB≠
前壁（局限的）MI	左前降支的对角支	$V_3 \sim V_4$（ST↑）	LV 功能障碍： CHF 心源性休克
侧壁 MI	左前降支的对角支和（或）左回旋支的前外侧缘支	Ⅰ、aVL、$V_5 \sim V_6$（ST↑）	LV 功能障碍： CHF（中度）
下壁 MI	右冠状动脉的左室后支，或者较少见的左回旋支；后降支和房 AV 动脉也可被累及	Ⅱ、Ⅲ、aVF（ST↑）	LV 功能障碍： CHF（如果有则为轻度） 房室传导阻滞： 一度房室传导阻滞+ 二度 Ⅰ 型房室传导阻滞+ 二度 2：1 和高度房室传导阻滞+ 三度房室传导阻滞+ 束支传导阻滞： LPFB§
后壁 MI	左回旋支远段和（或）回旋支的后外侧缘支	无 相对导联： $V_1 \sim V_4$（ST↓）	LV 功能障碍： CHF（如果有则为轻度）
右室 MI	右冠状动脉，包括窦房结动脉和房室结动脉，后降支和左室后支	Ⅱ、Ⅲ、aVF、V_{4R}（ST↑）	RV 功能障碍： 右心功能不全 心律失常： 窦性停搏 窦性心动过缓 房性期前收缩 心房扑动（房扑） 心房颤动（房颤） 房室传导阻滞： 一度房室传导阻滞+ 二度 Ⅰ 型房室传导阻滞+ 二度 2：1 和高度房室传导阻滞+ 三度房室传导阻滞+ 束支传导阻滞： LPFB§

CHF，充血性心力衰竭；LAFB，左前分支传导阻滞；LBBB，左束支传导阻滞；LPFB，左后分支传导阻滞；LV，左室；RBBB，右束支传导阻滞；RV，右室。

* 异常的宽 QRS 波群

+ 正常 QRS 波群

≠ 伴有右室或下壁梗死

§ 伴间隔梗死

本章总结

- 心肌是通过左和右冠状动脉来进行灌注，特定的分支为特定的区域供应氧气。冠状动脉血供的中断会导致供血区域的心肌缺血和梗死
- 冠状动脉疾病是冠状动脉粥样硬化斑块形成的结果，斑块发生侵蚀和（或）破裂就可能导致冠状动脉的闭塞
- 任何原因引起的冠状动脉灌注减少，都会导致急性冠状动脉综合征，包括不稳定型心绞痛、非 ST 段抬高型心肌梗死（NSTEMI）和 ST 段抬高型心肌梗死（STEMI）
- 一旦斑块破裂，血栓开始形成。血栓形成的阶段包括多种血液和组织成分，应用药物可以抑制此反应
- 同样，血栓溶解亦涉及多个步骤。通过药物亦可加强此过程
- 与急性冠状动脉综合征相关的特异心电图改变包括缺血性 T 波、ST 段抬高和压低以及病理性 Q 波

本章回顾

1. 呈钝角起源于冠状动脉左主干，沿左房室沟向后，终止于左室的背面，此动脉是：
   A. 左前降支冠状动脉
   B. 左回旋支冠状动脉
   C. 右室支
   D. 穿间隔支

2. 窦房结的供血可能来自：
   A. 圆椎动脉
   B. 左前降支冠状动脉
   C. 左回旋支冠状动脉
   D. 右冠状动脉

3. 导致心肌缺血或梗死的最常见原因：
   A. 可卡因毒性
   B. 冠状动脉痉挛
   C. 心肌工作负荷增加
   D. 动脉粥样硬化的冠状动脉闭塞

4. 心绞痛 CCSC 分级从 II 级增加到 III 级，反映：
   A. 冠状动脉狭窄减轻
   B. 静息状态发作心绞痛
   C. 急性心肌梗死的发生
   D. 不稳定心绞痛的开始

5. 急性心肌梗死最常见的原因：
   A. 气体栓塞
   B. 冠状动脉痉挛
   C. 冠状动脉血栓形成
   D. 高血压

6. 坏死细胞再血管化或再氧合后：
   A. 不能恢复到正常功能
   B. 恢复到正常或接近正常的功能
   C. 恢复到之前受损的状态
   D. 通常需 24h 恢复正常功能

7. 心肌梗死的区域涉及整个室壁厚度，从心内膜到心外膜，称为：
   A. 坏死的梗死
   B. 非透壁性梗死
   C. 内膜下梗死
   D. 透壁性梗死

8. "窗口"理论形象的描述了哪种心电图改变的机制：
   A. T 波倒置
   B. 病理性 Q 波
   C. ST 段抬高
   D. ST 段压低

9. 急性心肌梗死早期，面向导联 T 波倒置或高尖，反映：
   A. 梗死
   B. 损伤
   C. 缺血
   D. 坏死

10. 下壁心肌梗死最常见的是哪支动脉闭塞：
    A. 前侧缘动脉
    B. 左前降支动脉
    C. 后降支动脉
    D. 右冠状动脉

（武 星 译）

17 特定心肌梗死具有诊断意义的心电图变化

【目的】 通过对本章的学习，应该能够达到以下目的：

1. 能够对下列急性心肌梗死的梗死相关血管及受累心肌部位做出判断：
   - 间隔部心肌梗死
   - （局限）前壁心肌梗死
   - 前间壁心肌梗死
   - 侧壁心肌梗死
   - 前侧壁心肌梗死
   - 下壁心肌梗死
   - 后壁心肌梗死
   - 右室心肌梗死

2. 能够在急性心肌梗死早期及后期，诊断心电图面对及镜像导联的 Q 波、R 波、ST 段及 T 波的变化：
   - 间隔部心肌梗死
   - （局限）前壁心肌梗死
   - 前间壁心肌梗死
   - 侧壁心肌梗死
   - 前侧壁心肌梗死
   - 下壁心肌梗死
   - 后壁心肌梗死
   - 右室心肌梗死

3. 能够根据面向及背向导联的 ST 段及 T 波变化，对下列早期透壁性 Q 波心肌梗死进行识别：
   - 间隔部心肌梗死
   - （局限）前壁心肌梗死

- 前间壁心肌梗死
- 高侧壁心肌梗死
- 前侧壁心肌梗死
- 广泛前壁心肌梗死
- 下壁心肌梗死
- 后壁心肌梗死
- 右室心肌梗死

简介

如果患者的心电图符合下壁及前侧壁心肌梗死的变化，那么应该能够据此做出下壁及前侧壁心肌梗死的判断。对于其他心肌梗死，如前侧壁合并后壁心肌梗死，下壁合并后壁心肌梗死也应如此。

对于特殊类型心肌梗死，心电图变化是以第一时间心肌梗死的典型心电图为基础的，而不代表某一特定患者心电图实际的变化。造成心电图表现多样的原因包括个体体型差异、胸前导联的位置、心脏的转位、冠状动脉的供血分布、有无存在束支传导阻滞、心室肥厚、既往心肌梗死，以及药物和电解质对心电图的影响。

间隔部心肌梗死

梗死相关血管及闭塞部位

主要由于左冠状动脉受累所致，尤其见于下列分支：

- 左前降支于第一对角支发出后闭塞，并累及间隔支（图 17-1）

梗死部位

间隔部梗死包括范围：①左室前壁，覆盖于室间隔上的部分②室间隔前 2/3 的部分。

心电图变化（表 17-1）

面向的导联 $V_1 \sim V_2$：

早期：右胸导联 $V_1 \sim V_2$ 正常的"间隔 r 波"消失，出现 QS 波；正常"间隔 q 波"消失（Ⅰ、Ⅱ、Ⅲ、aVF 导联及 $V_4 \sim V_6$ 导联）。

$V_1 \sim V_2$ 导联 ST 段抬高伴高大 T 波。

后期：$V_1 \sim V_2$ 导联呈 QS 型伴 T 波倒置。

在 Ⅱ、Ⅲ、aVF 背向导联：

早期：心电图无明显变化。

后期：心电图无明显变化。

表 17-1　间隔部心肌梗死的心电图变化				
	Q 波（异常 Q 波及 QS 波）	R 波（异常增高或减低）	ST 段（抬高或压低）	T 波（异常高大或倒置）
早期 第一阶段 发病初几小时 （0～2h）	Ⅰ、Ⅱ、Ⅲ、aVF 导联及 $V_4 \sim V_6$ 导联正常的"间隔 q 波"消失，$V_1 \sim V_2$ 导联呈 QS 波形	$V_1 \sim V_2$ 导联"间隔 r 波"消失	$V_1 \sim V_2$ 导联 ST 段抬高	$V_1 \sim V_2$ 导联有时可见 T 波高尖
第二阶段 发病当天（2～24h）	同第一阶段变化	同第一阶段变化	$V_1 \sim V_2$ 导联 ST 段抬高最明显	$V_1 \sim V_2$ 导联 T 波高耸，较第一阶段下降，正向
后期 第三阶段 发病后第 2～3 天 （24～72h）	$V_1 \sim V_2$ 导联呈 QS 型	同第一阶段变化	ST 段回落至基线水平	$V_1 \sim V_2$ 导联 T 波倒置

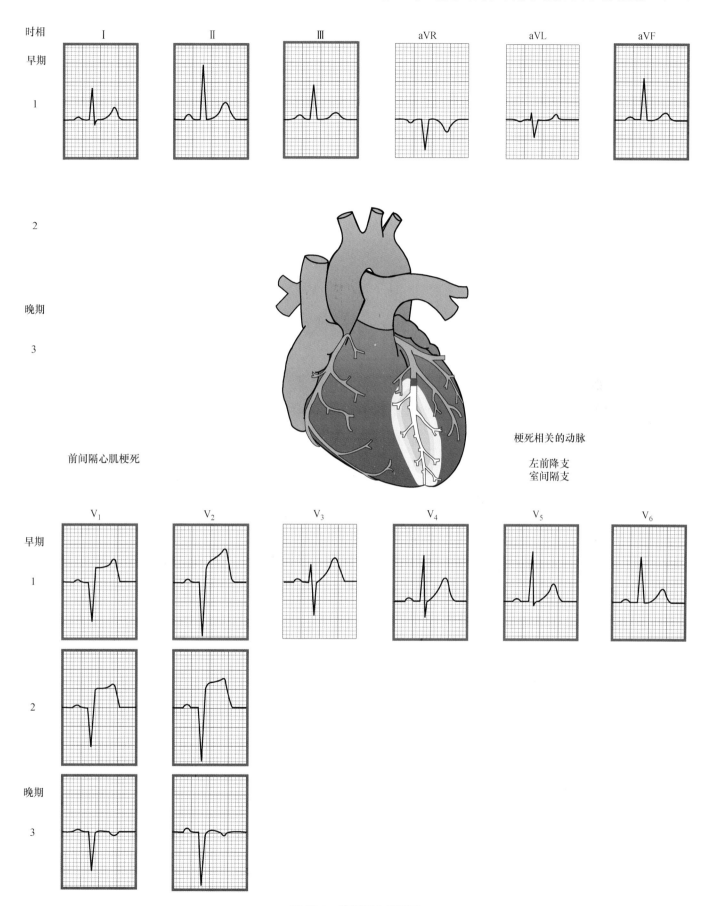

图 17-1　前间隔心肌梗死

前壁心肌梗死

梗死相关血管及闭塞部位

主要由于左冠状动脉受累所致，尤其见于下列分支：

- 由前降支发出的对角支（图 17-2）

梗死部位

左室前壁及室间隔。

心电图变化（表 17-2）

面向的 $V_3 \sim V_4$ 导联：

早期：$V_3 \sim V_4$ 导联 ST 段抬高伴高大 T 波，且在 V_3、V_4 导联高于正常的 R 波。

后期：$V_3 \sim V_4$ 导联呈 QS 型伴 T 波倒置。

在 I、II、aVF 背向导联：

早期：心电图无明显变化。

后期：心电图无明显变化。

表 17-2 前壁心肌梗死的心电图变化

	Q 波（异常 Q 波及 QS 型）	R 波（异常增高或减低）	ST 段（抬高或压低）	T 波（异常高大或倒置）
早期 第一阶段 发病初几小时 （0～2h）	正常 Q 波	$V_3 \sim V_4$ 导联 R 波正常或振幅异常升高	$V_3 \sim V_4$ 导联 ST 段抬高	$V_3 \sim V_4$ 导联有时可见 T 波高尖
第二阶段 发病当天（2～24h）	$V_3 \sim V_4$ 导联轻度异常	$V_3 \sim V_4$ 导联 R 轻度减低	$V_3 \sim V_4$ 导联 ST 段明显抬高	$V \sim_3 V_4$ 导联 T 波高耸，较第一阶段下降，正向
后期 第三阶段 发病后第 2～3 天 （24～72h）	$V_3 \sim V_4$ 导联呈 QS 型	$V_3 \sim V_4$ 导联 R 波消失	ST 段回落至基线水平	$V_3 \sim V_4$ 导联 T 波倒置

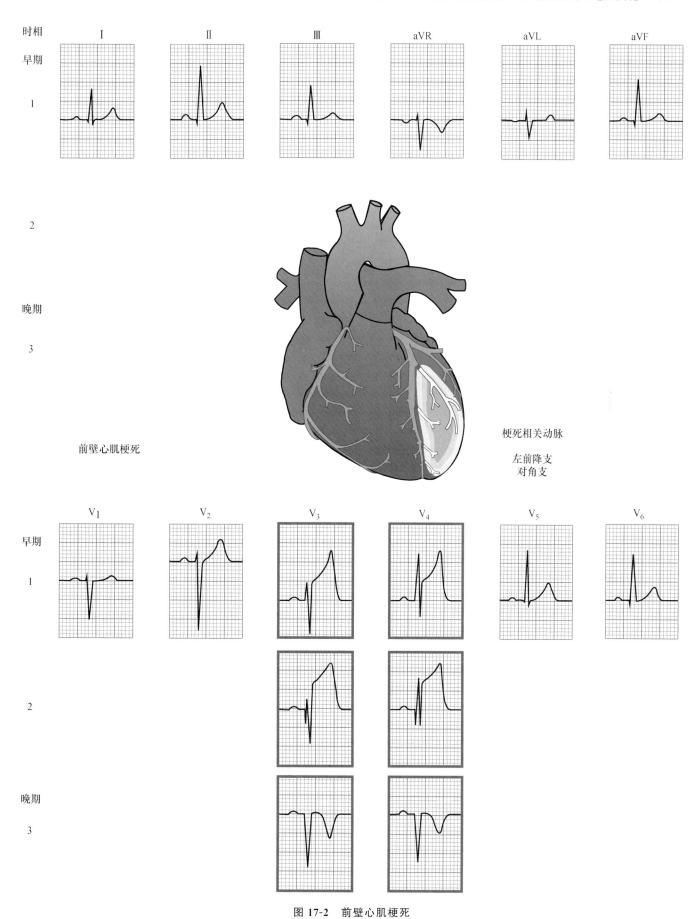

图 17-2　前壁心肌梗死

前间壁心肌梗死

梗死相关血管及闭塞部位

主要由于左冠状动脉受累所致，尤其见于下列分支：前降支的对角支及间隔支（图 17-3）。

梗死部位

前间隔梗死涉及①左室前壁，覆盖于室间隔的部分及紧邻的左侧部分②室间隔前 2/3 部分。

心电图变化（表 17-3）

面向导联 $V_1 \sim V_4$：

早期：右胸导联 $V_1 \sim V_2$ 上正常"间隔 r 波"消失，并出现 QS 波形；正常"间隔 q 波"消失（见于 I、II、III、aVF 导联及 $V_4 \sim V_6$ 导联）；$V_1 \sim V_4$ 导联 ST 段抬高伴高大 T 波，振幅高于 $V_3 \sim V_4$ 导联正常 R 波。

后期：$V_1 \sim V_4$ 导联呈 QS 型伴 T 波倒置。

在 II、III、aVF 背向导联：

早期：心电图无明显变化。

后期：心电图无明显变化。

表 17-3 前间壁心肌梗死的心电图变化

	Q 波（异常 Q 波及 QS 型）	R 波（异常增高或减低）	ST 段（抬高或压低）	T 波（异常高大或倒置）
早期 第一阶段 发病初（0～2h）	I、II、III、aVF 导联及 $V_4 \sim V_6$ 导联"间隔 q 波"消失 $V_1 \sim V_2$ 导联呈 QS 型	$V_1 \sim V_2$ 导联"间隔 r 波"消失；$V_3 \sim V_4$ 导联 R 波正常或异常升高	$V_1 \sim V_4$ 导联 ST 段抬高	$V_1 \sim V_4$ 导联有时可见 T 波高尖
第二阶段 发病当天（2～24h）	同第一阶段变化 $V_3 \sim V_4$ 导联轻度异常	$V_1 \sim V_2$ 导联"间隔 r 波"消失；$V_3 \sim V_4$ 导联 R 波轻度减低	$V_1 \sim V_4$ 导联 ST 段明显抬高	$V_1 \sim V_4$ 导联 T 波较第一阶段略有下降，仍直立
后期 第三阶段 发病后第 2～3 天 （24～72h）	$V_1 \sim V_4$ 导联呈 QS 型	$V_3 \sim V_4$ 导联 R 波消失	ST 段回落至基线水平	$V_1 \sim V_4$ 导联 T 波倒置

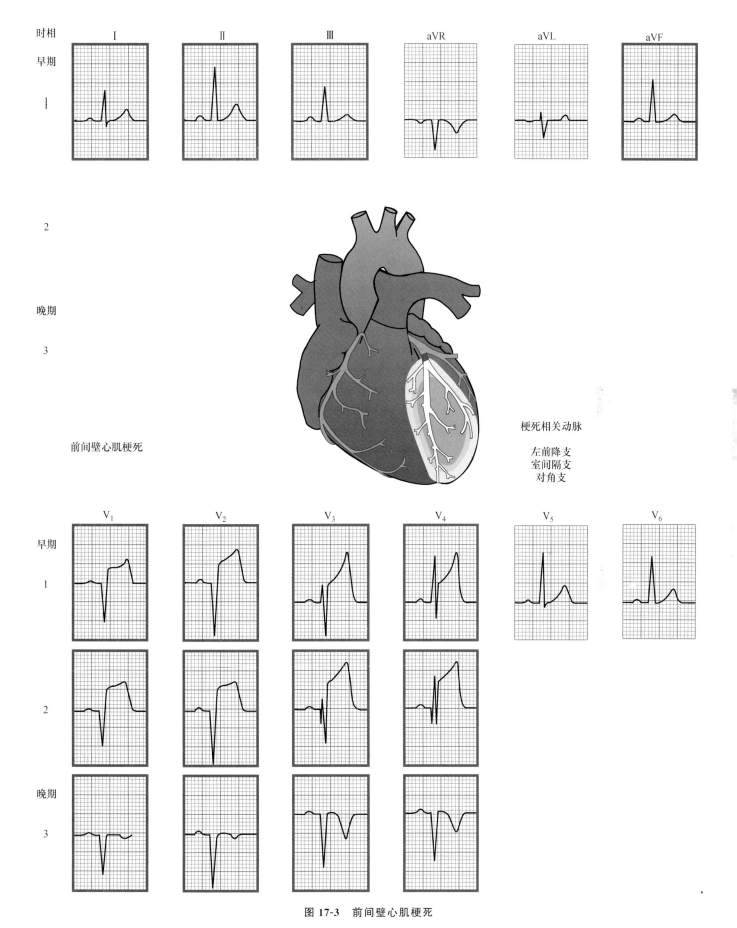

图 17-3 前间壁心肌梗死

侧壁心肌梗死

梗死相关血管及闭塞部位

主要由于左冠状动脉受累所致，尤其见于下列分支：

- 前降支发出的、位于侧面的对角支，或者是回旋支发出的前侧钝缘支（图 17-4）

梗死部位

侧壁心肌梗死主要累及左室侧壁。

心电图变化（表 17-4）

面向的导联 I、aVL、V$_5$ 和（或）V$_6$：

早期：I、aVL 导联及左胸导联 V$_5$ 和（或）V$_6$ 呈 ST 段抬高伴高大 T 波，高于正常的 R 波。

V$_5$ 和（或）V$_6$ 导联呈 QS 型伴 T 波倒置。

后期：I、aVL 导联出现异常 Q 波及小 R 波，伴 T 波倒置。

在 II、III、aVF 背向导联：

早期：II、III、aVF 导联 ST 段压低。

后期：II、III、aVF 导联异常高大 T 波。

表 17-4 侧壁心肌梗死的心电图变化

	Q 波（异常 Q 波及 QS 型）	R 波（异常增高或减低）	ST 段（抬高或压低）	T 波（异常高大或倒置）
早期 第一阶段 发病初（0~2h）	Q 波正常	I、aVL、V$_5$ 和（或）V$_6$ 导联 R 波正常或异常升高	I、aVL、V$_5$ 和（或）V$_6$ 导联 ST 段抬高；II、III、aVF 导联 ST 段压低	I、aVL、V$_5$ 和（或）V$_6$ 导联有时可见 T 波高尖
第二阶段 发病当天（2~24h）	I、aVL、V$_5$ 和（或）V$_6$ 导联出现轻度异常小 q 波	I、aVL、V$_5$ 和（或）V$_6$ 导联 R 波振幅轻度减低	I、aVL、V$_5$ 和（或）V$_6$ 导联 ST 段明显抬高；II、III、aVF 导联 ST 段明显压低	I、aVL、V$_5$ 和（或）V$_6$ 导联 T 波振幅较第一阶段下降，但仍直立
后期 第三阶段 发病后第 2~3 天（24~72h）	I、aVL 导联出现显著异常的 Q 波，V$_5$ 和（或）V$_6$ 导联呈 QS 型	V$_5$ 和（或）V$_6$ 导联 R 波减小或消失；I、aVL 导联见小 R 波	ST 段恢复至基线水平	I、aVL、V$_5$ 和（或）V$_6$ 导联 T 波倒置；II、III、aVF 导联高大 T 波

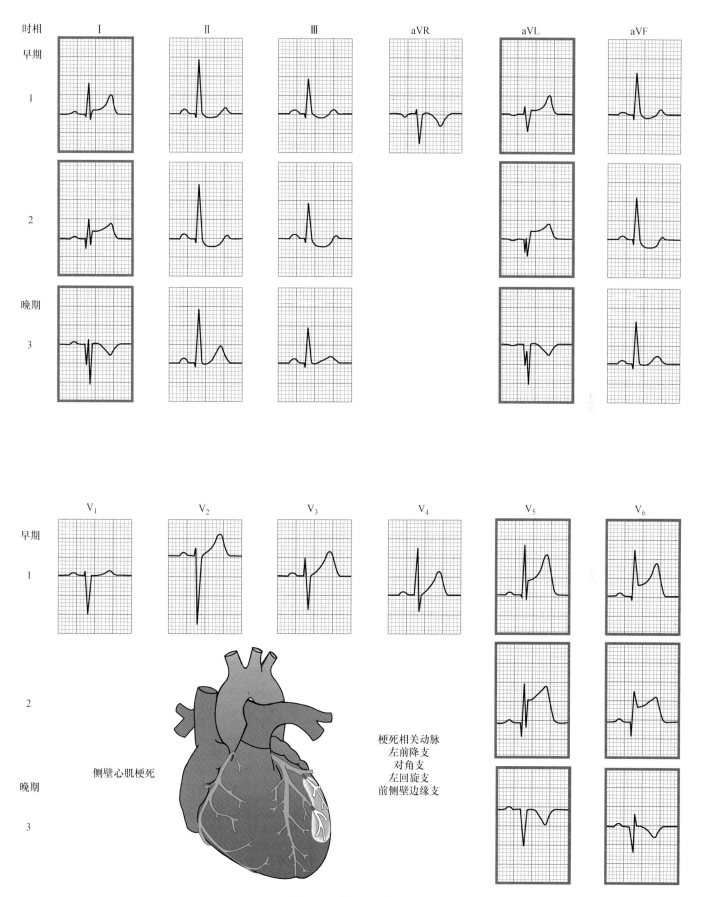

图 17-4　侧壁心肌梗死

前侧壁心肌梗死

梗死相关血管及闭塞部位

主要由于左冠状动脉受累所致，尤其见于下列分支：

● 单由前降支发出的对角支所致，也可与回旋支发出的钝缘支共同所致（图 17-5）

梗死部位

前侧壁心肌梗死累及左室前壁及侧壁。

心电图变化（表 17-5）

面向的导联 I、aVL、V$_3$～V$_6$：

早期：I、aVL 导联及 V$_3$～V$_6$ 胸前导联 ST 段抬高伴高大 T 波，高于正常的 R 波振幅。

后期：I、aVL 导联出现异常 Q 波及小 R 波，伴 T 波倒置；V$_3$～V$_6$ 导联呈 QS 型伴 T 波倒置。

在 II、III、aVF 背向导联：

早期：II、III、aVF 导联 ST 段压低。

后期：II、III、aVF 导联异常高大 T 波。

表 17-5　前侧壁心肌梗死的心电图变化

	Q 波（异常 Q 波及 QS 型）	R 波（异常增高或减低）	ST 段（抬高或压低）	T 波（异常高大或倒置）
早期 第一阶段 发病初（0～2h）	Q 波正常	I、aVL、V$_3$～V$_6$ 导联 R 波正常或异常升高	I、aVL、V$_3$～V$_6$ 导联 ST 段抬高；II、III、aVF 导联 ST 段压低	I、aVL、V$_3$～V$_6$ 导联有时可见 T 波高尖
第二阶段 发病当天（2～24h）	I、aVL、V$_3$～V$_5$ 导联出现轻度异常 q 波	I、aVL、V$_3$～V$_6$ 导联 R 波振幅轻度减低	I、aVL、V$_3$～V$_6$ 导联 ST 段明显抬高；II、III、aVF 导联 ST 段明显压低	I、aVL、V～$_3$V$_6$ 导联 T 波振幅较第一阶段下降，但仍直立
后期 第三阶段 发病后第 2～3 天（24～72h）	I、aVL 导联出现显著异常 Q 波，V$_3$～V$_5$ 导联呈 QS 型	V$_3$～V$_6$ 导联 R 波减小或消失；I、aVL 导联见小 R 波	ST 段逐渐恢复至基线水平	I、aVL、V～$_3$V$_6$ 导联 T 波倒置；II、III、aVF 导联高大 T 波

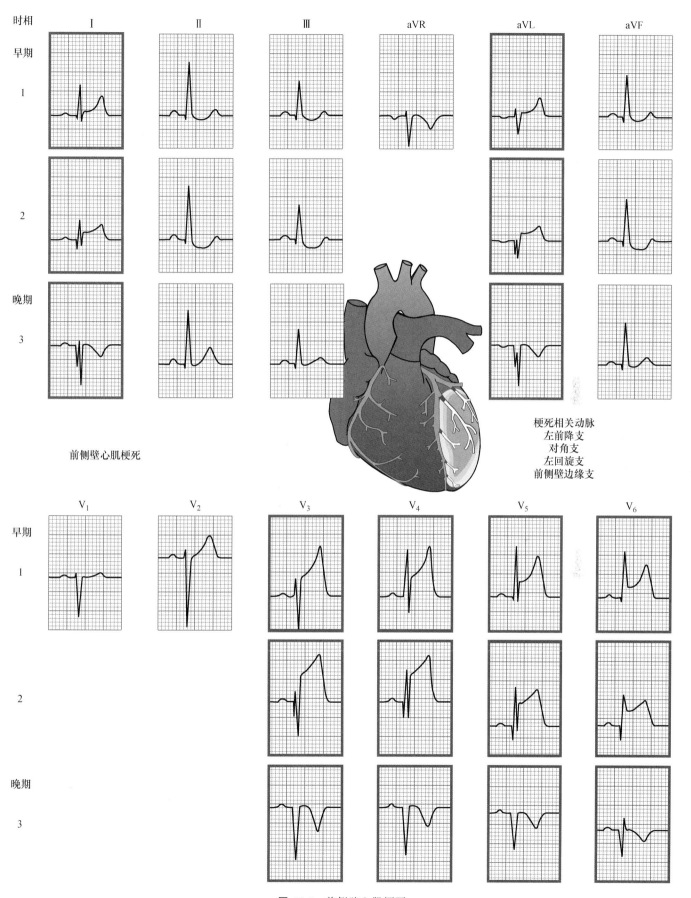

前侧壁心肌梗死

梗死相关动脉
左前降支
对角支
左回旋支
前侧壁边缘支

图 17-5　前侧壁心肌梗死

广泛前壁心肌梗死

梗死相关血管及闭塞部位

主要由于左冠状动脉受累所致，尤其见于下列分支：

● 单由前降支所致，也可合并回旋支发出的钝缘支所致（图 17-6）

梗死部位

广泛前壁心肌梗死累及①整个前壁及左室侧壁；②室间隔前 2/3 部分。

心电图变化（表 17-6）

广泛前壁心肌梗死的心电图变化包括了前间壁、前壁及前侧壁心肌梗死的心电图变化。

面向的导联 I、aVL、$V_1 \sim V_6$：

早期：$V_1 \sim V_2$ 右胸导联正常"间隔 r 波"消失，代之以 QS 波形成；

正常"间隔 q 波"消失（见于 I、II、III、aVF 导联及 $V_4 \sim V_6$ 导联）；

I、aVL 导联及 $V_1 \sim V_6$ 导联 ST 段抬高伴高大 T 波，且在 I、aVL 导联高于正常 R 波振幅。

后期：I、aVL 导联出现异常 Q 波及小 R 波，T 波倒置；$V_1 \sim V_6$ 导联呈 QS 型伴 T 波倒置。

在 II、III、aVF 背向导联：

早期：II、III、aVF 导联 ST 段压低。

后期：II、III、aVF 导联异常高大 T 波。

表 17-6 广泛前壁心肌梗死的心电图变化				
	Q 波（异常 Q 波及 QS 型）	R 波（异常增高或减低）	ST 段（抬高或压低）	T 波（异常高大或倒置）
早期 第一阶段 发病初（0～2h）	I、II、III、avR 导联及 $V_4 \sim V_6$ 导联"间隔 q 波"消失；$V_1 \sim V_2$ 导联呈 QS 型	$V_1 \sim V_2$ 导联"间隔 r 波"消失；I、aVL、$V_3 \sim V_6$ 导联 R 波正常或异常升高	I、aVL 及 $V_1 \sim V_6$ 导联 ST 段抬高，II、III、aVF 导联 ST 段压低	I、aVL 及 $V_1 \sim V_6$ 导联有时可见异常 T 波高尖
第二阶段 发病当天（2～24h）	同第一阶段变化 I、aVL 导联及 $V_3 \sim V_6$ 导联轻度异常 q 波	$V_1 \sim V_2$ 导联 R 波消失；I、aVL 及 $V_3 \sim V_6$ 导联 R 波振幅减低	I、aVL 及 $V_1 \sim V_6$ 导联 ST 段明显抬高，II、III、aVF 导联 ST 段明显压低	I、aVL 及 $V_1 \sim V_6$ 导联 T 波振幅较第一阶段下降，仍直立
后期 第三阶段 发病后第 2～3 天 （24～72h）	I、aVL 导联呈明显异常 Q 波，$V_1 \sim V_6$ 导联呈 QS 型	$V_1 \sim V_2$ 导联 R 波消失，$V_3 \sim V_6$ 导联 R 波振幅减低或消失，I、aVL 导联呈小 R 波	ST 段恢复至基线水平	I、aVL 及 $V_1 \sim V_6$ 导 T 波倒置，II、III、aVF 导联 T 波高大

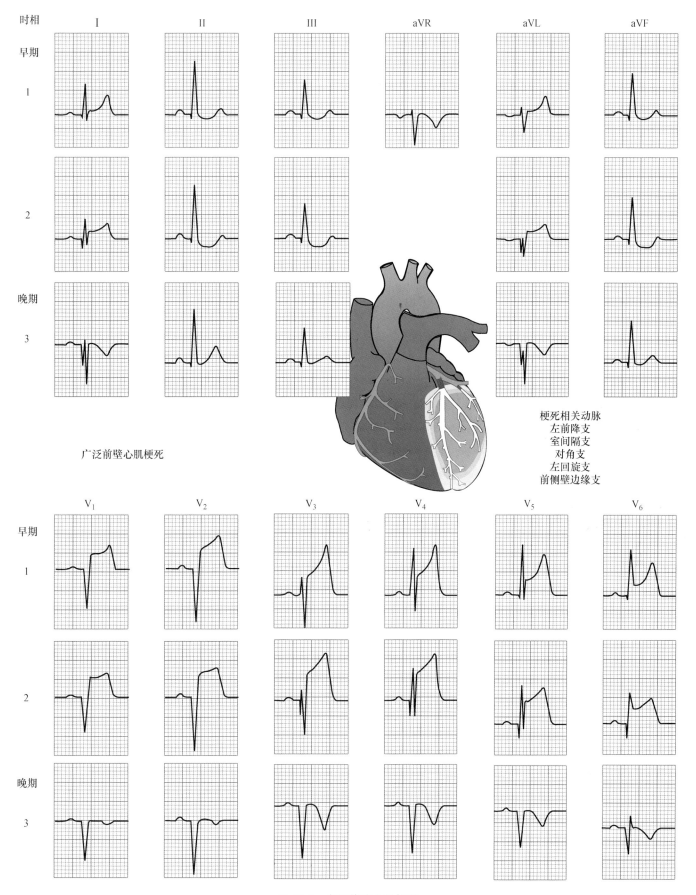

图 17-6 广泛前壁心肌梗死

下壁心肌梗死

梗死相关血管及闭塞部位

主要冠状动脉受累情况如下：

- 一般多为右冠状动脉发出的左室后支所致，少数情况下也可由左冠状动脉的回旋支所致；有时也可涉及后降支及房室结支（图 17-7）

梗死部位

下壁心肌梗死主要累及左室下壁；如果由回旋支闭塞所致，则梗死范围有时扩展至左室侧壁，导致下侧壁心肌梗死；如果涉及后降支及房室结支闭塞，则梗死范围会扩展至室间隔后 1/3 部分及房室结。

心电图变化（表 17-7）

面向的导联 Ⅱ、Ⅲ、aVF：

早期：Ⅱ、Ⅲ、aVF 导联 ST 段抬高伴高大 T 波，振幅高于正常的 R 波。

后期：Ⅱ、Ⅲ、aVF 导联呈 QS 型伴 T 波倒置。

在 Ⅰ、aVL 背向导联：

早期：Ⅰ、aVL 导联 ST 段压低。

后期：Ⅰ、aVL 导联异常高大 T 波。

表 17-7 下壁心肌梗死的心电图变化				
	Q 波（异常 Q 波及 QS 型）	R 波（异常增高或减低）	ST 段（抬高或压低）	T 波（异常高大或倒置）
早期 第一阶段 发病初（0~2h）	正常 Q 波	Ⅱ、Ⅲ、aVF 导联 R 波正常或异常升高	Ⅱ、Ⅲ、aVF 导联 ST 段抬高；Ⅰ、aVL 导联 ST 段压低	Ⅱ、Ⅲ、aVF 导联有时可见 T 波高尖
第二阶段 发病当天（2~24h）	Ⅱ、Ⅲ、aVF 导联轻度异常 q 波	Ⅱ、Ⅲ、aVF 导联 R 波振幅减低	Ⅱ、Ⅲ、aVF 导联 ST 段明显抬高；Ⅰ、aVL 导联 ST 段明显压低	Ⅱ、Ⅲ、aVF 导联 T 波振幅较第一阶段下降，仍直立
后期 第三阶段 发病后第 2~3 天（24~72h）	Ⅱ、Ⅲ、aVF 导联呈 QS 型	Ⅱ、Ⅲ、aVF 导联 R 波减小或消失	ST 段逐渐恢复至基线水平	Ⅱ、Ⅲ、aVF 导联 T 波倒置；Ⅰ、aVL 导联高大 T 波

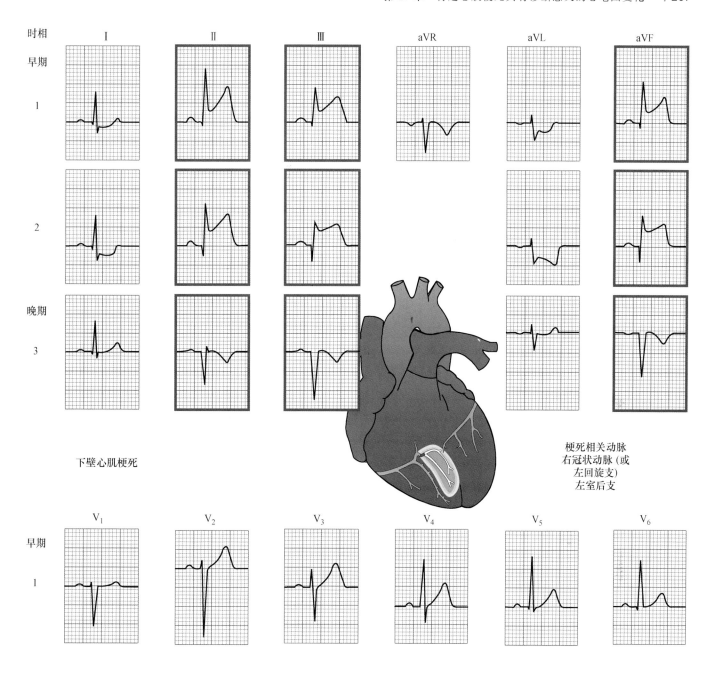

图 17-7 下壁心肌梗死

后壁心肌梗死

梗死相关血管及闭塞部位

主要由以下冠状动脉受累所致：
- 左回旋支远端和（或）供应后侧壁的左回旋支分支-钝缘支（图 17-8）

梗死部位

后壁心肌梗死主要累及左室后壁，位于左侧房室交界区以下，并可延展至左室下壁。

心电图变化（表 17-8）

面向的导联：无对应导联

背向导联 V$_1$～V$_4$：

早期：V$_1$～V$_4$ 导联 ST 段压低；V$_1$ 导联的 T 波倒置，有时 V$_2$ 导联也会出现 T 波倒置。

后期：V$_1$～V$_4$ 导联见高大 R 波伴高大 T 波。

V$_1$ 导联 R 波高大、增宽（可达 0.04s），粗钝、有切迹，S 波振幅减小，导致 R/S 振幅比超过 1。

表 17-8　后壁心肌梗死的心电图变化				
	Q 波（异常 Q 波及 QS 型）	R 波（异常增高或减低）	ST 段（抬高或压低）	T 波（异常高大或倒置）
早期 第一阶段 发病初（0～2h）	正常 Q 波	正常 R 波	V$_1$～V$_4$ 导联 ST 段压低	V$_1$ 导联 T 波倒置，有时 V$_2$ 导联也会出现 T 波倒置
第二阶段 发病当天（2～24h）	同第一阶段	V$_1$～V$_4$ 导联 R 波振幅略有升高	V$_1$～V$_4$ 导联 ST 段明显压低	同第一阶段
后期 第三阶段 发病后第 2～3 天（24～72h）	同第一阶段	V$_1$～V$_4$ 导联见高大 R 波，V$_1$ 导联 R 波粗钝、有切迹；S 波振幅减小 注：V$_1$ 导联 R/S 振幅比 ≥1	ST 段逐渐恢复至基线水平	V$_1$～V$_4$ 导联高大 T 波

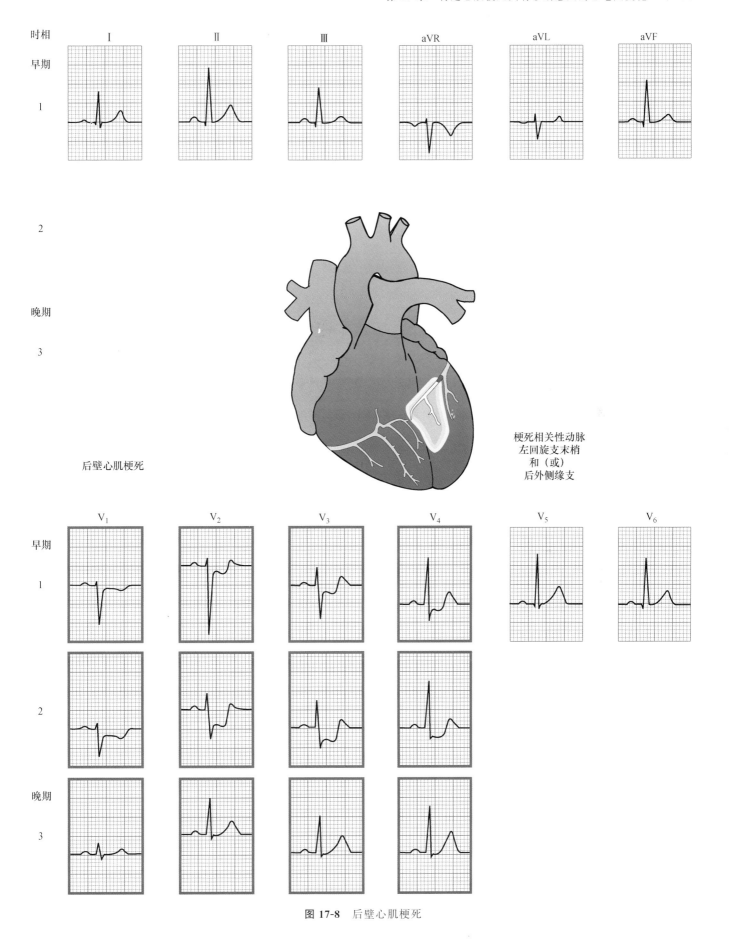

图 17-8　后壁心肌梗死

右室心肌梗死

梗死相关血管及闭塞部位

主要由以下冠状动脉受累所致：
- 右冠状动脉的远端分支-左室后支、后降支及房室结支（图 17-9）。

梗死部位

右室心肌梗死主要累及右室前壁、后壁、下壁及侧壁，以及室间隔后 1/3、左室下壁及房室结。

心电图变化（表 17-9）

面向的导联 Ⅱ、Ⅲ、aVF 及 V_{4R}：

早期：Ⅱ、Ⅲ、aVF 导联 ST 段抬高伴高大 T 波，振幅高于正常的 R 波；V_{4R} 导联 ST 段抬高。

后期：Ⅱ、Ⅲ、aVF 导联呈 QS 波或 QS 型伴 T 波倒置；V_{4R} 导联 T 波倒置。

背面的导联 Ⅰ、aVL：

早期：Ⅰ、aVL 导联 ST 段压低。

后期：Ⅰ、aVL 导联异常高大 T 波。

表 17-9　右室心肌梗死的心电图变化

	Q 波（异常 Q 波及 QS 型）	R 波（异常增高或减低）	ST 段（抬高或压低）	T 波（异常高大或倒置）
早期 第一阶段 发病初（0～2h）	正常 Q 波	Ⅱ、Ⅲ、aVF 导联 R 波正常或异常升高	Ⅱ、Ⅲ、aVF 导联 ST 段抬高；Ⅰ、aVL 导联 ST 段压低	Ⅱ、Ⅲ、aVF 导联有时可见 T 波高尖
第二阶段 发病当天（2～24h）	Ⅱ、Ⅲ、aVF 导联轻度异常 q 波	Ⅱ、Ⅲ、aVF 导联 R 波振幅减低	Ⅱ、Ⅲ、aVF 导联 ST 段明显抬高，V_{4R} 导联 ST 段抬高或正常；Ⅰ、aVL 导联 ST 段明显压低	Ⅱ、Ⅲ、aVF 导联 T 波振幅较第一阶段下降，仍直立；V_{4R} 导联 T 波可倒置
后期 第三阶段 发病后第 2～3 天 （24～72h）	Ⅱ、Ⅲ、aVF 导联呈 QS 波或 QS 型	Ⅱ、Ⅲ、aVF 导联 R 波减小或消失	ST 段逐渐恢复至基线水平	Ⅱ、Ⅲ、aVF 及 V_{4R} 导联 T 波倒置；Ⅰ、aVL 导联高大 T 波

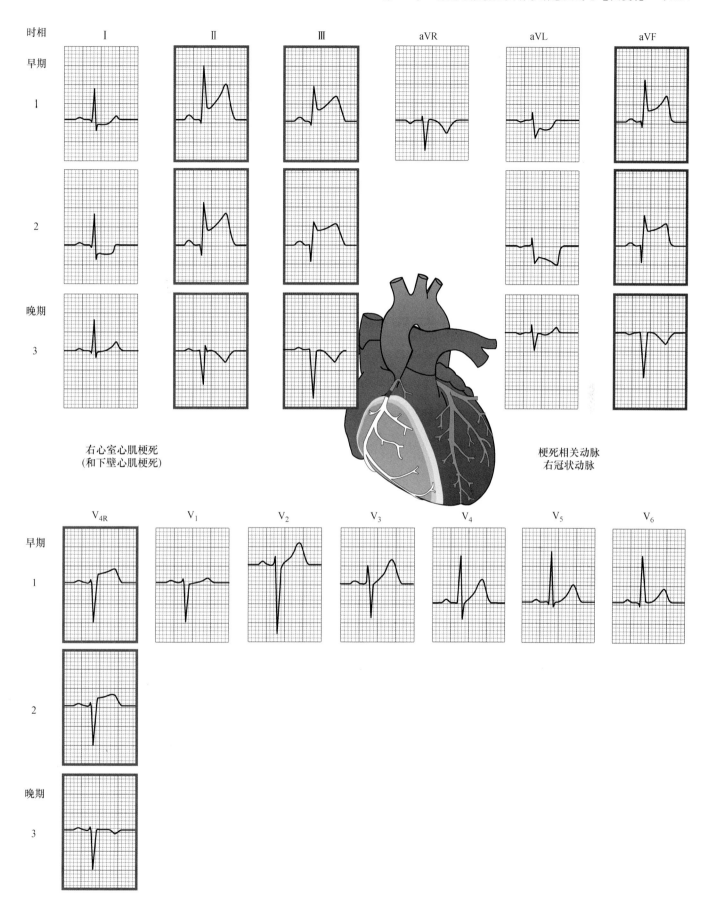

图 17-9 右室心肌梗死

表 17-10　急性透壁性 Q 波型心肌梗死早期，包括前壁、下壁、右室心肌梗死的面向导联以及后壁心肌梗死的背向导联 ST-T 变化

梗死	I	II	III	aVR	aVL
间隔 MI					
前壁 MI					
前间隔 MI					
侧壁 MI					
前侧壁 MI					

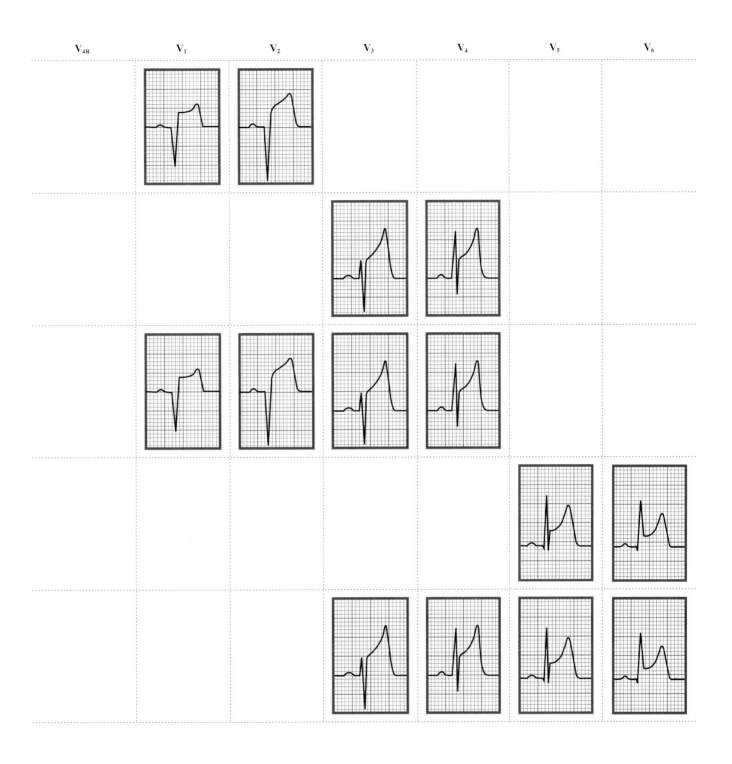

表 17-10 急性透壁性 Q 波型心肌梗死早期，包括前壁、下壁、右室心肌梗死的面向导联以及后壁心肌梗死的背向导联 ST-T 变化（续）

梗死	I	II	III	aVR	aVL
广泛前壁 MI					
下壁 MI					
后壁 MI					
右室 MI 和 下壁 MI					

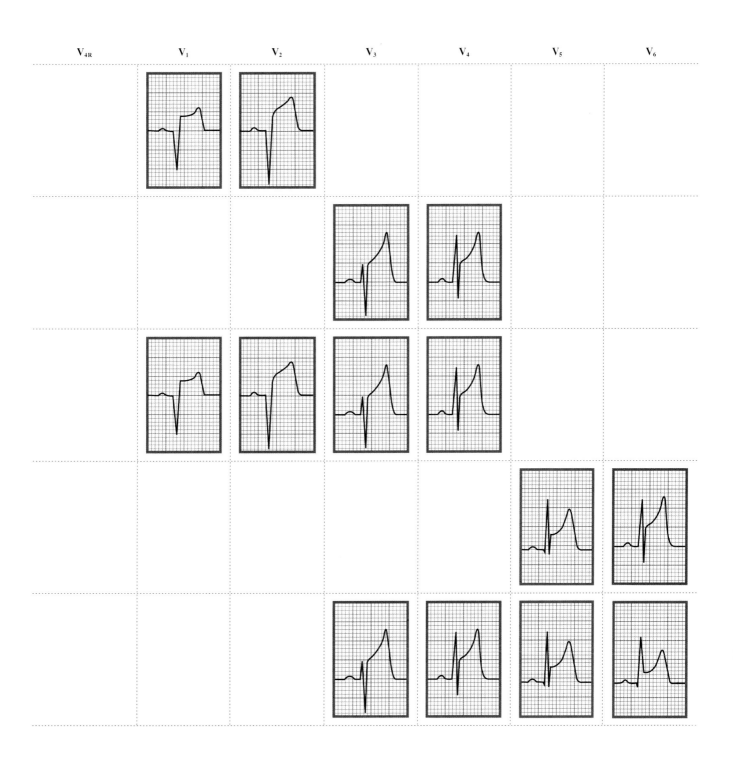

本章回顾

1. 心肌梗死早期，心电图表现为胸前导联 V_3、V_4 导联 ST 段抬高伴高大 T 波，振幅高于正常的 R 波；后期心电图表现为 V_3、V_4 导联呈 QS 型伴 T 波倒置。该型心肌梗死是：
   A. 前壁（局限）心肌梗死
   B. 前间壁心肌梗死
   C. 侧壁心肌梗死
   D. 间隔部心肌梗死

2. 心肌梗死早期，Ⅱ、Ⅲ、aVF 导联 ST 段压低；Ⅰ、aVL 导联以及 V_5 和（或）V_6 左胸导联 ST 段抬高伴高大 T 波，振幅高于正常 R 波。该型心肌梗死是_____。
   A. 前壁（局限）心肌梗死
   B. 前间壁心肌梗死
   C. 侧壁心肌梗死
   D. 间隔部心肌梗死

3. 梗死范围累及左室前壁覆盖于室间隔的部分，室间隔前 2/3。该型心肌梗死是：
   A. 前壁（局限）心肌梗死
   B. 前间壁心肌梗死
   C. 侧壁心肌梗死
   D. 间隔部心肌梗死

4. 心肌梗死后期，心电图表现为右胸导联 $V_1 \sim V_2$ 导联呈 QS 型伴 T 波倒置；Ⅱ、Ⅲ、aVF 导联"间隔 q 波"消失。该型心肌梗死是_____。
   A. 前壁（局限）心肌梗死
   B. 前间壁心肌梗死
   C. 侧壁心肌梗死
   D. 间隔部心肌梗死

5. 心肌梗死早期，心电图Ⅰ、aVL 导联及 $V_3 \sim V_6$ 胸前导联 ST 段抬高伴高大 T 波，振幅高于正常 R 波；Ⅱ、Ⅲ、aVF 导联 ST 段压低。该型心肌梗死是：
   A. 前壁（局限）心肌梗死
   B. 前侧壁心肌梗死
   C. 侧壁心肌梗死
   D. 间隔部心肌梗死

6. 心肌梗死后期，心电图Ⅰ、aVL 导联呈异常的

Q 波伴小 R 波及 T 波倒置，$V_1 \sim V_6$ 导联呈 QS 波或 QS 型伴 T 波倒置。该型心肌梗死是：
   A. 前壁（局限）心肌梗死
   B. 前侧壁心肌梗死
   C. 广泛前壁心肌梗死
   D. 间隔部心肌梗死

7. 梗死相关血管为右冠状动脉发出的左室后支，或左冠状动脉发出的回旋支的左室后支。该型心肌梗死是：
   A. 前侧壁心肌梗死
   B. 下壁心肌梗死
   C. 左室心肌梗死
   D. 后壁心肌梗死

8. 心肌梗死早期，心电图Ⅱ、Ⅲ、aVF 导联 ST 段抬高伴高大 T 波，振幅高于正常 R 波；Ⅰ、aVL 导联 ST 段压低。该型心肌梗死是：
   A. 前侧壁心肌梗死
   B. 下壁心肌梗死
   C. 左室心肌梗死
   D. 后壁心肌梗死

9. 心肌梗死后期，心电图 $V_1 \sim V_4$ 导联见高大 R 波伴高大 T 波，V_1 导联 R 波宽达 0.04s，粗钝有切迹，S 波振幅减小，R/S 振幅比＝1。该型心肌梗死是：
   A. 前侧壁心肌梗死
   B. 下壁心肌梗死
   C. 后壁心肌梗死
   D. 右室心肌梗死

10. 心肌梗死早期，心电图Ⅱ、Ⅲ、aVF 导联 ST 段抬高，伴高大 T 波，振幅高于正常 R 波；V_{4R} 导联 ST 段抬高；Ⅰ、aVL 导联 ST 段压低。该型心肌梗死是：
    A. 前侧壁心肌梗死
    B. 下壁心肌梗死
    C. 后壁心肌梗死
    D. 右室合并下壁心肌梗死

（周 力 译）

18 急性冠状动脉综合征的症状、体征以及诊断

【大纲】

简介

可疑急性冠状动脉综合征患者

收集病史

  主诉

急性冠状动脉综合征的症状和体征

  急性冠状动脉综合征的症状

  急性冠状动脉综合征的体征

危险分层

12 导联心电图

  心肌标志物

诊断

【目的】

在本章学习完成之际，您应该能够掌握以下内容：

1. 讨论发现急性冠状动脉综合征（ACS）的症状、体征及通过病史做出诊断的重要性。
2. 明确以下内容：主诉、现病史、既往史。
3. 列出对疑似急性冠状动脉综合征患者采集病史时所特别需要问到的问题。
4. 依据以下分类列出急性冠状动脉综合征患者通常出现的特异性症状及其成因：
   - 全身症状和神经系统症状
   - 心血管系统症状
   - 呼吸系统症状
   - 消化系统症状
5. 根据以下几点讨论急性心肌梗死的疼痛发作特点：
   - 发作的频率
   - 疼痛位置和疼痛放射部位
   - 性质、剧烈程度及持续时间
   - 体力活动的相关性
   - 情绪和心理表现的相关性
   - 休息后和（或）服用硝酸甘油后的反应
6. 列出可能产生与急性心肌梗死类似的疼痛的疾病并且掌握这些疾病的鉴别诊断。
7. 根据以下分类列出急性冠状动脉综合征（ACS）患者通常可于查体时发现的体征及其成因：
   - ACS 患者的全身表现和神经系统体征
   - ACS 患者生命体征的正常与不正常表现
   - 脉搏：心率、节律及强度
   - 呼吸：频率、节律、深度及特点
   - 血压：收缩压、舒张压
   - 以下项目在 ACS 患者中可能出现的正常或不正常表现：

- 皮肤
- 静脉
- 心血管及呼吸系统在 ACS 中的表现：不正常的心音和呼吸音

8. 根据患者的病史和查体评估患者急性冠状动脉综合征的风险。

9. 根据心电图的动态变化对急性冠状动脉综合征进行分型。

10. 列出并描述心肌梗死时不同心肌损伤标志物的释放和检测，以及这些心肌损伤标志物数值与诊断心肌梗死的关系。

简介

急性冠状动脉综合征（ACS）是一组症状、体征、心电图及心肌损伤标志物变化相似的综合征，在这类患者中通常具备冠状动脉性心脏病（冠心病）的危险因素。为了能够准确并快速地做出诊断，临床医生应能快速识别其症状、体征，并迅速评估患者的危险分层，同时能够掌握心电图及相应实验室检查的诊断标准。

在入院前，快速辨别患者是否存在 ST 段抬高型心肌梗死（STEMI），并迅速将患者送至可行再灌注治疗的医疗机构是至关重要的。

因此，为了提升这种能力，临床医生应该针对胸痛患者制订出标准的应对策略或流程。这一标准或流程应包括详细问诊和查体，并在问诊和查体中特别留意 ACS 患者的症状和体征表现。

获得详细的病史在 ACS 的诊断中非常重要。不了解详细的病史将导致医生不能进一步进行深入的检查。缺乏详细病史以及未能正确识别心电图是导致 ACS 患者被误诊的主要原因。

> 在检查胸痛患者时缺乏高度警惕性是误诊 ACS 的主要原因

易被漏诊急性冠状动脉综合征的两大群体包括女性和糖尿病患者。

不同性别和年龄所导致的表现差异　有研究显示，女性 ACS 患者的发病年龄比男性患者大。对女性 ST 段抬高型心肌梗死（STEMI）患者的评估必须更具有警惕性。虽然目前结论并不统一，但针对心肌梗死患者进行的大样本对比研究显示：在 ST 段抬高型心肌梗死患者中，男性与女性的表现相似。老年 STEMI 患者不像年轻患者那样主诉胸部不适，但老年患者却经常表现为气短以及其他不典型症状，譬如晕厥、周身乏力以及无法解释的恶心。

糖尿病　糖尿病患者可能发生疼痛感觉不灵敏，特别是在自主神经病变时。糖尿病患者通常把呼吸困难、恶心、呕吐、疲劳及多汗等症状误解为血糖控制不良所致。在病史大于 10 年的 2 型糖尿病患者中，超过 50％ 的人伴有自主神经损伤及影响心率变异。合并糖尿病的 ST 段抬高型心肌梗死患者应该进行肾功能评估。

一个合格的病史应包括患者的症状和任何既往疾病：包括主诉、现病史、既往史。主诉是患者最需要处理症状的简要归纳。现病史是对主诉的详细表述，包括症状、开始时间、严重程度、持续时间，以及运动、情绪、体位等诱因与主诉有无明确关系。

既往心脏病史是对以往心血管疾病及诊治情况的一个简要回顾。包括心肌梗死、心绞痛、充血性心力衰竭、心律失常、晕厥及高血压病史等病史；住院史；目前服用药物情况；已知过敏史。

在询问病史的过程中，详细的体格检查有助于判断与急性心肌梗死有关的重要的阳性体征。这些体征联合患者的病史和心电图变化（ST 段抬高或压低、T 波改变）有助于做出准确的诊断和有效的处理。

ACS 有典型的症状和体征。这些症状和体征与心肌损害的位置、范围及自体神经系统活性（交感神经系统和副交感神经系统）的程度有关。

症状，即患者所表现出的由于疼痛所致的异常感觉或机体功能紊乱所致的意识障碍。症状是患者对于自身感受的主观表达，症状是在收集病史过程中总结出来的。例如：ACS 患者的典型症状为濒死感、胸痛、呼吸困难、心悸和恶心。

体征，即通过最初的体格检查发现的患者身体结构和功能的异常。体征是可以从身体上看到或监测到的客观的表现。例如，ACS 患者的部分体征包括心动过速、颈静脉怒张、水肿和发绀。

可疑急性冠状动脉综合征患者收集病史

当评估疑似 ACS 患者的时候有三个主要问题：①症状和体征是否与 ACS 相符？②有无 ACS 的危险因素？③若患者心电图表现为 ST 段抬高型心肌梗死，是否适合行再灌注治疗？因此，对于可疑 ACS 患者，必须有技巧地收集病史，病史应该详细到不会延误适合再灌注患者的治疗。框图 18-1 列出了部分问题，询问病史时提出这些问题可以显著改善医患沟通。

主诉

为了尽快了解病史，让患者尽量用自己的语言来描述患者最在意的部分。当医生想要尽量缩短询问病史的时间时，这是唯一的开放性提问。随时将患者的回答聚焦在辨别其是否真的是 ACS 患者。然而，这个问题必须是开放性的，因为患者可能会用医生从其他方法无法获得的方式进行描述。当想要了解胸痛症状时，你问患者"目前你哪里最难受"，患者可能会回答有呼吸困难或濒死感。可以尝试以下提问方式：

- 你有胸痛或者其他不舒服吗？
  - 如果有，什么时候开始的？
  - 你能够把疼痛的程度按 0 到 10 的等级来分一下吗？10 级是最疼的，0 级是没有疼痛。
  - 是锐痛还是钝痛？
  - 是否有放射痛？
  - 有什么可以缓解或加重？
  - 做过什么处理吗？是否可以缓解？

框图 18-1　有 ACS 的症状患者延迟就医的原因

- 他们希望得到一个更理想化的结果
- 觉得症状不是那么严重并且可以消失
- 尝试自己处理，抑酸剂、硝酸甘油、阿司匹林等
- 将症状误认为慢性疾病的特征性症状，例如关节炎、肌肉痉挛等
- 对再灌注治疗的获益和重要性重视不足
- 害怕被人认为是杞人忧天而尴尬，并希望他人认同自己就医的决定
- 不认为他们有危险因素存在：
  - 年轻并且健康（尤其是男性）
  - 女性
  - 正在接受医师的诊治或者已因为危险因素存在而改变了生活习惯

* 摘自：Finnegan et al. Preventive Med 2000；31；205-13（114）

- 是否有呼吸困难或感觉乏力？
- 有没有恶心或者其他我没有问到的不舒服？

胸部不适

胸部不适的程度可以分成 0～10 级，10 级是非常剧烈的疼痛，0 级是没有疼痛。应该认识到很多患者会主诉胸部不适、压迫感或沉重感而不是胸痛。胸部的不适症状经常被描述为压榨感，紧缩感，就像"大象踩在胸口上"或者心脏要烧起来的感觉。不适感经常位于胸骨后，呈局限性或向颈部、下颌、肩胛区、上肢、上腹部放射。典型的胸部不适可以持续大于 30min，可能会持续不缓解，也可能逐渐缓解。也可以表述为"消化不良"并且可能在打嗝后缓解。

由于药物（例如可卡因）的滥用所导致的 STEMI 的可能性不可忽视。

> 询问病史过程中，只关注胸痛而忽略胸部不适可能会得不到准确的病史

医生应询问不舒服从什么时候开始，持续了多长时间，什么能够减轻症状，哪些使症状缓解或加重等。对于稳定型心绞痛的患者，经常性的不舒服在频率或程度上是否变化，这对于评估治疗是否有效至关重要。

除了不适感的性质或者严重程度，最重要的评价因素是发作时间。评价再灌注的价值和意义主要根据局部缺血的发作时间，并且越详细越好。

询问伴随症状非常重要，例如气短、乏力、恶心、呕吐。大汗合并皮肤苍白、虚弱或进行性加重的乏力也会出现。疼痛和过度通气也会导致头晕、欣快、晕厥及感觉异常。这些伴随症状在不典型心绞痛患者中和心绞痛症状是等效的，并且经常在不稳定型心绞痛和 NSTEMI 患者中出现。

既往史　可疑 ACS 患者的既往史应关注与心脏相关的问题。明确患者是否有既往心肌缺血发作，例如稳定型或不稳定型心绞痛，心肌梗死（MI），冠状动脉疾病，基础冠状动脉介入治疗（血管成形术），高血压，糖尿病，可能存在的主动脉夹层，出血风险，及临床脑血管疾病（黑矇、面部/四肢无力或活动障碍、面部/四肢的麻木或感觉丧失、共济失调、眩晕）。

高血压　慢性严重的控制不良的高血压及严重的未控制的高血压已证实是溶栓疗法的相对禁忌证。

主动脉夹层可能　剧烈的撕裂样疼痛并向背部放射，同时伴有呼吸困难或晕厥，心电图示没有 STEMI 典型的变化，这样的患者应高度怀疑为主动脉夹层，并应进行适当的检查。临床医生应该高度警惕老年性

高血压患者主动脉夹层可能。此外，要注意夹层可能会导致心包积液，进而出现心脏压塞，或者损伤冠状动脉开口处。

出血风险 问病史时要注意患者有无既往出血性疾病（例如近期手术史或牙科操作，溃疡病史，脑血管事件，无明显诱因的贫血或黑便）。治疗 STEMI 过程中应用抗血小板药物、抗凝血酶药物及溶栓药物都会增加出血的风险。

临床脑血管病 STEMI 患者通常会有心肌梗死和脑卒中的共同危险因素。脑血管疾病进一步的有效证据还需寻找。例如，询问患者是否有视网膜或脑血管的短暂局部缺血症状，如黑朦、面部/四肢无力或活动障碍、面部/四肢的麻木或感觉丧失、共济失调、眩晕。一过性脑缺血发作（TIA）症状持续<30min，而症状持续 60～90min 的更倾向于卒中。此外，还应询问患者有无既往缺血性卒中、颅内出血（ICH）或蛛网膜下腔出血。最后，询问并描述有无头面部的外伤。

急性冠状动脉综合征的症状和体征

ACS 的症状和体征通常直接反映心肌缺血、损伤、梗死的位置，同时反映并发症的严重程度（如心律失常、心力衰竭、休克）。虽然疼痛是 ACS 常见症状，但以下列出的症状和体征是同样重要的，并被列为心绞痛的等同症状。ACS 的症状包括以下部分：

- 一般状况和神经系统症状
- 心血管系统症状
- 呼吸系统症状
- 消化系统症状

ACS 的体征包括：

- 一般状况和神经征
- 生命体征（脉率、呼吸频率、血压）
- 皮肤黏膜的表现
- 静脉表现
- 心血管体征
- 呼吸体征
- 身体软组织的表现
- 腹部症状

急性冠状动脉综合征的症状

对于前来就医的患者，患者、家人、朋友对于症状的描述是早期识别 ACS 的最重要的一步。胸痛是心肌梗死的常见典型症状，此外还有不常被警觉的相关症状，如前臂、肩部、颈部、下颌疼痛，以及不常见症状如气短、大汗（详见框图 18-2）。

典型患者通常会于症状出现 2h 后才来就医，他们认为症状是可以自行缓解的。延迟就医的原因包括患者担心自己有心脏疾病，不愿意正视症状的严重性，误认为症状是由其他疾病（例如消化不良等）引起的。

一般状况和神经系统症状

ACS 的一般状况和神经系统症状有不同的等级：

- 焦虑和恐惧
- 慌张和激动同时伴有对死亡的恐惧感（或者伴有濒死感）
- 极度疲劳和乏力
- 头晕目眩
- 神志不清，定向力障碍，嗜睡
- 昏倒或意识丧失（晕厥）

ACS 患者看上去是完全清醒和定向力正常的。在以下原因出现时大脑的氧供会不足：①心力衰竭所致心排血量下降，心肌破裂，心律失常所致休克；②慢性心力衰竭所致低氧，脑血管低灌注（低血流量）的表现可以很快出现。通常这些脑缺血的症状可在患者完全清醒和定向力正常的情况下使其焦虑和恐惧，慌张和激动，同时害怕发生猝死（或者濒死感）。低心排血量时极度疲劳、乏力和头晕目眩也经常出现。

据报道，这些虚弱所致的症状在 ACS 症状不典型的患者中非常常见。尤其是在老年人、糖尿病、女性患者中。此外，对于心脏移植术后的患者，由于缺失了自主神经的支配，他们几乎没有疼痛症状，而出现的症状多为乏力、疲劳和气短。

心血管系统症状

急性冠状动脉综合征心血管系统的症状包括：

- 胸痛
- 心悸（或者"心脏突突跳"）

框图 18-2 典型 ACS 胸痛的特点

- 疼痛的位置——胸骨后，弥漫性的，局部隐痛
- 疼痛的描述——压迫性，按压性，压榨性，沉重性
- 疼痛的放射——肩部，左臂/肘部/腕部，颈部，下颌部，牙齿
- 与身体运动的相关性——无固定体位，触诊时不明显
- 疼痛持续时间——通常 20min 左右，也可以更长时间
- 与情绪和心理反应有关
- 对休息和硝酸甘油反应不明显

胸痛

胸痛是 ACS 患者最值得注意的症状。在大多数（70%～80%）的急性心肌梗死患者都会出现胸骨下或胸骨后的压迫性或按压性疼痛。在剩余的 20%～30% 患者中，老年人、女性、合并糖尿病的急性心肌梗死患者在首次发病时的症状多不典型或为阴性。在8%～10%的急性心肌梗死患者中，无疼痛的心肌梗死被称为静息心肌梗死。尽管胸痛在急性心肌梗死患者中可能不典型或者为阴性，其他症状和体征也可被高度怀疑为急性心肌梗死。

ACS 的疼痛与心绞痛的成因相同（心肌缺氧和碳水化合物及乳酸的堆积）。必须要认识到疼痛是由缺血心肌引起的，而不是已经坏死的心肌。因为已经梗死的心肌已经坏死，不会产生疼痛。所以，只要患者感到疼痛，就仍然存在心肌缺血，以及发生进一步心肌梗死的可能。

尽管疼痛在稳定型心绞痛和 ACS 患者中很相似，但通过详细、准确地询问病史还是可以鉴别的。稳定型心绞痛的症状通常是发生在一定程度的运动之后，而超过一半的 ACS 患者，疼痛的症状会发生在休息时。少部分患者的疼痛会发生在运动时，还有部分是在睡眠中因疼痛而醒来，常常发生在清晨的时候。通常情况下，很多首发急性心肌梗死的患者（大约 50%）表现为数小时或数天前的反复的心绞痛症状（梗死前心绞痛或心绞痛的前驱症状）。

急性心肌梗死的患者出现的疼痛通常发生在胸骨后中部或上部，这点与稳定型心绞痛相似，但疼痛程度会更剧烈，持续时间会更长。疼痛会放射至胸部以上部位，通常是肩部或手臂（左侧常见），也会向远处放散，例如肘部、前臂、腕部，也有少数病例报道放射至无名指、小指。也有一些相对不常见的放射部位，例如颈部、下颌部、牙齿、上侧背部、肩胛骨之间的区域，或者中上腹部。疼痛症状可能在胸骨后疼痛出现前就有上述区域的疼痛，也有 1/3 的患者为单纯性胸骨后疼痛。

压榨性疼痛症状通常会给 ACS 患者带来恐惧感。疼痛通常很剧烈，有时候会无法忍受。也可有容易被忽视的较缓和的疼痛，例如胸骨后钝痛。如果疼痛放射至上腹部，通常误认为消化不良。患者通常描述其为尖锐的、固定的、阵发性的疼痛。

疼痛症状在逐渐加重后会演变为持续性的，不会随着咳嗽、呼吸、改变体位而移动或缓解。Dr. Samuel Levine 描述有些患者在描述疼痛部位的时候会紧压胸骨，即 Levine 征。

尽管大多数 ACS 的疼痛症状只持续数分钟即刻缓解，但也有患者疼痛持续大于 30min，甚至 1h 以上也常见。大多数患者需要在吗啡类药物治疗后方可缓解，硝酸甘油也可使疼痛缓解，但不可作为诊断和进一步诊治的依据。例如，ACS 患者疼痛症状逐渐缓解，就容易与稳定型心绞痛混淆。若疼痛在发作的前 15min 内休息和含服 3 片硝酸甘油无法缓解，那可能是急性心肌梗死。因此，若患者疼痛症状含服 1 片硝酸甘油后未完全缓解，可能是部分血管分支梗阻所致心肌缺血或梗阻，应及时就医。若胸痛患者满足表 18-1 中的一条或以上的特点，不管年龄或明确的依据怎样，都应首先考虑为 ACS。

框图 18-3 至框图 18-4 中列出与 ACS 疼痛相似的疾病的疼痛特点。急性心肌炎、心包炎多表现为程度剧烈且固定的疼痛，并且在患者前倾体位时加重。

表 18-1　ACS 的可能症状和体征

项目	高度可能	中度可能	低度可能
病史	● 胸部或左臂疼痛，或者为既往心绞痛的主要症状 ● 已知的 CHD、MI 病史	● 胸部或左臂疼痛不适为主要症状 ● 年龄>70 岁 ● 男性 ● 糖尿病	● 可能的缺血症状同时存在中危的任何危险因素
查体	● 短暂的二尖瓣杂音，高血压，发汗，肺淤血或啰音	● 外周血管疾病	● 触诊时出现胸部不适
心电图	● 新出现的或可能新出现的 ST 段抬高（≥1mm）/胸前导联 T 波倒置	● Q 波 ● ST 段压低 0.5～1mm 或 T 波倒置>1mm	● T 波高尖或倒置<1mm，R 波明显
心肌损伤标志物	TnI、TnT、CK-MB 升高	● 正常	● 正常

Modified from Braunwald：Unstable angina：diagnosis and management. U. S. Dept of Health and Human Services 1994 publication no. 94-0602（124）

疼痛持续数秒或数分钟，且合并其他症状和体征时，不考虑为 ACS。主动脉夹层的撕裂样疼痛剧烈，且常伴背部疼痛，伴有脉搏短绌。当壁层和脏层胸膜损伤后出现自发性气胸，出现有功能的肺叶萎陷。疼痛一般是由壁层胸膜炎所致，伴有呼吸困难。肺栓塞，即栓子脱落堵塞肺小动脉造成局部肺组织梗死，疼痛位置固定，并且没有明显放射痛。

心悸

规则的心律被一个或更多的非正常心律打乱（期前收缩）是在急性心肌梗死后最常出现的心律失常。这种心律失常在精神紧张的人中也常出现。这种位于左胸部或胸骨下的不适感觉称为心悸或者"心脏突突跳"。对于无症状的人，心悸的原因很难评估。对于有症状的 ACS 患者，心悸可能提示存在潜在的威胁生命的室性心律失常的可能，例如心脏停搏。导致脉律绝对不齐的最常见原因是心房颤动（房颤），且常为慢性房颤。其他的原因包括房性期前收缩和室性期前收缩。后者在心肌缺血时更容易表现出多形性且发作频繁。

呼吸系统症状

ACS 的呼吸系统症状包括：

- 气短，伴或不伴窒息感，胸部紧缩感
- 哮喘
- 间歇性咳嗽，咳大量粉红色泡沫痰

呼吸困难

即气短或呼吸时困难，在 ACS 中较常见，且发展迅速。是左心衰竭时的典型症状，特征性的表现为迅速的、浅快的、费力的呼吸。呼吸困难通常伴随对不适感的忽视。当呼吸困难加重时，就会引起极度恐惧和激动。窒息感、胸部紧缩感、呼吸时疼痛都会导致呼吸困难。呼吸困难发生在肺淤血或肺水肿时，运动或静息时均可发生。表现形式很多，例如劳累、端坐、夜间阵发性呼吸困难等。

- 劳累性呼吸困难：通常是左心衰竭的首发症状。

劳力性呼吸困难（DOE）往往是左心衰竭的首发、显著症状。它首次出现在运动或劳累后，例如爬楼梯、走很长的路。而这些运动量在发病之前并不引起气短。

端坐呼吸是一种只有通过患者坐起、半卧位或站起才能有所缓解的严重呼吸困难。

夜间阵发性呼吸困难（PND）被定义为患者白天无任何症状，但于夜间突然发生的呼吸困难。它的发生是由于患者在床上平卧数小时后，原本分布于下部肢体的血液和体液逐渐重新分配到肺部所致。由于左心无法应对上述增加的液体容量所以发展为左心衰竭、肺淤血和肺水肿，进而迫使患者坐起或抬高枕头以缓解呼吸。

咳嗽

咳嗽伴咳痰（排痰性咳嗽）是由于左心衰竭继发引起的肺水肿所致。它是由于充血的呼吸道黏膜分泌过多的支气管分泌物所引起的。咳嗽可引发气管痉挛并产生丰富多泡的痰液。我们往往称之为"粉红色泡沫痰"（充血的支气管黏膜出血所致）。

喘息

咳嗽可能还伴发喘息。尤其是有慢性阻塞性肺疾病（COPD）和（或）肺气肿病史的患者更易发生。即使没有肺部疾病。上述提到的支气管分泌物也能导致患者喘息，严重者甚至出现呼吸困难。

胃肠道症状

ACS 引起的胃肠道症状包括以下几点：

- 食欲下降
- 恶心
- 呕吐
- 口渴

ACS 患者常见食欲下降和恶心伴或不伴呕吐。这些患者可能误把这些症状当成"消化不良"从而被忽视，尤其当疼痛从胸部放射至上腹部时更易如此。下壁心肌梗死的患者比其他部位梗死的患者由于副交感兴奋（称为 Bezold-Jarisch 反射）而更容易引起恶心和其他胃肠道症状。

ACS 患者由于合并疼痛和恐惧，交感神经兴奋度将增加，故容易引起口干和口渴。

急性冠状动脉综合征的体征

一般状况和神经体征

ACS 的一般表现和神经体征包括以下几点：

- 惊恐
- 焦虑和恐惧
- 不安和烦乱
- 定向力障碍和困倦
- 意识丧失

急性心肌梗死患者可能神志清楚而定向力正常，但恐惧、焦虑、和不安。如果伴发低血压和休克，患者将会意识模糊和无方向感，然后处于无应答状态最后失去意识。

患有严重肺淤血和水肿的患者会出现端坐呼吸。

生命体征

患者的生命体征（脉搏、呼吸、血压）取决于心肌坏死的位置和范围以及自主神经系统紊乱的程度。

脉搏

心率 心率：心率往往较快［＞100 次/分（心动过速）］，因为交感神经兴奋。然而，当副交感占优势或伴发心脏节律障碍时心率可能正常甚至变慢［60～100 次/分或＜60 次/分（心动过缓）］。下壁心肌梗死的患者更有可能发生心动过缓是由于迷走神经刺激和（或）伴发房室传导阻滞。

节律 节律可能规整也可能不规整。在少数患者中，由于室性期前收缩或室早二联律引发的不规整的节律往往预示着威胁生命的心律失常和心脏停搏。

最多见的导致脉率不整的情况是房颤。这种心律失常的特点是收缩强弱和脉搏强弱不等，同时伴有节律的不规整。

关键定义

注意本书中体格检查部分中的 PVC 被称为"室性期前收缩"，因为它们可以产生脉搏。而在心电图上 PVC 指的是"波"，因为它们不一定会导致一次心脏的机械收缩。

当不规则心律出现时，桡动脉搏动慢于心尖搏动并不少见。这种不相符现象的出现是由于一些心脏收缩十分弱并且难以产生搏动波以下传到桡动脉。称之为"脉搏短绌"。

搏动力度 脉搏搏动的力度取决于每搏量和脉压［收缩压和舒张压的差值（mmHg）］。当焦虑、情绪激动（交感神经兴奋性增加）、运动、发热时出现的强而有力的脉搏说明心排血量增加和脉压加大。当休克或低血压时脉搏变得细弱，说明心排血量下降和脉压下降。

在 CHF 早期阶段，脉搏是由于高血压而强有力，

随着心力衰竭进展和心源性休克，它变得细弱。

呼吸

ACS 患者的呼吸变化取决于是否伴发焦虑、CHF、低氧血症、低血压和休克。呼吸的速率可以是正常的：静息状态 16～20 次/分（正常呼吸）；也可以是缓慢的：＜16 次/分；或是快速的：＞20 次/分（呼吸急促）。呼吸的节律可以规整抑或不规整。呼吸的深度可以深、浅或正常。呼吸加快呈喘息样。通常情况下，呼吸要快于 20 次/分且比较浅（呼吸急促）。在 CHF 患者，通常在劳累或嘈杂环境中呼吸变得浅快。除此之外，辅助呼吸肌亦参与其中。

血压

在 ACS 患者初期，血压往往由于交感神经兴奋而升高（＞160/90mmHg）。除此之外，这些患者中大部分都有高血压病史，当冠状动脉性心脏病（冠心病）急性发作时高血压就得以彰显。随着 ACS 发展，血压可以逐步降至正常（120/80mmHg）或稍微低于正常（＜120/80mmHg 但＞90/60mmHg）。除非低血压或是休克发生，此时收缩压低于 90mmHg。最后如果副交感神经过于兴奋或心排血量由于严重心力衰竭而下降，血压在初始阶段就会下降。

皮肤征象

ACS 患者皮肤征象有以下几点：

- 苍白、湿冷、出汗且晦暗
- 发绀
- 斑驳状红蓝斑

ACS 患者皮肤表现通常是苍白湿冷，这是由于交感神经兴奋或是低血压休克导致的。这两种因素促使表皮毛细血管收缩并刺激汗腺分泌。前者令皮肤摸起来冰冷，后者使其有湿黏的感觉。汗腺的大量分泌甚至可以导致 ECG 导联头难以粘在皮肤上。如果在皮肤黏膜甲床出现发绀（动脉血氧含量下降），肺淤血和水肿将导致低氧血症。当同时出现严重的休克和发绀时，皮肤将会出现暗红色的斑点。嘴唇可能正常、苍白或青紫。

当医学仪器可以检测血氧饱和度进而判断血中氧含量时，临床医师最关心的是组织的灌注程度，这一点可以通过毛细血管充盈程度粗略判定。通过测定压甲床血色回复时间判定。正常充盈状态恢复时间＜2s。任何恢复时间的延长预示着组织灌注不足并且提示临床医生对可能出现的休克提高警惕。

静脉表现

ACS 患者静脉表现：

- 正常
- 充盈且搏动
- 塌陷

颈静脉可能正常、充盈、搏动或是塌陷。通常情况下，患者颈静脉情况随着患者体位变化（卧位、半卧位、45°支撑）而变化。正常情况下，平躺时颈静脉扩张而站起时则塌陷。没有慢性心力衰竭的患者在坐位或屈位咳嗽或是打鼾时颈静脉也可以扩张。颈静脉怒张往往发生在右心衰竭时，因为这时中心静脉压显著升高。扩张的程度取决于右心衰竭的程度。轻微的右心衰竭颈静脉仅仅轻度扩张。当严重右心衰竭时，颈静脉显著扩张并伴有搏动，即便患者坐起。左心衰竭时颈静脉已然可以轻微扩张，因为左心房增高的压力通过肺循环可以导致右心室和右心房压力升高。

低血压或休克情况正好相反。颈静脉通常在患者坐起或是 45°支撑时塌陷。但是当合并右心衰竭时，颈静脉可以扩张或是搏动。

心血管体征

ACS 患者心血管体征有：

- 心音遥远
- 舒张早期第三心音（S₃）
- 舒张晚期第四心音（S₄）
- 心包摩擦音

心音

心音尤其是由于房室瓣关闭产生的第一心音（S₁）经常在心肌梗死早期模糊甚至偶尔听不见，但发作间期它的强度可恢复。柔和 S₁ 可以预示着 PR 间期延长。显著右心室功能不全和（或）左束支传导阻滞的患者由于其主动脉瓣先于肺动脉瓣过早关闭而引起第二心音（S₂）反常分裂。

患有 ST 段抬高型心肌梗死的患者有第三心音（S₃）常常反映着严重的左室功能不全及心室充盈压升高。这是由于血流通过二尖瓣冲击功能不全的左心室室壁时快速减速造成的。这一点在有大面积心肌梗死的患者中尤其明确。此心音在心尖部，左侧卧位时听诊最清楚。第三心音不仅出现在左心室功能不全的患者，还出现在左心室流入量增多的情况，比如二尖瓣反流或是室间隔缺损并发 ST 段抬高型心肌梗死。

第四心音（S₄）目前在窦性节律的 ST 段抬高型心肌梗死患者中非常普遍，但是由于在大部分慢性缺血性心脏病的患者中也可经常听到并可以记录下来，在年龄大于 45 岁的健康人中也能偶尔听到，所以其诊断价值有限。关于第三、第四心音的听诊，左心室发出

的心音在心尖部听诊最清楚，右心室心肌梗死的患者则在胸骨左缘听诊清楚并在吸气时增强。

心包摩擦音是心包脏层和心包壁层之间的摩擦音。这通常发生在心外膜感染的情况下，心肌梗死患者也可以听到心包摩擦音，尤其是在大面积的透壁性心肌梗死。摩擦音实际发生的比报道中的要多。尽管心包摩擦音能在梗死后 24h 内或最晚在 2 周内被听到，但更多的记载是在梗死后 2 天或 3 天。偶尔有广泛心肌梗死的患者也可在发病数日后听到响亮的心包摩擦音。ST 段抬高型心肌梗死且能听到心包摩擦音的患者往往有心包积液，这种心包腔内的液体聚积可以被超声检测到但却很少引起心电图的心包炎样改变。延迟出现的心包摩擦音和心包炎的相关不适感（梗死后 3 个月）是现在很少见的心肌梗死后综合征的一大特点。心包摩擦音大部分可以在胸骨左缘或心尖搏动最强的位置听到。响亮的心包摩擦音甚至可以在整个心前区和背部听到。

肺部体征

ACS 中呼吸的症状包括：

- 湿啰音
- 干啰音
- 哮鸣音
- 两肺叩诊成浊音，尤其是基底段和背段

呼吸音

呼吸音是气流通过肺内的气流通道而形成的，可能正常、粗糙、减弱、消失。肺充血或水肿时在一侧或双侧的肺底听诊呼吸音减弱甚至消失。这是因为气体在通过充血或水肿导致的部分或完全堵塞的呼吸道时，气流减少或消失造成的。

湿啰音、干啰音、哮鸣音

水肿、痉挛、被液体和泡沫充填造成气管和细支气管的狭窄使得产生异常的呼吸音，如湿啰音、干啰音、哮鸣音。它们性质、强度的不同依赖于呼吸道的狭窄程度和液体的积累程度。湿啰音根据发生部位的不同可以呈"细"或"粗"。当发生在非常小的呼吸道，比如肺泡和终末细支气管时，声音较细（"噼噼啪啪"、爆裂音、水泡音）。而发生在较粗的支气管时则较粗（如气过水声）。湿啰音有一种"湿"的性质。最常发生的湿啰音都是起源于肺泡，它是左心衰竭导致肺水肿的普遍征象。首先发生肺充血的两肺底部湿啰音最显著，并且随着心力衰竭病情的进展湿啰音的听诊部位也逐渐向上发展。

干啰音比湿啰音粗糙，响亮，粗大。它们通常发

生在较粗的呼吸道（如气管、主支气管），常是由于黏膜腺体分泌过多而造成。干啰音发生于肺水肿，在气管炎和肺炎时更加普遍。咽喉干，粗糙的嘎嘎声也能导致干啰音。干啰音会在咳嗽后减轻，在分泌物积累一段时间后再次出现，而湿啰音则不会这样。

痉挛性咳嗽伴泡沫样痰，咳粉红色痰或血痰（咯血），窒息都会出现。这发生在突发心力衰竭使肺血管进入支气管树的血流过多时。哮鸣音发生在气管和支气管狭窄的情况下，常见于哮喘、肺气肿和心力衰竭。由于过多的血流会促使终末细支气管狭窄，肺气肿伴有充血性心力衰竭的患者可以同时听到哮鸣音和湿啰音，这被称为"心源性哮喘"。不同于典型肺气肿的加剧恶化，它潜在的原因是充血性心力衰竭而不是终末细支气管的痉挛和塌陷。

湿啰音、干啰音和哮鸣音通常都是通过听诊听到的，有时声音很大不用听诊器也可以听到。在早期左心衰竭，在肺底部可以听到频繁的、清晰的、"噼啪"的湿啰音和哮鸣音，有时会在肩胛区增强。这些声音可以在一侧或两侧肺底部或者是肩胛区甚至整个肺野和胸前区听到。湿啰音可以通过深呼吸和强迫大口呼吸而诱发，在吸气时响亮尤其是深吸气末。干啰音在气管和支气管区呼气和吸气末听到。

肺实变和胸腔积液

当肺段完全被液体充填进而阻止气体进入时就会造成肺实变。病变开始时的呼吸音和啰音也消失了。右心衰竭导致的体液积聚在胸膜腔中（胸腔积液）会出现一侧或双侧的呼吸音减弱或者消失，这主要是由于肺被积液挤压造成的。这些由于肺实变和胸腔积液使呼吸音减弱或消失的区域失去了共振能力并且叩诊呈浊音。叩诊呈浊音的区域可以是一侧或两侧肺，尤其是后基底段。

机体组织的表现

急性冠状动脉综合征的患者其机体组织的表现如下：

- 胫前凹陷性水肿、骶尾部水肿、腹壁和全身性水肿

水肿

水肿是大量液体积聚在机体组织间隙。它可以局限在一两个区域也可以广泛到全身，后者称为全身性水肿。

一些水肿经常见于右心衰竭。在液体潴留的早期，体重增加是体内液体含量增加的唯一表现。但是当心力衰竭加重时，大量的液体蓄积，造成了可见性的下肢水肿，尤其是胫前水肿、骶尾部水肿、腹壁水肿。水肿组织处的皮肤通常会紧绷发亮，当用手指按压水肿组织时会出现凹陷，并且此凹陷不会因为压力的撤除而消失。这种外周水肿的征象被称为"凹陷性水肿"。此种水肿要与炎症和外伤导致的非凹陷性水肿相鉴别。

危险分层

一旦病史和体格检查完善后，临床医生就应该可以比较准确地判断该患者是否为急性冠状动脉综合征。在单纯依赖心电图和心肌酶之前进行危险性评估是十分重要的，原因如下：①心电图是非诊断性的，②心肌酶无法检测或者患者需要被转移到一个特定的医疗机构。表 18-1 提供了一种评估疼痛是否为急性冠状动脉综合征的评估方法。在这一时刻，应该进行 12 导联心电图来评估是 ST 段抬高型心肌梗死（STEMI）还是非 ST 段抬高型心肌梗死（NSTEMI）。

12 导联心电图

做 12 导联心电图对于疑诊急性冠状动脉综合征的患者是至关重要的，如果心电图示相邻导联 ST 段抬高（见 17 章），则可诊断为 STEMI。如果 ST 段压低并且 T 波倒置，就更可能为 NSTEMI。但是，后壁的心肌梗死必须要在考虑之中。如果没有 ST 段改变，不稳定型心绞痛也是一个可考虑的诊断。直到心肌标志物结果出来后我们就可以判断患者到底是处于不稳定型心绞痛还是 NSTEMI 阶段。但是，了解 12 导联心电图的局限性可以帮助临床医生更加准确而自信地诊断急性冠状动脉综合征。

ST 段抬高的患者有 90% 以上是通过心肌酶标志物诊断为心肌梗死的。超过 25% 的非 ST 段抬高型心肌梗死（NSTEMI）和肌酸激酶同工酶（CK-MB）升高的患者发展成为 Q 波型心肌梗死，而 75% 的患者为非 Q 波型心肌梗死。有 1%～6% 的患者有正常心电图和胸痛症状但最终被诊断为 NSTEMI，而其中至少有 4% 的患者诊断为不稳定型心绞痛。

最初的心电图不具有诊断意义，观察连续的 12 导联心电图或者持续监测患者心电图的 ST 段偏移情况会帮助临床医生发现难以捕捉的心电图变化。这些都有助于确诊和选择合适的治疗计划。在诊断急性冠状动

脉综合征的过程中，观察 12 导联心电图的 ST 段变化对于一个有症状的患者至关重要，并且比通过疼痛诊断要准确。

心电图变化

不是所有胸痛的患者都有心脏的病变。实际上，只有 <10% 的拥有典型症状和体征的患者最终被诊断为急性冠状动脉综合征。前面的章节也讨论过，12 导联心电图对于半小时内的心肌缺血和损伤，急性心肌梗死的诊断有着极其重要的价值。心电图具有诊断意义的变化包括：T 波改变（心肌缺血），ST 段抬高或压低（心肌缺血或损伤）。

在急性心肌梗死接下来几个小时，连续的心电图监测将显示 T 波的变化和 ST 段抬高或压低的演变过程。ST 段抬高——心肌损伤的首要征象，只出现在少于 50% 的急性心肌梗死的患者中。病理性 Q 波预示着心肌坏死，但其并不是一开始就出现，而是在急性心肌梗死的数小时或更长时间后出现，梗死后 24～72h 时完全出现。因此，临床症状的评估和心电图上 ST 段、T 波的变化往往是院前阶段和入院后早期唯一可用的诊断资料。值得注意的是，在部分心肌梗死患者中，新发的左束支传导阻滞是心电图上的唯一变化，这种变化只能通过和之前的心电图对比来发现。

早期的 ST 段和 T 波改变在第 16、17 章中已经叙述过，下面就对这些常见的心肌梗死心电图变化进行总结。

ST 段抬高型心肌梗死（STEMI）

对于大多数 STEMI 患者，ST 段和 T 波的改变如下：
- 两个或以上相邻导联 ST 段抬高大于 0.1mV，出现在 J 点后 0.04s（一小格），T 波高尖
  - 前壁：Ⅰ、aVL、V₁～V₆ 导联
  - 下壁：Ⅱ、Ⅲ、aVF 导联

非 ST 段抬高型心肌梗死（NSTEMI）

对于大多数 NSTEMI 患者，ST 段和 T 波的改变如下：
- 两个或以上相邻导联 ST 段压低 0.1mV 以上，以及等电位、双相或倒置 T 波
  - 前壁：Ⅰ、aVL、V₁～V₆ 导联
  - 下壁：Ⅱ、Ⅲ、aVF 导联

心肌标志物

患者到达医院急诊室通常会常规进行血液化验，以检测从损伤或坏死心肌组织中释放入血的某些蛋白和心肌酶（心肌标志物）的水平是否异常增高。进行血液检查的另一个原因是大约 50% 的可疑 ACS 的胸痛患者，虽然其后确诊为心肌梗死，但从心电图上无法诊断，因此在这种情况下只有通过血液心肌标志物检查才能确诊。在送往医院的胸痛患者，仅有少于 20% 的患者在入院后即确诊为心肌梗死，因此，医师为确诊或排除心肌梗死，会每隔一定时间周期性对大多数可疑患者进行多次血清心肌标志物检测。

上述的心肌标志物包括以下几种：
- 肌红蛋白　肌红蛋白升高见于骨骼肌以及心肌的损害，该标志物的特异性差，尽管在 4～6h 其浓度可达到峰值，早于其他酶的达峰时间，但是不适于单独作为心肌梗死的诊断。由于特异性较差，肌红蛋白目前已经很少用于心肌梗死诊断（并非特意针对心脏）。
- 肌酸激酶同工酶（CK-MB）和肌红蛋白不同，肌酸激酶同工酶的升高主要发生于心肌坏死后，故更加特异。肌酸激酶同工酶分为三型：MM、BB、MB。脑和肾中主要包含 BB 型同工酶，骨骼肌中包含 MM 但是存在 1%～3%MB，心肌组织中既包括 MM 又包括 MB。剧烈运动，特别是对于经过训练的长跑者或职业运动员，可同时引起肌酸激酶（CK）和 CK-MB 总量的上升。虽然其他器官中也存在少量 CK-MB，在实际工作中 CK-MB 的上升即被认为是心肌梗死的结果（除外上述其他器官的外伤或手术造成的 CK-MB 水平上升）。特别是对于 STEMI 发病 4h 内到达医院的患者，准确的 CK-MB 水平可用于诊断心肌梗死。
- 然而，在心肌梗死发生 4h 后，心肌发生严重损伤，因此不推荐把 CK-MB 作为再灌注治疗时心肌梗死诊断的首要指标。值得注意的是，在心肌梗死发生后几天内的再梗死是一个例外。由于肌钙蛋白在心肌梗死后的 5～14 天均维持在一个较高水平，CK-MB 的突然升高可能是唯一一个提示再梗死发生的心肌标志物。
- 肌钙蛋白 T（cTnT）和肌钙蛋白 I（cTnI）这两种肌钙蛋白，和 CK-MB 一样，具有心肌特异性，但心肌损伤和心肌坏死同样能使肌钙蛋

白水平上升。肌钙蛋白复合物包括三个亚单位，调节钙离子介导的横纹肌收缩过程。它们包括与钙离子结合的 TnC，结合肌动蛋白和抑制肌动蛋白-肌球蛋白相互作用的 TnI，与原肌球蛋白结合，并将肌钙蛋白复合物与细丝相连的 TnT。

- 肌钙蛋白 T 和 I（cTnI 和 cTnT）具有心肌特异性，可以准确区分骨骼肌损伤和心肌损伤，目前被认为是诊断心肌梗死的优选的标志物。

如图 18-1 所示，肌红蛋白是 AMI 后升高的第一个血清标志物，其后升高的是肌钙蛋白和 CK-MB，每个临床实验室均有预设的 ACS 诊断水平，是基于测定方法的类型。因此临床医师解读这些结果时必须熟知所用的测定方法和设定的实验室参考值。因为 AMI 后，这些血清酶并不是立即达到诊断水平，以及测定需 20min 以上的时间，因此这些标志物在 AMI 后早期阶段对确诊没有很大帮助。然而，床旁心肌标志物即时检测技术的不断发展，使检测速度和准确度不断上升。

> 每一种心脏标志物的诊断水平取决于临床实验室的测定方法，因此任何心脏标志物没有"标准的"参考值。

诊断

临床医生已经收集了所有必要的信息做出诊断。由表 18-1，临床医生可以进一步对患者进行危险分层，同时更准确地将患者分类。

若 12 导联心电图具有诊断意义，那么患者就诊断为 STEMI；若心电图没有诊断意义，患者则为不稳定型心绞痛或 NSTEMI，需要进一步参考心肌损伤标志物的变化进行诊断；若心肌损伤标志物升高，则诊断为 NSTEMI；若不升高则诊断为不稳定型心绞痛。

本章总结

胸痛症状在临床中非常重要。详细的问诊和查体对于鉴别 ACS 的症状和体征非常重要，并且是避免误诊的基础。表 18-2 总结了这些重要的症状和体征。

熟悉 12 导联心电图的重要性和局限性，同时掌握心肌损伤标志物由心肌释放的时间，可以提高准确诊断 ACS 的能力。

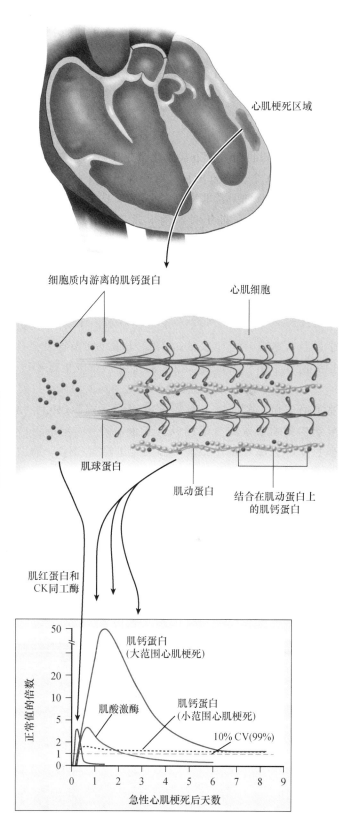

图 18-1　随着急性心肌梗死后时间变化，血清标志物的上升水平（Modified from Antman EM：Decision making with cardiac troponin tests. N Engl J Med 346：2079，2002 and Jaffe AS，Babiun L，Apple FS：Biomarkers in acute cardiac disease：The present and the future. J Am Coll Cardiol 48：1，2006.）

表 18-2 急性冠状动脉综合征的症状和体征

	症状	体征
神经系统	● 焦急 ● 忧虑 ● 极度疲劳和虚弱 ● 躁动，激动，濒死感（感觉厄运来临）常见	● 清醒而定向力正常 ● 烦躁不安 ● 焦急 ● 忧虑
心血管系统	● 胸痛 ● 频发心悸（或心脏突突跳）	● 心音遥远 ● 舒张音早期第三心音（左心室功能不全） ● 舒张音晚期第四心音（无诊断意义） ● 心包摩擦音
呼吸系统	● 呼吸困难 ● 窒息 ● 咳嗽	● 正常或困难 ● 快而浅 ● 湿啰音（肺泡积液） ● 干啰音（支气管分泌物增多） ● 喘息 ● 胸腔积液
消化系统	● 恶心 ● 食欲不振	● 呕吐
生命体征		**脉搏：** ● 通常较快，>100 次/分（心动过速），60~100 次/分（正常），<60 次/分（心动过缓） ● 脉律可稳可不稳 ● 有力脉搏可以是正常、强壮、饱满的，如果是低血压或者休克的患者，脉搏可以是虚弱的 **呼吸：** ● >20 次/分（呼吸急促），16~20 次/分（正常） ● 呼吸可稳可不稳 ● 呼吸深度可以是正常、浅、深 ● 吃力和杂音或喘息 ● 如果出现严重的肺水肿表明心肌功能损伤明显 **血压：** ● 可正常，升高（>140mmHg），或降低（<90mmHg），或者休克
皮肤		● 苍白 ● 湿冷 ● 出汗 ● 发绀 ● 毛细血管充盈
静脉系统		● 正常 ● 轻度扩张（左心衰竭和轻度右心衰竭） ● 显著的扩张和搏动（严重的右心衰竭） ● 塌陷（低血压或休克）
身体组织		● 凹陷性胫前水肿 ● 骶尾部水肿 ● 腹壁水肿 ● 全身水肿

本章回顾

1. 下面哪项在避免无法识别心肌梗死时发挥最大作用的？
   A. 心电图的准确解释
   B. 硝酸甘油的早期应用
   C. 心脏标志物的快速识别
   D. 急性冠状动脉综合征的症状和体征

2. 目前没有胸痛但有其他相关 ACS 症状和体征的急性冠状动脉综合征患者是？
   A. 稳定型心绞痛
   B. 静息心肌梗死
   C. 没有心脏病的发作
   D. 不稳定型心绞痛

3. 引起急性冠状动脉综合征症状和体征的原因是？
   A. 心脏标志物升高
   B. 缺氧
   C. 交感神经兴奋
   D. 休克

4. 急性冠状动脉综合征患者的胸痛最多被描述为？
   A. 沉重的压迫感
   B. 疼痛持续<1min
   C. 触碰时产生疼痛
   D. 吸气时加重

5. 左心衰竭的第一个明显的症状通常是？
   A. 胸痛
   B. 咳嗽
   C. 劳力性呼吸困难（DOE）
   D. 端坐呼吸

6. 急性冠状动脉综合征的患者皮肤表现是？
   A. 发绀 出汗 干燥
   B. 发绀 温暖 湿润
   C. 苍白 凉 湿冷
   D. 苍白 温暖 干燥

7. 如果发生急性心肌梗死左心功能不全，该患者的心音最可能是？
   A. 心脏摩擦音
   B. 第一心音有分裂音
   C. 舒张早期第三心音
   D. 舒张晚期第四心音

8. 全身水肿广义上被称为？
   A. 全身水肿
   B. 全身大部分水肿
   C. 骶尾部水肿
   D. 胫前水肿

9. 一个患者激动时会出现呼吸困难，喘息，咳嗽带有血痰。生命体征如下：正常脉搏 104 次/分，呼吸浅，24 次/分，血压为 160/90mmHg。颈静脉扩张，第三心音有杂音。这个患者最可能患有？
   A. 心源性休克
   B. 左心衰竭
   C. 右心衰竭
   D. 无并发症的急性心肌梗死

10. 在非 ST 段抬高型心肌梗死的诊断中，12 导联心电图不具有诊断意义，它的诊断依据是？
   A. 心脏标志物
   B. 心电图的变化
   C. 病史
   D. 病史和心肌标志物

（王永亮　译）

19 急性冠状动脉综合征的治疗

【目的】 当完成本章节时，读者应该能够掌握以下内容：

1. 列举并描述 ACS 治疗的基本目标。

2. 列举并描述急性心肌梗死治疗中分秒必争的目标。

3. 列举并描述急救服务和急诊治疗在限制心肌缺血时间上发挥的作用。

4. 列举并描述 ST 段抬高型心肌梗死治疗的两大基本目标。

5. 识别急性心肌梗死抗血栓治疗中所用药物类型、作用。

6. 列举并描述介入性冠状动脉血管再通的不同方法。

7. 比较 STEMI 溶栓治疗和经皮冠状动脉介入治疗（PCI）的获益与风险。

8. 描述并讨论以下急性心肌梗死处理的原则：

   - 对胸痛患者的初始评估和治疗
   - ACS 初步治疗
   - 再灌注治疗：STEMI 方案
   - 心力衰竭（CHF）治疗
   - 心源性休克治疗

9. 通过列表，讨论对患者是否适合溶栓治疗。

10. 识别溶栓治疗药物应用绝对禁忌证。

急性冠状动脉综合征的治疗目标

时间就是一切，一旦患者高度可疑罹患 ACS，诊断和治疗应该同时开始。诊断第一步是判断患者是 ST 段抬高型心肌梗死（STEMI）还是不稳定型心绞痛/非 ST 段抬高型心肌梗死（NSTEMI）。无论最终诊断如何，初步治疗包括纠正缺血、阻止疾病发展或有适应证时进行再灌注治疗，以限制进一步缺血损伤（见图 19-1）。随着时间一分一秒过去，缺血损伤在不断加重，不同治疗的潜在受益均在不断降低，因此，为实现无论哪一个初步治疗目标都应争分夺秒。正因如此，为使 ACS 患者最大化受益，医疗系统治疗目标的设定具有严格的时间要求（见图 19-2），心肌处于缺血状态的总时间应被限制在 120min 内。具体措施如下。

急诊医疗服务（EMS）运输：

- 使用院前 12 导联心电监护
- 考虑使用院前溶栓药物
- 若患者被 EMS 人员初步诊断为 STEMI，且从转运到球囊扩张时间＜90min，应直接送往可以进行经皮冠状动脉介入治疗（PCI）的医院
- 若患者被 EMS 急救人员初步诊断为 STEMI，且从入院到溶栓时间＜30min，可直接送往不能进行 PCI 的医院

患者转诊：

- 如果患者来到一所无法进行 PCI 的医院，从进门到溶栓时间应在 30min 之内
- 如果患者来到一所可以进行 PCI 的医院，从进门到球囊扩张时间应在 90min 之内
- 如果患者来到一所无法进行 PCI 的医院，在下列情况下宜急诊转诊至另一所可以进行介入治疗的医院：
  - 存在溶栓禁忌
  - 到达首诊医院的 90min 内可以开始进行 PCI
  - 溶栓治疗不成功（如挽救性 PCI）

在达成目标中 EMS 的作用

院前 ECG

STEMI 患者越早被发现，治疗就能越早开展，因此，12 导联心电图对于辅助诊断必不可少，越快越好。目前的心电监护和除颤仪就可以完成 12 导联心电图，进入识别 ST 段改变的流程，提示心肌缺血和损伤。研究证明，EMS 医务人员可准确判读并依据心电图将患者送至相应医院。基于最先进的移动通讯技术，EMS 医务人员还可以将心电图发送给接受医院，以便解读和核实。院前 STEMI 治疗主要经过以下步骤：

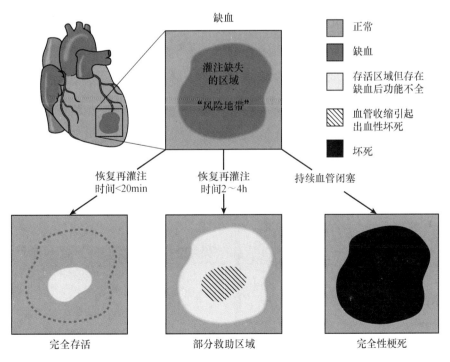

图 19-1　源于再灌注的心肌救助（From Libby P，Bonow RO，Mann DL，et al：Braunwald's heart disease，ed 8，Philadelphia，Saunders，2008.）

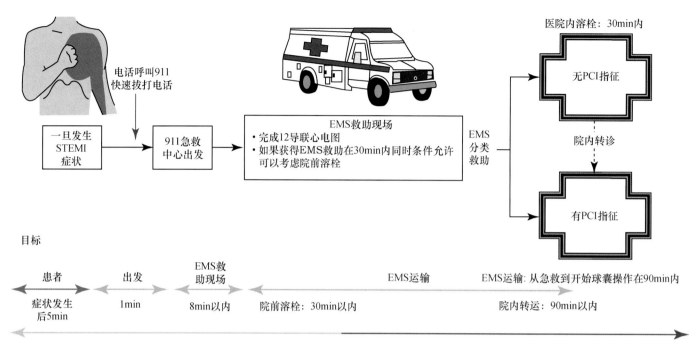

图 19-2 再灌注治疗目标（Antnam, et al: 2007 Focused Update of the ACC/AHA 2004 Guidelines for the Management of Patients with ST Elevation Myocardial Infarction. Circulation 2008; 117; 296—329.）

- 测量心电图并参照标准（医疗人员可能选择 A 或 B 其中之一）
- 标准 A：下壁导联 ST 段抬高≥1mm，胸前导联 ST 段抬高≥1mm
- 标准 B：下壁导联 ST 段抬高≥1mm，胸前导联 ST 段抬高≥2mm
- 如果达到以上标准，将患者转送至最近的治疗机构，可以实行介入的医院应优先选择

  a. 若前往的医院可行介入治疗，应以最快速度告之该医院此患者的病情，以便介入专科医生和相关医师尽快到位

  b. 若前往的医院无法介入治疗，应以最快速度告之该医院，保证急诊科在救护车到达的第一时间能够尽快开始溶栓治疗

对胸前导联而言，应用标准 A 可比标准 B 更加敏感地诊断 STEMI，但也有证据表明，除了 STEMI 亦存在其他因素导致胸前导联 ST 段抬高 1mm，因此，应用标准 A 存在一定的误报警可能。无论怎样，随着急救质量的改进与监测，二者都可以用于院前 STEMI 急救。

院前静脉溶栓

早期再灌注是 STEMI 的治疗目标。基于从进门到溶栓时间控制在 30min 之内的治疗理念，计时应该从第一张诊断性心电图报告算起。这一点尤其具有可操作性，因为在某些情况下，转送至非介入性医院的时间已经超过 30min 和转送至可介入医院的时间已经超过 90min，研究表明在这两种情况下宜由 EMS 医疗人员注射第一次溶栓药物。

STEMI 急救系统设计

想设计出一个预先包括各种变化因素，同时能够达到争分夺秒的目的且能够把患者迅速转至专门治疗结构的 STEMI 急救系统可能会是看起来希望渺茫的一件事。这样一个系统对 EMS 急救人员提出综合能力的要求：发现可疑 STEMI 患者、做心电图、判读心电图或将其发送至其他机构判读并确认、根据病情进行相应的治疗，与此同时把患者送往最适合其病情的医院。在很多情况下，最适合该患者病情的医院往往不是最近的一家，而是符合系统计划但距离较远的一家医院。

实现目标中急诊室的作用

急诊科治疗

以可疑 ACS 主诉就诊的患者，急诊医生应优先诊治并立即将其送往专设检查室进行进一步体检。在抵达急诊室的 10min 内应完成 12 导联心电图。

心电图解读

12 导联心电图一旦完成，应由年资较高的医生在 10min

内尽快评估，继而决定患者是否符合再灌注治疗指征。

决定相应治疗方案

在大多数情况下，患者进行哪一种具体再灌注治疗方法取决于所就诊医疗机构和人员的专业水准，但是一般而言，这个治疗方案的选择被由多学科医学专家和医院管理层指定的现行政策预先决定。现行政策正是为了减少时间延误而预先规定一系列常规、流程，而多学科专家组则保证此过程的诊疗质量不断提升，严格达到时间要求。

ST 段抬高型心肌梗死的治疗目标

急性心肌梗死首要治疗目标是：①阻止血栓形成；②溶解已形成血栓；③梗阻冠状动脉再通。如前所述，阻止血栓形成或溶解已存在血栓应该在到达急诊室 30min 内开始。第三目标即冠状动脉再通，包括经皮腔内冠状动脉成形术（PTCA）或冠状动脉支架置入术，此二者统称为经皮冠状动脉介入治疗（PCI），应该在患者到急诊科（ED）后第一时间进行，时间是 90min 之内。急性心肌梗死治疗的以上三个治疗目标及具体治疗细则如下。

目标一：

使用以下药物可防止原发血栓进一步增大或新血栓的形成（表 19-1）。

抗血小板药，如阿司匹林，阿司匹林抑制血栓素 A_2（TXA_2）的形成及其从血小板释放，进而阻碍血小板聚集，但此药无法阻碍血小板黏附于动脉壁破损处的胶原纤维。

抗凝药，如低分子肝素或普通肝素，阻止凝血酶原向凝血酶的转化，进而抑制凝血酶对纤维蛋白原的活性，以此阻断纤维蛋白原转化为交联纤维蛋白。

血小板膜糖蛋白 Ⅱ b/Ⅲ a（GP Ⅱ b/Ⅲ a）受体拮抗剂，如阿昔单抗、埃替非巴肽，该类药阻碍处于激活状态的 GP Ⅱ b/Ⅲ a 受体与纤维蛋白原结合，因此抑制血小板的黏附和聚集以及血栓进一步形成。

噻吩并吡啶类，如氯吡格雷，可通过一条异于阿司匹林的途径减少血小板的聚集。

目标 2：

使用纤溶药物溶解或裂解既有血栓，如阿替普酶（组织型纤溶酶原激活物，t-PA）、瑞替普酶（r-PA）、替奈普酶（TNK-tPA），该类药物将正常存在于血液中的纤溶酶原转化为用于溶解血栓内纤维蛋白的纤溶酶，进而将血栓裂解为碎片。

或者

通过一种或多种基于导管的经皮冠状动脉介入治疗，机械性扩大受累血管狭窄部分的管腔。

- **经皮腔内冠状动脉成形术（PTCA）**（图 19-3）头端带有球囊的导管置入闭塞或者狭窄的冠状动脉，通过球囊的扩张从而导致斑块撕裂和管腔扩张。这个操作，即球囊血管成形术，是冠状动脉闭塞最常用的有创治疗手段。此后常常置入冠状动脉支架。
- **冠状动脉支架**（图 19-4）顺着导丝将柱状导管置于闭塞或狭窄的冠状动脉处，通过冠状动脉球囊的扩张使其尽量与管腔贴合。支架通常单独应用或在

表 19-1　急性心肌梗死治疗的抗血栓药物

药物类型	药理作用	药名
抗血小板药	血栓环烷 A_2 转换酶抑制剂，由血小板释放，抑制血小板聚集	阿司匹林　氯吡格雷（波立维）
抗凝药	通过抑制纤维蛋白原凝血酶而阻止纤维蛋白原转化为纤维蛋白	低分子肝素如依诺肝素，普通肝素
血小板表面膜糖蛋白 Ⅱ b/Ⅲ a（GP Ⅱ b/Ⅲ a）受体抑制剂	通过阻断 GP Ⅱ b/Ⅲ a 受体，抑制血小板聚集、黏附	阿昔单抗、埃替非巴肽
溶栓药	纤维蛋白溶酶原转换为纤溶酶，进而溶解纤维蛋白与血小板聚集	阿替普酶（tPA），瑞替普酶（rPA），替奈普酶（TNK-tPA）
噻吩并吡啶类	抑制血小板上的腺苷三磷酸（ATP）受体，从而减少血小板聚集	氯吡格雷（波利维）

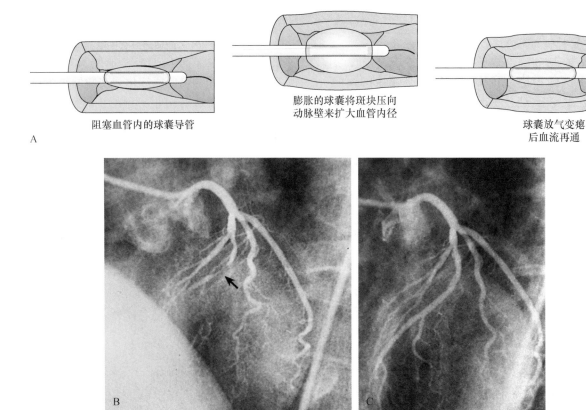

阻塞血管内的球囊导管　　　　膨胀的球囊将斑块压向　　　　球囊放气变瘪
　　　　　　　　　　　　　动脉壁来扩大血管内径　　　　后血流再通

A

B　　　　　　　　　　　　　　　C

图 19-3　经皮冠状动脉成形术（From LaFleur Brooks：Exploring medical language：a student-directed approach，ed 7，St Louis，Mosby，2009．）

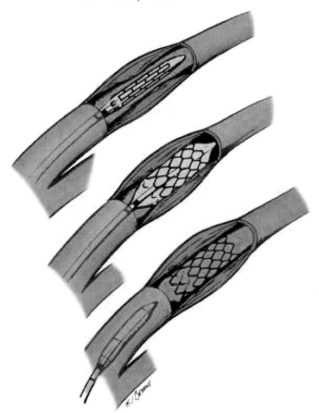

图 19-4　支架置入术（From Bevans M，McLimore E：Intracoronary stents：a new approach to coronary artery dilatation． J Cardiovasc Nurs 7（1）：34-49，1992．）

球囊扩张术后应用。它表面覆盖有防止再狭窄的物质（药物涂层支架）。

- **定向动脉硬化斑块清除术（DCA）** 通过置入狭窄或闭塞冠状动脉的导管，清除非钙化血栓
- **冠状动脉内旋磨术**　通过旋转切割的方法清除钙化血栓

急诊心肌梗死的起初 4～6h 出现以下情况需要考虑冠状动脉旁路移植术（CABG）：

- 闭塞冠状动脉经上述经皮冠状动脉介入术再灌注失败，并且患者血流动力学不稳定的情况下，或术后仍旧持续心前区疼痛
- 患者存在经皮冠状动脉介入术的禁忌证
- 多支血管受累

再灌注治疗：介入治疗 *vs.* 溶栓治疗

无论溶栓治疗还是介入治疗，一旦患者被诊断符合再灌注治疗的适应证，就应当尽快收治住院。从疼痛开始计时。再灌注的治疗方案取决于当地及区域资源。治疗方案的决定可以根据以下步骤进行：

步骤 1：评估发病时间及危险因素

- 症状起始时间
- STEMI 分级的确立
- 考虑患者是否符合溶栓治疗适应证（框图 19-1）
- 将患者转移到技术成熟的介入治疗手术室所需时间

步骤 2：决定溶栓治疗还是 PCI

初次经皮冠状动脉介入治疗通常适用于：

- PCI 设备齐全*
- STEMI 高危患者
  - 心源性休克
- 溶栓治疗禁忌证，包括增加出血风险，颅内出血
- 晚期表现
  - 症状出现 3h 以上
- STEMI 诊断不明确

溶栓治疗通常适用于：

- 手术室正在被使用
- 介入治疗困难
- 缺少完善的 PCI 设备+
- 转运到具备熟练 PCI 机构的时间过长，导致患者"就诊到球囊扩张时间"超过 90min

急性 ST 段抬高型心肌梗死的治疗*

在详细病史及体格检查前，对可疑急性心肌梗死的患者应立即予以急诊护理治疗。紧急处置包括：

1. 有指征者应吸氧。
2. 抗心律失常治疗。
3. 减轻胸痛（硝酸甘油、硫酸吗啡），恐惧、焦虑（地西泮、劳拉西泮），恶心、呕吐（盐酸异丙嗪、昂丹司琼）。
4. 最大剂量的血管扩张剂——增加冠状动脉灌注（硝酸甘油）。
5. 防止进一步的血栓形成：
   抗血小板药（阿司匹林）
   抗凝药（低分子肝素或未分离的肝素）
   血小板膜糖蛋白 Ⅱb/Ⅲa（GP Ⅱb/Ⅲa）受体抑制剂（阿西单抗、艾替非巴肽）
6. 再灌注治疗。

* 此部分急性心肌梗死的治疗方案根据 2007 年对 2004 年版 ACC/AHA ST 段抬高型心肌梗死指南的更新：A report of the American college of Cardiology/ American Heart Association task Force on Practice Guidelines Circulation 2008；117；296-329

+完善的 PCI 设施指一个每年实施超过 200 台介入手术并且介入医师每年实施超过 75 台介入手术的医疗机构。

非 ST 段抬高型心肌梗死的治疗

无 ST 段抬高并不代表没有急性心肌梗死的可能已在之前的章节进行了讨论。非 ST 段抬高或 ST 段下降

框图 19-1 溶栓治疗适应证检查表

早期患者评估			病史		
是	否		是	否	
☐	☐	胸痛持续时间＞15min 但＜12h	☐	☐	近期（6 周内）大手术（如颅内或脊柱内手术），产科分娩，器官活检，或难以压迫止血的血管穿刺
☐	☐	高血压：收缩压＞180mmHg	☐	☐	近 6 个月内明确的头颅和面部创伤
☐	☐	舒张压＞110mmHg	☐	☐	妊娠女性
☐	☐	左右上肢的收缩压相差超过 15mmHg（怀疑主动脉瘤）	☐	☐	继发于严重肝病或肾病以及抗凝药物的凝血功能缺陷
☐	☐	出现充血性心力衰竭的症状及体征	☐	☐	超过 10min 的心肺复苏（CPR）
		出现心源性休克的症状及体征	☐	☐	任何可能发生出血的其他情况，特别是由于出血部位特殊导致难以处理
☐	☐	12 导联心电图可见显著的 ST-T 改变	☐	☐	脑血管病，包括脑血管意外（CVA）、癫痫、脑血管瘤、颅内占位病变、动静脉（AV）畸形
☐	☐	估计到达急诊室的时间	☐	☐	怀疑主动脉夹层或已知的主动脉瘤

的心肌梗死可能是后壁心肌梗死。所以，12 导联心电图可能表现正常或不能诊断。针对所有可能的诊断所需要做的检查相当复杂，简要概述成相关治疗流程图。临床医生需要与心脏病专家共同合作，对那些不符合 STEMI 诊断标准的患者制订诊疗方案。在急诊室里，应尽早向心脏病专家征求意见。

大体来说，非 ST 段抬高型心肌梗死的治疗包括心脏病咨询，具有危险因素的患者合理入院治疗和一系列的检查，后者包括心肌标志物、反复 12 导联心电图、心脏成像（如超声心动图、导管造影和心脏负荷试验）。

> **作者注** 非 ST 段抬高型心肌梗死患者初步稳定后的治疗方案在广度与深度上可能远超过本章节的叙述。

急性冠状动脉综合征的治疗策略

以下治疗策略均依据最新文献，并得到相关作者认可，但美国州与州之间、地区及各地的指南均有出入，所以所有的治疗策略均应适用于地区实际医疗活动，得到药物监控机构允许，并与医学专家及专业机构进行磋商后加以调整。

另外，尽管所有治疗策略都是按顺序排列的，但在实际工作中可能同时发生，所以可能所有的治疗策略须同时实施，而没有必要逐个应用。

A. 对胸痛患者进行初步评估及治疗

院前 / 急诊

1. 鼻导管吸氧，速度为 4L/min，当患者出现呼吸窘迫症状或氧饱和度 ＜94％ 时需要吸入纯氧。

2. 通过生命体征快速评估患者循环状况，并评估患者意识状况、需要的设备支持及周围环境情况。

3. 检测心电图，发现明显的心律失常。

4. 生理盐水或 5％ 右旋糖酐开通静脉通路，方便输注药物。

5. 在以上操作过程中，应获取简短病史及进行体格检查，以明确患者胸痛原因。

6. 获取 12 导联心电图（如有必要可以增加 V_{4R} 导联），如果有可能，还可以将心电图或计算机处理后的心电图分析发送给上级医院得到更专业的分析。

- 决定是否为

  - 正常心电图
  - 无诊断的心电图
  - ST 段压低
  - ST 段抬高型心肌梗死（标准 A）

评估心电图，如果出现下述心电图改变，可以诊断为急性心肌梗死：

- 在两个或更多相邻导联上出现 ST 段抬高 ≥1mm（提示急性前壁、侧壁、下壁或右室心肌梗死）
- 在两个或更多相邻导联上出现 ST 段压低 ≥1mm（提示急性后壁心肌梗死）
- 新出现的或考虑为新出现的左束支传导阻滞可以诊断为急性心肌梗死

B. 可疑急性冠状动脉综合征的治疗

1. 口服阿司匹林 162mg 或 325mg。

2. 胸痛持续不缓解：

- 如果患者收缩压 ≥100mmHg，舌下含服或喷雾硝酸甘油 0.4mg。患者坐位或平卧。如果患者未出现低血压，可每 5min 再次口服硝酸甘油，总量不能超过 3 片或喷 3 次以上。

并且

如果连续应用 3 次硝酸甘油后不起效或疼痛加重，应该：缓慢静脉推注 2～4mg 硫酸吗啡，注射时间大于 3～5min，如果必要的话，5～10min 内重复一次，总剂量达到 10～20mg。

3. 开始以 5μg/min 的速度静脉滴注硝酸甘油，给药速度为每 5～10min 增加 5μg/min 直到出现以下情况，这些情况下维持现有静脉滴注速度，不再增加：

- 胸痛缓解
- 血压正常的患者，平均动脉压下降 10％
- 高血压患者，平均动脉压下降 30％

任何时候，如果平均动脉压下降到低于 80mmHg 或收缩压下降到低于 90mmHg：

- 减慢或暂时停止静脉滴注硝酸甘油的速度

> 静脉滴注硝酸甘油应该用一个输液泵以确保很好地控制剂量，避免剂量过大导致低血压。

4. 如果患者焦虑不安，但没有或只有很轻的疼痛症状，可以考虑给予抗焦虑药：

- 缓慢静脉注射地西泮 2.5～5mg 或劳拉西泮（氯羟去甲安定）0.5～1mg

5. 如果有恶心或呕吐症状：

- 静脉注射昂当司琼 4mg 或盐酸异丙嗪 12.5～ 25mg

6. 如果证实了是 STEMI：

马上完成 B 部分，进行再灌注治疗（STEMI 治疗方案）

7. 如果一开始或任何时候出现心律失常，慢性心力衰竭或心源性休克：

- 见第 10 章，临床意义和心律失常的治疗
- C 部分，充血性心力衰竭的诊疗措施
- D 部分，心源性休克的诊疗措施

C. 再灌注治疗：STEMI 治疗方案

1. 一旦得到的 12 导联心电图符合 STEMI 诊断标准，马上决定最合适的再灌注治疗。

2. 如果冠状动脉介入治疗（PCI）能在 90min 内完成，首选 PCI

急诊 PCI

急诊室

1. 注射抗凝药如低分子肝素（依诺肝素）或普通肝素。

- 静脉注射依诺肝素 30mg，15min 后皮下注射 1mg/kg 的依诺肝素

或者 注射 60U/kg 的普通肝素（体重≥70kg 的患者最大剂量是 4000 U），接下来以 12U/（kg·h）的速度静脉滴注普通肝素（体重≥70kg 的患者最大剂量是 1000U/h），将 APTT 维持在 50～70s。

2. 75 岁以下有广泛前壁心肌梗死且出血风险小的患者考虑给予血小板膜糖蛋白Ⅱb/Ⅲa（GPⅡb/Ⅲa）受体拮抗剂。

- 静脉注射阿昔单抗 0.5mg/（kg·min），然后以 0.125μg/（kg·min）的速度静脉滴注阿昔单抗。

或静脉注射依替巴肽 180μg/kg，然后以 2μg/（kg·min）的速度静脉滴注依替巴肽。

3. 迅速将患者转移至导管室。

如果不能在 90min 内实行冠状动脉介入治疗：

1. 判断患者是否符合溶栓治疗的适应证（参考表 19-1）。

2. 判断是否有任何溶栓的绝对禁忌证（表 19-2）。

3. 开始溶栓治疗。

框图 19-2　急性心肌梗死患者溶栓治疗的禁忌证和注意事项

绝对禁忌证

- 体内有活动性出血（如：胃肠道或泌尿生殖道）；除外月经
- 以前有过颅内出血史
- 3 个月内，有过重大的头、面部闭合性创伤史
- 3 个月内有过缺血性脑卒中
- 最近有过颅内或椎管内手术或创伤史
- 发现有颅内肿瘤、动静脉畸形或脑的动脉瘤
- 怀疑主动脉夹层

相对禁忌证

- 最近有过无法压迫的血管的穿刺
- 易出血体质
- 链激酶/阿尼普酶：先前暴露（5 天多以前）或先前有过过敏反应
- 外伤性或过长的（＞10min）心肺复苏
- 大手术（＜3 周）
- 现在正服用口服抗凝药（如：华法林钠）且 INR≥2～3
- 最近（2～4 周内）有胃肠道、泌尿生殖道或其他内出血史
- 活动性消化性溃疡
- 慢性、重度、控制不好的高血压史
- 目前有严重控制不佳的高血压（收缩压＞180mmHg 或舒张压＞110mmHg）
- ＞3 个月前，有过缺血性脑血管事件发生，痴呆，或已知的不在禁忌证范围内的颅内病变
- 妊娠

溶栓

急诊

如果确诊为急性心肌梗死且没有溶栓禁忌证时可以实行此项治疗：

1. 注射溶栓药。

- 静脉注射 10U 瑞替普酶，推药时间超过 2min。30min 后再重复给药

或

- 静脉注射 30～50mg 替奈普酶，推药时间超过 5s。给药剂量是根据患者的体重计算的，可参考表 19-2

2. 给抗凝药，比如低分子肝素或普通肝素。

- 静脉注射 30mg 依诺肝素，15min 后按 1mg/kg 的剂量皮下注射依诺肝素

或

- 静脉注射 60 U/kg 的普通肝素（体重≥70kg 的患者最大给药剂量为 4000U），然后以 12U/（kg·h）的速度静脉滴注普通肝素（体重＞70kg 患者的最大给药剂量为 4000U），将活化部分凝血酶原时间（APTT）维持在 50～70s。

表 19-2　替奈普酶 (TNK-tPA) 用量表

患者体重	<60kg	60～70kg	70～80kg	80～90kg	≥90kg
TNK-tPA (mg)	30mg	35mg	40mg	45mg	50mg
剂量 (ml)	6ml	7ml	8ml	9ml	10ml

3. 有广泛前壁心肌梗死且出血风险小的年龄<75 岁的患者可以考虑给血小板膜糖蛋白Ⅱb/Ⅲa (GPⅡb/Ⅲa) 受体拮抗剂 (GPI)。

- 静脉注射阿昔单抗 0.25mg/kg。然后，以 0.125μg/(kg·min) 的速度静脉滴注阿昔单抗

或

- 静脉注射依替巴肽 (埃替非巴肽) 180μg/kg。然后，以 2μg/(kg·min) 的速度静脉滴注埃替非巴肽

作者注　如果血小板膜糖蛋白Ⅱb/Ⅲa (GPⅡb/Ⅲa) 受体拮抗剂和纤溶药同时使用，纤溶药的剂量需要减到上面提到剂量的一半左右 (例如：瑞替普酶开始的静脉注射剂量为 5U；替奈普酶的开始静脉注射剂量为 15～25mg)。

注意：给予了上面提到的任何药以后，密切监测患者有无出血。

D. 充血性心力衰竭的诊疗措施

入院前/急诊

如果患者有继发于左心衰竭的充血性心力衰竭的症状和体征：

1. 如果可能的话，在安抚患者、松解其紧身衣物的同时，使患者保持半坐位或立位。

2. 开放呼吸道，高浓度氧气吸入使其血氧饱和度维持在 94%～98%。

3. 重新评估患者的生命体征，包括呼吸和循环情况。

4. 如果患者收缩压≥100mmHg，给予血管扩张药以降低肺的充血水肿。

- 舌下含服或口腔吸入 0.4mg 硝酸甘油，必要的话每 5～10min 重复一次。

和 (或)

以 10～20μg/min 的速度静脉滴注硝酸甘油，每 5～10min 静脉滴注速度可增加 10～20μg/min，直到充血性心力衰竭的症状和体征改善或达到了 400μg/min 的最大剂量。

任何时候，只要平均动脉压下降到 80mmHg 以下或收缩压下降到 90mmHg 以下：

减慢或暂时停止静脉滴注硝酸甘油。

静脉滴注硝酸甘油应该用一个输液泵来确保很好地控制剂量，避免剂量过大导致低血压。

5. 开始持续呼吸道正压通气 (CPAP) (框图 19-3)。

6. 考虑使用血管紧张素转化酶抑制剂 (ACE)：

舌下含服卡托普利 6.25～12.5mg

7. 如果有容量负荷过大的体征，如外周明显水肿，考虑迅速给予利尿剂以减少肺水肿。

- 缓慢静脉注射 20～40mg 呋塞米 (0.25～0.50mg/kg)，静脉注射时间在 4～5min。

在治疗急性充血性心力衰竭过程中，利尿剂使用是存在争议的。需要结合患者的容量负荷以及肾功能和重要的离子水平 (如钠、钾) 来决定是否使用。

E. 心源性休克的诊疗措施

入院前/急诊

1. 评估患者的循环状态和生命体征，包括意识水平。必要且情况允许时，再次评估。

2. 以下情况可给予血管收缩药 (去甲肾上腺素) 或肌肉收缩/血管收缩药 (多巴胺)：

如果收缩压低于 70mmHg：

- 以 0.5～1.0μg/min 的初始速度静脉滴注去甲肾上腺素，调整给药速度将收缩压升高至 70～100mmHg，最大给药速度可到 30μg/min

注：这种情况下，可用静脉滴注多巴胺代替去甲肾上腺素。

收缩压在 70～100mmHg 且有休克的症状或体征：

- 以 2.5～5.0μg/min 的初始速度静脉滴注多巴胺，调整给药速度以提高心排血量、升高或维持收缩压在正常的低限，最大给药速度可到 20μg/(kg·min)。

收缩压在 70～100mmHg，没有休克的症状或体征：

- 以 2～5μg/(kg·min) 的初始速度静脉滴注多巴酚丁胺，调整给药速度将收缩压维持在正常的低限，最大给药速度可到 20μg/(kg·min)。

作者注 给血管收缩药时，为了使收缩压处于确定范围必须不断地监测收缩压。如果收缩压超过100mmHg，需降低这类药的给药速度；如果收缩压降到了90mmHg以下，需提高给药速度。

急诊

如果这些治疗方案都实施了，但心源性休克仍在进展，像主动脉内球囊反搏（IABP）这种用来增加血液循环的装置就要考虑使用了。

框图 19-3 CPAP 实施的简要方案

持续呼吸道正压通气（CPAP）已经证实能迅速改善患者的生命体征、气体交换、呼吸运动，降低呼吸困难程度。对于因为哮喘、慢性阻塞性肺疾病（COPD）、肺水肿、充血性心力衰竭和肺炎导致气短的患者，CPAP 能减少他们气管内插管的需要。CPAP 能通过降低前、后负荷来改善充血性心力衰竭患者的血流动力学。

指征：

任何患者有非创伤导致的气短和以下情况之一时：

a. 意识清醒且能配合

b. 12 岁以上且能带上 CPAP 的面罩

c. 有能力维持呼吸道的开放（昏迷指数＞10）

d. 收缩压＞90mmHg

e. 症状与体征和哮喘、COPD、肺水肿、充血性心力衰竭、肺炎的严重情况相一致

禁忌证：

1. 患者呼吸暂停

2. 怀疑患者有气胸

3. 患者已行气管切开

4. 患者有呕吐症状

注意：

如果患者出现以下情况，需谨慎：

既往无创通气失败

a. 恶心、呕吐的症状

b. 呼吸功能不全

步骤：

1. 给患者解释实行 CPAP 的过程

2. 确保通气装置有足够的氧供

3. 给患者接上持续脉氧和心电监护

4. 将输送装置盖在口鼻上，开始先用 5cm 水柱的压力进行呼吸末正压通气（PEEP），压力不要超过 20cm 水柱

5. 检查有无漏气

6. 至少每 5min 检测一次生命体征。CPAP 能导致血压下降。呼吸窘迫程度最敏感的指标是意识水平

7. 如果呼吸状态恶化，去除此装置，考虑用球囊-活瓣面罩

（BVM）进行正压通气或直接气管插管

撤除此装置的步骤：

1. CPAP 治疗应该持续进行，直到患者不能耐受面罩或正处于呼吸衰竭才撤除

特别提醒：

1. 对 EMS 患者，直到其他医疗装置都准备好了才撤掉 CPAP

2. 多数患者在 5～10min 内改善。如果 5～10min 还未改善，考虑间断正压通气

3. 观察患者是否有胃扩张。让患者用鼻呼吸以避免将气体咽下

4. 硝酸甘油静滴比喷雾好，能避免药物进入机器中。如果已经用了硝酸甘油片，尽可能减少 CPAP 的中断

5. 可能是拒绝有创抢救（DNR/DNI）患者可选择的一个治疗措施

6. 对使用 CPAP 的患者有焦虑症状时，可考虑给安定，但是要注意，因为安定能导致呼吸抑制

急性冠状动脉综合征处理流程

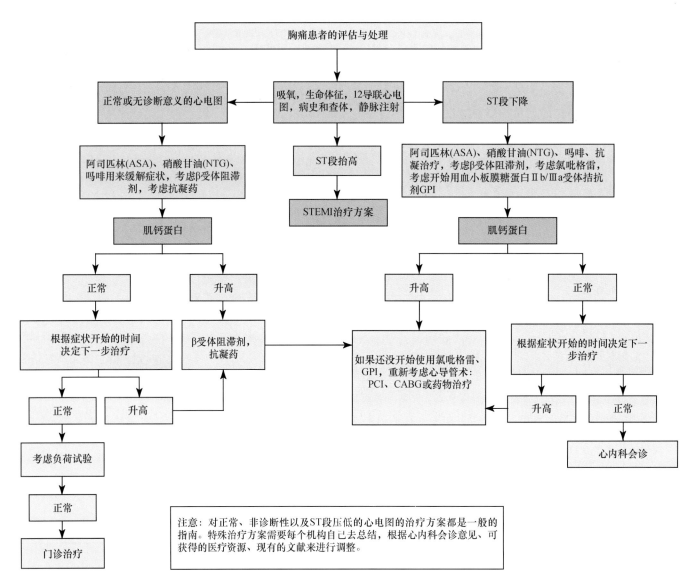

图 19-5 胸痛患者的初始评估与诊疗措施

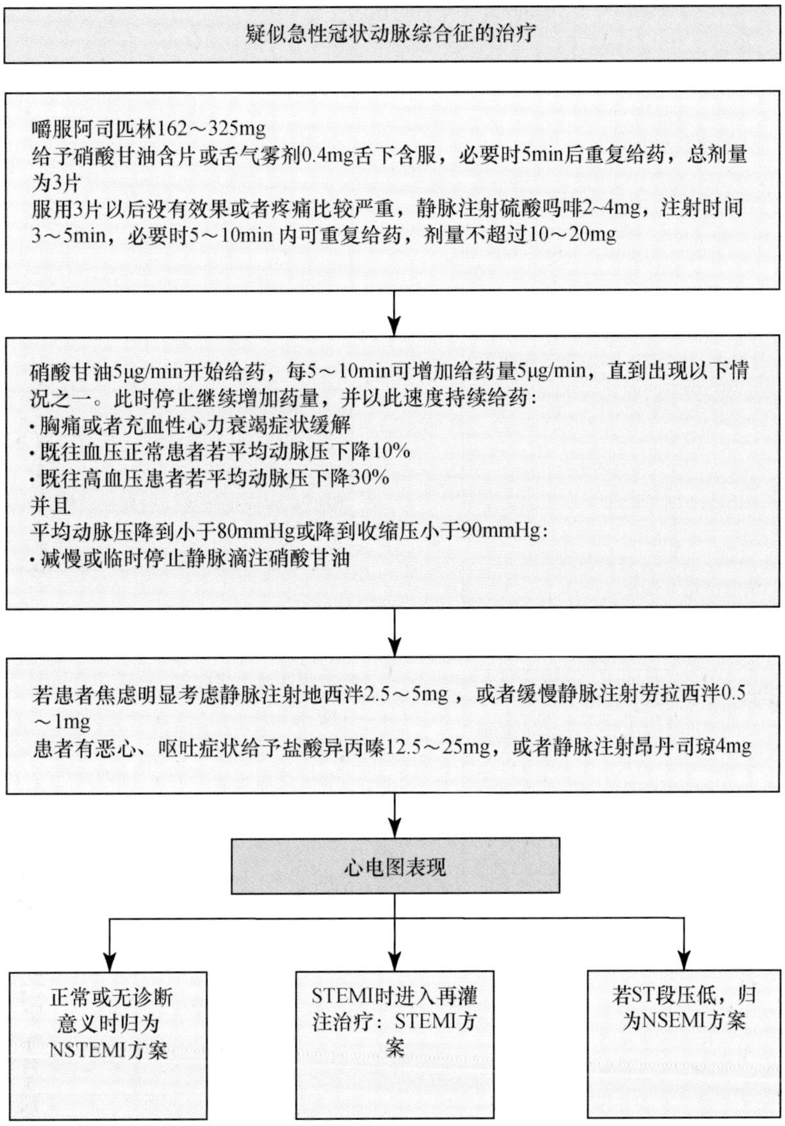

疑似急性冠状动脉综合征的治疗

嚼服阿司匹林162～325mg
给予硝酸甘油含片或舌气雾剂0.4mg舌下含服，必要时5min后重复给药，总剂量
为3片
服用3片以后没有效果或者疼痛比较严重，静脉注射硫酸吗啡2～4mg，注射时间
3～5min，必要时5～10min内可重复给药，剂量不超过10～20mg

硝酸甘油5μg/min开始给药，每5～10min可增加给药量5μg/min，直到出现以下情
况之一。此时停止继续增加药量，并以此速度持续给药：
·胸痛或者充血性心力衰竭症状缓解
·既往血压正常患者若平均动脉压下降10%
·既往高血压患者若平均动脉压下降30%
并且
平均动脉压降到小于80mmHg或降到收缩压小于90mmHg：
·减慢或临时停止静脉滴注硝酸甘油

若患者焦虑明显考虑静脉注射地西泮2.5～5mg，或者缓慢静脉注射劳拉西泮0.5
～1mg
患者有恶心、呕吐症状给予盐酸异丙嗪12.5～25mg，或者静脉注射昂丹司琼4mg

心电图表现

| 正常或无诊断意义时归为NSTEMI方案 | STEMI时进入再灌注治疗：STEMI方案 | 若ST段压低，归为NSEMI方案 |

图 19-6　疑似急性冠状动脉综合征的治疗

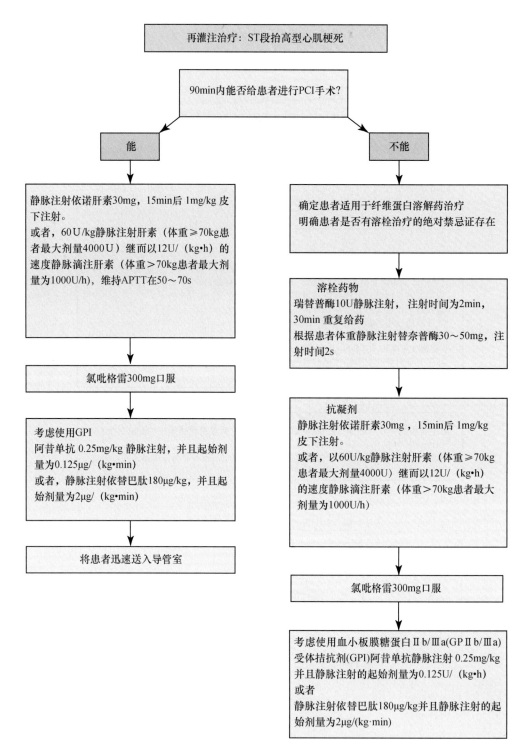

图 19-7　再灌注治疗：ST 段抬高型心肌梗死

充血性心力衰竭的治疗

- 半卧位或直立位，同时尽可能安慰患者，松开过紧衣服
- 保护气道，给予高流量吸氧
- 再次评估患者生命体征，包括呼吸系统和循环系统的状态

给予硝酸甘油含片或舌气喷剂0.4mg舌下含服。必要时5～10min重复给药
硝酸甘油10～20μg/min开始静脉给药，每5～10min可增加5～10μg/min，
直到心力衰竭症状缓解。最大用量为400μg/min
若平均动脉压降到小于80mmHg或降到收缩压小于90mmHg：减慢或临时
停止静脉滴注硝酸甘油

持续正压通气

考虑利尿药：静脉注射呋塞米20～40mg（0.25～0.50mg/kg），用药时间
不小于4～5min

考虑血管紧张素转化酶抑制剂：卡托普利 6.25～12.5mg 舌下含服

图 19-8　充血性心力衰竭的治疗

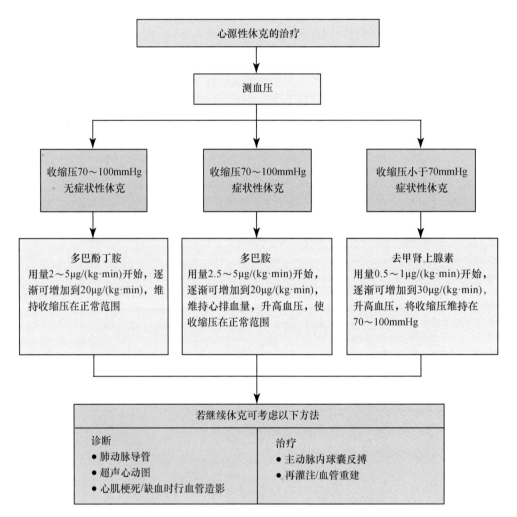

图 19-9 心源性休克的治疗

本章回顾

1. 治疗心肌梗死的最终目的：
   A. 对所有胸痛患者应用阿司匹林
   B. 尽早应用硝酸甘油
   C. 快速诊断危重患者
   D. 减少心肌损伤

2. 溶栓患者的达标时间应该是_____时间在_____内．
   A. 心电图到溶栓，30min
   B. 进门到球囊扩张，30min
   C. 进门到溶栓，30min
   D. 进门到溶栓，90min

3. 抗血小板药物有助于：
   A. 溶解血栓
   B. 维持血管通畅
   C. 抑制血栓形成
   D. 稀释血液促进血流

4. 应用纤维蛋白溶解药代替 PCI 治疗冠心病主要基于以下什么原则：
   A. 费用
   B. 90min 内不能行 PCI 手术
   C. 保险标准
   D. 保险赔偿

5. 低分子肝素、华法林和阿昔单抗抗血栓的作用机制：
   A. 抑制血小板凝集
   B. 抑制 TXA1 释放
   C. 促进破裂血小板的恢复
   D. 促进纤维蛋白原的溶解

6. 将带球囊导管插入闭塞动脉破坏粥样硬化斑块并扩张动脉管腔被称为：
   A. 冠状动脉支架置入术
   B. 定向冠状动脉旋切术
   C. 经皮冠状动脉腔内成形术
   D. 旋转旋切术

7. 瑞替普酶溶栓治疗用药剂量正确的是：
   A. 第 1 次静脉注射 5U，注射时间为 1min；30min 后重复上述剂量及用法 1 次
   B. 第 1 次静脉注射 10U，注射时间为 2min；30min 后重复上述剂量及用法 1 次
   C. 第 1 次静脉注射 10U，注射时间为 5min；30min 后重复上述剂量及用法 1 次
   D. 第 1 次静脉注射 20U，注射时间为 3min；15min 后重复上述剂量及用法 1 次

8. 替奈普酶溶栓治疗用药剂量正确的是：
   A. 第 1 次静脉注射 10U，注射时间为 2min；30min 后重复上述剂量及用法 1 次
   B. 第 1 次静脉注射 30～40U，注射时间为 2min；30min 后重复上述剂量及用法 1 次
   C. 第 1 次根据患者体重静脉注射 30～50mg，注射时间为 5s
   D. 第 1 次根据患者体重静脉注射 30～50mg，注射时间为 5min，30min 后重复上述剂量及用法 1 次

9. 一患者意识清醒，吸气相颈静脉怒张并伴有凹陷性水肿。收缩压 70mmHg，对本患者以下步骤哪项为首要处理：
   A. 快速静脉注射 250～500ml 生理盐水
   B. 静脉注射多巴酚丁胺 2～5μg/（kg·min）
   C. 缓慢静脉注射呋塞米 0.5～1.0mg/kg
   D. 缓慢静脉注射吗啡 1～3mg

10. 以下哪种治疗方法在治疗急性充血性心力衰竭中很少应用并存在争议：
    A. CPAP
    B. 呋塞米
    C. 硝酸甘油
    D. 吸氧

（王永亮　译）

A 确定 QRS 电轴的方法

【目的】　　在掌握全部或部分内容后，能够达到下列目标：

1. 使用下列一种或多种方法确定 QRS 电轴：
   - 两导联法（导联 Ⅰ 和 Ⅱ）
   - 三导联法（导联 Ⅰ、Ⅱ 和 aVF）
   - 四导联法（导联 Ⅰ、Ⅱ、Ⅲ 和 aVF）
   - 六导联法（导联 Ⅰ、Ⅱ、Ⅲ、aVR、aVL 和 aVF）
   - 正交导联法

确定 QRS 电轴的方法

在额面上运用六轴系统，有许多方法可以精确地判断 QRS 电轴的方向，详细的方法列举如下：

方法 A：两导联法，这种方法使用导联 Ⅰ 和 Ⅱ 快速判断 QRS 电轴是否正常，是左偏还是右偏。这是判断 QRS 电轴最快速的方法之一，因为 Ⅱ 导联的垂直方向指向 $-30°$，因此这种方法可以在紧急情况下快速确定是否存在电轴左偏。

方法 B：三导联法，这种方法使用导联 Ⅰ、Ⅱ 和 aVF 快速判断 QRS 电轴是否正常，是左偏还是右偏。首先，运用 Ⅰ 和 aVF 导联 QRS 波群的正负方向判断 QRS 电轴位于四个象限中的哪一个象限，之后通过 Ⅱ 导联的正负在 $30°\sim60°$ 内确定 QRS 电轴位于 Ⅰ 或 Ⅲ 象限。

方法 C：四导联法，这种方法使用导联 Ⅰ、Ⅱ、Ⅲ 和 aVF，有些情况下会使用 aVR 导联，可以在 $30°$ 范围内判断 QRS 电轴。

方法 D：六导联法，这种方法运用 Ⅰ 和 aVF 导联 QRS 波群的正负方向判断 QRS 电轴位于四个象限中的哪一个象限，之后通过 Ⅱ、Ⅲ、aVR 和 aVL 导联在 $30°$ 范围内确定 QRS 电轴在象限中的位置。在紧急情况下，这种方法可能较慢。

方法 E：正交导联法，这种方法可以快速判断 QRS 电轴，应用正交的单极或双极导联 QRS 波群来判断。

方法 A：两导联法

两导联法使用导联 Ⅰ 和 Ⅱ 快速判断 QRS 电轴的位置，以及是否左偏。

判断 Ⅰ 导联和 Ⅱ 导联 QRS 波群综合向量的正负极性（表 A-1）。

如果导联 Ⅰ 是正向，并且：

A. 导联Ⅱ绝大部分为正向，QRS 电轴位于 −30°～+90° 之间。

B. 导联Ⅱ大多为正负相等，QRS 电轴为 −30°

C. 导联Ⅱ为负向，QRS 电轴在 −30°～−90° 之间

如果导联Ⅰ是负向，并且：

D. 导联Ⅱ为正向，QRS 电轴在 +90°～+150° 之间

E. 导联Ⅱ为正负相等，QRS 电轴为 +150°

F. 导联Ⅱ大多为负向，QRS 电轴超过 150°。

方法 B：三导联法

三导联法使用导联Ⅰ、Ⅱ和 aVF，有些情况下会使用 aVR 导联，快速判断 QRS 电轴的位置，并判断电轴是左偏还是右偏。

确定导联Ⅰ、aVF 和Ⅱ的 QRS 波群综合向量的正负极性，如果导联Ⅰ是负向还需要确定 aVR 导联综合向量的正负极性（表 A-2）。

如果导联Ⅰ是正向，并且：

A. 导联 aVF 和Ⅱ多为正向，QRS 电轴为 0°～+90° 之间。

B. 导联 aVF 多为负向，导联Ⅱ多为正向，QRS 电轴 0°～−30° 之间。

C. 导联 aVF 多为负向，导联Ⅱ为正负相等，QRS 电轴为 −30°。

D. 导联 aVF 和导联Ⅱ多为负向，QRS 电轴为 −30°～−90° 之间。

如果导联Ⅰ正负相等，并且：

表 A-1	方法 A		
	导联		
图	Ⅰ	Ⅱ	**QRS 电轴定位**
A	+	+	−30°～+90°
B	+	±	−30°
C	+	−	−30°～−90°
D	−	+	+90°～+150°
E	−	±	+150°
F	−	−	>+150°

＋，显著正向；－，显著负向；±，正负相等

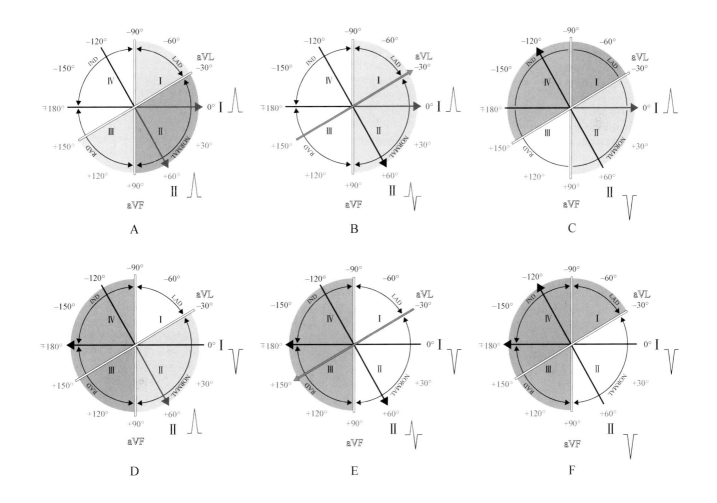

A　　　　　　　　　B　　　　　　　　　C

D　　　　　　　　　E　　　　　　　　　F

E. 导联 aVF 和导联Ⅱ多为负向，QRS 电轴为－90°。

F. 导联 aVF 和导联Ⅱ多为正向，QRS 电轴为＋90°。

如果导联Ⅰ是负向，并且：

G（1）导联 aVF 和导联Ⅱ多为正向，QRS 电轴为＋90°～＋150°之间。

G（2）如果导联 aVR 也多为正向，则 QRS 电轴为＋120°～＋150°之间。

H. 导联 aVF 为正向，导联Ⅱ为正负相等，QRS 电轴为＋150°。

I. 导联 aVF 和导联Ⅱ多为负向，QRS 电轴为－90°～－180°之间。

表 A-2　方法 B

图	导联				QRS 电轴定位
	Ⅰ	aVF	Ⅱ	aVR	
A	＋	＋	＋		0°～＋90°
B	＋	－	＋		0°～－30°
C	＋		±		－30°
D	＋	－	－		－30°～－90°
E	±				－90°
F	±	＋	＋		＋90°
G（1）	－	＋	＋		＋90°～＋150°
G（2）	－	＋	＋	＋	＋120°～＋150°
H	－	＋	±		＋150°
I	－	－	－		－90°～－180°

＋，显著正向；－，显著负向；±，正负相等

方法 C：四导联法

这种方法使用Ⅰ、Ⅱ、Ⅲ和 aVF 导联，有些情况下会使用 aVR 导联，可以在 30°范围内判断 QRS 电轴。

确定Ⅰ、Ⅲ、aVF 和Ⅱ导联 QRS 波群综合向量的正负极性，如果导联Ⅰ是负向还需要确定 aVR 综合向量的正负极性（表 A-3）。

如果导联Ⅰ是正向，并且：

A. 导联Ⅲ、aVF 和Ⅱ多为正向，QRS 电轴为＋30°～＋90°之间。

B. 导联Ⅲ多是负向，导联 aVF 和Ⅱ为正向，QRS 电轴为 0°～＋30°之间。

C. 导联 aVF 和导联Ⅲ多为负向，导联Ⅱ为正向，QRS 电轴为 0°～－30°之间。

D. 导联 aVF 和导联Ⅲ多为负向，导联Ⅱ为正负相等，QRS 电轴为－30°。

E. 导联Ⅲ、aVF 和导联Ⅱ多为负向，QRS 电轴为－30°～－90°之间。

如果导联Ⅰ正负相等，并且：

F. 导联Ⅲ、aVF 和导联Ⅱ多为负向，QRS 电轴为－90°。

G. 导联Ⅲ、aVF 和导联Ⅱ多为正向，QRS 电轴为＋90°。

如果导联Ⅰ是负向，并且：

H（1）导联Ⅲ、aVF 和导联Ⅱ多为正向，QRS 电轴为＋90°～＋150°之间。

H（2）如果导联 aVR 也多是正向，QRS 电轴为＋120°～＋150°之间。

I. 导联Ⅲ和 aVF 多为正向，导联Ⅱ为正负相等，QRS 电轴为＋150°。

J. 导联Ⅲ、aVF 和Ⅱ多为负向，QRS 电轴为－90°～－150°之间。

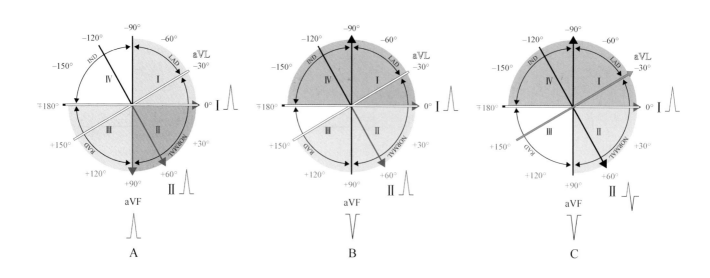

A　　　　　　　　　　B　　　　　　　　　　C

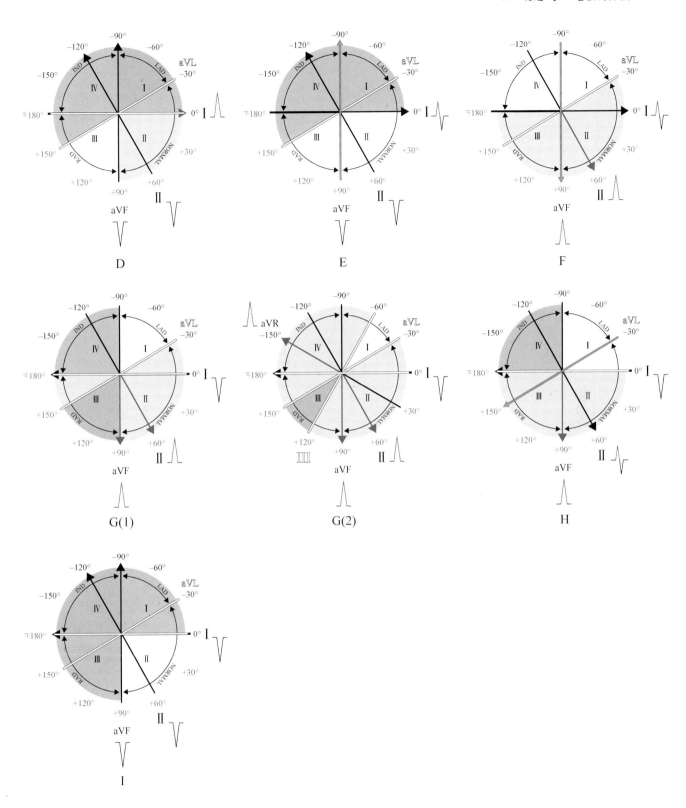

表 A-3 方法 C

图	导联					QRS 电轴定位
	I	Ⅲ	aVF	Ⅱ	aVR	
A	+	+	+	+		+30°～+90°
B	+	−	+	+		0°～+30°
C	+	−	−	+		0°～−30°
D	+	−	−	±		−30°
E	+	−	−	−		−30°～−90°
F	±	−	−	−		−90°
G	±	+	+	+		+90°
H（1）	−	+	+	+		+90～+150°
H（2）	−	+	+	+	+	+120°～+150°
I	−	+	+	±		+150°
J	−	−	−	−		−90°～−150°

＋，显著正向；－，显著负向；±，正负相等

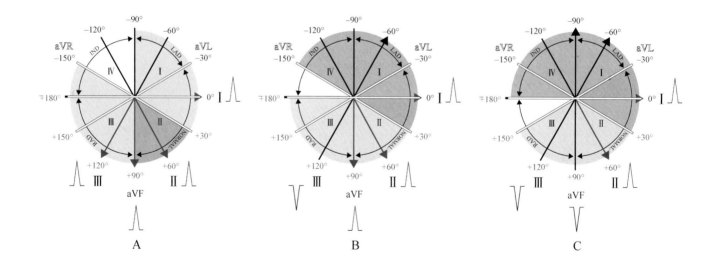

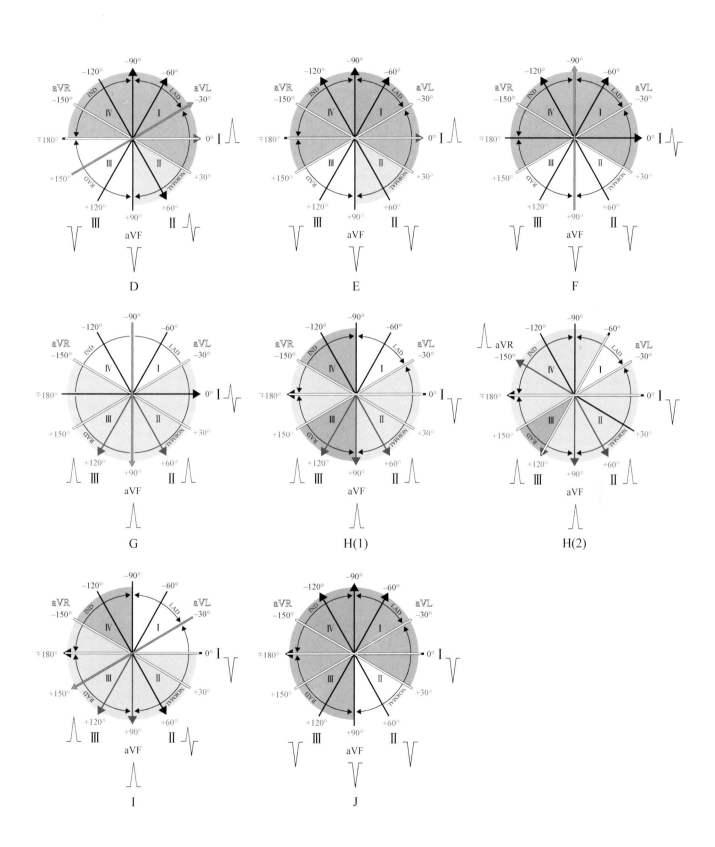

方法 D：六导联法

这种方法为两步法，第一步，应用导联Ⅰ和 aVF 确定 QRS 电轴位于哪一个象限内；第二步，依据导联Ⅱ和 aVR 或者导联Ⅲ和 aVL 来确定 QRS 电轴在该象限中 30°范围内的位置。

步骤 1 确定 QRS 电轴所在象限（表 A-4）。

图	导联		QRS 电轴定位	象限
	Ⅰ	aVF		
1A	+	+	0°～+90°	Ⅱ
1B	+	±	0°	
1C	+	−	0°～−90°	Ⅰ
1D	±	+	0°～+180°	
1E	±	−	−90°	
1F	−	+	+90°～+180°	Ⅲ
1G	−	±	±180°	
1H	−	−	−90°～−180°	Ⅳ

表 A-4 方法 D：步骤 1，A-H

＋，显著正向；－，显著负向；±，正负相等

确定导联Ⅰ和 aVF 的 QRS 综合向量的正负极性。

如果导联Ⅰ是正向，并且：

1A. 导联 aVF 多为正向，QRS 电轴为第Ⅱ象限（0°～+90°）。

1B. 导联 aVF 为正负相等，QRS 电轴为 0°。

1C. 导联 aVF 多为负向，QRS 电轴为第Ⅰ象限（0°～−90°）。

如果导联Ⅰ为正负相等，并且：

1D. 导联 aVF 多为正向，QRS 电轴为+90°。

1E. 导联 aVF 多为负向，QRS 电轴为−90°。

如果导联Ⅰ为负向，并且：

1F. 导联 aVF 多为正向，QRS 电轴为第Ⅲ象限（+90～+180°）。

1G. 导联 aVF 为正负相等，QRS 电轴为±180°。

1H. 导联 aVF 多为负向，QRS 电轴为第Ⅳ象限（−90°～−180°）。

步骤 2 确定 QRS 电轴在该象限中 30°范围内的位置（表 A-5）。

若 QRS 电轴位于第Ⅰ象限（0°～−90°）：

确定导联Ⅱ和 aVR 的 QRS 综合向量的正负极性。

如果导联Ⅱ是正向，并且：

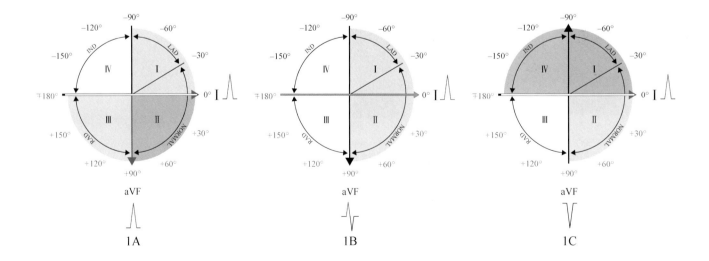

1A   1B   1C

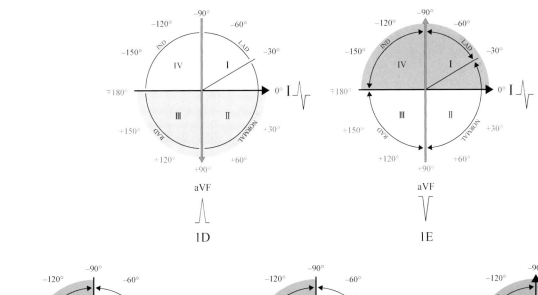

1D   1E

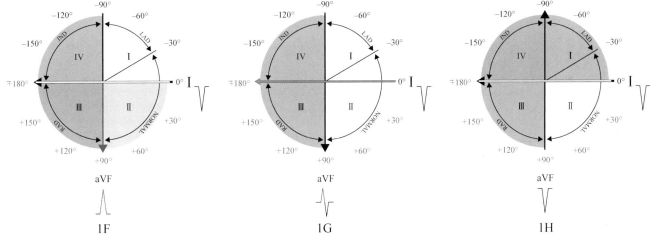

1F   1G   1H

图	导联				QRS 电轴定位
	I	aVF	II	aVR	
2A	+	−	+	−	0°～−30°
2B	+	−	±		−30°
2C	+	−	−		−30°～−60°
2D	+	−		±	−60°
2E	+	−	−	+	−60°～−90°

表 A-5　方法 D：步骤 2，A-E

+，显著正向；−，显著负向；±，正负相等

2A. 导联 aVR 多为负向，QRS 电轴为 0°～−30°之间。

如果导联 II 是正负相等：

2B. QRS 电轴为 −30°。

如果导联 II 时负向，并且：

2C. 导联 aVR 多是负向，QRS 电轴为 −30°～−

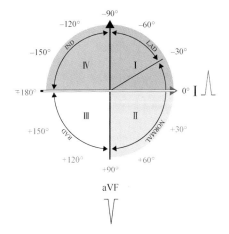

aVF

60°之间。

2D. 导联 aVR 是正负相等，QRS 电轴为 −60°。

2E. 导联 aVR 多是正向，QRS 电轴为 −60°～−90°之间。

若 QRS 电轴位于第 II 象限（0°～+90°）：

确定导联 III 和导联 aVL 的 QRS 波群的综合向量的正负极性（表 A-6）。

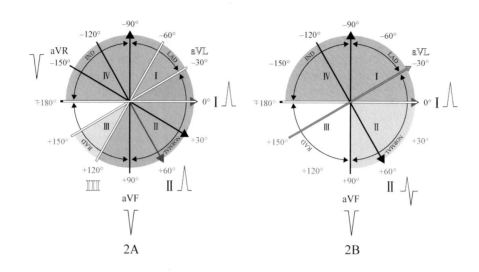

2A　　　　　　　　2B

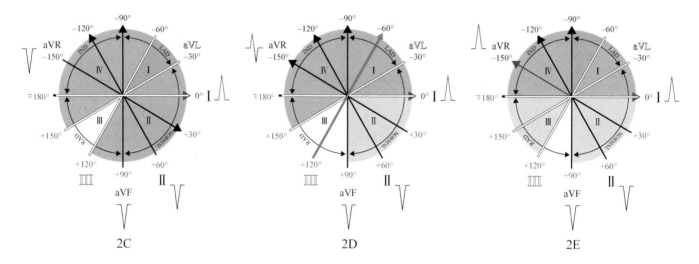

2C　　　　　　　2D　　　　　　　2E

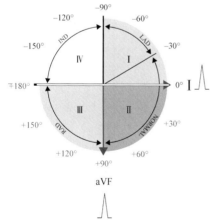

图	导联				QRS 电轴定位
	I	aVF	III	aVL	
2F	+	+	+	+	+30°～+60°
2G	+	+	+	±	+60°
2H	+	+	+	−	+60°～+90°
2I	+	+	±		+30°
2J	+	+	−	+	0°～+30°

表 A-6　方法 D：步骤 2，F-J

＋，显著正向；－，显著负向；±，正负相等

如果导联Ⅲ是正向，并且：

2F. 导联 aVL 多是正向，QRS 电轴为＋30°～＋60°之间。

2G. 导联 aVL 是正负相等，QRS 电轴是＋60°。

2H. 导联 aVL 多是负向，QRS 电轴为＋60°～＋90°之间。

如果导联Ⅲ是正负相等，并且：

2I. 导联 aVL 多是正向，QRS 电轴为＋30°。

如果导联Ⅲ是负向，并且：

2J. 导联 aVL 多是正向，QRS 电轴为 0°＋30°之间。

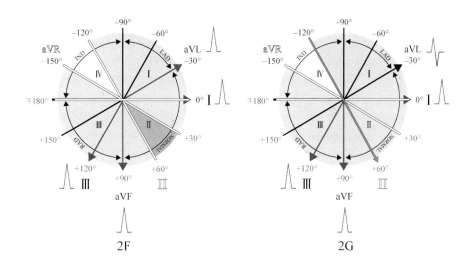

2F

2G

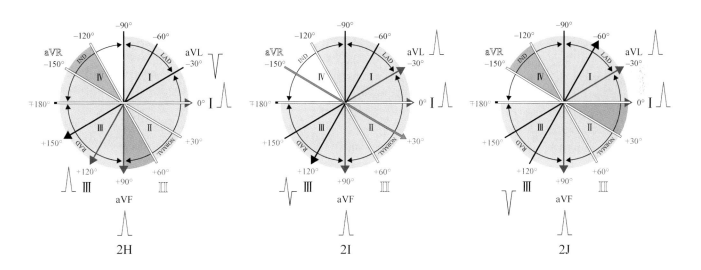

2H

2I

2J

若 QRS 电轴位于第Ⅲ象限（＋90°～＋180°之间）：

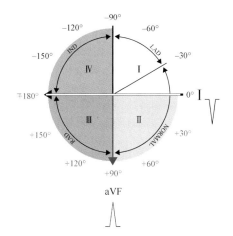

确定导联Ⅱ和 aVR 的 QRS 波群的综合向量的正负极性（表 A-7）。

如果导联Ⅱ是正向，并且：

2K. 导联 aVR 是负向，QRS 电轴为＋90°～＋120°之间。

2L. 导联 aVR 是正负相等，QRS 电轴是＋120°。

2M. 导联 aVR 是正向，QRS 电轴是＋120°～＋150°之间。

如果导联Ⅱ是正负相等：

2N. QRS 电轴为＋150°。

如果导联Ⅱ是负向，并且：

2O. 导联 aVR 多是正向，QRS 电轴为＋150°～＋180°之间。

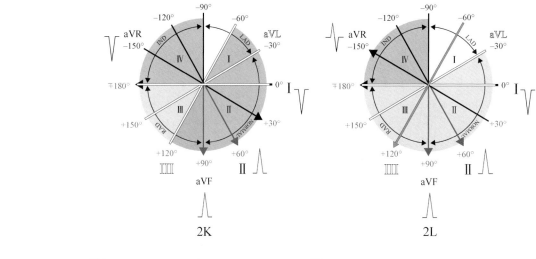

2K   2L

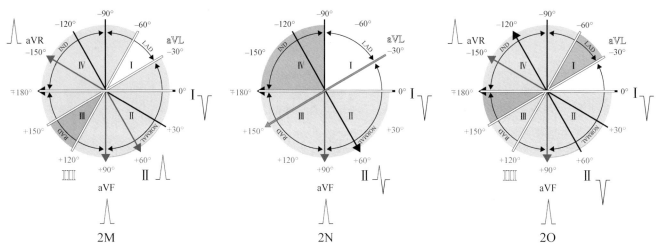

2M   2N   2O

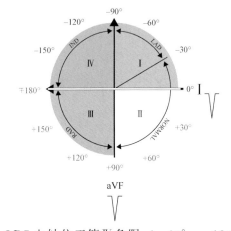

若 QRS 电轴位于第 IV 象限（−90°～−180°）：

确定导联 III、aVL 的 QRS 波群的综合向量的正负极性（表 A-8）。

如果导联 III 是正向，并且：

2P. 导联 aVL 多是负向，QRS 电轴为 −150°～−180°之间。

如果导联 III 是正负相等：

2Q. QRS 电轴为 −150°。

表 A-7　方法 D：步骤 2，K-O

图	导联				QRS 电轴定位
	I	aVF	II	aVR	
2K	−	+	+	−	+90°～+120°
2L	−	+	+	±	+120°
2M	−	+	+	+	+120°～+150°
2N	−	+	+	+	+150°
2O	−	+	−	+	+150°～+180°

＋，显著正向；−，显著负向；±，正负相等

如果导联 III 是负向，并且：

2R. 导联 aVL 多是负向，QRS 电轴为 −120°～−150°之间。

2S. 导联 aVL 是正负相等，QRS 电轴为 −120°。

2T. 导联 aVL 多是正向，QRS 电轴为 −90°～−120°之间。

表 A-8　方法 D：步骤 2，P-T

图	导联				QRS 电轴定位
	I	aVF	Ⅲ	aVL	
2P	−	−	+	−	−150°～−180°
2Q	−	−	±		−150°
2R	−	−	−	−	−120°～−150°
2S	−	−	−	±	−120°
2T	−	−	−	+	−90°～−120°

＋，显著正向；－，显著负向；±，正负相等

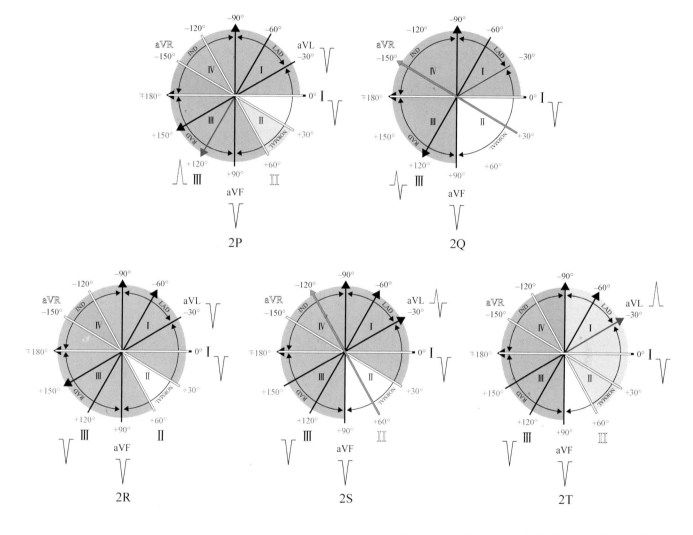

方法 E：正交导联法

正交导联法使用一个导联的正交导联和等向 QRS 波群来确定 QRS 电轴的位置（表 A-9）。

步骤 1　确定 QRS 波群正负相等的导联，在六轴系统中标记为"A"。

和

确定与这个导联垂直的导联，标记为"B"。

步骤 2　确定平行于垂直导联"B"的导联轴，标记为"C"。

和

确定 QRS 波群的综合向量投影在导联"C"轴多在正向还是负向。

步骤 3　如果 QRS 波群投影多在"C"轴的正向，QRS 电轴位于导联轴"C"的正向。

步骤 4　如果 QRS 波群投影多在"C"轴的负向，QRS 电轴位于导联轴"C"的负向。

表 A-9 方法 E

导联电极		"C" 导联正向	"C" 导联负向
导联 "A"	导联轴 "C"	1	2
Ⅰ	aVF	＋90°	－90°
Ⅱ	aVL	－30°	＋150°
Ⅲ	aVR	－150°	＋30°
aVR	Ⅲ	＋120°	－60°
aVL	Ⅱ	＋60°	－120°
aVF	Ⅰ	0°	±180°

＋，显著正向；－，显著负向；±，正负相等

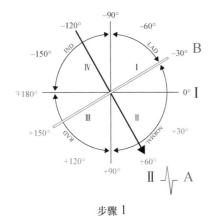

步骤 1

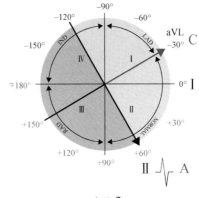

步骤 2

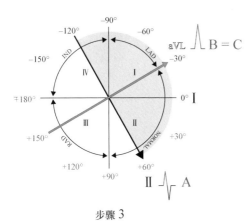

步骤 3

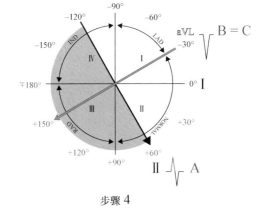

步骤 4

（沈絮华 译）

B

参考答案

第1章

1. （B）心包浆膜的内层被称为心包脏层或**心外膜**。

2. （C）**右心**泵血至**肺循环**（肺内的血管及那些出入肺的血管）。**左心**泵血至**体循环**（人体内除肺循环之外的血管）。

3. （C）右心室将未氧合的血液通过**肺动脉瓣**泵入**肺动脉**至肺。在肺内，血液摄取氧气并释放出二氧化碳。

4. （C）心室舒张充盈血液的过程称为**心室舒张期**。

5. （C）心脏的电传导系统包括以下结构：窦房结、心房结间传导通路、房室结、**束支**、浦肯野纤维。冠状动脉窦、房间隔、迷走神经并不属于电传导系统。

6. （A）**自律性**是心脏细胞自动除极化的能力。

7. （D）当心肌细胞静息时，细胞外会聚集高浓度的带**正电荷**的**钠离子**。

8. （A）心肌细胞在**绝对不应期**不能受刺激除极化，因为它们没有充分复极化。

9. （D）正常情况下**窦房结**是心脏主要的初始起搏点，因为它的自律性最高。

10. （A）迷走神经的**频繁兴奋**会引起心脏活动减慢。

11.

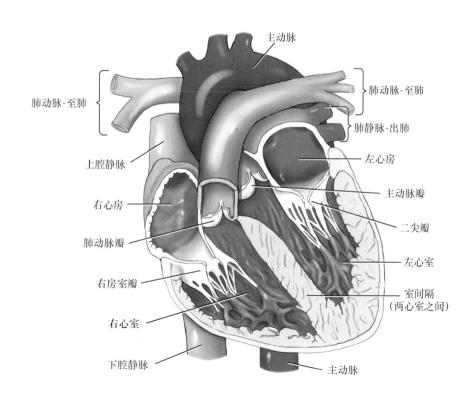

第 2 章

1.（A）心电图是记录**心房和心室除极化和复极化产生的电活动**（电流）。触发心房、心室除极化的电冲动很小，以致不能被心电图的电极所测量到，而心房和心室的机械收缩、舒张不会引起电活动。

2.（D）每根粗竖线间为 **0.20s**（5mm），而每根细竖线间为 **0.04s**（1mm）。

3.（B）心电图机的灵敏度被调整到每 **1mV** 电信号在心电图上产生 10mm 移位，相当于 2 个大方格。

4.（B）心房的除极记录为 P 波，**心室的除极记录为 QRS 波群**，心房的复极为房性 T 波，而**心室的复极为 T 波**。

5.（D）心房的除极记录为 P 波，心室的除极记录为 QRS 波群，心房的复极为房性 T 波，而**心室的复极为 T 波**。

6.（C）肌肉颤动、电极接触差、胸壁压力、增益变大等都会对心电图形成干扰。然而，**最常见的干扰原因是电极与皮肤的接触差**，这通常与出汗或者毛发相关。

7.（D）由单一正电极和零电极（中央电端）组成的心电图电极被称为**单极电极**。

8.（C）监护上的 Ⅱ 导联是将负电极贴到**右胳膊**、正电极贴到**左腿**上获得的。

9.（D）如将正电极贴到左腿或左下前胸壁上，所有源于心脏的流向正电极的电流都将被记录为**正向（直立）移位**。背向正电极流走的电流将被记录为负向（倒置）移位。

10.（D）监护上的 MCL₁ 导联是将**正电极贴到右侧前胸壁第四肋间胸骨旁处获得的**。

第 3 章

1.（B）持续增加的左房压力将引起左房扩大及肥厚，见于**高血压、二尖瓣、主动脉瓣疾病、急性心肌梗死**。继发于左心衰竭的肺水肿也可以引起增宽带有切迹的 P 波。

2.（D）正常的 PR 间期为 **0.12～0.20s**。

3.（D）异位 P 波代表着心房除极时**方向和（或）顺序**的异常。

4.（B）正常的 QRS 波群代表**心室正常除极**。

5.（D）从 QRS 波群起始到 R 波顶峰的时间称为**心室激动时间**。心室激动时间代表室间隔除极加上心室从心内膜到心外膜除极所用的时间。

6.（B）**心房-希氏束**是连接心房和房室结最低处的一个传导旁路，离希氏束很近，不像其他传导旁路那样直接与心室相连。因此它不会引起心室预激，但是会引起希氏束预激，不存在 Δ 波。

7.（C）心肌缺血、急性心肌梗死、心肌炎、心包炎、心室扩大（肥厚）、电解质紊乱（如高血钾）或使用某些心脏药物（如奎尼丁、普鲁卡因胺）等均可以导致异常的心室复极（**T 波**）。

8.（C）**低血钾**，心肌病，左心室肥大，使用洋地黄、奎尼丁、普鲁卡因胺等药物后都可能会引起异常高大 U 波的存在。

9.（C）**PR 间期延长**（持续时间大于 0.20s）表明电冲动在通过房室结、希氏束及束支（少见）时的延迟。

10.（C）异常的 ST 段表明**心室复极异常**，常由心肌缺血和急性心肌梗死引起。也可见于心室纤维化或动脉瘤、心包炎、左室扩大（肥厚）、使用洋地黄类药物。

第 4 章

1.（B）当**心律规整**时，心率计算尺是最准确的方法。

2.（A）**无论心律是否规整**，都可以使用 6 秒法计算心率。

3.（B）心率是 75 次/分。假设心律规整，一种计算心率的方法是数两个连续 **R 波**顶峰之间的大方格（0.20s 方格），然后用 300 除以这个数字。

4.（D）P 波的频率通常与 **QRS 波群频率相等**，但有时会低些。当存在房室传导阻滞时，也可能会**快些**。

5.（A）如果存在 QRS 波群，但 QRS 波群没有规律地位于 P 波前或后时，意味着**存在完全性房室传导阻滞**（三度房室传导阻滞）。另一个用来描述这种 QRS 波群与 P 波、P′波或 F 波完全不相关现象的术语叫做房室分离。

6.（B）如果存在心房扑动或心房颤动，意味着其电冲动起源于**心房**。

7.（B）如果 Ⅱ 导联上 P 波倒置，则其电冲动最可能起源于**心房下部**。

8.（D）PR 间期小于 0.12s 通常见于以靠近房室

交界处的心房为起源的房性心律失常及交界性心律失常，也可见于心室预激和心房-希氏束预激。

9.（A）如果 QRS 波群间期≤0.12s，则电冲动最可能起源于**窦房结、心房或者房室交界区**。

10.（D）起源于浦肯野纤维的 QRS 波群会通过慢通路及异常通路下传，QRS 波群会发生**畸形，持续时间>0.12s**。

第 5 章

1.（C）典型情况下，吸气时心率**加快**，呼气时心率**减慢**。

2.（B）窦性心律失常的最常见类型是与呼吸相关的心律失常，是一种在儿童、青年人、老年人身上常见的正常现象，是由呼吸对窦房结的迷走**抑制**作用引起的。

3.（C）窦性心律失常的另一种常见类型与呼吸无关，可以发生于正常人，但是更常见于患有**心脏病、急性心肌梗死**及应用洋地黄或吗啡类药物的成年患者。

4.（C）起源于窦房结、心律规整且心率<60 次/分的心律失常叫做**窦性心动过缓**。

5.（A）窦性心动过缓可以由窦房结**迷走张力过高、交感张力下降**及**低体温**等引起。

6.（C）轻度窦性心动过缓的心率为 50～59 次/分。

7.（B）窦性心动过缓患者的明显症状表现可能是**低血压及脑灌注减少**。

8.（A）症状性窦性心动过缓的最好治疗方法是**找到潜在病因**。

9.（C）**窦性停搏**是由于窦房结自律性减退引起的心律失常，可导致心动过缓或心脏停搏。

10.（B）**洋地黄类药物**是引起窦房出口阻滞的最常见原因，β 受体阻滞剂及奎尼丁也可以引起这种情况。

第 6 章

1.（D）起搏点在窦房结与心房或房室交界的异位起搏点之间前后移动的心律失常叫做**游走性房性起搏**，其特点是 P 波在各导联上的大小、形状、方向不停变化。

2.（D）第 1 题中所描述的心律失常通常见于**非常**

年轻的人、老年人和运动员。

3.（A）在基础节律之前发生，由 Ⅱ 导联上正向 P 波、紧随其后的正常或异常形态的 QRS 波群组成的额外房性波群称为**房性期前收缩**，其后通常跟着一个不完全代偿间歇。

4.（B）房性期前收缩未下传是指 P′ 波后未跟随有 **QRS 波群**。

5.（D）房性期前收缩的 QRS 波群与正常节律时的 QRS 波群类似。

6.（B）连续出现两个房性期前收缩称为**成对房性期前收缩**。

7.（B）起源于心房异位起搏点，频率介于 160～240 次/分的心律失常称为**房性心动过速**。

8.（D）房性心动过速伴有**心排血量减少**可以引起晕厥、轻度头痛、头晕。对于患有冠状动脉疾病的患者，还可以引起心绞痛、充血性心力衰竭或者急性心肌梗死。

9.（D）心房扑动的特点是**锯齿状扑动波**，锯齿波的频率为 240～360 次/分。

10.（A）**心房颤动**的特点是形态各异的小颤动波，颤动波的频率为 350～600 次/分。

第 7 章

1.（A）交界性心律失常的 P′ 波不存在意味着由于房室交界处异位起搏点与心房之间存在逆行性传导阻滞而没有发生**心房复极**，或者被 QRS 波群所掩盖。

2.（C）如果房室交界处异位起搏点在 QRS 波群后很快放电，**则提前出现的 P′ 波后可能不会跟随有 QRS 波群**。

3.（B）如起源于房室交界处异位起搏点的 QRS 波群比正常节律提前出现，称为**交界性期前收缩 (PJC)**。

4.（C）交界性期前收缩的 QRS 波群通常与正常心律类似，时限为 0.10s 或稍短。然而，当存在室内差异性传导时，QRS 波群时限为 0.12s 或更长（类似于室性期前收缩）。QRS 波群可以位于相关 P′ 波之前或之后。

5.（C）交界性期前收缩与房性期前收缩不同，由于其逆行 P′ 波不影响窦房结的除极，故其后的间歇为代偿性。由于窦房结没有完全复位，下一个 QRS 波群**会提前发生**。

6.（C）交界性期前收缩的频率大于 4～6 次/分意

味着**房室交界区**的**自律性增强**或存在着**折返环**，并且可能会发生更严重的**交界性心律失常**，但这并**不是正常现象**。

7.（B）起源于房室交界异位起搏点的心律失常，节律规整，频率＞100 次/分，称为**交界性心动过速**。

8.（A）在定义上，任何一种起源于心室之上部位并且频率＞150 次/分的心律失常都叫做**室上性心动过速**（PSVT），阵发性室上性心动过速由于突然发生、症状明显而更具有临床意义。

9.（C）阵发性室上性心动过速的特点是心率介于160～240 次/分，且**突发突止**，其电生理机制是房室结处形成折返环。

10.（D）当阵发性室上性心动过速的频率很快，而同时又伴有心室传导延迟时，室上性心动过速会难以与**室性心动过速**鉴别。

第 8 章

1.（D）起源于心室异位起搏点，提前出现的宽大畸形 QRS 波群叫做**室性期前收缩**（PVC）。

2.（D）起源于单一异位起搏点的室性期前收缩叫**做单源性室性期前收缩**。

3.（D）一个室性期前收缩如果发生在**前一个 T 波上或者干扰了窦房结的复极，会触发室颤**，应立即给予终止，以便下一个正常节律的 P 波迟于预期出现。如发生室性期前收缩的同时合并有一个正常的 QRS 波群，将会形成一个室性融合波。

4.（B）不完全性代偿间歇通常是前一个 RR 间期的**两倍**。

5.（D）同时具有室性期前收缩和正常节律 QRS 波群特点的 QRS 波群叫做**室性融合波**。

6.（C）室性期前收缩成对出现叫做室性二联律，连续出现 3 个室性期前收缩叫做**室性心动过速**。

7.（C）当一种室性心动过速的特点表现为 QRS 波群每隔几个心搏就围绕基线不断扭转其形状、大小和主波方向时，称为**扭转型室性心动过速**。

8.（C）**心室颤动**是一种威胁生命的心律失常，需要立刻进行电除颤，当颤动波为粗颤时，电除颤成功率更高。

9.（A）无症状的加速性室性自主心律的特点是心室率介于 40～100 次/分之间，通常见于**急性心肌梗死**。

10.（D）心率＜40 次/分的室性心律叫做**室性逸搏心律**。

第 9 章

1.（A）通常在急性前壁心肌梗死时发生，由于迷走神经张力增加及房室结缺血所导致的心律失常叫做**一度房室传导阻滞**。

2.（B）每个 P 波后的电冲动在房室结处的传导逐渐延迟，直到有 1 个电信号的传导被完全阻滞，此类心律失常叫做**二度Ⅰ型房室传导阻滞**或文氏现象。

3.（A）二度Ⅰ型房室传导阻滞通常短暂、可逆且无症状，但是仍应给予患者严密的监护和观察，因为**它可以进展成高度房室传导阻滞**。这种心律失常通常与急性下壁心肌梗死相关。

4.（C）电冲动的传导在一个束支上发生完全的阻滞，而在另一个束支上发生间断的阻滞，此类心律失常叫做**二度Ⅱ型房室传导阻滞**。

5.（D）当急性前间壁心肌梗死后继发一个症状性二度Ⅱ型房室传导阻滞时，可以立即给予**临时心脏起搏**。

6.（C）二度或高度房室传导阻滞的房室下传比例为 **3：1 或更大**（如 3：1、4：1、6：1、8：1 或更大）。

7.（C）电冲动完全不通过房室结、希氏束及束支传导，以心房、心室独立搏动为特点的心律失常叫做**三度房室传导阻滞**。

8.（D）房室交界处异位起搏点的固有起搏频率为 **40～60 次/分**。

9.（A）如果房室交界或心室的异位起搏点在突发的三度房室传导阻滞后不能替代起搏，将会发生心脏停搏和脉搏消失。

10.（B）房室传导阻滞的临床危害主要归于它对心率所造成的影响，此时心率由**心室的异位起搏点**所决定。

第 10 章

1.（D）对于出现了症状性心动过缓的患者，如果心电图表现为二度Ⅱ型房室传导阻滞，应当立即给氧，建立静脉通道，并且开始**经皮心脏起搏**。如果不能马上行经皮心脏起搏，可先静脉注射阿托品，此时没有必要给予血管加压素，不建议给予抗心律失常药物。

2.（A）治疗症状性窦性心动过速的患者应当针对

心动过速的**潜在病因进行适宜的治疗**（如焦虑、运动、疼痛、发热、充血性心力衰竭、低氧血症、血容量不足、低血压或者休克）。

3.（D）如果心电图上显示阵发性室上性心动过速的患者在吸氧及建立静脉通路后血流动力学能维持稳定，可以**尝试刺激迷走神经的方法**。在尝试按压颈动脉窦之前应确保患者没有已知的颈动脉疾病及颈动脉杂音。

4.（B）如患者存在胸痛和急性心肌梗死的症状和体征，其心电图表现为房性心动过速且不伴有传导阻滞，在给予吸氧和建立静脉通路之后，应该**立即考虑给予负荷剂量的胺碘酮**。

5.（A）腺苷能够减慢不明原因的窄 QRS 波群心动过速的频率，这种心动过速可能最初被认为是室上性心动过速，而最终却被证实是房性心动过速、心房颤动、心房扑动。此时应尽快静脉注射腺苷，随之马上给予生理盐水以确保腺苷能到达心脏。必要时加用其他药物或给予电治疗转复心律。

6.（C）心房颤动持续时间小于48h的患者，如出现血流动力学不稳定及低血压，应该**立即给予复律以及负荷剂量的胺碘酮**。

7（B）如患者神志清醒、血流动力学稳定、有脉搏、其心电图显示为单形性室性心动过速，此时在给予吸氧、开通静脉通路后，**应当静脉注射150mg负荷剂量的胺碘酮**。

8.（D）如问题 7 中的患者开始出现胸痛，进而脉搏消失，应当立即给予360J**电除颤**。

9.（B）无脉性心电活动是指心电图上存在心脏电活动，而检测不到患者的脉搏和血压。这种现象的出现可能是由于心室收缩完全消失或其他原因造成的心排血量明显下降导致，这些原因包括：血容量不足、心脏破裂、心脏压塞、低体温等。它不是一种特有的心律，但与那些本应有脉搏的节律密切相关，因此，可以说**正常窦性心律**也与无脉性心电活动（PEA）相关。

10.（D）一旦自主循环恢复，下一步治疗的首要目标是**治疗潜在诱因以避免再次发生心脏停搏**。确保ABC 步骤完整、静脉通路通畅仅仅是整个目标的构成部分。除非严重低体温是引起心脏停搏的原因，否则不建议进行复温治疗。

第 11 章

1.（A）贴在右腿上的电极是一条**地线**，能提供体

内电干扰最小的通路。

2.（A）**双极导联**代表两个电极之间电位的差异。

3.（D）aVR、aVL、aVF 导联上的"a"代表**加压导联**。

4.（B）"Ⅰ**导联电流＋Ⅲ导联电流＝Ⅱ导联电流**"称为 Einthoven 法则。

5.（B）aVL 导联是通过测量贴在**左上肢**的正电极和贴在**右上肢、左腿**上的电极组成的中心电端之间的电流来获得的。

6.（B）**心前区导联**测量了胸前电极和中心电端之间电位的差异。

7.（D）胸前正电极放置位置如下：V_1：胸骨右侧第四肋间隙，V_2：胸骨左侧第四肋间隙，V_3：V_2 与 V_4 电极中间，V_4：**左锁骨中线第五肋间隙**，V_5：左腋前线与 V_4 电极同一水平线，V_6：左腋中线与 V_4 电极同一水平线。

8.（B）胸前正电极的放置位置如下：V_1：胸骨右侧第四肋间隙，V_2：**胸骨左侧第四肋间隙**，V_3：V_2 与 V_4 电极中间，V_4：左锁骨中线第五肋间隙，V_5：左腋前线与 V_4 电极同一水平线，V_6：左腋中线与 V_4 电极同一水平线。

9.（C）对于 V_{6R}，胸前正电极应放在**右腋中线与 V_{4R} 电极同一水平线**位置，V_{4R} 电极的位置在右锁骨中线第五肋间隙。

10.（B）Ⅱ、Ⅲ、aVF 导联面向**心脏的下面**或膈面。

第 12 章

1.（B）心室除极期间所有向量的平均值叫做 **QRS 电轴**，心房的则叫做 P 电轴，而复极时叫做 T 电轴。

2.（D）流向正电极的电流会产生心电图上的**正向偏移**。

3.（A）电流越是与导联电轴平行，**偏移越大**。越是垂直，偏移越小。

4.（B）主波方向为负向的 QRS 波群表明 QRS 电轴向量的**正电极位于垂直电轴的负向**一侧。

5.（B）QRS 电轴右偏的角度**＞＋90°**。

6.（B）电轴左偏时 QRS 电轴＞－30°可发生于患以下心脏疾病的成年人：

——高血压、主动脉狭窄、缺血性心脏病导致的左心室扩大、肥厚。

——左束支传导阻滞和左前分支传导阻滞。

7.（D）电轴右偏发生于**右心室肥大**的成年人。

8.（A）QRS 电轴＞＋90°（电轴右偏）可发生于患以下心肺疾病的成年人：慢性阻塞性肺疾病、肺栓塞、充血性心力衰竭、肺心病、重度肺动脉高压。

9.（D）QRS 电轴在鉴别是室性心动过速还是宽 QRS 波群的室上性心动过速中具有很重要的意义。

10.（B）如果 aVF 导联的 QRS 波群主波方向为正向，则 QRS 电轴应在 0～＋90°之间。

第 13 章

1.（D）从 QRS 波群起始到 R 波高峰的时间称为**心室激动时间（VAT）**。

2.（B）前室间隔的血供来自**冠状动脉左前降支**。

3.（D）房室结及希氏束近端的主要血供来自房室结动脉，在 85%～90% 的心脏中该动脉起自于**右冠状动脉**，而在其余的心脏中该动脉则起自于冠状动脉左回旋支。

4.（B）束支和分支阻滞的常见原因为心肌病、**缺血性心脏病**、电传导系统的特发退行性疾病、重度左心室肥大，当然还有急性心肌梗死。

5.（A）急性心肌梗死时，右束支传导阻滞主要发生于**前间隔心肌梗死**，极少发生于下壁心肌梗死。

6.（B）对于急性心肌梗死合并束支传导阻滞的患者，**发生泵衰竭和室性心律失常的概率远高于那些没有合并束支传导阻滞的患者**。

7.（C）慢性右束支传导阻滞的常见原因包括**心肌炎、心肌病、心脏外科手术**。

8.（B）右束支传导阻滞时，V₁ 导联的 QRS 波群变宽，且呈经典的 rSR′三相模式。

9.（B）当电冲动受阻不能直接传入左心室的前壁和侧壁时，称为**左前分支传导阻滞**。

10.（C）预后最差的双分支传导阻滞为右束支传导阻滞同时伴有**左后分支传导阻滞**。

第 14 章

1.（C）**有症状的缓慢心律失常**如三度房室传导阻滞、高度房室传导阻滞是植入永久性心脏起搏器的指征。洋地黄中毒及急性心肌梗死相关的并发症通常可植入临时心脏起搏器。起搏器并不是室性期前收缩的治疗方法。

2.（A）由于起搏器的电极顶端形成了瘢痕组织，从而影响了电极**感知心脏电活动**的能力。

3.（A）**按需起搏器**在固有心率下降至设定的下限值以下时发射电信号。固定频率型起搏器则按预先设定的频率发射电信号，而不管心脏的基础心率如何。

4.（D）**心电图呈右束支传导阻滞表现**是由于电极安放在右心室内，QRS 波群的持续时间会超过 1.2s，不存在由起搏器 QRS 波群产生的正常 P 波。

5.（B）**DDD 起搏器**，负责心房与心室的起搏与感知，受两者电活动的抑制，第一个字母（D＝双腔）提示它负责心房与心室两者的起搏，第二个字母（D＝双腔）提示它能感知心房与心室两者的电活动，第三个字母（D＝双腔）提示它受两心房和（或）心室所释放电信号的抑制。

6.（D）**心室不应期**是指在心室起搏器放电后的一段时间，在这段时间内，起搏器将不会再次放电。常见于带有心室起搏钉的起搏器中，下限是指起搏器放电前允许的连续 R 波之间的最大时间。绝对及相对不应期是与心室正常复极相关的术语，而与起搏器无关。

7.（B）绝缘圆形磁铁的应用**能使起搏器进入到固定频率的默认模式**，能在起搏器电池和导联出现故障时使心电图上见到起搏钉。

8.（C）不可逆转的室性心动过速是植入式心脏复律除颤器的使用指征，洋地黄类药物中毒时可以通过停用药物及必要时注射地高辛特异性抗体片断来治疗。

9.（A）植入式心脏复律除颤器和起搏器都可以被**外置设备所调控**，后者能够下载其内在参数，如感知、起搏频率及用于转复心律/除颤的能量。只有植入式心脏复律除颤器能够转复心律和超速起搏，其电极与起搏器的电极不同，其表面区域很大，因而可以将更高电流传至心内膜。

10.（C）植入式心脏复律除颤器放电突然增加可以在以下情况时发生，包括导联断裂、T 波过度感知、快速性心律失常，或者发生急性室性心动过速。电池没电将会导致放电减少。心动过缓则会引起起搏活动，这种情况没有植入式心脏复律除颤器放电那么显而易见。不管**患者是否接受心电监护**来判断其潜在的心脏节律，他将不一定会出现需要 ICD 放电的心脏停搏。

第 15 章

1.（C）以心肌纤维体积增大、继而心腔壁层心肌厚度增加为特征的慢性心脏病变状态称为**心肌肥厚**。

扩张是指心腔的扩大，而萎缩是指心肌壁层变薄。狭窄指的是僵硬或瘢痕形成，通常发生于心脏瓣膜上。

2.（A）二尖瓣关闭不全或左心衰竭的患者可能会逐渐发展成**左房、左室扩大**。

3.（C）左心室肥大是一种通常由压力升高、左室容量增加引起的情况，常见于**系统性高血压、急性心肌梗死**、二尖瓣关闭不全、肥厚型心肌病、主动脉狭窄或关闭不全等。其他的可能原因是由右心室肥大。

4.（D）**心包炎**是一种直接累及心外膜的炎症疾病，伴有炎症细胞的聚集，同时在包裹心脏的囊腔里会积聚或多或少的浆液性、纤维性、化脓性或是血性的渗出液。

5.（A）弥漫性心包炎时，除 aVR、V₁ 导联之外的**所有导联 ST 段都会抬高**。

6.（C）**高血钾**是指血清钾水平升高大于正常水平（3.5～5.0mmol/L）。

7.（D）高血钾的心电图改变为：**QRS 波群增宽，T 波增高**；ST 段消失，T 波高尖；PR 间期延长，QRS-ST-T 呈正弦波形模式。

8.（C）**普鲁卡因胺**是一种经常给予心脏病患者的处方药物，过量服用可引起心肌收缩力下降、房室传导阻滞、心室停搏、室性期前收缩、**室性心动过速、心室颤动**。

9.（A）急性肺栓塞的心电图改变包括 **QRS 电轴＞＋90°**。

10.（B）Osborn 波是**低体温**的征象。

第 16 章

1.（B）以钝角起自左冠状动脉主干、沿着左房室沟走行止于左心室背面的动脉叫做**左回旋支动脉**，这种情况见于 85%～90% 的患者。至于余下部分，他们的左回旋支动脉沿着左房室沟一直走行至变成后降支动脉，同时发出左室后支和房室结动脉。

2.（C）窦房结的血供来自窦房结动脉，起自**左回旋支动脉**（占 40%～50%）或**右冠状动脉**（占 50%～60%）。

3.（D）心肌缺血或心肌梗死最常见的原因是**冠状动脉粥样硬化闭塞**，其他原因包括冠状动脉痉挛、心肌负荷增加、可卡因或酒精中毒、运送至心肌的血氧水平降低及所有原因导致的冠状动脉血流减少。

4.（D）心绞痛自 CCSC Ⅱ级发展至Ⅲ级意味着**发生了不稳定型心绞痛**。

5.（C）急性心肌梗死的最常见原因（占所有急性心梗原因的 90%）为**冠状动脉血栓形成**。

6.（A）即使进行血运重建或再氧化治疗，坏死的心肌细胞也不能恢复至正常功能。

7.（D）心肌梗死的梗死区域如累及从心内膜到心外膜的整个心室壁层，称为**透壁性心肌梗死**。

8.（B）"窗口"理论为**病理性 Q 波**的表现提供了合理解释，其观点是面对导联观察到的是梗死区域相对侧正常心肌的 Q 波。

9.（C）急性心肌梗死早期面对导联上倒置或高尖的 T 波表明存在**心肌缺血**。而心肌坏死或**心肌梗死**的表现则是存在病理性 Q 波，心肌损伤的表现是 ST 段抬高。

10.（D）下壁心肌梗死的最可能原因是左室后降支动脉的闭塞，该动脉在大部分人群中属于**右冠状动脉的分支**。

第 17 章

1.（A）**局限的前壁心肌梗死**的早期表现为胸前 V₃、V₄ 导联上 ST 段抬高、T 波高于正常 R 波，而晚期表现为 V₃、V₄ 导联呈 QS 波形、T 波倒置。

2.（C）**侧壁心肌梗死**的早期表现为Ⅱ、Ⅲ、aVF 导联上 ST 段压低，而Ⅰ、aVL、V₅ 或 V₆ 导联上 ST 段抬高，T 波高于正常 R 波。

3.（D）**室间隔心肌梗死**累及覆盖室间隔的左室前壁和室间隔的前 2/3。

4.（D）**室间隔心肌梗死**晚期表现为 V₁～V₂ 导联上 QS 波形、T 波倒置，而Ⅱ、Ⅲ、aVF 导联上缺少正常的室间隔 q 波。

5.（B）**前侧壁心肌梗死**的早期表现为Ⅰ、aVL、V₃～V₆ 导联上 ST 段抬高、T 波高于正常 R 波，Ⅱ、Ⅲ、aVF 导联上 ST 段压低。

6.（C）**广泛前壁心肌梗死**是左前降支近段至边缘支和对角支冠状动脉闭塞的结果。左前降支远段至心室穿支血管的闭塞会导致室间隔心肌梗死（心梗）。后壁心梗的发生源于右冠状动脉或左回旋支远端的闭塞，而下壁心梗的发生源于右冠状动脉的分支——左室后降支的闭塞。

7.（B）**下壁心肌梗死**涉及起自右冠状动脉或左回旋支动脉的左室后降支动脉。

8.（B）**下壁心肌梗死**的早期表现为Ⅱ、Ⅲ、aVF 导联上 ST 段抬高、T 波高于正常 R 波，而Ⅰ、aVL 导联上 ST 段压低。

9.（C）**后壁心肌梗死**的晚期表现为 $V_1 \sim V_4$ 导联上大 R 波、高 T 波，R 波宽度≥0.04s，V_1 导联上 R 波有切迹，V_1 导联上 R/S 比值≥1。

10.（A）**下壁心肌梗死**的标志是Ⅱ、Ⅲ、aVF 导联 ST 段抬高、T 波高于正常 R 波，ST 段抬高在 V_{4R} 导联上最为明显，ST 段压低在Ⅰ、aVL 导联上最为明显。

第 18 章

1.（D）**识别急性冠状动脉综合征的症状和体征**无论对于患者还是临床医生在避免发生未识别的心肌梗死中都是非常重要的。

2.（A）**心绞痛等同症状**是在急性冠状动脉综合征时除了典型胸痛外持续存在的其他症状，更常见于老年人、糖尿病和女性患者。隐匿性心肌梗死时，心肌梗死已经发生，但是患者没有任何症状出现。

3.（C）**交感神经活性**增加是对缺血、缺氧、疼痛的反应，引起生命体征的变化及其他急性冠状动脉综合征的症状、体征。

4.（A）典型急性冠状动脉综合征的胸痛是**压榨性胸骨后疼痛**，持续时间>5min，且与呼吸和运动无关。

5.（C）在慢性心力衰竭早期，肺水肿会引起**劳力性呼吸困难**。随着病程进展，呼吸困难加重，可在休息或平躺时突然发作。胸痛、咳嗽在此种情况下并不是特异性症状。

6.（C）急性冠状动脉综合征患者的**皮肤通常是苍白、湿冷的**，这是由于交感神经活性增加，引起血管收缩和出汗。

7.（C）第三心音代表急性心肌梗死期间**心室功能障碍导致血流呈湍流状态**。

8.（A）身体大范围水肿被称为**广泛水肿**，胫前水肿常在小腿前面被发现，骶尾部水肿常在腰椎下区域被发现。

9.（C）这位患者最可能患有**右心衰竭**。右心衰竭时，肺部听诊清楚，血压常较低。在心源性休克时，血压很低。上述情况不会发生在没有并发症的心肌梗死。

10.（D）该患者的 12 导联心电图未能明确诊断，需要对患者进行危险分层，包括结合**病史、心脏标志物**等来做出非 ST 段抬高型心肌梗死的诊断。任意单独的一方面都不足以做出诊断，而一系列心电图检查结果不会导致诊断的改变。

第 19 章

1.（D）在护理一位患有心肌梗死的患者时，所有治疗的目的在于**限制心肌损伤的数量**。因此需要快速进行鉴别诊断，早期应用硝酸甘油、抗血小板药物及给予再灌注治疗。

2.（C）应用纤溶药物的目标被称为绿色通道（door-to-needle）时间，需控制在心肌梗死发生后的 30min 内。

3.（C）抗血小板药物通过**阻断血栓素阻止血栓进一步形成**。纤溶药物能溶解血栓，而只有经皮经肝胆道内窥镜（PTCS）机制能开通血管。目的并不是让血管壁变薄，而是阻断更多的血栓形成。

4.（B）经皮冠状动脉介入术（PCI）是再灌注治疗的一种常用技术，应当及时进行，只有在不能进行或在 **90min 内不能进行 PCI 时才可以将其延期**。其他列出的原因都不能在决定治疗方案时起到作用。

5.（A）低分子肝素、华法林、阿昔单抗能通过**抑制血小板聚集**而发挥其对血栓形成的作用。阿司匹林发挥作用是通过抑制血栓烷素 A_1 释放，瑞替普酶发挥作用是通过促进纤维蛋白溶解。

6.（C）**经皮冠状动脉血管成形术（PTCA）**的过程是将带有球囊的导管插入到闭塞的冠状动脉中，然后将球囊充气膨胀，从而使冠状动脉粥样硬化性斑块破裂、动脉管腔扩张。这个过程也被称为球囊血管成形术。

7.（B）瑞替普酶溶栓的正确治疗剂量为 **2min 内静脉注射 10U，30min 后予以重复**。当给予瑞替普酶联合抗凝血酶治疗，如联合血小板膜糖蛋白（GP）Ⅱb/Ⅲa 受体拮抗剂治疗时，瑞替普酶的使用剂量是 2min 内静脉注射 5U，30min 后予以重复。

8.（C）替奈普酶溶栓治疗的正确剂量为 **5s 内根据患者体重静脉注射 30～50mg**。当联合 GP Ⅱb/Ⅲa 受体拮抗剂治疗时，其使用剂量需减半。

9.（A）对于可能存在急性右室心肌梗死的患者，硫酸吗啡、硝酸甘油、利尿剂等药物都应尽量避免使用，此时生理盐水能够帮助恢复心排血量，提高收缩压到 90～100mmHg。如生理盐水无效，建议使用多巴胺，**剂量为 2～20μg/（kg·min）**。

10.（B）呋塞米的常规使用已经成为充血性心力衰竭治疗上的争议所在，研究证明，早期积极使用硝酸盐和给予持续正压通气更为有效，而呋塞米的使用已退居其次。

心律失常

1.

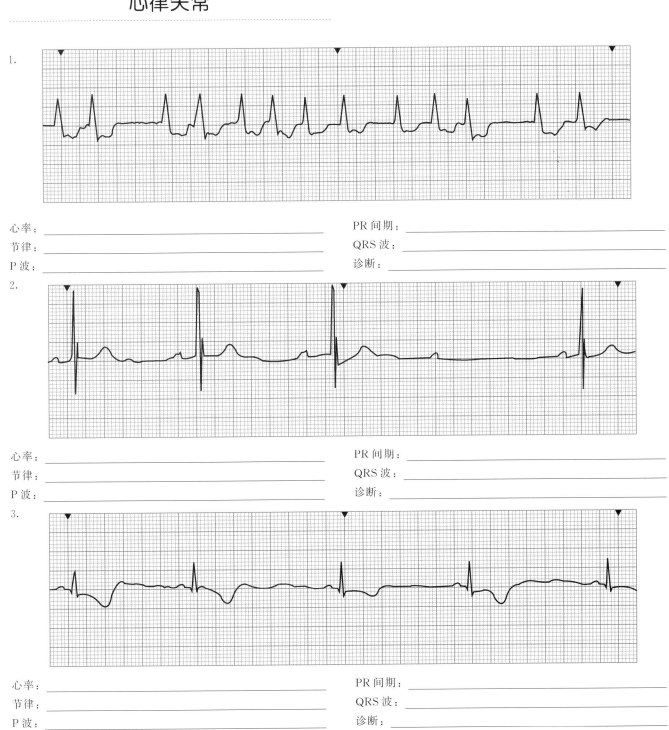

心率: _____ PR 间期: _____
节律: _____ QRS 波: _____
P 波: _____ 诊断: _____

2.

心率: _____ PR 间期: _____
节律: _____ QRS 波: _____
P 波: _____ 诊断: _____

3.

心率: _____ PR 间期: _____
节律: _____ QRS 波: _____
P 波: _____ 诊断: _____

4.

心率： _____　　PR 间期： _____
节律： _____　　QRS 波： _____
P 波： _____　　诊断： _____

5.

心率： _____　　PR 间期： _____
节律： _____　　QRS 波： _____
P 波： _____　　诊断： _____

6.

心率： _____　　PR 间期： _____
节律： _____　　QRS 波： _____
P 波： _____　　诊断： _____

7.

心率： _____　　PR 间期： _____
节律： _____　　QRS 波： _____
P 波： _____　　诊断： _____

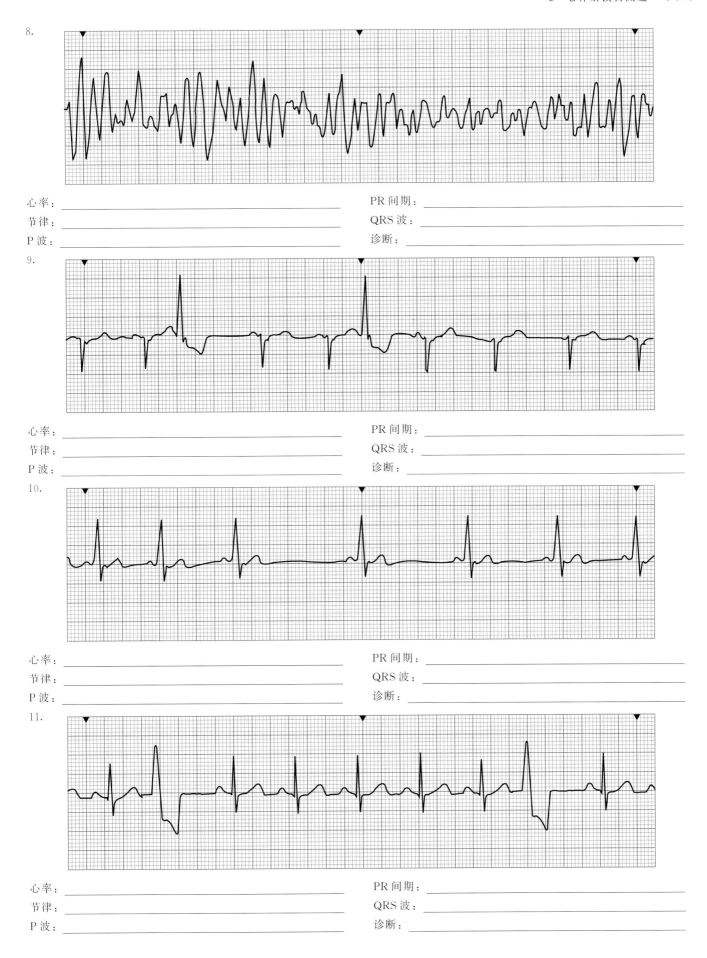

8.

心率：_____ PR 间期：_____

节律：_____ QRS 波：_____

P 波：_____ 诊断：_____

9.

心率：_____ PR 间期：_____

节律：_____ QRS 波：_____

P 波：_____ 诊断：_____

10.

心率：_____ PR 间期：_____

节律：_____ QRS 波：_____

P 波：_____ 诊断：_____

11.

心率：_____ PR 间期：_____

节律：_____ QRS 波：_____

P 波：_____ 诊断：_____

12.

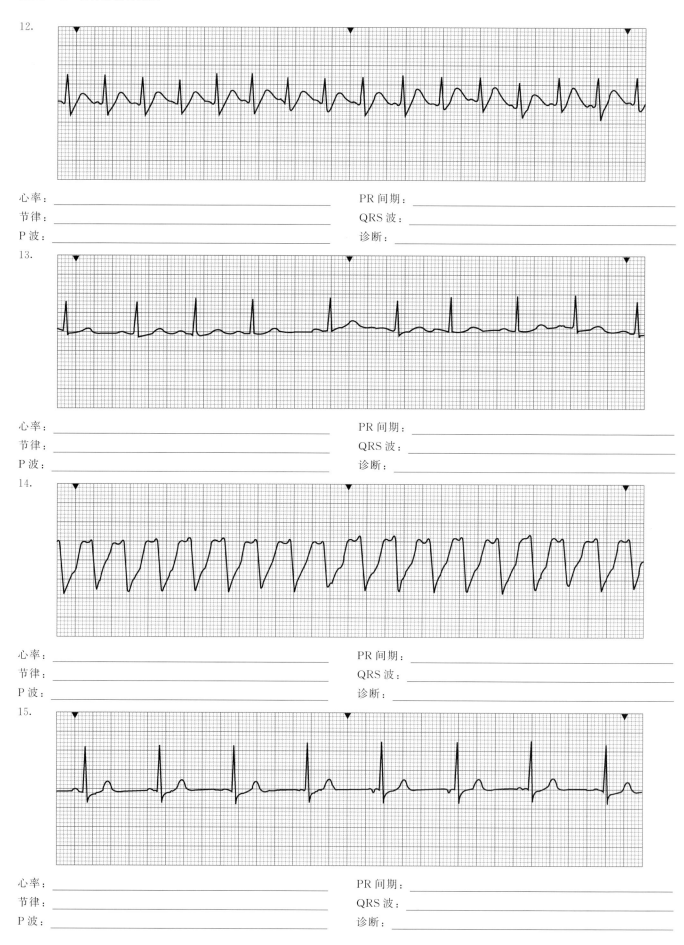

心率：＿＿＿＿＿＿＿＿＿＿＿＿＿＿＿＿ PR 间期：＿＿＿＿＿＿＿＿＿＿＿＿＿＿

节律：＿＿＿＿＿＿＿＿＿＿＿＿＿＿＿＿ QRS 波：＿＿＿＿＿＿＿＿＿＿＿＿＿

P 波：＿＿＿＿＿＿＿＿＿＿＿＿＿＿＿＿ 诊断：＿＿＿＿＿＿＿＿＿＿＿＿＿＿＿

13.

心率：＿＿＿＿＿＿＿＿＿＿＿＿＿＿＿＿ PR 间期：＿＿＿＿＿＿＿＿＿＿＿＿＿＿

节律：＿＿＿＿＿＿＿＿＿＿＿＿＿＿＿＿ QRS 波：＿＿＿＿＿＿＿＿＿＿＿＿＿

P 波：＿＿＿＿＿＿＿＿＿＿＿＿＿＿＿＿ 诊断：＿＿＿＿＿＿＿＿＿＿＿＿＿＿＿

14.

心率：＿＿＿＿＿＿＿＿＿＿＿＿＿＿＿＿ PR 间期：＿＿＿＿＿＿＿＿＿＿＿＿＿＿

节律：＿＿＿＿＿＿＿＿＿＿＿＿＿＿＿＿ QRS 波：＿＿＿＿＿＿＿＿＿＿＿＿＿

P 波：＿＿＿＿＿＿＿＿＿＿＿＿＿＿＿＿ 诊断：＿＿＿＿＿＿＿＿＿＿＿＿＿＿＿

15.

心率：＿＿＿＿＿＿＿＿＿＿＿＿＿＿＿＿ PR 间期：＿＿＿＿＿＿＿＿＿＿＿＿＿＿

节律：＿＿＿＿＿＿＿＿＿＿＿＿＿＿＿＿ QRS 波：＿＿＿＿＿＿＿＿＿＿＿＿＿

P 波：＿＿＿＿＿＿＿＿＿＿＿＿＿＿＿＿ 诊断：＿＿＿＿＿＿＿＿＿＿＿＿＿＿＿

16.

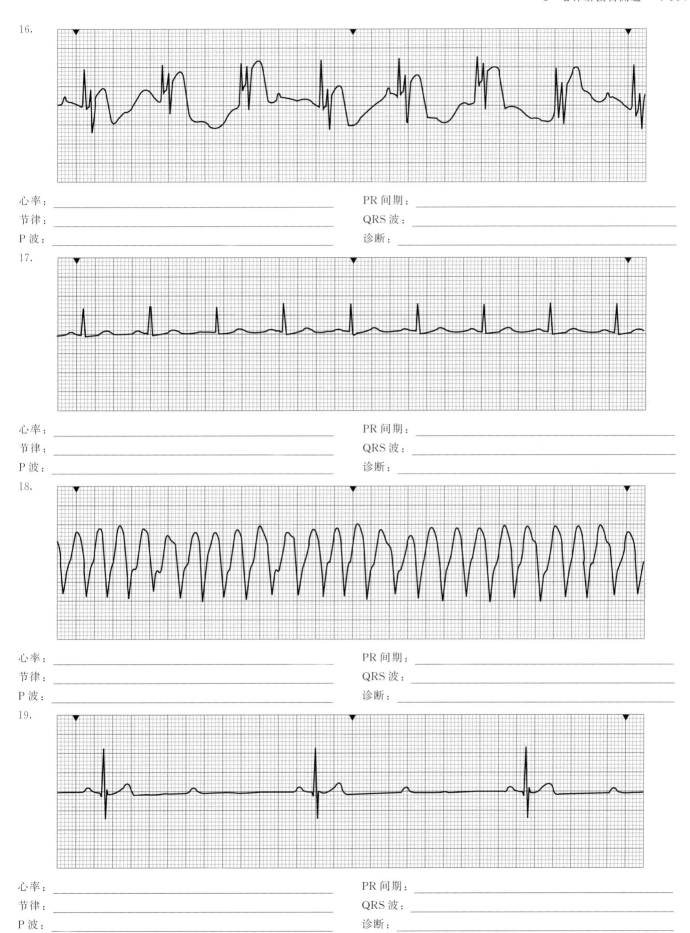

心率：_____   PR 间期：_____
节律：_____   QRS 波：_____
P 波：_____   诊断：_____

17.

心率：_____   PR 间期：_____
节律：_____   QRS 波：_____
P 波：_____   诊断：_____

18.

心率：_____   PR 间期：_____
节律：_____   QRS 波：_____
P 波：_____   诊断：_____

19.

心率：_____   PR 间期：_____
节律：_____   QRS 波：_____
P 波：_____   诊断：_____

20.

心率： _____ PR 间期： _____
节律： _____ QRS 波： _____
P 波： _____ 诊断： _____

21.

心率： _____ PR 间期： _____
节律： _____ QRS 波： _____
P 波： _____ 诊断： _____

22.

心率： _____ PR 间期： _____
节律： _____ QRS 波： _____
P 波： _____ 诊断： _____

23.

心率： _____ PR 间期： _____
节律： _____ QRS 波： _____
P 波： _____ 诊断： _____

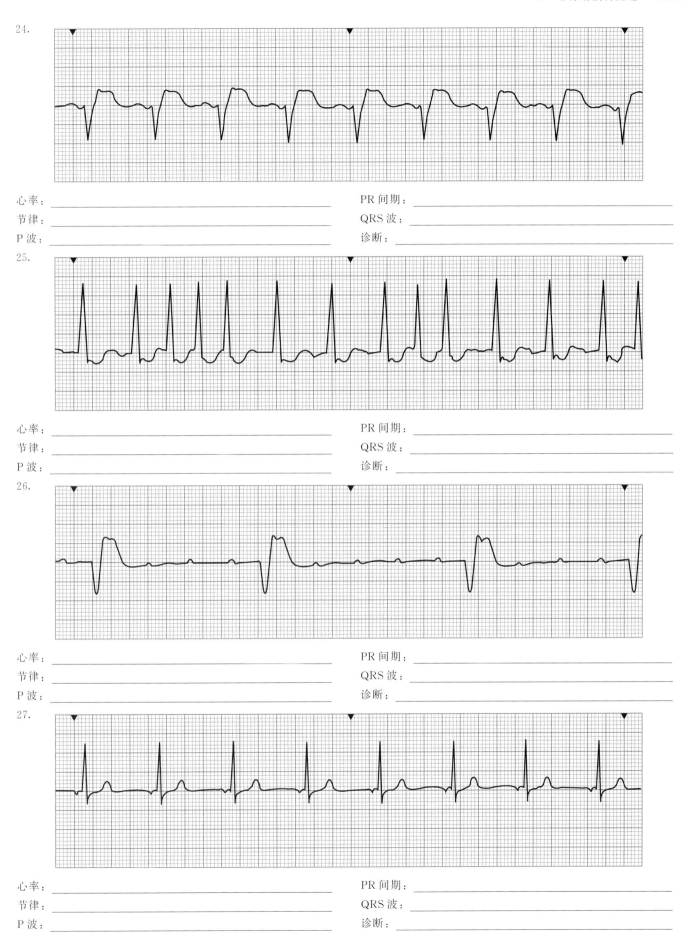

24.

心率： _____　　PR 间期： _____
节律： _____　　QRS 波： _____
P 波： _____　　诊断： _____

25.

心率： _____　　PR 间期： _____
节律： _____　　QRS 波： _____
P 波： _____　　诊断： _____

26.

心率： _____　　PR 间期： _____
节律： _____　　QRS 波： _____
P 波： _____　　诊断： _____

27.

心率： _____　　PR 间期： _____
节律： _____　　QRS 波： _____
P 波： _____　　诊断： _____

28.

心率：_____　　　PR 间期：_____
节律：_____　　　QRS 波：_____
P 波：_____　　　诊断：_____

29.

心率：_____　　　PR 间期：_____
节律：_____　　　QRS 波：_____
P 波：_____　　　诊断：_____

30.

心率：_____　　　PR 间期：_____
节律：_____　　　QRS 波：_____
P 波：_____　　　诊断：_____

31.

心率：_____　　　PR 间期：_____
节律：_____　　　QRS 波：_____
P 波：_____　　　诊断：_____

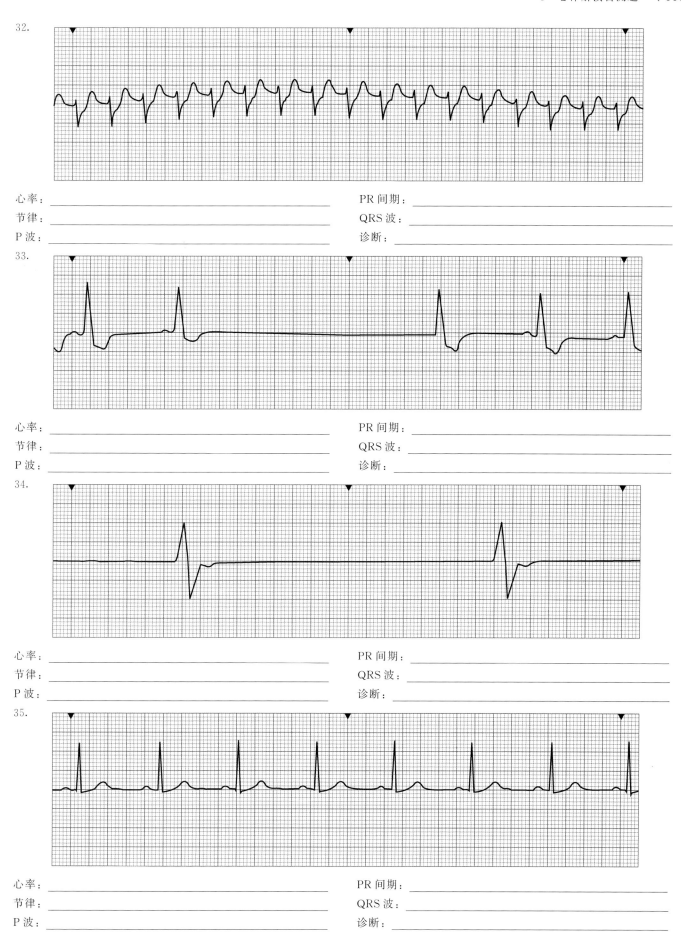

32.

心率：_____ PR 间期：_____
节律：_____ QRS 波：_____
P 波：_____ 诊断：_____

33.

心率：_____ PR 间期：_____
节律：_____ QRS 波：_____
P 波：_____ 诊断：_____

34.

心率：_____ PR 间期：_____
节律：_____ QRS 波：_____
P 波：_____ 诊断：_____

35.

心率：_____ PR 间期：_____
节律：_____ QRS 波：_____
P 波：_____ 诊断：_____

36.

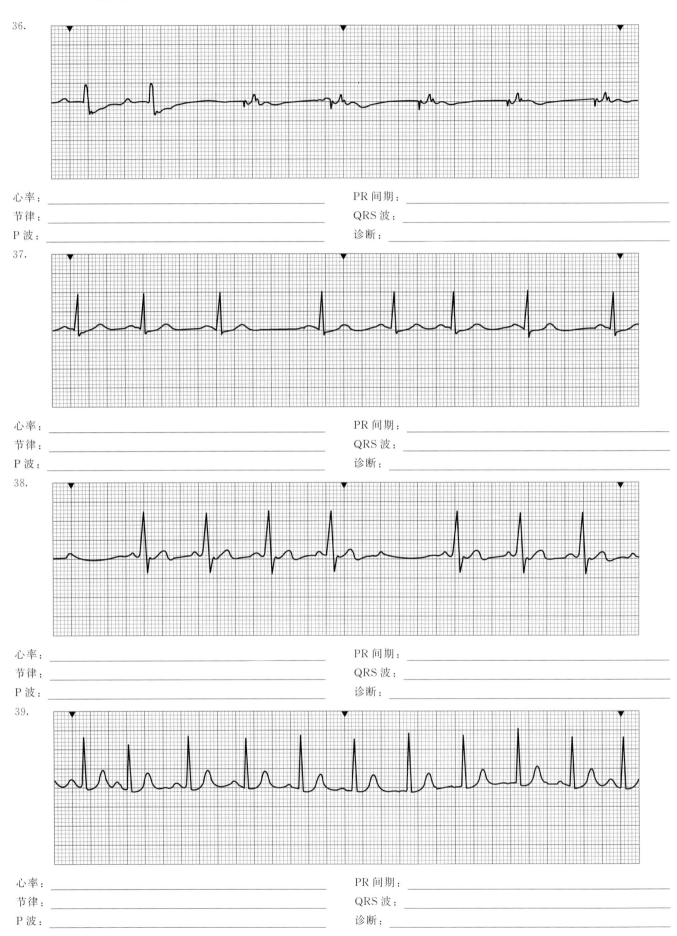

心率: _____　　　　PR 间期: _____
节律: _____　　　　QRS 波: _____
P 波: _____　　　　诊断: _____

37.

心率: _____　　　　PR 间期: _____
节律: _____　　　　QRS 波: _____
P 波: _____　　　　诊断: _____

38.

心率: _____　　　　PR 间期: _____
节律: _____　　　　QRS 波: _____
P 波: _____　　　　诊断: _____

39.

心率: _____　　　　PR 间期: _____
节律: _____　　　　QRS 波: _____
P 波: _____　　　　诊断: _____

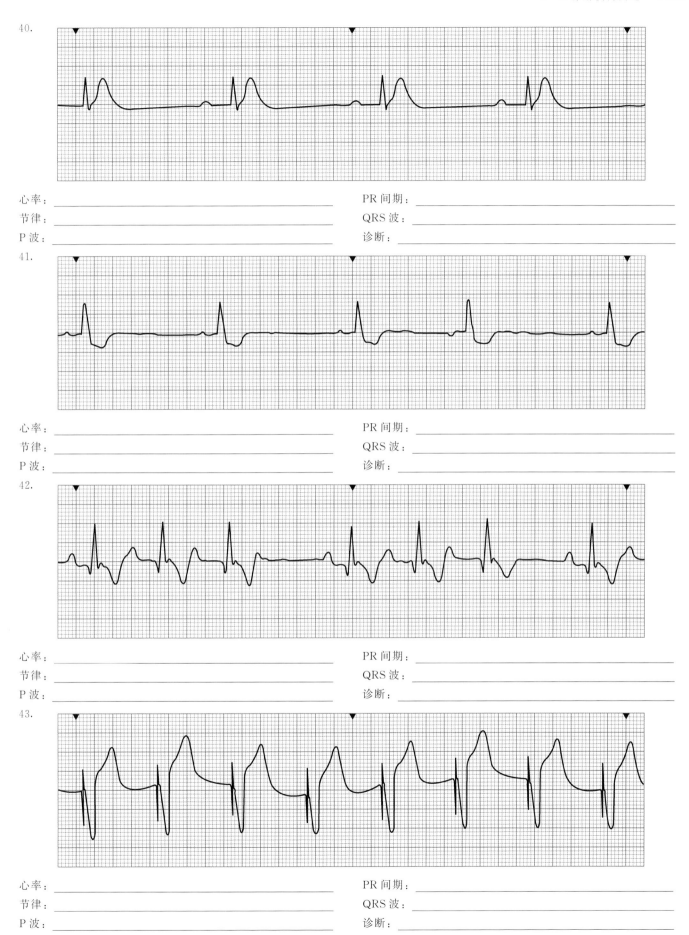

40.

心率: _____ PR 间期: _____

节律: _____ QRS 波: _____

P 波: _____ 诊断: _____

41.

心率: _____ PR 间期: _____

节律: _____ QRS 波: _____

P 波: _____ 诊断: _____

42.

心率: _____ PR 间期: _____

节律: _____ QRS 波: _____

P 波: _____ 诊断: _____

43.

心率: _____ PR 间期: _____

节律: _____ QRS 波: _____

P 波: _____ 诊断: _____

44.

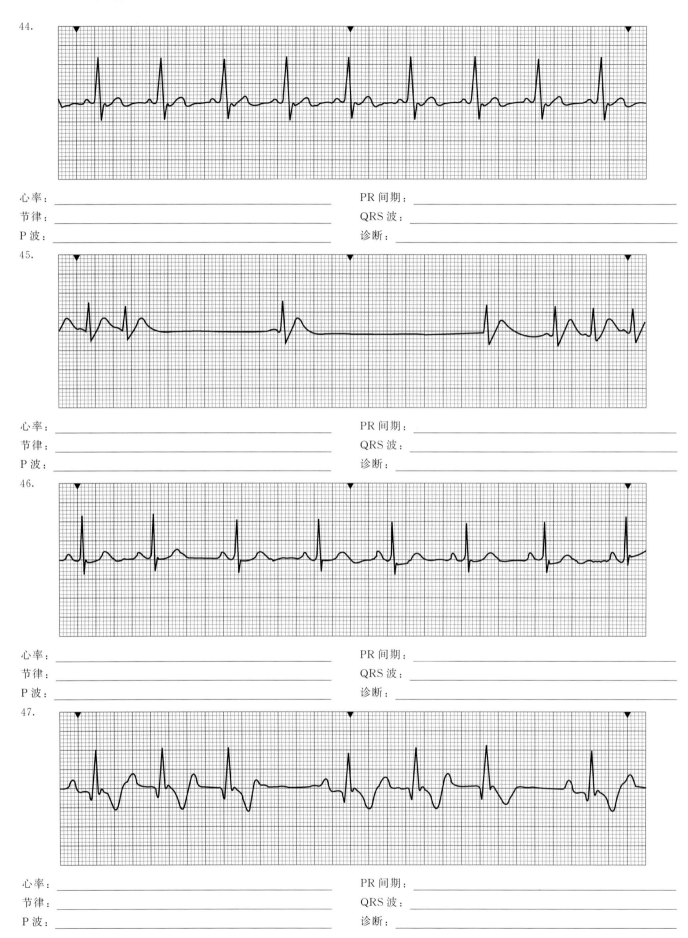

心率： _____ PR 间期： _____

节律： _____ QRS 波： _____

P 波： _____ 诊断： _____

45.

心率： _____ PR 间期： _____

节律： _____ QRS 波： _____

P 波： _____ 诊断： _____

46.

心率： _____ PR 间期： _____

节律： _____ QRS 波： _____

P 波： _____ 诊断： _____

47.

心率： _____ PR 间期： _____

节律： _____ QRS 波： _____

P 波： _____ 诊断： _____

48.

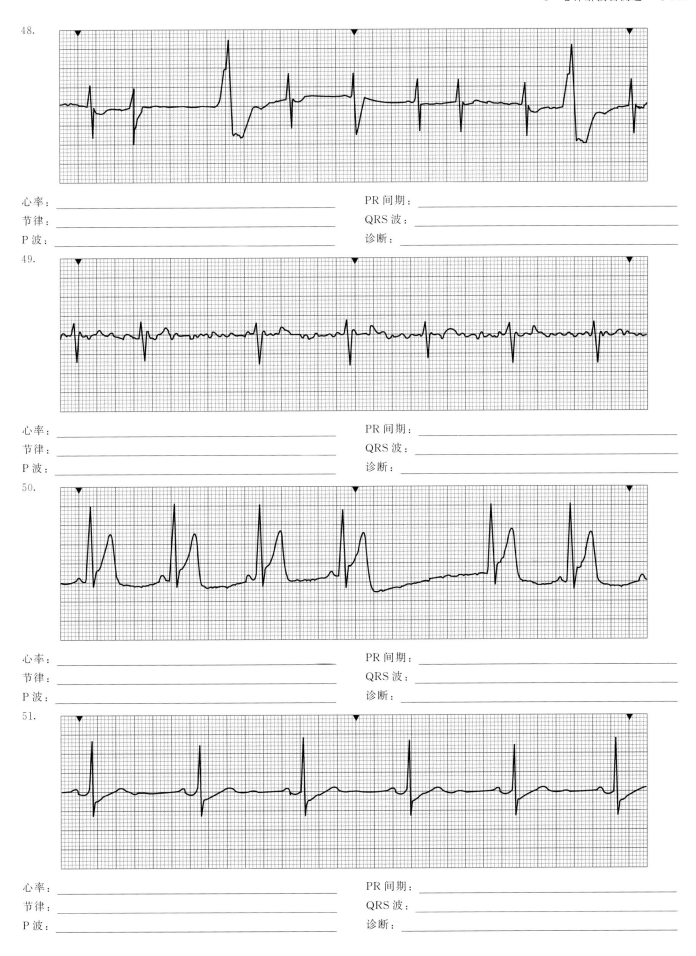

心率： _____　　PR 间期： _____
节律： _____　　QRS 波： _____
P 波： _____　　诊断： _____

49.

心率： _____　　PR 间期： _____
节律： _____　　QRS 波： _____
P 波： _____　　诊断： _____

50.

心率： _____　　PR 间期： _____
节律： _____　　QRS 波： _____
P 波： _____　　诊断： _____

51.

心率： _____　　PR 间期： _____
节律： _____　　QRS 波： _____
P 波： _____　　诊断： _____

52.

心率：_____ PR 间期：_____

节律：_____ QRS 波：_____

P 波：_____ 诊断：_____

53.

心率：_____ PR 间期：_____

节律：_____ QRS 波：_____

P 波：_____ 诊断：_____

54.

心率：_____ PR 间期：_____

节律：_____ QRS 波：_____

P 波：_____ 诊断：_____

55.

心率：_____ PR 间期：_____

节律：_____ QRS 波：_____

P 波：_____ 诊断：_____

56.

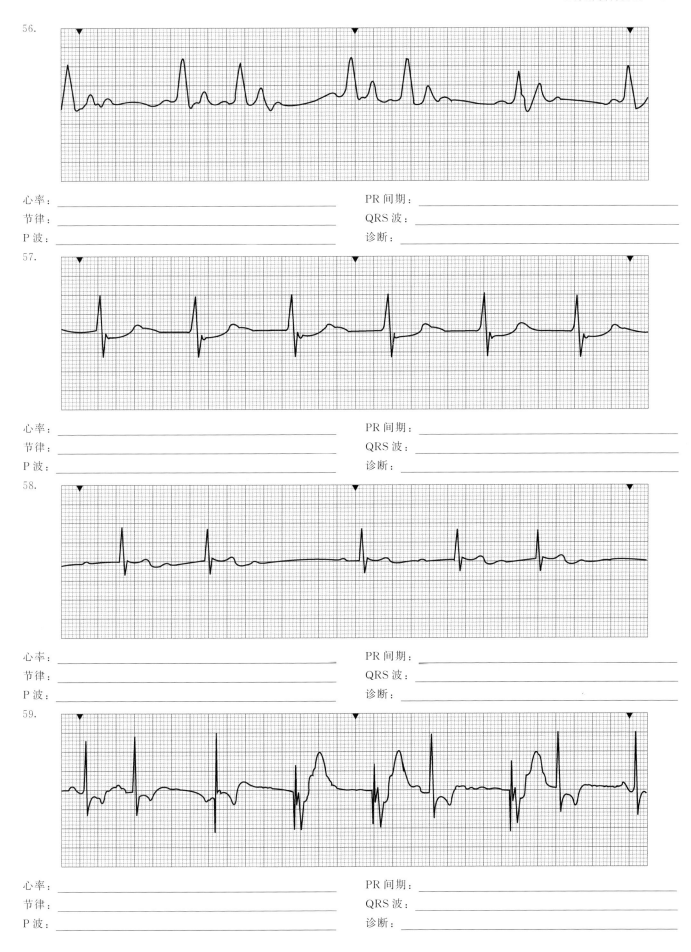

心率：_____   PR 间期：_____
节律：_____   QRS 波：_____
P 波：_____   诊断：_____

57.

心率：_____   PR 间期：_____
节律：_____   QRS 波：_____
P 波：_____   诊断：_____

58.

心率：_____   PR 间期：_____
节律：_____   QRS 波：_____
P 波：_____   诊断：_____

59.

心率：_____   PR 间期：_____
节律：_____   QRS 波：_____
P 波：_____   诊断：_____

60.

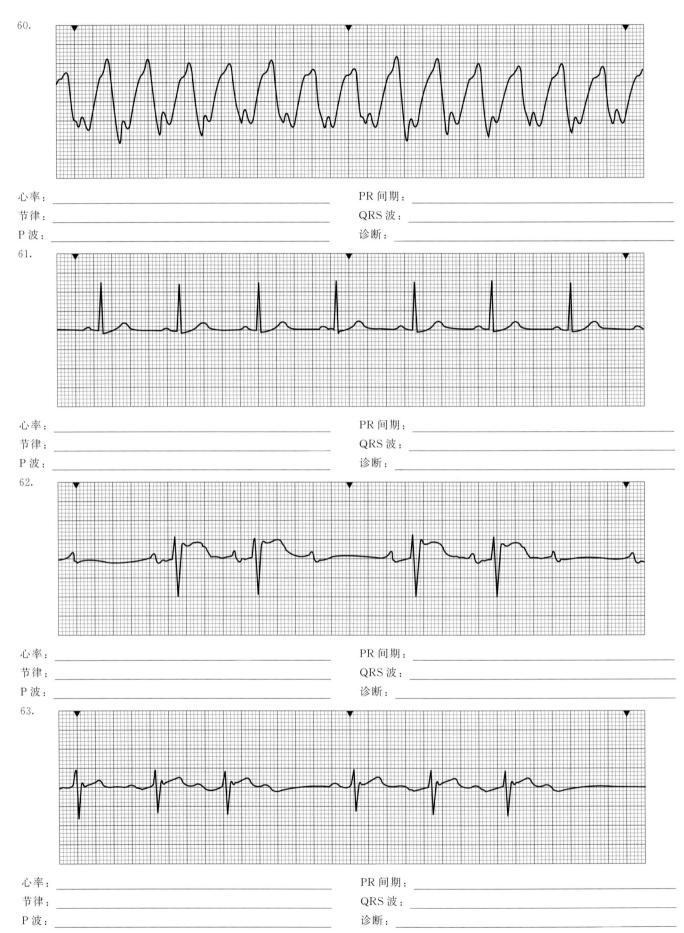

心率：_____ 　　PR 间期：_____

节律：_____ 　　QRS 波：_____

P 波：_____ 　　诊断：_____

61.

心率：_____ 　　PR 间期：_____

节律：_____ 　　QRS 波：_____

P 波：_____ 　　诊断：_____

62.

心率：_____ 　　PR 间期：_____

节律：_____ 　　QRS 波：_____

P 波：_____ 　　诊断：_____

63.

心率：_____ 　　PR 间期：_____

节律：_____ 　　QRS 波：_____

P 波：_____ 　　诊断：_____

64.

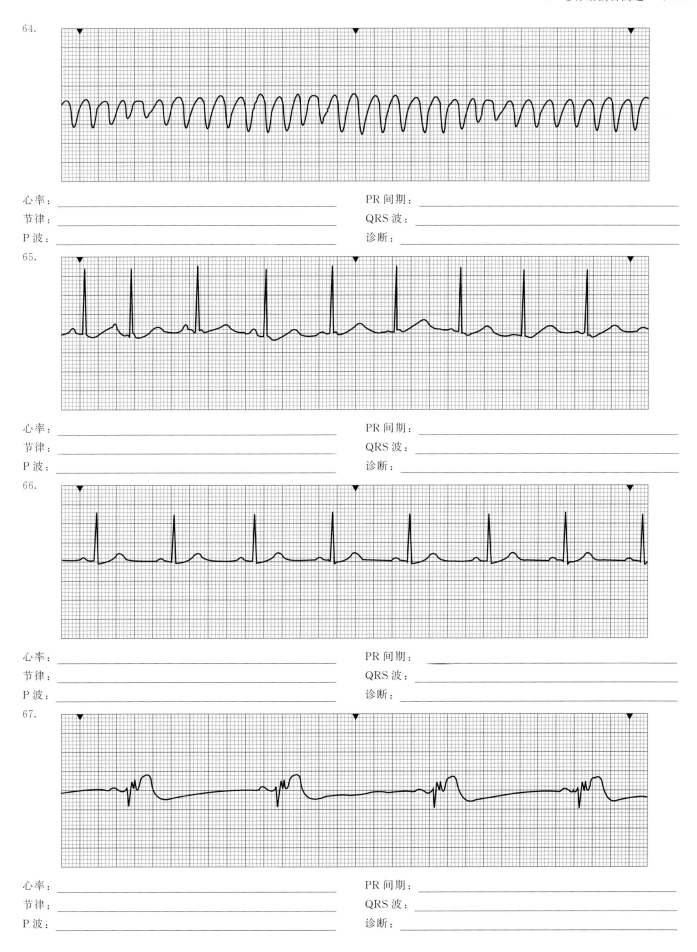

心率: _____   PR 间期: _____
节律: _____   QRS 波: _____
P 波: _____   诊断: _____

65.

心率: _____   PR 间期: _____
节律: _____   QRS 波: _____
P 波: _____   诊断: _____

66.

心率: _____   PR 间期: _____
节律: _____   QRS 波: _____
P 波: _____   诊断: _____

67.

心率: _____   PR 间期: _____
节律: _____   QRS 波: _____
P 波: _____   诊断: _____

68.

心率： _____   PR 间期： _____

节律： _____   QRS 波： _____

P 波： _____   诊断： _____

69.

心率： _____   PR 间期： _____

节律： _____   QRS 波： _____

P 波： _____   诊断： _____

70.

心率： _____   PR 间期： _____

节律： _____   QRS 波： _____

P 波： _____   诊断： _____

71.

心率： _____   PR 间期： _____

节律： _____   QRS 波： _____

P 波： _____   诊断： _____

72.

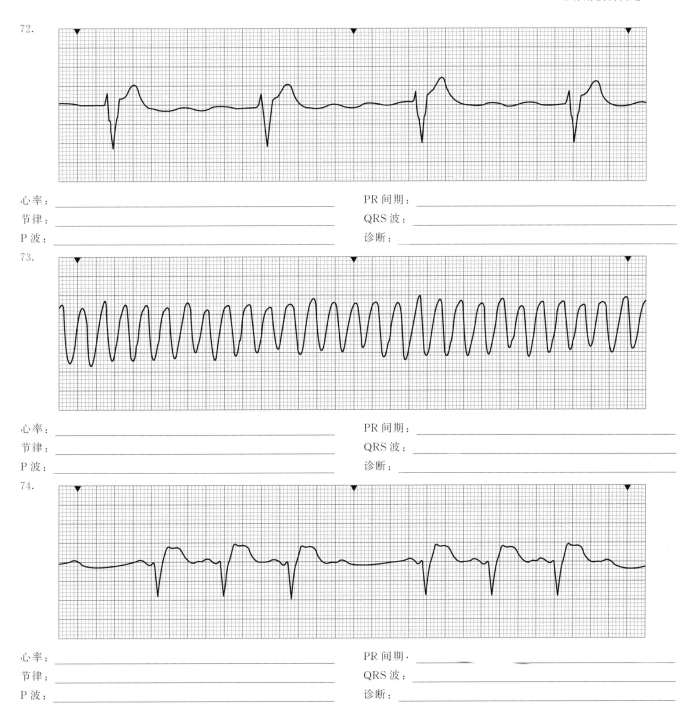

心率：_____　　PR 间期：_____
节律：_____　　QRS 波：_____
P 波：_____　　诊断：_____

73.

心率：_____　　PR 间期：_____
节律：_____　　QRS 波：_____
P 波：_____　　诊断：_____

74.

心率：_____　　PR 间期：_____
节律：_____　　QRS 波：_____
P 波：_____　　诊断：_____

75.

心率：＿＿＿＿＿＿＿＿＿＿＿＿＿＿

节律：＿＿＿＿＿＿＿＿＿＿＿＿＿＿

P 波：＿＿＿＿＿＿＿＿＿＿＿＿＿＿

PR 间期：＿＿＿＿＿＿＿＿＿＿＿＿

QRS 波：＿＿＿＿＿＿＿＿＿＿＿＿

诊断：＿＿＿＿＿＿＿＿＿＿＿＿＿＿

76.

心率：＿＿＿＿＿＿＿＿＿＿＿＿＿＿

节律：＿＿＿＿＿＿＿＿＿＿＿＿＿＿

P 波：＿＿＿＿＿＿＿＿＿＿＿＿＿＿

PR 间期：＿＿＿＿＿＿＿＿＿＿＿＿

QRS 波：＿＿＿＿＿＿＿＿＿＿＿＿

诊断：＿＿＿＿＿＿＿＿＿＿＿＿＿＿

77.

心率：＿＿＿＿＿＿＿＿＿＿＿＿＿＿

节律：＿＿＿＿＿＿＿＿＿＿＿＿＿＿

P 波：＿＿＿＿＿＿＿＿＿＿＿＿＿＿

PR 间期：＿＿＿＿＿＿＿＿＿＿＿＿

QRS 波：＿＿＿＿＿＿＿＿＿＿＿＿

诊断：＿＿＿＿＿＿＿＿＿＿＿＿＿＿

78.

心率：＿＿＿＿＿＿＿＿＿＿＿＿＿＿

节律：＿＿＿＿＿＿＿＿＿＿＿＿＿＿

P 波：＿＿＿＿＿＿＿＿＿＿＿＿＿＿

PR 间期：＿＿＿＿＿＿＿＿＿＿＿＿

QRS 波：＿＿＿＿＿＿＿＿＿＿＿＿

诊断：＿＿＿＿＿＿＿＿＿＿＿＿＿＿

79.

心率：＿＿＿＿＿＿＿＿＿＿＿＿＿＿

节律：＿＿＿＿＿＿＿＿＿＿＿＿＿＿

P 波：＿＿＿＿＿＿＿＿＿＿＿＿＿＿

PR 间期：＿＿＿＿＿＿＿＿＿＿＿＿

QRS 波：＿＿＿＿＿＿＿＿＿＿＿＿

诊断：＿＿＿＿＿＿＿＿＿＿＿＿＿＿

80.

心率：＿＿＿＿＿＿＿＿＿＿＿＿＿＿

节律：＿＿＿＿＿＿＿＿＿＿＿＿＿＿

P 波：＿＿＿＿＿＿＿＿＿＿＿＿＿＿

PR 间期：＿＿＿＿＿＿＿＿＿＿＿＿

QRS 波：＿＿＿＿＿＿＿＿＿＿＿＿

诊断：＿＿＿＿＿＿＿＿＿＿＿＿＿＿

81.

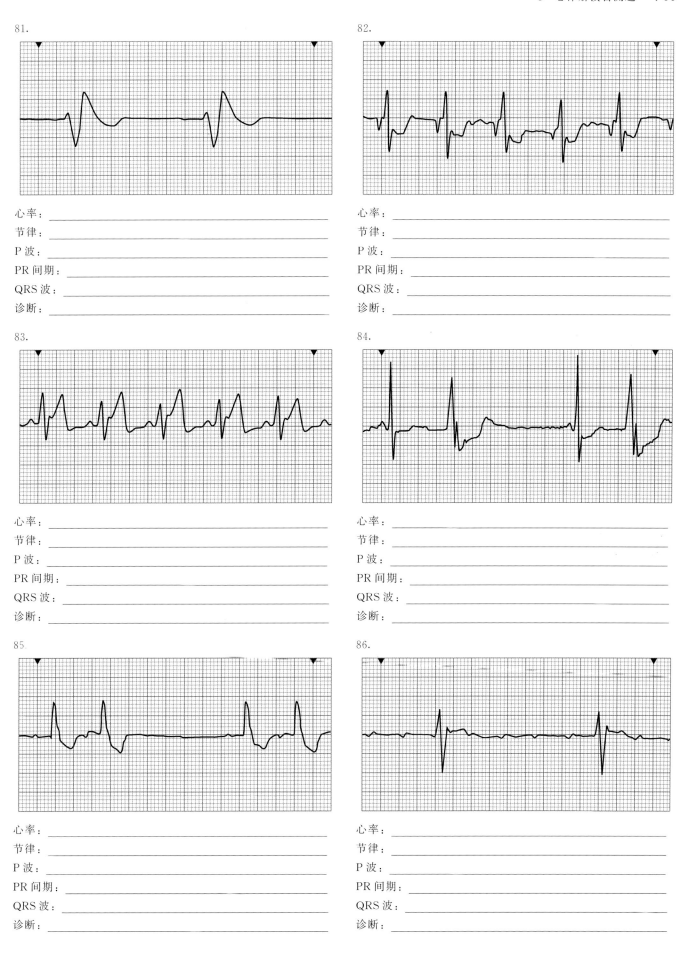

心率：＿＿＿＿＿＿＿＿＿＿＿＿＿＿＿

节律：＿＿＿＿＿＿＿＿＿＿＿＿＿＿＿

P 波：＿＿＿＿＿＿＿＿＿＿＿＿＿＿＿

PR 间期：＿＿＿＿＿＿＿＿＿＿＿＿＿

QRS 波：＿＿＿＿＿＿＿＿＿＿＿＿＿

诊断：＿＿＿＿＿＿＿＿＿＿＿＿＿＿＿

82.

心率：＿＿＿＿＿＿＿＿＿＿＿＿＿＿＿

节律：＿＿＿＿＿＿＿＿＿＿＿＿＿＿＿

P 波：＿＿＿＿＿＿＿＿＿＿＿＿＿＿＿

PR 间期：＿＿＿＿＿＿＿＿＿＿＿＿＿

QRS 波：＿＿＿＿＿＿＿＿＿＿＿＿＿

诊断：＿＿＿＿＿＿＿＿＿＿＿＿＿＿＿

83.

心率：＿＿＿＿＿＿＿＿＿＿＿＿＿＿＿

节律：＿＿＿＿＿＿＿＿＿＿＿＿＿＿＿

P 波：＿＿＿＿＿＿＿＿＿＿＿＿＿＿＿

PR 间期：＿＿＿＿＿＿＿＿＿＿＿＿＿

QRS 波：＿＿＿＿＿＿＿＿＿＿＿＿＿

诊断：＿＿＿＿＿＿＿＿＿＿＿＿＿＿＿

84.

心率：＿＿＿＿＿＿＿＿＿＿＿＿＿＿＿

节律：＿＿＿＿＿＿＿＿＿＿＿＿＿＿＿

P 波：＿＿＿＿＿＿＿＿＿＿＿＿＿＿＿

PR 间期：＿＿＿＿＿＿＿＿＿＿＿＿＿

QRS 波：＿＿＿＿＿＿＿＿＿＿＿＿＿

诊断：＿＿＿＿＿＿＿＿＿＿＿＿＿＿＿

85.

心率：＿＿＿＿＿＿＿＿＿＿＿＿＿＿＿

节律：＿＿＿＿＿＿＿＿＿＿＿＿＿＿＿

P 波：＿＿＿＿＿＿＿＿＿＿＿＿＿＿＿

PR 间期：＿＿＿＿＿＿＿＿＿＿＿＿＿

QRS 波：＿＿＿＿＿＿＿＿＿＿＿＿＿

诊断：＿＿＿＿＿＿＿＿＿＿＿＿＿＿＿

86.

心率：＿＿＿＿＿＿＿＿＿＿＿＿＿＿＿

节律：＿＿＿＿＿＿＿＿＿＿＿＿＿＿＿

P 波：＿＿＿＿＿＿＿＿＿＿＿＿＿＿＿

PR 间期：＿＿＿＿＿＿＿＿＿＿＿＿＿

QRS 波：＿＿＿＿＿＿＿＿＿＿＿＿＿

诊断：＿＿＿＿＿＿＿＿＿＿＿＿＿＿＿

87.

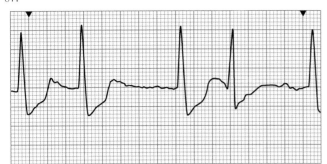

心率：＿＿＿＿＿＿＿＿＿＿＿＿＿＿＿＿＿＿

节律：＿＿＿＿＿＿＿＿＿＿＿＿＿＿＿＿＿＿

P 波：＿＿＿＿＿＿＿＿＿＿＿＿＿＿＿＿＿＿

PR 间期：＿＿＿＿＿＿＿＿＿＿＿＿＿＿＿＿

QRS 波：＿＿＿＿＿＿＿＿＿＿＿＿＿＿＿＿

诊断：＿＿＿＿＿＿＿＿＿＿＿＿＿＿＿＿＿＿

88.

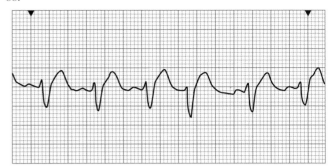

心率：＿＿＿＿＿＿＿＿＿＿＿＿＿＿＿＿＿＿

节律：＿＿＿＿＿＿＿＿＿＿＿＿＿＿＿＿＿＿

P 波：＿＿＿＿＿＿＿＿＿＿＿＿＿＿＿＿＿＿

PR 间期：＿＿＿＿＿＿＿＿＿＿＿＿＿＿＿＿

QRS 波：＿＿＿＿＿＿＿＿＿＿＿＿＿＿＿＿

诊断：＿＿＿＿＿＿＿＿＿＿＿＿＿＿＿＿＿＿

89.

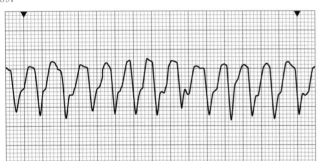

心率：＿＿＿＿＿＿＿＿＿＿＿＿＿＿＿＿＿＿

节律：＿＿＿＿＿＿＿＿＿＿＿＿＿＿＿＿＿＿

P 波：＿＿＿＿＿＿＿＿＿＿＿＿＿＿＿＿＿＿

PR 间期：＿＿＿＿＿＿＿＿＿＿＿＿＿＿＿＿

QRS 波：＿＿＿＿＿＿＿＿＿＿＿＿＿＿＿＿

诊断：＿＿＿＿＿＿＿＿＿＿＿＿＿＿＿＿＿＿

90.

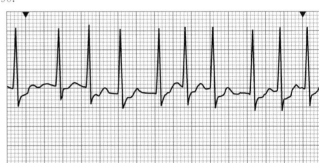

心率：＿＿＿＿＿＿＿＿＿＿＿＿＿＿＿＿＿＿

节律：＿＿＿＿＿＿＿＿＿＿＿＿＿＿＿＿＿＿

P 波：＿＿＿＿＿＿＿＿＿＿＿＿＿＿＿＿＿＿

PR 间期：＿＿＿＿＿＿＿＿＿＿＿＿＿＿＿＿

QRS 波：＿＿＿＿＿＿＿＿＿＿＿＿＿＿＿＿

诊断：＿＿＿＿＿＿＿＿＿＿＿＿＿＿＿＿＿＿

91.

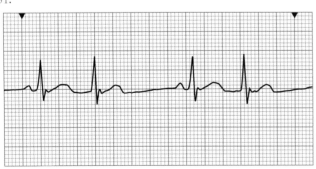

心率：＿＿＿＿＿＿＿＿＿＿＿＿＿＿＿＿＿＿

节律：＿＿＿＿＿＿＿＿＿＿＿＿＿＿＿＿＿＿

P 波：＿＿＿＿＿＿＿＿＿＿＿＿＿＿＿＿＿＿

PR 间期：＿＿＿＿＿＿＿＿＿＿＿＿＿＿＿＿

QRS 波：＿＿＿＿＿＿＿＿＿＿＿＿＿＿＿＿

诊断：＿＿＿＿＿＿＿＿＿＿＿＿＿＿＿＿＿＿

92.

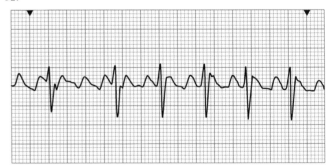

心率：＿＿＿＿＿＿＿＿＿＿＿＿＿＿＿＿＿＿

节律：＿＿＿＿＿＿＿＿＿＿＿＿＿＿＿＿＿＿

P 波：＿＿＿＿＿＿＿＿＿＿＿＿＿＿＿＿＿＿

PR 间期：＿＿＿＿＿＿＿＿＿＿＿＿＿＿＿＿

QRS 波：＿＿＿＿＿＿＿＿＿＿＿＿＿＿＿＿

诊断：＿＿＿＿＿＿＿＿＿＿＿＿＿＿＿＿＿＿

93.

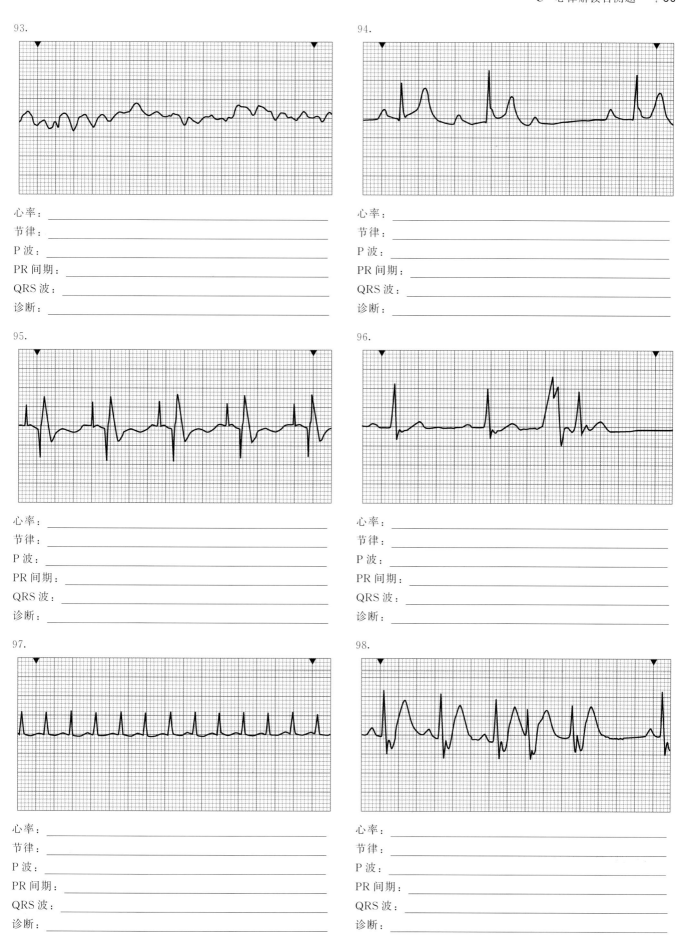

心率：_____

节律：_____

P 波：_____

PR 间期：_____

QRS 波：_____

诊断：_____

94.

心率：_____

节律：_____

P 波：_____

PR 间期：_____

QRS 波：_____

诊断：_____

95.

心率：_____

节律：_____

P 波：_____

PR 间期：_____

QRS 波：_____

诊断：_____

96.

心率：_____

节律：_____

P 波：_____

PR 间期：_____

QRS 波：_____

诊断：_____

97.

心率：_____

节律：_____

P 波：_____

PR 间期：_____

QRS 波：_____

诊断：_____

98.

心率：_____

节律：_____

P 波：_____

PR 间期：_____

QRS 波：_____

诊断：_____

99.

心率：_____

节律：_____

P 波：_____

PR 间期：_____

QRS 波：_____

诊断：_____

100.

心率：_____

节律：_____

P 波：_____

PR 间期：_____

QRS 波：_____

诊断：_____

101.

心率：_____

节律：_____

P 波：_____

PR 间期：_____

QRS 波：_____

诊断：_____

102.

心率：_____

节律：_____

P 波：_____

PR 间期：_____

QRS 波：_____

诊断：_____

103.

心率：_____

节律：_____

P 波：_____

PR 间期：_____

QRS 波：_____

诊断：_____

104.

心率：_____

节律：_____

P 波：_____

PR 间期：_____

QRS 波：_____

诊断：_____

105.

心率：_____

节律：_____

P 波：_____

PR 间期：_____

QRS 波：_____

诊断：_____

106.

心率：_____

节律：_____

P 波：_____

PR 间期：_____

QRS 波：_____

诊断：_____

107.

心率：_____

节律：_____

P 波：_____

PR 间期：_____

QRS 波：_____

诊断：_____

108.

心率：_____

节律：_____

P 波：_____

PR 间期：_____

QRS 波：_____

诊断：_____

109.

心率：_____

节律：_____

P 波：_____

PR 间期：_____

QRS 波：_____

诊断：_____

110.

心率：_____

节律：_____

P 波：_____

PR 间期：_____

QRS 波：_____

诊断：_____

111.

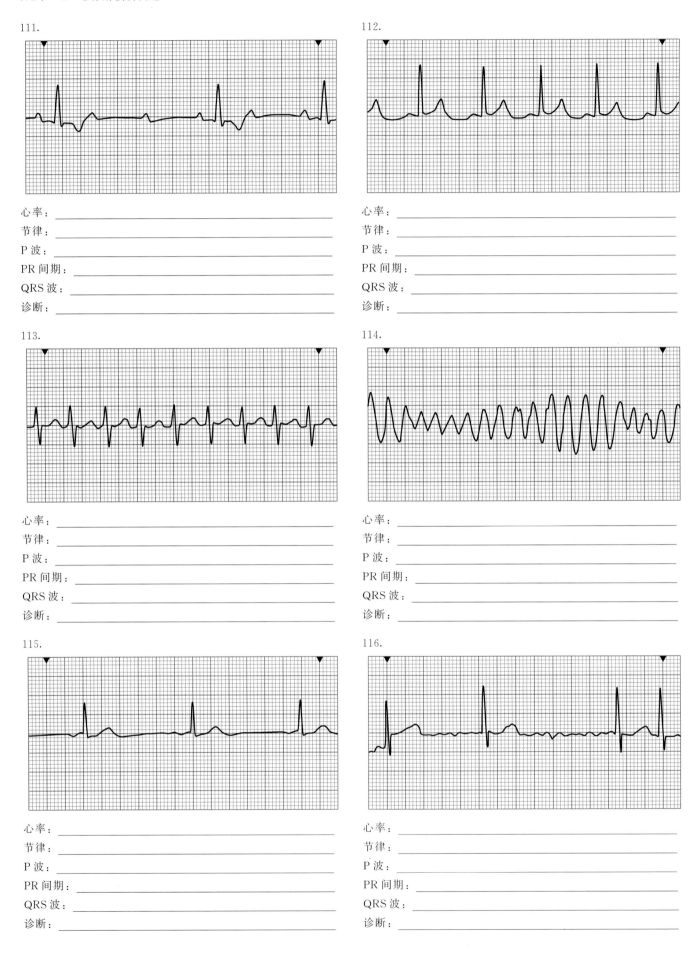

心率：_____

节律：_____

P 波：_____

PR 间期：_____

QRS 波：_____

诊断：_____

112.

心率：_____

节律：_____

P 波：_____

PR 间期：_____

QRS 波：_____

诊断：_____

113.

心率：_____

节律：_____

P 波：_____

PR 间期：_____

QRS 波：_____

诊断：_____

114.

心率：_____

节律：_____

P 波：_____

PR 间期：_____

QRS 波：_____

诊断：_____

115.

心率：_____

节律：_____

P 波：_____

PR 间期：_____

QRS 波：_____

诊断：_____

116.

心率：_____

节律：_____

P 波：_____

PR 间期：_____

QRS 波：_____

诊断：_____

117.

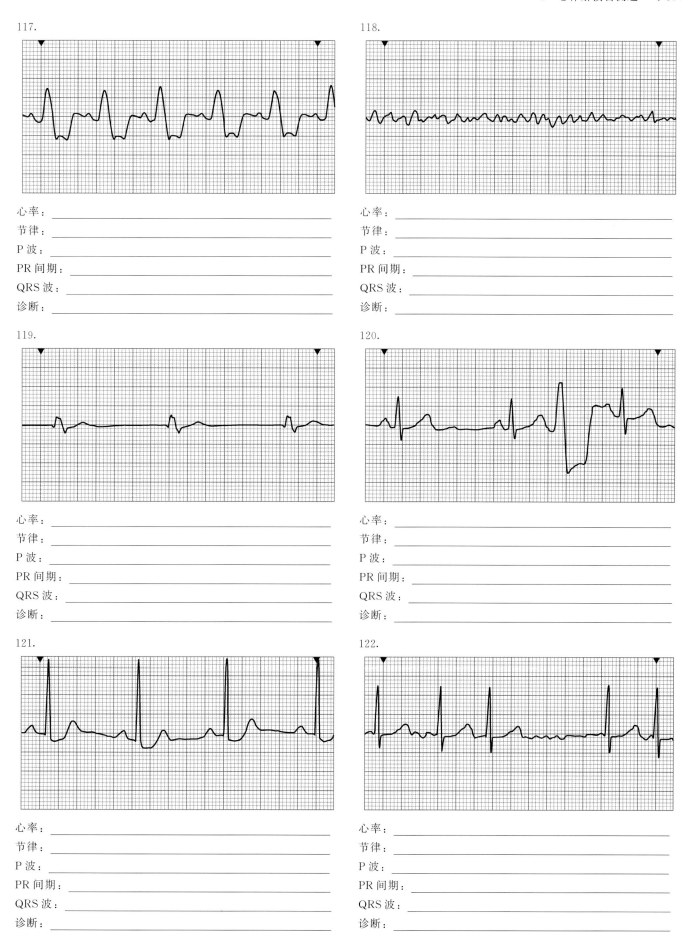

心率：_____

节律：_____

P 波：_____

PR 间期：_____

QRS 波：_____

诊断：_____

118.

心率：_____

节律：_____

P 波：_____

PR 间期：_____

QRS 波：_____

诊断：_____

119.

心率：_____

节律：_____

P 波：_____

PR 间期：_____

QRS 波：_____

诊断：_____

120.

心率：_____

节律：_____

P 波：_____

PR 间期：_____

QRS 波：_____

诊断：_____

121.

心率：_____

节律：_____

P 波：_____

PR 间期：_____

QRS 波：_____

诊断：_____

122.

心率：_____

节律：_____

P 波：_____

PR 间期：_____

QRS 波：_____

诊断：_____

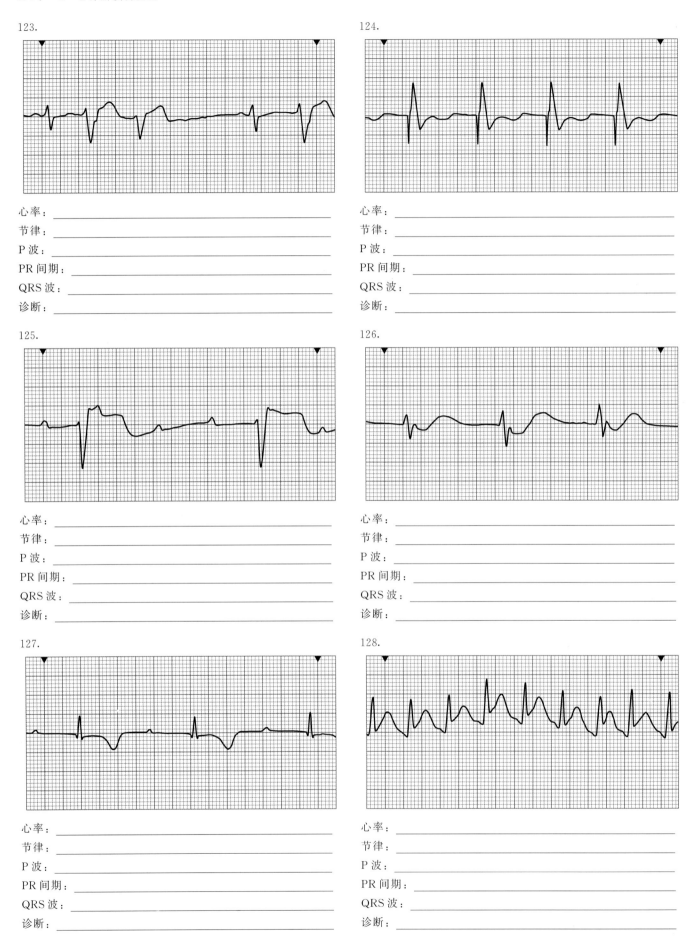

123.

心率：_____

节律：_____

P 波：_____

PR 间期：_____

QRS 波：_____

诊断：_____

124.

心率：_____

节律：_____

P 波：_____

PR 间期：_____

QRS 波：_____

诊断：_____

125.

心率：_____

节律：_____

P 波：_____

PR 间期：_____

QRS 波：_____

诊断：_____

126.

心率：_____

节律：_____

P 波：_____

PR 间期：_____

QRS 波：_____

诊断：_____

127.

心率：_____

节律：_____

P 波：_____

PR 间期：_____

QRS 波：_____

诊断：_____

128.

心率：_____

节律：_____

P 波：_____

PR 间期：_____

QRS 波：_____

诊断：_____

129.

心率：_____

节律：_____

P 波：_____

PR 间期：_____

QRS 波：_____

诊断：_____

130.

心率：_____

节律：_____

P 波：_____

PR 间期：_____

QRS 波：_____

诊断：_____

131.

心率：_____

节律：_____

P 波：_____

PR 间期：_____

QRS 波：_____

诊断：_____

132.

心率：_____

节律：_____

P 波：_____

PR 间期：_____

QRS 波：_____

诊断：_____

133.

心率：_____

节律：_____

P 波：_____

PR 间期：_____

QRS 波：_____

诊断：_____

134.

心率：_____

节律：_____

P 波：_____

PR 间期：_____

QRS 波：_____

诊断：_____

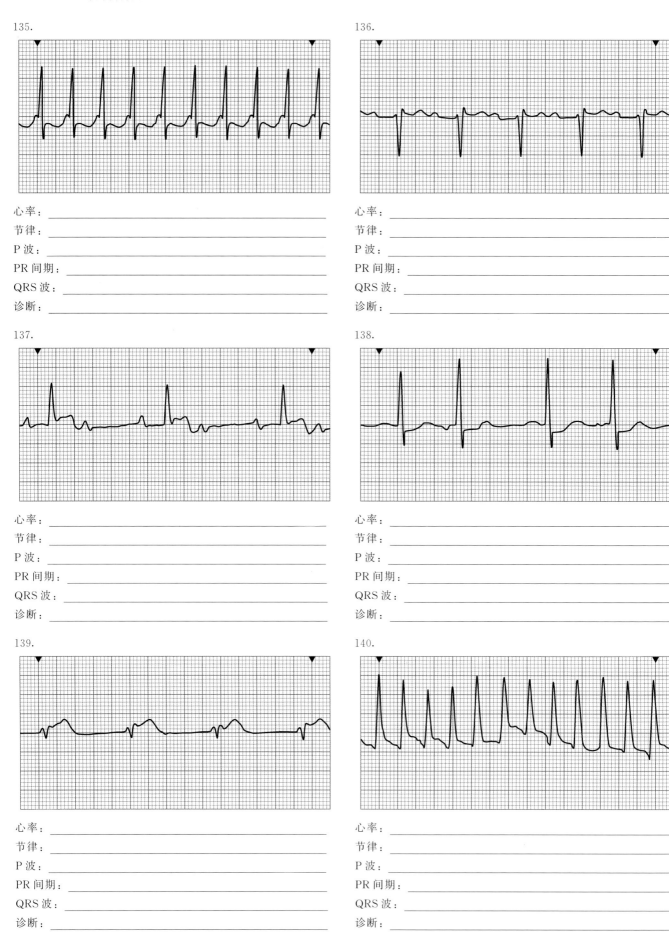

135.

心率：_____

节律：_____

P 波：_____

PR 间期：_____

QRS 波：_____

诊断：_____

136.

心率：_____

节律：_____

P 波：_____

PR 间期：_____

QRS 波：_____

诊断：_____

137.

心率：_____

节律：_____

P 波：_____

PR 间期：_____

QRS 波：_____

诊断：_____

138.

心率：_____

节律：_____

P 波：_____

PR 间期：_____

QRS 波：_____

诊断：_____

139.

心率：_____

节律：_____

P 波：_____

PR 间期：_____

QRS 波：_____

诊断：_____

140.

心率：_____

节律：_____

P 波：_____

PR 间期：_____

QRS 波：_____

诊断：_____

141.

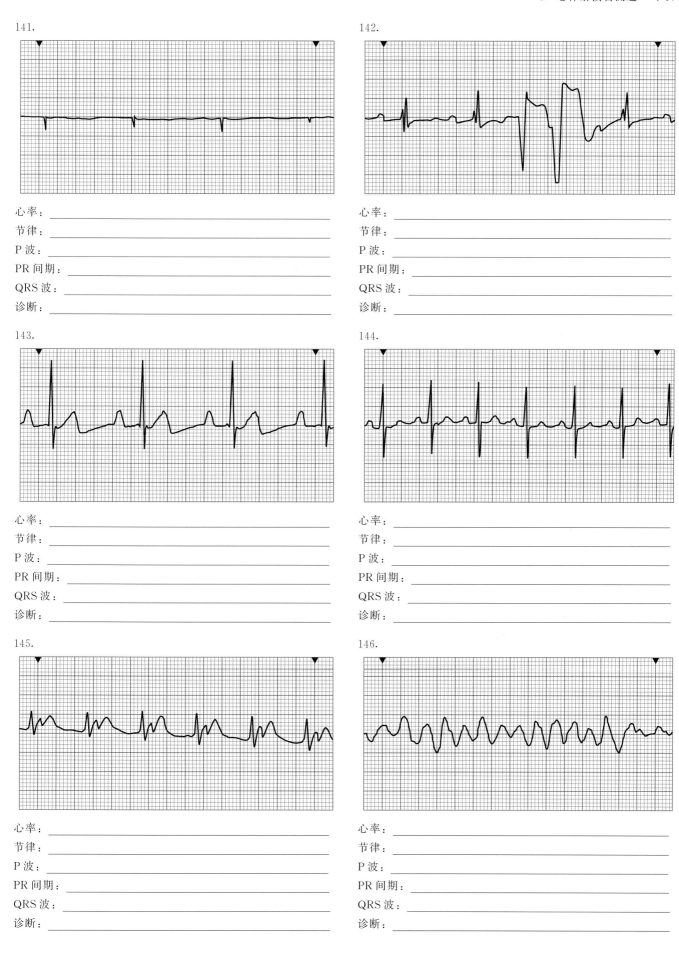

心率：＿＿＿＿＿＿＿＿＿＿＿＿＿＿＿＿＿

节律：＿＿＿＿＿＿＿＿＿＿＿＿＿＿＿＿＿

P 波：＿＿＿＿＿＿＿＿＿＿＿＿＿＿＿＿＿

PR 间期：＿＿＿＿＿＿＿＿＿＿＿＿＿＿＿

QRS 波：＿＿＿＿＿＿＿＿＿＿＿＿＿＿＿

诊断：＿＿＿＿＿＿＿＿＿＿＿＿＿＿＿＿＿

142.

心率：＿＿＿＿＿＿＿＿＿＿＿＿＿＿＿＿＿

节律：＿＿＿＿＿＿＿＿＿＿＿＿＿＿＿＿＿

P 波：＿＿＿＿＿＿＿＿＿＿＿＿＿＿＿＿＿

PR 间期：＿＿＿＿＿＿＿＿＿＿＿＿＿＿＿

QRS 波：＿＿＿＿＿＿＿＿＿＿＿＿＿＿＿

诊断：＿＿＿＿＿＿＿＿＿＿＿＿＿＿＿＿＿

143.

心率：＿＿＿＿＿＿＿＿＿＿＿＿＿＿＿＿＿

节律：＿＿＿＿＿＿＿＿＿＿＿＿＿＿＿＿＿

P 波：＿＿＿＿＿＿＿＿＿＿＿＿＿＿＿＿＿

PR 间期：＿＿＿＿＿＿＿＿＿＿＿＿＿＿＿

QRS 波：＿＿＿＿＿＿＿＿＿＿＿＿＿＿＿

诊断：＿＿＿＿＿＿＿＿＿＿＿＿＿＿＿＿＿

144.

心率：＿＿＿＿＿＿＿＿＿＿＿＿＿＿＿＿＿

节律：＿＿＿＿＿＿＿＿＿＿＿＿＿＿＿＿＿

P 波：＿＿＿＿＿＿＿＿＿＿＿＿＿＿＿＿＿

PR 间期：＿＿＿＿＿＿＿＿＿＿＿＿＿＿＿

QRS 波：＿＿＿＿＿＿＿＿＿＿＿＿＿＿＿

诊断：＿＿＿＿＿＿＿＿＿＿＿＿＿＿＿＿＿

145.

心率：＿＿＿＿＿＿＿＿＿＿＿＿＿＿＿＿＿

节律：＿＿＿＿＿＿＿＿＿＿＿＿＿＿＿＿＿

P 波：＿＿＿＿＿＿＿＿＿＿＿＿＿＿＿＿＿

PR 间期：＿＿＿＿＿＿＿＿＿＿＿＿＿＿＿

QRS 波：＿＿＿＿＿＿＿＿＿＿＿＿＿＿＿

诊断：＿＿＿＿＿＿＿＿＿＿＿＿＿＿＿＿＿

146.

心率：＿＿＿＿＿＿＿＿＿＿＿＿＿＿＿＿＿

节律：＿＿＿＿＿＿＿＿＿＿＿＿＿＿＿＿＿

P 波：＿＿＿＿＿＿＿＿＿＿＿＿＿＿＿＿＿

PR 间期：＿＿＿＿＿＿＿＿＿＿＿＿＿＿＿

QRS 波：＿＿＿＿＿＿＿＿＿＿＿＿＿＿＿

诊断：＿＿＿＿＿＿＿＿＿＿＿＿＿＿＿＿＿

147.

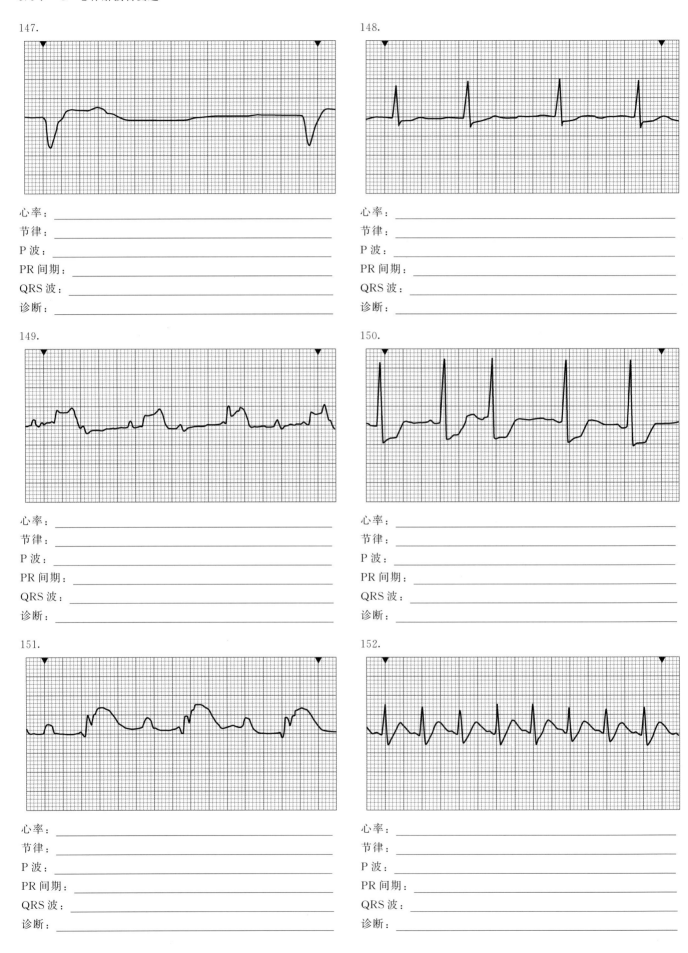

心率：_____
节律：_____
P 波：_____
PR 间期：_____
QRS 波：_____
诊断：_____

148.

心率：_____
节律：_____
P 波：_____
PR 间期：_____
QRS 波：_____
诊断：_____

149.

心率：_____
节律：_____
P 波：_____
PR 间期：_____
QRS 波：_____
诊断：_____

150.

心率：_____
节律：_____
P 波：_____
PR 间期：_____
QRS 波：_____
诊断：_____

151.

心率：_____
节律：_____
P 波：_____
PR 间期：_____
QRS 波：_____
诊断：_____

152.

心率：_____
节律：_____
P 波：_____
PR 间期：_____
QRS 波：_____
诊断：_____

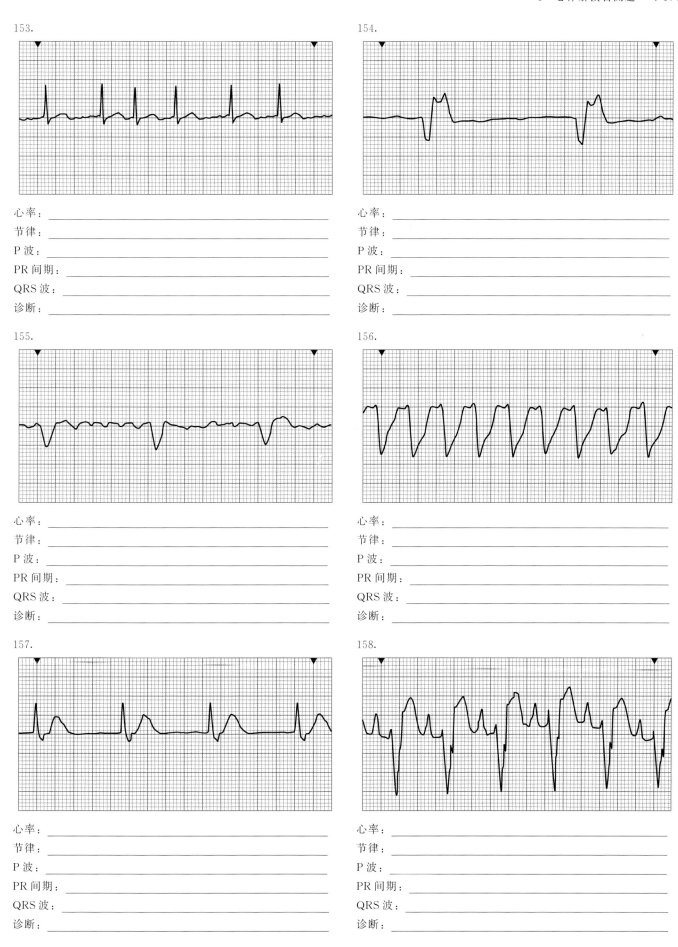

153.

心率：_____

节律：_____

P 波：_____

PR 间期：_____

QRS 波：_____

诊断：_____

154.

心率：_____

节律：_____

P 波：_____

PR 间期：_____

QRS 波：_____

诊断：_____

155.

心率：_____

节律：_____

P 波：_____

PR 间期：_____

QRS 波：_____

诊断：_____

156.

心率：_____

节律：_____

P 波：_____

PR 间期：_____

QRS 波：_____

诊断：_____

157.

心率：_____

节律：_____

P 波：_____

PR 间期：_____

QRS 波：_____

诊断：_____

158.

心率：_____

节律：_____

P 波：_____

PR 间期：_____

QRS 波：_____

诊断：_____

159.

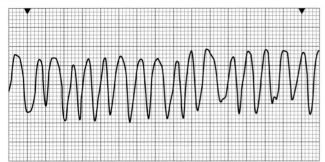

心率：_____

节律：_____

P 波：_____

PR 间期：_____

QRS 波：_____

诊断：_____

160.

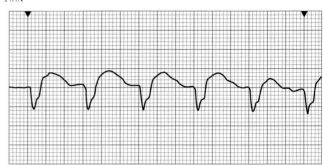

心率：_____

节律：_____

P 波：_____

PR 间期：_____

QRS 波：_____

诊断：_____

161.

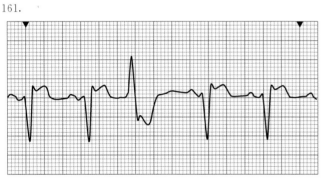

心率：_____

节律：_____

P 波：_____

PR 间期：_____

QRS 波：_____

诊断：_____

162.

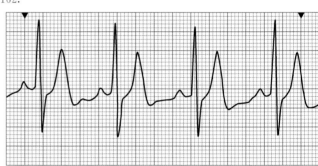

心率：_____

节律：_____

P 波：_____

PR 间期：_____

QRS 波：_____

诊断：_____

163.

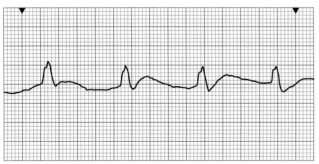

心率：_____

节律：_____

P 波：_____

PR 间期：_____

QRS 波：_____

诊断：_____

164.

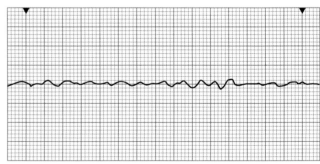

心率：_____

节律：_____

P 波：_____

PR 间期：_____

QRS 波：_____

诊断：_____

165.

心率：_____
节律：_____
P 波：_____
PR 间期：_____
QRS 波：_____
诊断：_____

166.

心率：_____
节律：_____
P 波：_____
PR 间期：_____
QRS 波：_____
诊断：_____

167.

心率：_____
节律：_____
P 波：_____
PR 间期：_____
QRS 波：_____
诊断：_____

168.

心率：_____
节律：_____
P 波：_____
PR 间期：_____
QRS 波：_____
诊断：_____

169.

心率：_____
节律：_____
P 波：_____
PR 间期：_____
QRS 波：_____
诊断：_____

170.

心率：_____
节律：_____
P 波：_____
PR 间期：_____
QRS 波：_____
诊断：_____

171.

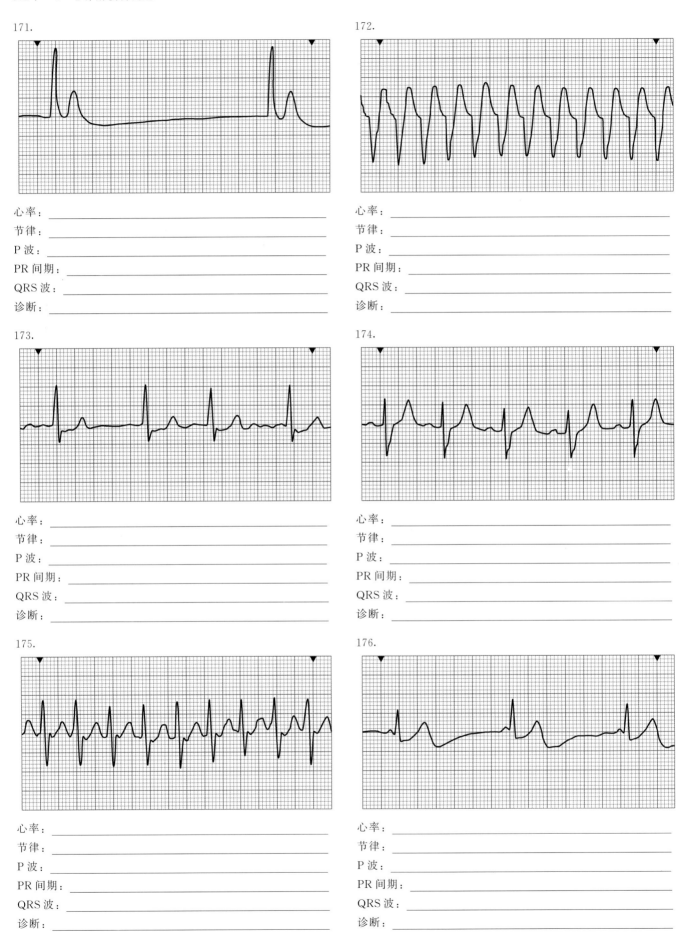

心率：_____

节律：_____

P 波：_____

PR 间期：_____

QRS 波：_____

诊断：_____

172.

心率：_____

节律：_____

P 波：_____

PR 间期：_____

QRS 波：_____

诊断：_____

173.

心率：_____

节律：_____

P 波：_____

PR 间期：_____

QRS 波：_____

诊断：_____

174.

心率：_____

节律：_____

P 波：_____

PR 间期：_____

QRS 波：_____

诊断：_____

175.

心率：_____

节律：_____

P 波：_____

PR 间期：_____

QRS 波：_____

诊断：_____

176.

心率：_____

节律：_____

P 波：_____

PR 间期：_____

QRS 波：_____

诊断：_____

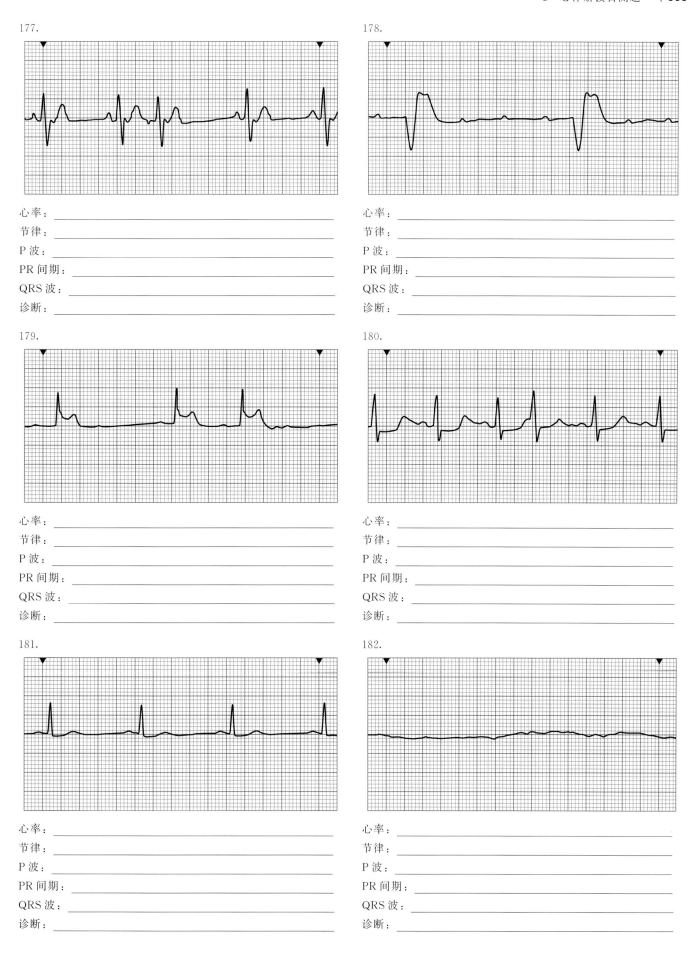

177.

心率：_____

节律：_____

P 波：_____

PR 间期：_____

QRS 波：_____

诊断：_____

178.

心率：_____

节律：_____

P 波：_____

PR 间期：_____

QRS 波：_____

诊断：_____

179.

心率：_____

节律：_____

P 波：_____

PR 间期：_____

QRS 波：_____

诊断：_____

180.

心率：_____

节律：_____

P 波：_____

PR 间期：_____

QRS 波：_____

诊断：_____

181.

心率：_____

节律：_____

P 波：_____

PR 间期：_____

QRS 波：_____

诊断：_____

182.

心率：_____

节律：_____

P 波：_____

PR 间期：_____

QRS 波：_____

诊断：_____

183.

心率：＿＿＿＿＿＿＿＿＿＿＿＿＿＿＿＿＿＿

节律：＿＿＿＿＿＿＿＿＿＿＿＿＿＿＿＿＿＿

P 波：＿＿＿＿＿＿＿＿＿＿＿＿＿＿＿＿＿＿

PR 间期：＿＿＿＿＿＿＿＿＿＿＿＿＿＿＿＿

QRS 波：＿＿＿＿＿＿＿＿＿＿＿＿＿＿＿＿

诊断：＿＿＿＿＿＿＿＿＿＿＿＿＿＿＿＿＿＿

184.

心率：＿＿＿＿＿＿＿＿＿＿＿＿＿＿＿＿＿＿

节律：＿＿＿＿＿＿＿＿＿＿＿＿＿＿＿＿＿＿

P 波：＿＿＿＿＿＿＿＿＿＿＿＿＿＿＿＿＿＿

PR 间期：＿＿＿＿＿＿＿＿＿＿＿＿＿＿＿＿

QRS 波：＿＿＿＿＿＿＿＿＿＿＿＿＿＿＿＿

诊断：＿＿＿＿＿＿＿＿＿＿＿＿＿＿＿＿＿＿

185.

心率：＿＿＿＿＿＿＿＿＿＿＿＿＿＿＿＿＿＿

节律：＿＿＿＿＿＿＿＿＿＿＿＿＿＿＿＿＿＿

P 波：＿＿＿＿＿＿＿＿＿＿＿＿＿＿＿＿＿＿

PR 间期：＿＿＿＿＿＿＿＿＿＿＿＿＿＿＿＿

QRS 波：＿＿＿＿＿＿＿＿＿＿＿＿＿＿＿＿

诊断：＿＿＿＿＿＿＿＿＿＿＿＿＿＿＿＿＿＿

186.

心率：＿＿＿＿＿＿＿＿＿＿＿＿＿＿＿＿＿＿

节律：＿＿＿＿＿＿＿＿＿＿＿＿＿＿＿＿＿＿

P 波：＿＿＿＿＿＿＿＿＿＿＿＿＿＿＿＿＿＿

PR 间期：＿＿＿＿＿＿＿＿＿＿＿＿＿＿＿＿

QRS 波：＿＿＿＿＿＿＿＿＿＿＿＿＿＿＿＿

诊断：＿＿＿＿＿＿＿＿＿＿＿＿＿＿＿＿＿＿

187.

心率：＿＿＿＿＿＿＿＿＿＿＿＿＿＿＿＿＿＿

节律：＿＿＿＿＿＿＿＿＿＿＿＿＿＿＿＿＿＿

P 波：＿＿＿＿＿＿＿＿＿＿＿＿＿＿＿＿＿＿

PR 间期：＿＿＿＿＿＿＿＿＿＿＿＿＿＿＿＿

QRS 波：＿＿＿＿＿＿＿＿＿＿＿＿＿＿＿＿

诊断：＿＿＿＿＿＿＿＿＿＿＿＿＿＿＿＿＿＿

188.

心率：＿＿＿＿＿＿＿＿＿＿＿＿＿＿＿＿＿＿

节律：＿＿＿＿＿＿＿＿＿＿＿＿＿＿＿＿＿＿

P 波：＿＿＿＿＿＿＿＿＿＿＿＿＿＿＿＿＿＿

PR 间期：＿＿＿＿＿＿＿＿＿＿＿＿＿＿＿＿

QRS 波：＿＿＿＿＿＿＿＿＿＿＿＿＿＿＿＿

诊断：＿＿＿＿＿＿＿＿＿＿＿＿＿＿＿＿＿＿

189.

心率：_____
节律：_____
P 波：_____
PR 间期：_____
QRS 波：_____
诊断：_____

190.

心率：_____
节律：_____
P 波：_____
PR 间期：_____
QRS 波：_____
诊断：_____

191.

心率：_____
节律：_____
P 波：_____
PR 间期：_____
QRS 波：_____
诊断：_____

192.

心率：_____
节律：_____
P 波：_____
PR 间期：_____
QRS 波：_____
诊断：_____

193.

心率：_____
节律：_____
P 波：_____
PR 间期：_____
QRS 波：_____
诊断：_____

194.

心率：_____
节律：_____
P 波：_____
PR 间期：_____
QRS 波：_____
诊断：_____

195.

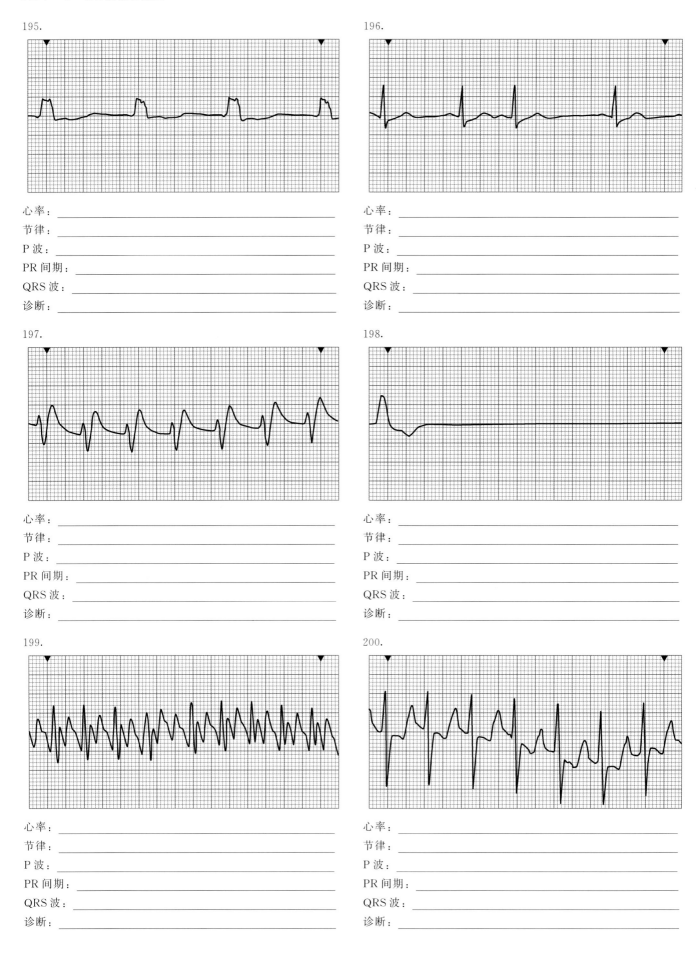

心率：_____

节律：_____

P 波：_____

PR 间期：_____

QRS 波：_____

诊断：_____

196.

心率：_____

节律：_____

P 波：_____

PR 间期：_____

QRS 波：_____

诊断：_____

197.

心率：_____

节律：_____

P 波：_____

PR 间期：_____

QRS 波：_____

诊断：_____

198.

心率：_____

节律：_____

P 波：_____

PR 间期：_____

QRS 波：_____

诊断：_____

199.

心率：_____

节律：_____

P 波：_____

PR 间期：_____

QRS 波：_____

诊断：_____

200.

心率：_____

节律：_____

P 波：_____

PR 间期：_____

QRS 波：_____

诊断：_____

201.

心率：_____

节律：_____

P 波：_____

PR 间期：_____

QRS 波：_____

诊断：_____

202.

心率：_____

节律：_____

P 波：_____

PR 间期：_____

QRS 波：_____

诊断：_____

203.

心率：_____

节律：_____

P 波：_____

PR 间期：_____

QRS 波：_____

诊断：_____

204.

心率：_____

节律：_____

P 波：_____

PR 间期：_____

QRS 波：_____

诊断：_____

205.

心率：_____

节律：_____

P 波：_____

PR 间期：_____

QRS 波：_____

诊断：_____

206.

心率：_____

节律：_____

P 波：_____

PR 间期：_____

QRS 波：_____

诊断：_____

207.

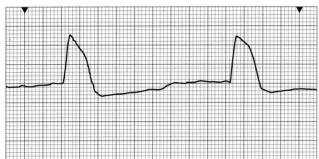

心率：＿＿＿＿＿＿＿＿＿＿＿＿＿＿＿＿＿

节律：＿＿＿＿＿＿＿＿＿＿＿＿＿＿＿＿＿

P 波：＿＿＿＿＿＿＿＿＿＿＿＿＿＿＿＿＿

PR 间期：＿＿＿＿＿＿＿＿＿＿＿＿＿＿＿

QRS 波：＿＿＿＿＿＿＿＿＿＿＿＿＿＿＿

诊断：＿＿＿＿＿＿＿＿＿＿＿＿＿＿＿＿＿

208.

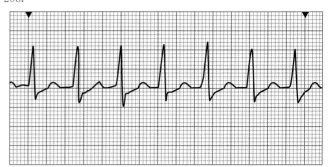

心率：＿＿＿＿＿＿＿＿＿＿＿＿＿＿＿＿＿

节律：＿＿＿＿＿＿＿＿＿＿＿＿＿＿＿＿＿

P 波：＿＿＿＿＿＿＿＿＿＿＿＿＿＿＿＿＿

PR 间期：＿＿＿＿＿＿＿＿＿＿＿＿＿＿＿

QRS 波：＿＿＿＿＿＿＿＿＿＿＿＿＿＿＿

诊断：＿＿＿＿＿＿＿＿＿＿＿＿＿＿＿＿＿

209.

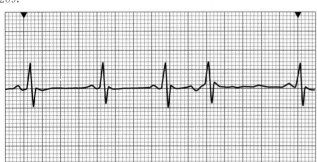

心率：＿＿＿＿＿＿＿＿＿＿＿＿＿＿＿＿＿

节律：＿＿＿＿＿＿＿＿＿＿＿＿＿＿＿＿＿

P 波：＿＿＿＿＿＿＿＿＿＿＿＿＿＿＿＿＿

PR 间期：＿＿＿＿＿＿＿＿＿＿＿＿＿＿＿

QRS 波：＿＿＿＿＿＿＿＿＿＿＿＿＿＿＿

诊断：＿＿＿＿＿＿＿＿＿＿＿＿＿＿＿＿＿

210.

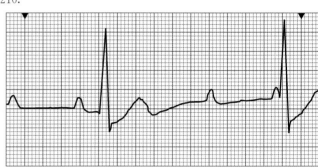

心率：＿＿＿＿＿＿＿＿＿＿＿＿＿＿＿＿＿

节律：＿＿＿＿＿＿＿＿＿＿＿＿＿＿＿＿＿

P 波：＿＿＿＿＿＿＿＿＿＿＿＿＿＿＿＿＿

PR 间期：＿＿＿＿＿＿＿＿＿＿＿＿＿＿＿

QRS 波：＿＿＿＿＿＿＿＿＿＿＿＿＿＿＿

诊断：＿＿＿＿＿＿＿＿＿＿＿＿＿＿＿＿＿

211.

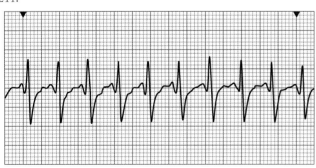

心率：＿＿＿＿＿＿＿＿＿＿＿＿＿＿＿＿＿

节律：＿＿＿＿＿＿＿＿＿＿＿＿＿＿＿＿＿

P 波：＿＿＿＿＿＿＿＿＿＿＿＿＿＿＿＿＿

PR 间期：＿＿＿＿＿＿＿＿＿＿＿＿＿＿＿

QRS 波：＿＿＿＿＿＿＿＿＿＿＿＿＿＿＿

诊断：＿＿＿＿＿＿＿＿＿＿＿＿＿＿＿＿＿

212.

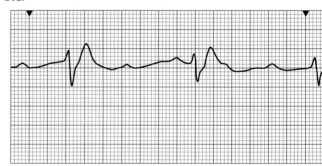

心率：＿＿＿＿＿＿＿＿＿＿＿＿＿＿＿＿＿

节律：＿＿＿＿＿＿＿＿＿＿＿＿＿＿＿＿＿

P 波：＿＿＿＿＿＿＿＿＿＿＿＿＿＿＿＿＿

PR 间期：＿＿＿＿＿＿＿＿＿＿＿＿＿＿＿

QRS 波：＿＿＿＿＿＿＿＿＿＿＿＿＿＿＿

诊断：＿＿＿＿＿＿＿＿＿＿＿＿＿＿＿＿＿

213.

心率：_____

节律：_____

P 波：_____

PR 间期：_____

QRS 波：_____

诊断：_____

214.

心率：_____

节律：_____

P 波：_____

PR 间期：_____

QRS 波：_____

诊断：_____

215.

心率：_____

节律：_____

P 波：_____

PR 间期：_____

QRS 波：_____

诊断：_____

216.

心率：_____

节律：_____

P 波：_____

PR 间期：_____

QRS 波：_____

诊断：_____

217.

心率：_____

节律：_____

P 波：_____

PR 间期：_____

QRS 波：_____

诊断：_____

218.

心率：_____

节律：_____

P 波：_____

PR 间期：_____

QRS 波：_____

诊断：_____

219.

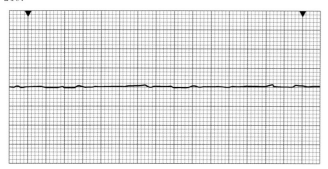

心率：_____

节律：_____

P 波：_____

PR 间期：_____

QRS 波：_____

诊断：_____

220.

心率：_____

节律：_____

P 波：_____

PR 间期：_____

QRS 波：_____

诊断：_____

221.

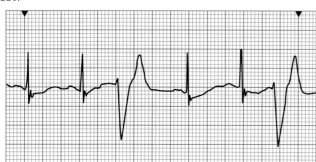

心率：_____

节律：_____

P 波：_____

PR 间期：_____

QRS 波：_____

诊断：_____

222.

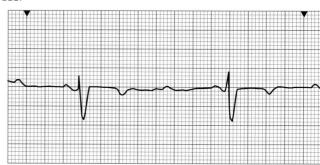

心率：_____

节律：_____

P 波：_____

PR 间期：_____

QRS 波：_____

诊断：_____

223.

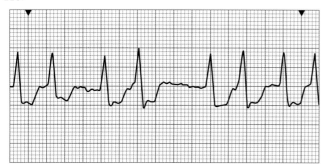

心率：_____

节律：_____

P 波：_____

PR 间期：_____

QRS 波：_____

诊断：_____

224.

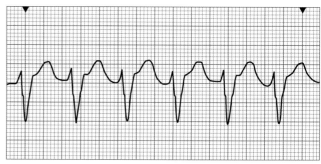

心率：_____

节律：_____

P 波：_____

PR 间期：_____

QRS 波：_____

诊断：_____

Ⅱ. 束支及分支传导阻滞

225.

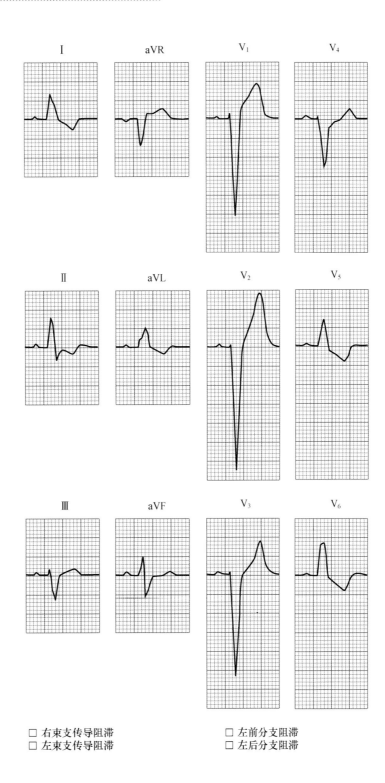

□ 右束支传导阻滞　　　　　□ 左前分支阻滞
□ 左束支传导阻滞　　　　　□ 左后分支阻滞

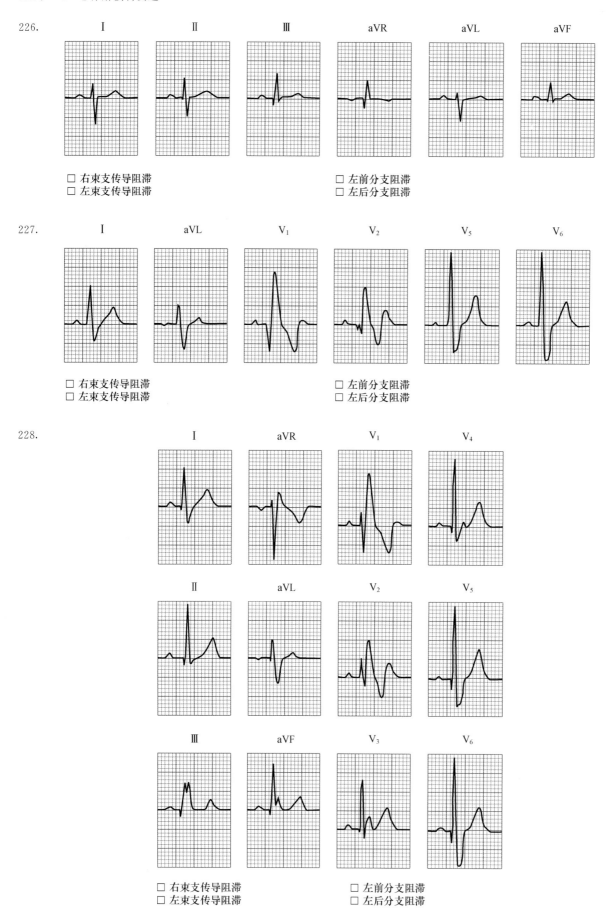

226.　　I　　II　　III　　aVR　　aVL　　aVF

　□ 右束支传导阻滞　　　　　　　　□ 左前分支阻滞
　□ 左束支传导阻滞　　　　　　　　□ 左后分支阻滞

227.　　I　　aVL　　V₁　　V₂　　V₅　　V₆

　□ 右束支传导阻滞　　　　　　　　□ 左前分支阻滞
　□ 左束支传导阻滞　　　　　　　　□ 左后分支阻滞

228.　　I　　aVR　　V₁　　V₄

　　　　II　　aVL　　V₂　　V₅

　　　　III　　aVF　　V₃　　V₆

　□ 右束支传导阻滞　　　　　　　　□ 左前分支阻滞
　□ 左束支传导阻滞　　　　　　　　□ 左后分支阻滞

229.

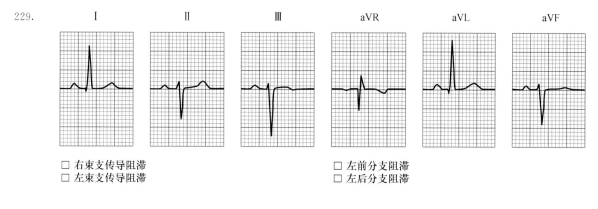

□ 右束支传导阻滞   □ 左前分支阻滞
□ 左束支传导阻滞   □ 左后分支阻滞

Ⅲ. 心肌梗死

230.

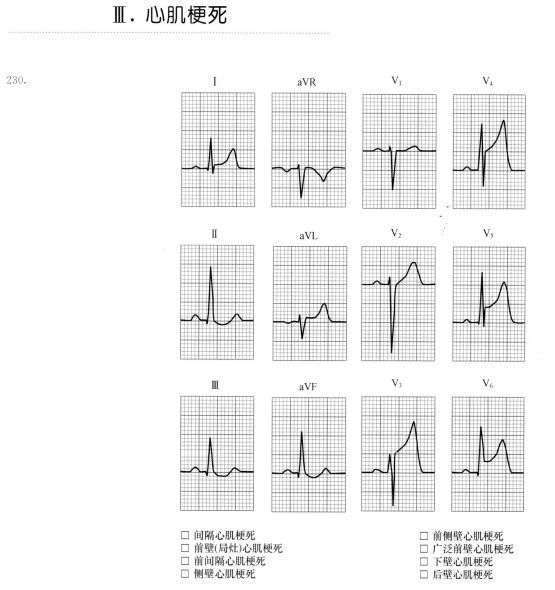

□ 间隔心肌梗死   □ 前侧壁心肌梗死
□ 前壁(局灶)心肌梗死   □ 广泛前壁心肌梗死
□ 前间隔心肌梗死   □ 下壁心肌梗死
□ 侧壁心肌梗死   □ 后壁心肌梗死

231.

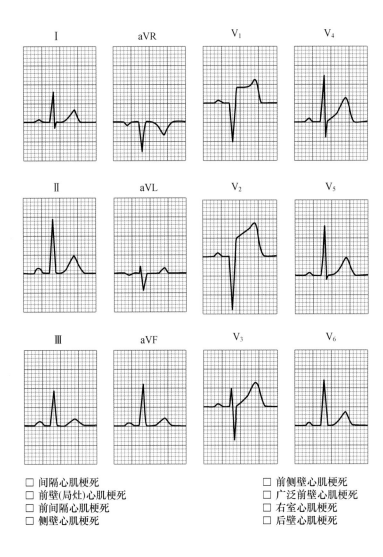

I	aVR	V₁	V₄
II	aVL	V₂	V₅
III	aVF	V₃	V₆

☐ 间隔心肌梗死　　　　　　　☐ 前侧壁心肌梗死
☐ 前壁(局灶)心肌梗死　　　　☐ 广泛前壁心肌梗死
☐ 前间隔心肌梗死　　　　　　☐ 右室心肌梗死
☐ 侧壁心肌梗死　　　　　　　☐ 后壁心肌梗死

232.

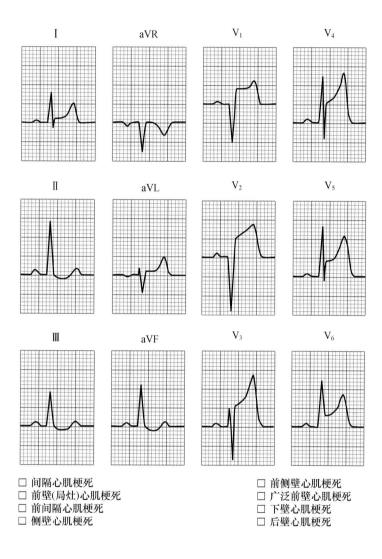

I   aVR   V₁   V₄

II   aVL   V₂   V₅

III   aVF   V₃   V₆

☐ 间隔心肌梗死
☐ 前壁(局灶)心肌梗死
☐ 前间隔心肌梗死
☐ 侧壁心肌梗死

☐ 前侧壁心肌梗死
☐ 广泛前壁心肌梗死
☐ 下壁心肌梗死
☐ 后壁心肌梗死

233.

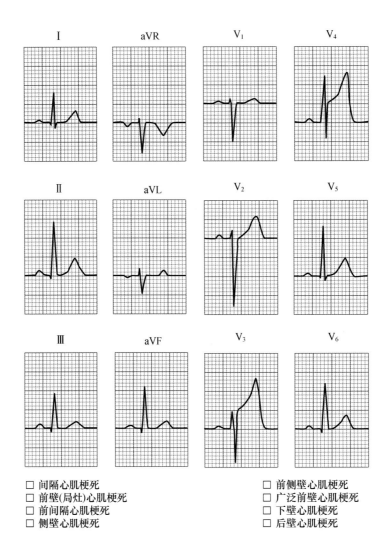

☐ 间隔心肌梗死　　　　　　　　　　☐ 前侧壁心肌梗死
☐ 前壁(局灶)心肌梗死　　　　　　　☐ 广泛前壁心肌梗死
☐ 前间隔心肌梗死　　　　　　　　　　☐ 下壁心肌梗死
☐ 侧壁心肌梗死　　　　　　　　　　　☐ 后壁心肌梗死

234.

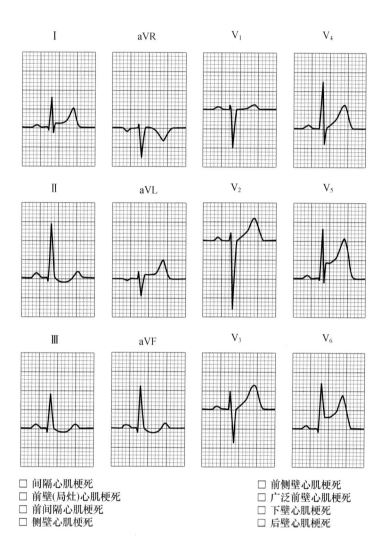

I	aVR	V₁	V₄
II	aVL	V₂	V₅
III	aVF	V₃	V₆

☐ 间隔心肌梗死   ☐ 前侧壁心肌梗死

☐ 前壁(局灶)心肌梗死   ☐ 广泛前壁心肌梗死

☐ 前间隔心肌梗死   ☐ 下壁心肌梗死

☐ 侧壁心肌梗死   ☐ 后壁心肌梗死

235.

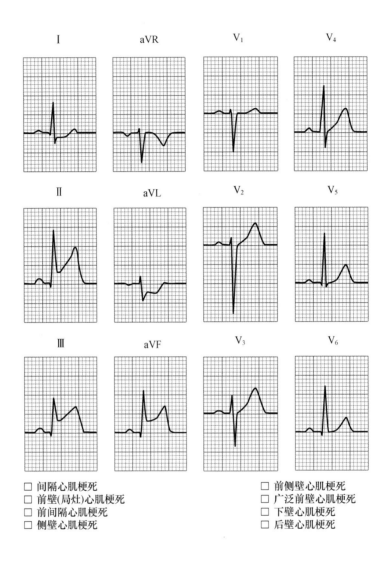

| I | aVR | V₁ | V₄ |

| II | aVL | V₂ | V₅ |

| III | aVF | V₃ | V₆ |

□ 间隔心肌梗死　　　　　　　　　　□ 前侧壁心肌梗死
□ 前壁(局灶)心肌梗死　　　　　　　□ 广泛前壁心肌梗死
□ 前间隔心肌梗死　　　　　　　　　□ 下壁心肌梗死
□ 侧壁心肌梗死　　　　　　　　　　□ 后壁心肌梗死

236.

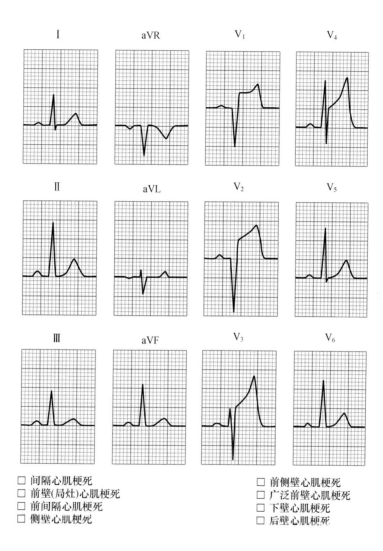

I   aVR   V₁   V₄

II   aVL   V₂   V₅

III   aVF   V₃   V₆

☐ 间隔心肌梗死　　　　　　　☐ 前侧壁心肌梗死
☐ 前壁(局灶)心肌梗死　　　　☐ 广泛前壁心肌梗死
☐ 前间隔心肌梗死　　　　　　☐ 下壁心肌梗死
☐ 侧壁心肌梗死　　　　　　　☐ 后壁心肌梗死

237.

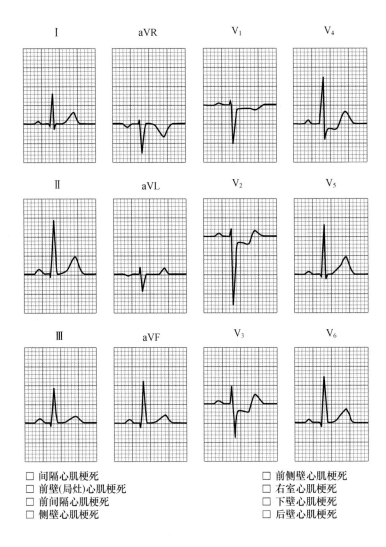

I　　　　aVR　　　　V₁　　　　V₄

II　　　　aVL　　　　V₂　　　　V₅

III　　　　aVF　　　　V₃　　　　V₆

☐ 间隔心肌梗死　　　　　　　　☐ 前侧壁心肌梗死
☐ 前壁(局灶)心肌梗死　　　　☐ 右室心肌梗死
☐ 前间隔心肌梗死　　　　　　　☐ 下壁心肌梗死
☐ 侧壁心肌梗死　　　　　　　　☐ 后壁心肌梗死

238.

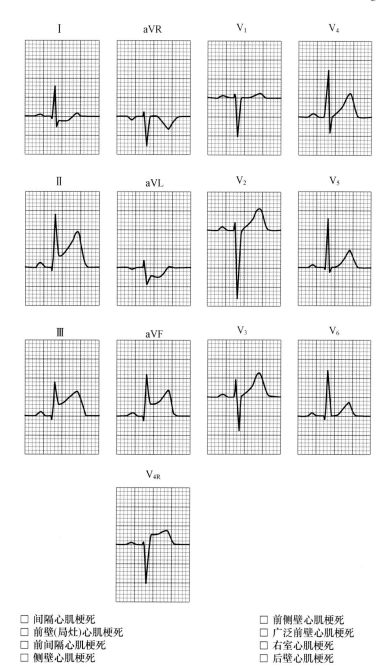

I aVR V₁ V₄

II aVL V₂ V₅

III aVF V₃ V₆

V₄R

□ 间隔心肌梗死 □ 前侧壁心肌梗死
□ 前壁(局灶)心肌梗死 □ 广泛前壁心肌梗死
□ 前间隔心肌梗死 □ 右室心肌梗死
□ 侧壁心肌梗死 □ 后壁心肌梗死

Ⅳ. QRS 电轴

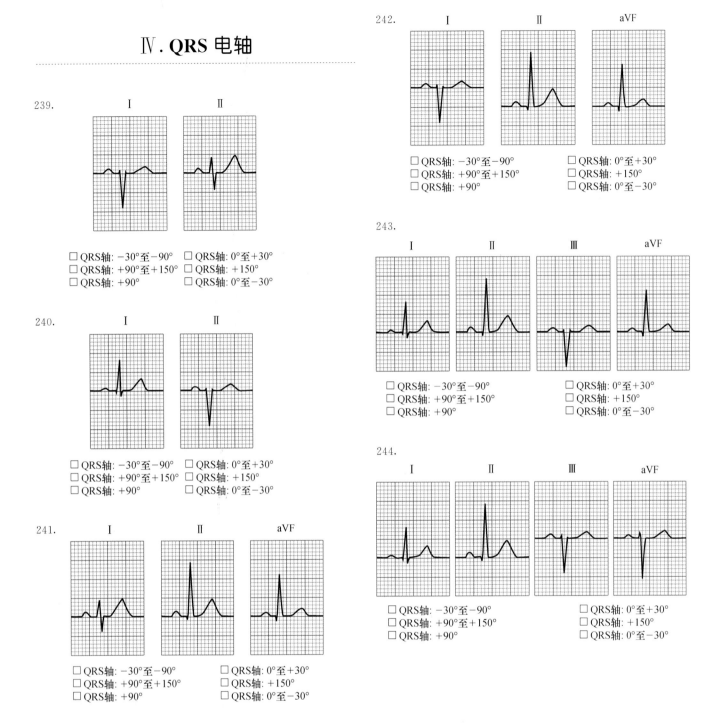

239.　Ⅰ　　Ⅱ

- ☐ QRS轴: −30°至−90°　☐ QRS轴: 0°至+30°
- ☐ QRS轴: +90°至+150°　☐ QRS轴: +150°
- ☐ QRS轴: +90°　☐ QRS轴: 0°至−30°

240.　Ⅰ　　Ⅱ

- ☐ QRS轴: −30°至−90°　☐ QRS轴: 0°至+30°
- ☐ QRS轴: +90°至+150°　☐ QRS轴: +150°
- ☐ QRS轴: +90°　☐ QRS轴: 0°至−30°

241.　Ⅰ　　Ⅱ　　aVF

- ☐ QRS轴: −30°至−90°　☐ QRS轴: 0°至+30°
- ☐ QRS轴: +90°至+150°　☐ QRS轴: +150°
- ☐ QRS轴: +90°　☐ QRS轴: 0°至−30°

242.　Ⅰ　　Ⅱ　　aVF

- ☐ QRS轴: −30°至−90°　☐ QRS轴: 0°至+30°
- ☐ QRS轴: +90°至+150°　☐ QRS轴: +150°
- ☐ QRS轴: +90°　☐ QRS轴: 0°至−30°

243.　Ⅰ　　Ⅱ　　Ⅲ　　aVF

- ☐ QRS轴: −30°至−90°　☐ QRS轴: 0°至+30°
- ☐ QRS轴: +90°至+150°　☐ QRS轴: +150°
- ☐ QRS轴: +90°　☐ QRS轴: 0°至−30°

244.　Ⅰ　　Ⅱ　　Ⅲ　　aVF

- ☐ QRS轴: −30°至−90°　☐ QRS轴: 0°至+30°
- ☐ QRS轴: +90°至+150°　☐ QRS轴: +150°
- ☐ QRS轴: +90°　☐ QRS轴: 0°至−30°

Ⅴ．心电图改变：药物与电解质

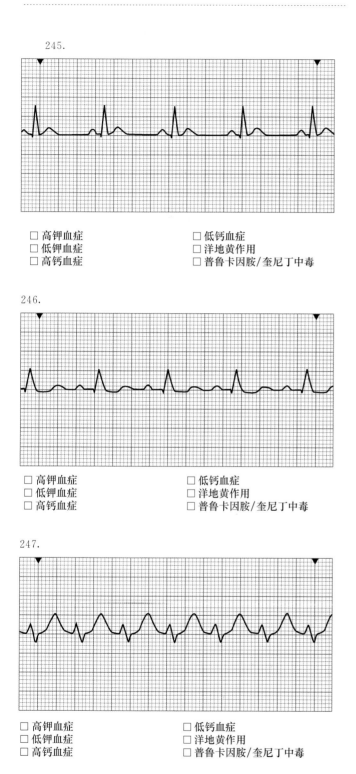

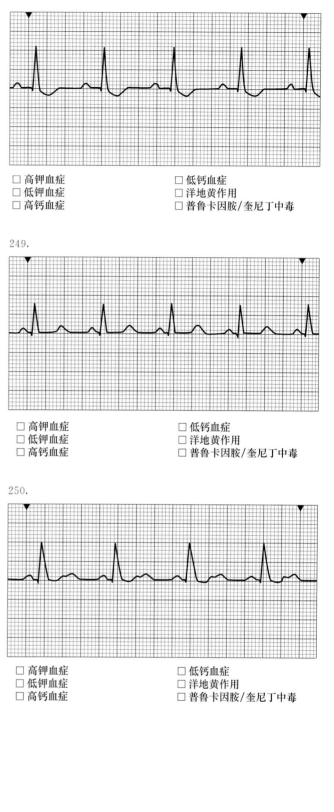

248.

Ⅵ. 心电图改变：其他

251.

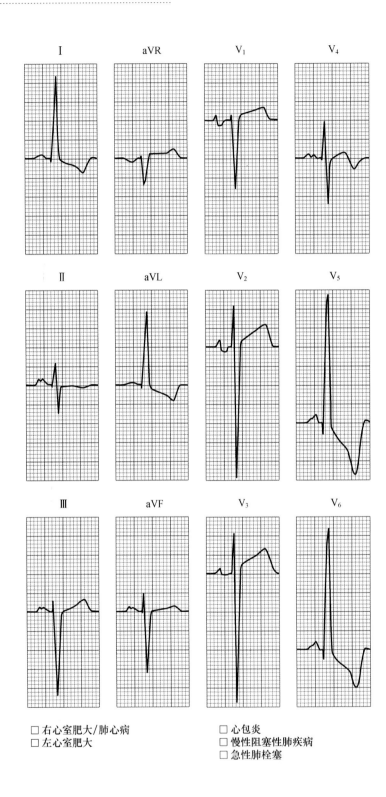

☐ 右心室肥大/肺心病
☐ 左心室肥大

☐ 心包炎
☐ 慢性阻塞性肺疾病
☐ 急性肺栓塞

252.

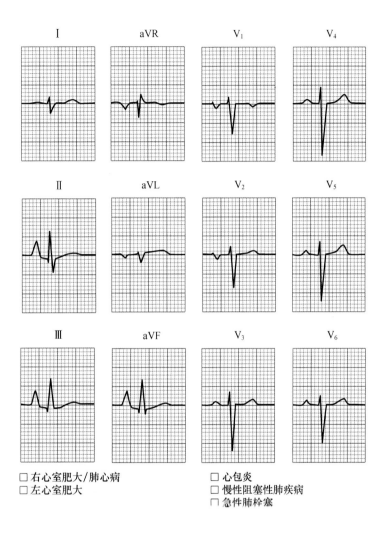

	I	aVR	V₁	V₄
	II	aVL	V₂	V₅
	III	aVF	V₃	V₆

□ 右心室肥大/肺心病 □ 心包炎
□ 左心室肥大 □ 慢性阻塞性肺疾病
  □ 急性肺栓塞

253.

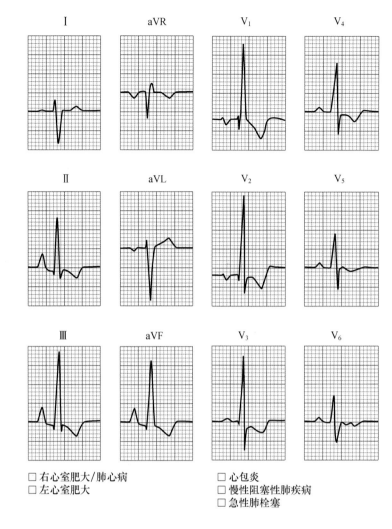

□ 右心室肥大/肺心病   □ 心包炎
□ 左心室肥大   □ 慢性阻塞性肺疾病
     □ 急性肺栓塞

254.

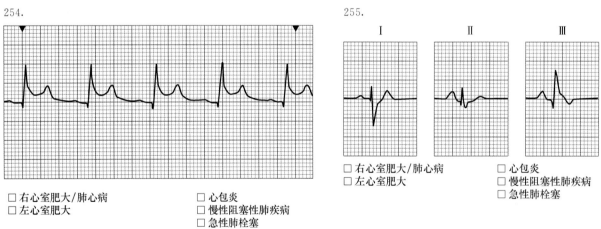

□ 右心室肥大/肺心病   □ 心包炎
□ 左心室肥大   □ 慢性阻塞性肺疾病
     □ 急性肺栓塞

255.

I   II   III

□ 右心室肥大/肺心病   □ 心包炎
□ 左心室肥大   □ 慢性阻塞性肺疾病
     □ 急性肺栓塞

256.

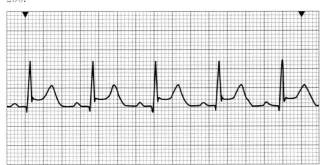

□ 低体温
□ 结室/分支室预激

□ 室性预激
□ 早复极
□ 心房-希氏束预激

259.

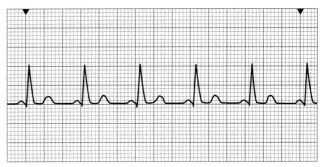

□ 低体温
□ 结室/分支室预激

□ 室性预激
□ 早复极
□ 心房-希氏束预激

257.

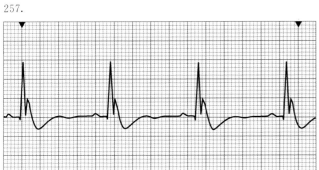

□ 低体温
□ 结室/分支室预激

□ 室性预激
□ 早复极
□ 心房-希氏束预激

260.

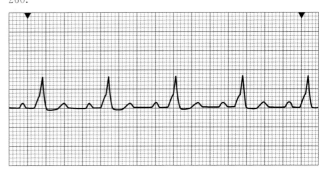

□ 低体温
□ 结室/分支室预激

□ 室性预激
□ 早复极
□ 心房-希氏束预激

258.

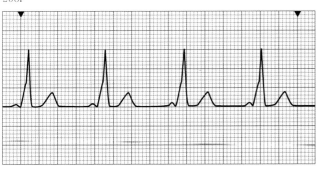

□ 低体温
□ 结室/分支室预激

□ 室性预激
□ 早复极
□ 心房-希氏束预激

Ⅶ．情景题

情景 1

急救车被派遣到当地的一个购物中心，那里有一名

女性发生晕厥。到达现场后，发现是一名 62 岁女性，已经恢复清醒，由女儿陪伴坐在椅子上。她说自己刚刚做完家庭腹膜透析后想出来购物，既往有肾衰竭、充血性心力衰竭的病史，规律服用利尿药、钾片和阿司匹林，否认食物、药物过敏史。查体发现患者的皮肤温暖湿润，呈粉红色，双肺呼吸音清，血压 104/60mmHg，脉搏规整 62 次/分，呼吸 24 次/分，氧饱和度 95％。连接心脏监护仪后显示心律如下：

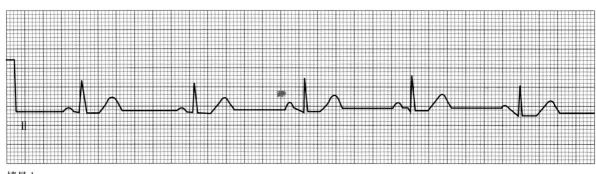

情景 1

261. 监护仪显示心律为：

    A. 窦性正常心律

    B. 窦性心律不齐

    C. 窦性心动过缓

    D. 游走性房性起搏点

由于发生过晕厥事件需进一步连接 12 导联心电图。

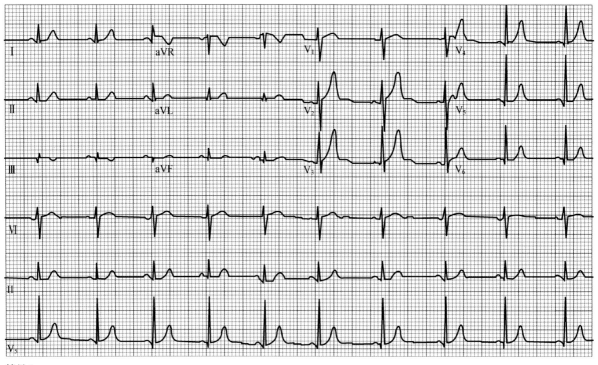

情景 1

262. 该患者 12 导联心电图上最显著的改变是：

　　A. 前壁 ST 段抬高

　　B. 胸前导联 T 波高尖

　　C. 胸前导联 R 波递增不良

　　D. QT 间期延长

263. 上一问题中出现的心电图改变的原因为：

　　A. 冠状动脉闭塞

　　B. 高血钾

　　C. 低血钾

　　D. 低体温

情景 2

　　一名 33 岁女性到急诊就诊，主诉为"突发心跳加速及漏搏"，患者之前曾经有过一两次这种情况发生，但这次最为严重。否认胸痛不适，但感觉乏力。既往有糖尿病病史，规律服药及监测病情。否认服用其他药物，否认青霉素药物过敏史。查体：皮肤温暖干燥、粉红色。血压 110/70mmHg，脉搏细速，呼吸 24 次/分。连接监护仪后显示：

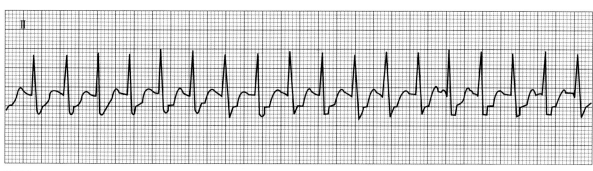

情景 2

264. 此心律失常类型为：

　　A. 心房扑动 1∶1 下传

　　B. 房性心动过速

　　C. 阵发性室上性心动过速

　　D. 窦性心动过速

　　C. 房室结部分传导阻滞

　　D. 从房室结至窦房结、房室结之间的通路上形成折返环

265. 如果该患者一般情况稳定，但 QRS 波群增宽，以下哪项可以辅助鉴别此心律失常与室性心动过速？

　　A. 12 导联心电图

　　B. 静脉注射 6mg 腺苷

　　C. 静脉注射 150mg 胺碘酮

　　D. 迷走神经刺激法

266. 此心律失常发生的原因为：

　　A. 房室结提早复极

　　B. 心房异位起搏点快速放电

情景 3

　　一名 83 岁老年男性就诊于急诊，主诉为流感样症状。他很担心，因为家庭医生建议他接种疫苗而他没有照做。主诉腹泻、轻度呼吸困难、寒战、胸闷。查体：皮肤苍白湿冷，血压 94/64mmHg，脉搏细弱规整 50 次/分，呼吸 20 次/分。他记不住自己平常的用药，但其儿子正带着药赶过来。他需要急救车的帮助，监护仪显示如下：

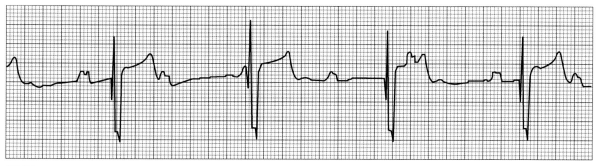

情景 3

267. 监护仪上心律为：
    A. 一度房室传导阻滞
    B. 二度 I 型房室传导阻滞
    C. 二度 II 型房室传导阻滞
    D. 三度房室传导阻滞

268. 此 QRS 波群最可能起源于：
    A. 房室结
    B. 希氏束
    C. 浦肯野纤维
    D. 窦房结

269. 这种情形下最适当的初步治疗方案是：
    A. 注射 1mg 阿托品
    B. 注射 1mg 肾上腺素
    C. 开始经皮心脏起搏
    D. 将患者置于仰卧位，给氧，建立静脉通道

情景 4

　　办公楼里有一位 57 岁男性突然头晕。他的秘书说此患者一周来一直感冒，今日当他站起来去开会的时候突然晕倒在地板上，但是其意识是清楚的。你发现患者坐在椅子上，看起来有一点困惑，但是仍说自己很健康，平常并不会像刚才一样晕倒。最近他一直服用非处方类解充血药以及对乙酰氨基酚（扑热息痛），没有服用过其他药物。查体：皮肤苍白湿冷，血压 80/56mmHg，脉搏不可及，呼吸 18 次/分，氧饱和度 96％。监护仪显示如下心律：

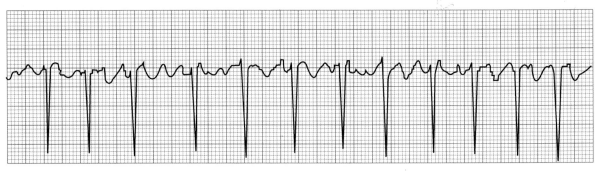

情景 4

270. 监护仪显示心律为：
    A. 快心室率的心房颤动/心房扑动
    B. 多源性房性心动过速
    C. 阵发性室上性心动过速
    D. 窦性心动过速伴房早

271. 此心律是否规整？
    A. 规整
    B. 模式性不规整
    C. 非模式性不规整
    D. 非常不规整

272. 此心律失常的最可能的原因是：
    A. 急性心肌梗死
    B. 解充血药的肾上腺素样刺激作用
    C. 脱水
    D. 房室结折返机制

情景 5

　　你对心脏停搏做出处理，在 2min 的心肺复苏后，监护仪显示为心室颤动，你用 360J 能量进行电除颤，之后再次进行了 2min 的心肺复苏。这时，静脉通路已建立成功，你停止心肺复苏开始分析心律、检查脉搏，发现没有脉搏，监护仪上显示心律如下：

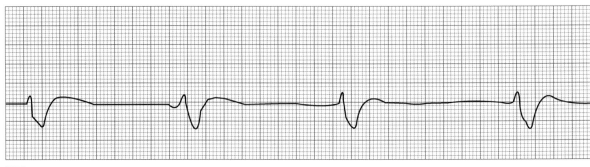

情景 5

273. 此心律为:
    A. 心脏停搏
    B. 无脉性心电活动
    C. 室性逸搏心律
    D. 心室颤动

274. 复苏的下一步处理措施包括:
    A. 检查生命体征,如果继续恶化,考虑终止抢救
    B. 继续心肺复苏,注射 1mg 阿托品、1mg 肾上腺素、150mg 胺碘酮,2min 后再次查看心律
    C. 继续心肺复苏,注射 40U 血管加压素,2min 后再次查看心律
    D. 360J 能量立即电除颤

275. 在心脏停搏的复苏过程中电除颤的目标是:
    A. 电消除心肌缺血的源头

    B. 使心肌整体同步复极
    C. 刺激起搏细胞放电
    D. 终止室颤/室性心动过速

情景 6

救护车被派遣去救护一名 36 岁商业主管,他在董事会议上突然发病,诉胸前和左肩部钝痛,并放射到背部。他说一周来时常感到恶心、烧心,所以一直服用抑酸药治疗。昨天起开始感觉肩部不适,但自己以为是肌肉牵拉痛,就服用了非甾体抗炎药,而没有去做任何相关检查。患者每天吸烟 1 包。血压 158/90mmHg,脉搏 88 次/分,呼吸 18 次/分。行 12 导联心电图,心律如下所示:

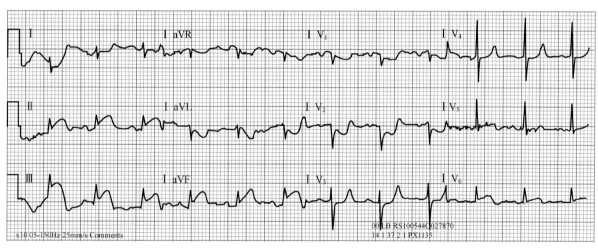

情景 6

276. 根据 12 导联心电图诊断为:
    A. 急性前壁心梗
    B. 急性下壁心梗
    C. 急性下侧壁及后壁心梗
    D. 不稳定型心绞痛

277. 最可能的病变冠状动脉为:
    A. 左回旋支远端
    B. 左前降支
    C. 左冠状动脉主干
    D. 右冠状动脉

278. 对于该患者的最初治疗措施应包括:
    A. 立即评估是否具备经皮冠状动脉介入治疗的条件
    B. 注射 β 受体阻滞剂
    C. 注射肝素
    D. 注射吗啡控制疼痛

情景 7

急救车被呼叫到护理中心,一名 92 岁老年女性在发热 4 天后反应开始迟钝。工作人员说患者发热后曾呕吐多次,近日定向力变差,但是情绪高涨、能够交谈。今日患者变得焦虑,不与人交谈,并且当孙女来探望她时将其推开。既往有充血性心力衰竭、肺气肿、痴呆病史。查体:皮肤苍白、温暖干燥,血压 178/80mmHg,脉搏 45 次/分,呼吸 26 次/分,氧饱和度在鼻导管吸氧 2L/min 情况下为 97%。监护仪显示如下:

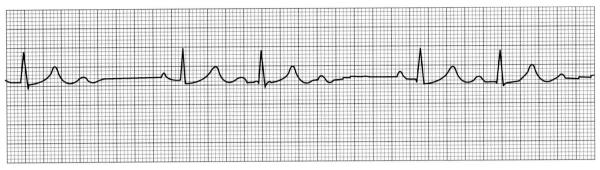

情景 7

279. 监护仪显示心律为：
    A. 窦性心律伴窦性停搏
    B. 二度 I 型房室传导阻滞（文氏现象）
    C. 二度 II 型房室传导阻滞
    D. 高度房室传导阻滞

280. 此心律失常的传导比率为：
    A. 1：2
    B. 2：1
    C. 2：3
    D. 3：2

281. 此心律失常的最可能病因为：

    A. 与急性病因无关的心脏传导缺陷
    B. 脱水
    C. 洋地黄类药物中毒
    D. 低氧血症

情景 8

一名 50 岁男性来到急诊室，开始只能含糊地说感觉不舒服，之后突然意识不清，对刺激无反应，抢救人员到达后将除颤仪贴在患者胸壁上，心律显示如下：

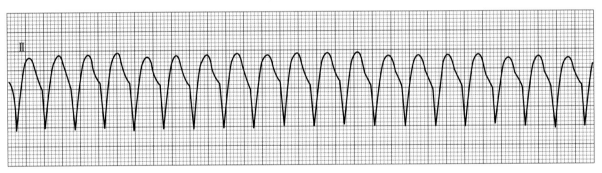

情景 8

282. 此心律最可能是：
    A. 室上性心动过速
    B. 尖端扭转型室性心动过速
    C. 心室颤动
    D. 室性心动过速

283. 对于该患者进行复苏最恰当的初始治疗步骤是：

    A. 高浓度给氧，必要时辅助通气
    B. 建立静脉通道，注射 150mg 胺碘酮
    C. 360J 能量立即电除颤
    D. 100J 能量同步电除颤

在第 283 问题的措施采取后，12 导联心电图显示心律如下：

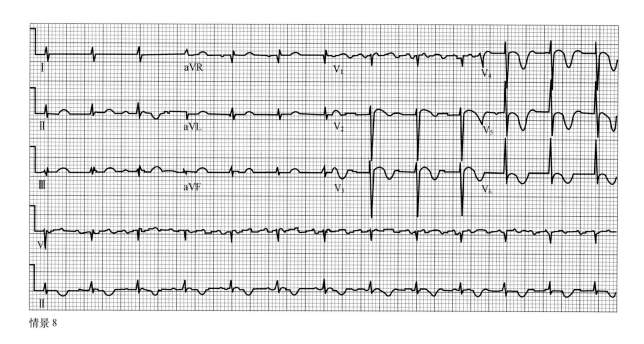

情景 8

284. 以下哪项能最好地描述 12 导联心电图上的心律：
    A. 急性前壁心肌梗死
    B. 急性前间壁心肌梗死
    C. 急性下壁心肌梗死
    D. 前侧壁心肌缺血

持续不缓解，因此就诊。近期未服用过任何药物。患者看起来健康状况良好，是一名会计，目前仍然能全日制工作，并且没感到过多工作压力，近期也没有生活方式的改变。血压 158/78mmHg，脉搏 75 次/分，呼吸 18 次/分，氧饱和度为 98%。

情景 9

一名 63 岁男性主诉胸痛 2 天，伴有恶心、呕吐。

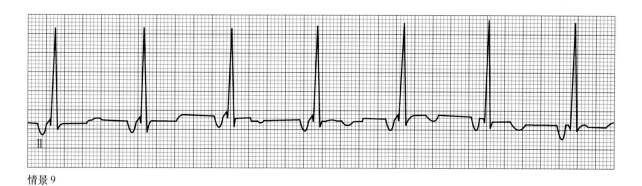

情景 9

285. 监护仪显示:
    A. 交界性心动过速
    B. 交界性逸搏心律
    C. 多源性房性心动过速
    D. 游走性房性起搏

286. 该患者心律失常的最可能病因为:
    A. 解充血药过度使用
    B. 下壁心肌梗死
    C. 心包炎
    D. 风湿性心脏病

287. 此心律失常是由于以下哪项的正常传导被破坏而形成的?
    A. 房室结
    B. 希氏束
    C. 心房内传导束
    D. 浦肯野纤维

情景 10

家属将一名 76 岁老年女性带到急诊室,他们说患者近期异常疲倦,感气短,既往 6 年前有心肌梗死病史,当时植入过心脏起搏器,之后恢复健康。规律服用硝酸酯类药物、地高辛,并因为心梗后出现的踝部水肿和气短不适服用利尿剂。血压 96/40mmHg,脉搏 45 次/分,呼吸 18 次/分,监护仪显示如下:

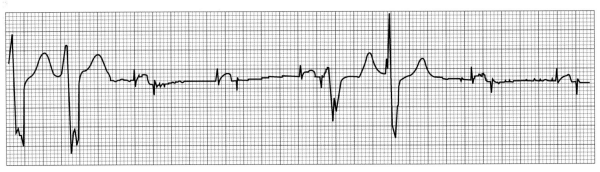

情景 10

288. 该患者植入的起搏器是哪种类型?
    A. AAI
    B. DDI
    C. VDD
    D. VVI

289. 此种起搏器故障的类型叫做:
    A. 自动需求模式
    B. 感知功能障碍
    C. 起搏功能障碍
    D. 起搏感知功能障碍

290. 以下哪项不是患者初始治疗措施:
    A. 补充给氧
    B. 开始经皮心脏起搏
    C. 大量液体复苏治疗休克
    D. 向 STAT 心脏病咨询以评估其起搏器功能

（苏　文　译）

I.心律失常

1. **心率**：126 次/分

   节律：不规整

   P 波：无，可见心房颤动波

   PR 间期：无

   QRS 波群：0.10s

   诊断：心房颤动

2. **心率**：33 次/分

   节律：不规整

   P 波：存在，位于第 1、2、3、5 个 QRS 波群之前

   PR 间期：0.22～0.36s，PR 间期逐渐延长直至有一
   个 QRS 波群脱落

   QRS 波群：0.10s

   诊断：窦性心律，伴二度 I 型房室传导阻滞（文氏）

3. **心率**：41 次/分

   节律：不规整

   P 波：存在，均位于 QRS 波群之前

   PR 间期：0.16s

   QRS 波群：0.08s

   诊断：窦性心动过缓，窦性心律不齐

4. **心率**：170 次/分

   节律：规整

   P 波：存在，均位于 QRS 波群之前

   PR 间期：0.12s

   QRS 波群：约 0.12s

   诊断：房性心动过速伴宽 QRS 波群

5. **心率**：62 次/分

   节律：不规整

   P 波：存在，位于第 2、4、5、6、7 个 QRS 波群之
   前。异常 P 波（持续时间 0.16s 且有切迹）

   PR 间期：0.26s

   QRS 波群：0.12s（除外第 3 个 QRS 波群），0.14s
   （第 3 个 QRS 波群）

   诊断：窦性心律，伴一度房室传导阻滞、束支传导
   阻滞，偶发室性期前收缩

6. **心率**：107 次/分

   节律：不规整

   P 波：存在，除外第 5、8、9、10 个 P 波外其他 P
   波后可见对应的 QRS 波群

   PR 间期：0.16s

   QRS 波群：0.09～0.10s

   诊断：窦性心律，伴单独或成对交界性期前收缩
   （第 5、8、9、10 个 QRS 波群）；后者可以被
   判断为短阵交界性心动过速

7. **心率**：182 次/分

   节律：规整

   P 波：存在，均位于 QRS 波群之前

   PR 间期：0.08s

   QRS 波群：0.09s

   诊断：房性心动过速

8. **心率**：不可测

   节律：不规整

   P 波：无

   PR 间期：无

   QRS 波群：无

   诊断：心室颤动（粗颤）

9. **心率**：89 次/分

   节律：不规整

   P 波：存在，除外第 3、6 个 P 波外其他 P 波后可见
   对应的 QRS 波群，P 波的形态和方向不固定

   PR 间期：0.06～0.12s

   QRS 波群：0.10s（除外第 3、6 个 QRS 波群）；
   0.12s（第 3、6 个 QRS 波群）

诊断：心房游走性节律，伴单源性室性期前收缩

10. **心率**：61 次/分

节律：不规整

P 波：存在，均位于 QRS 波群之前

PR 间期：0.12s

QRS 波群：0.14s

诊断：窦性心律不齐

11. **心率**：89 次/分

节律：不规整

P 波：存在，除外第 2、8 个 P 波外其他 P 波后可见对应的 QRS 波群

PR 间期：约 0.16s

QRS 波群：0.08s（除外第 2、8 个 QRS 波群）；0.12s（第 2、8 个 QRS 波群）

诊断：窦性心律，伴单发的单源性室性期前收缩

12. **心率**：145 次/分

节律：规整

P 波：存在，均位于 QRS 波群之前

PR 间期：约 0.10s

QRS 波群：0.08s

诊断：窦性心动过速

13. **心率**：87 次/分

节律：不规整

P 波：存在，均位于 QRS 波群之前

PR 间期：0.18s

QRS 波群：0.06s

诊断：窦性心律不齐

14. **心率**：164 次/分

节律：规整

P 波：无

PR 间期：无

QRS 波群：0.12s

诊断：室性心动过速

15. **心率**：74 次/分

节律：规整

P 波：存在，均位于 QRS 波群之前，P 波的形态和方向不固定

PR 间期：0.08～0.12s

QRS 波群：0.08s

诊断：心房游走性节律

16. **心率**：70 次/分（心房率 52 次/分）

节律：规整

P 波：存在，但与 QRS 波群无固定关系

PR 间期：无

QRS 波群：0.14s

诊断：加速性室性自主心律，伴房室分离

17. **心率**：83 次/分

节律：规整

P 波：存在，均位于 QRS 波群之前

PR 间期：0.16s

QRS 波群：0.06s

诊断：正常窦性心律

18. **心率**：229 次/分

节律：规整

P 波：无

PR 间期：无

QRS 波群：0.12s

诊断：室性心动过速

19、**心率**：26 次/分

节律：规整

P 波：存在，第 1、3、5 个 P 波后可见对应的 QRS 波群，房室传导比例为 2∶1

PR 间期：0.19s

QRS 波群：0.10s

诊断：窦性心律，伴二度房室传导阻滞 2∶1 传导

20. **心率**：84 次/分

节律：规整

P 波：无，可见心房扑动波

PR 间期：无

QRS 波群：0.10s

诊断：心房扑动

21. **心率**：30 次/分

节律：规整

P 波：存在，均位于 QRS 波群之前

PR 间期：0.17～0.18s

QRS 波群：0.14s

诊断：窦性心动过缓，伴束支传导阻滞

22. **心率**：98 次/分

节律：规整

P 波：存在，均位于 QRS 波群之前

PR 间期：约 0.16s

QRS 波群：约 0.19s

诊断：正常窦性心律，伴束支传导阻滞

23. **心率**：62 次/分

节律：不规整

P 波：存在，第 1、2、3、5 个 P 波后可见对应的 QRS 波

PR 间期：0.18s

QRS 波群：0.12s

诊断：正常窦性心律，伴交界性期前收缩

24. **心率**：82 次/分

节律：规整

P 波：存在，均位于 QRS 波群之前，P 波异常增宽

PR 间期：0.16s

QRS 波群：0.16s

诊断：正常窦性心律，伴束支传导阻滞

25. **心率**：129 次/分

节律：不规整

P 波：无；可见心房颤动波

PR 间期：无

QRS 波群：约 0.10s

诊断：心房颤动

26. **心率**：31 次/分

节律：规整

P 波：存在，第 1、5、10 个 P 波后可见对应的 QRS 波群。房室传导比例为 4∶1 或 5∶1

PR 间期：0.34s

QRS 波群：0.16s

诊断：窦性心律，伴二度、高度房室传导阻滞，束支传导阻滞

27. **心率**：75 次/分

节律：规整

P 波：存在，每个 QRS 波群前可见倒立 P 波

PR 间期：0.08s

QRS 波群：0.08s

诊断：加速性交界性心律

28. **心率**：62 次/分

节律：不规整，第 3、4 个 QRS 波群和第 5、6 个 QRS 波群之间的 RR 间期是窦性心律时 RR 间期的两倍

P 波：存在，均位于 QRS 波群之前

PR 间期：0.18s

QRS 波群：0.18s

诊断：窦性心律，伴窦房传导阻滞、束支传导阻滞

29. **心率**：37 次/分

节律：不规整

P 波：无；可见心房颤动波

PR 间期：无

QRS 波群：约 0.24s

诊断：心房颤动，伴室性逸搏心律

30. **心率**：60 次/分

节律：规整

P 波：存在，均位于 QRS 波群之前

PR 间期：0.16s

QRS 波群：0.06s

诊断：窦性正常心律

31. **心率**：135 次/分

节律：规整

P 波：无

PR 间期：无

QRS 波群：0.26s

诊断：室性心动过速

32. **心率**：163 次/分

节律：规整

P 波：无

PR 间期：无

QRS 波群：0.10s

诊断：交界性心动过速

33. **心率**：41 次/分

节律：不规整

P 波：存在，第 1、2、4、5 个 P 波后可见对应的 QRS 波群。第 2、4 个 QRS 波群之间的 RR 间期是窦性心律时 RR 间期的 4 倍

PR 间期：0.14s

QRS 波群：0.12s

诊断：窦性心律，伴窦房传导阻滞，单发交界性逸搏（第 3 个 QRS 波群）

34. **心率**：17 次/分

节律：不可测

P 波：无

PR 间期：无

QRS 波群：0.16s

诊断：室性逸搏心律

35. **心率**：70 次/分

节律：规整

P 波：存在，均位于 QRS 波群之前

PR 间期：0.16s

QRS 波群：0.06s

诊断：正常窦性心律

36. **心率**：64 次/分

节律：不规整

P 波：存在，第 1、2 个 P 波后可见对应的 QRS 波群。其余 QRS 波群前可见起搏器脉冲信号

PR 间期：0.26s

QRS 波群：0.08s（第 1、2 个 QRS 波群），0.12s（第 3、4、5、6、7 个 QRS 波群）

诊断：窦性心律伴一度房室传导阻滞，随后出现心室停搏，心室按需型起搏器心律

37. **心率**：72 次/分

节律：不规整

P 波：存在，均位于 QRS 波群之前

PR 间期：0.16s

QRS 波群：0.08s

诊断：窦性心律不齐

38. **心率**：76 次/分

节律：不规整

P 波：存在，除外第 1、6 个 P 波外其他 P 波后可见对应的 QRS 波群。房室传导比例为 5∶4

PR 间期：0.12～0.14s

QRS 波群：0.12s

诊断：窦性心律，伴二度 Ⅱ 型房室传导阻滞

39. **心率**：101 次/分

节律：不规整

P 波：存在，均位于 QRS 波群之前。P 波的形态和方向不固定

PR 间期：0.12～0.18s

QRS 波群：0.06s

诊断：心房游走性节律

40. **心率**：37 次/分

节律：规整

P 波：存在，均位于 QRS 波群之前

PR 间期：0.34s

QRS 波群：0.08s

诊断：窦性心动过缓，一度房室传导阻滞

41. **心率**：42 次/分

节律：不规整

P 波：存在，均位于 QRS 波群之前；第 4 个 P 波为负向，其余为正向

PR 间期：0.18～0.20s

QRS 波群：0.16s

诊断：窦性心动过缓，束支传导阻滞，单发房性期前收缩

42. **心率**：66 次/分

节律：不规整

P 波：存在，除了第 4、8 个 P 波外，其余 P 波均位于 QRS 波群之前

PR 间期：0.22～0.4s，PR 间期逐渐延长直至有一个 QRS 波群脱落

QRS 波群：0.16s

诊断：窦性心律，二度 Ⅰ 型房室传导阻滞，束支传导阻滞

43. **心率**：74 次/分

节律：规整

P 波：无

PR 间期：无

QRS 波群：0.12s

诊断：起搏器心律（心室起搏）

44. **心率**：88 次/分

节律：规整

P 波：存在，均位于 QRS 波群之前

PR 间期：0.12s

QRS 波群：0.14s

诊断：正常窦性心律，束支传导阻滞

45. **心率**：61 次/分

节律：不规整

P 波：存在，除第 4 个 P 波外，其余 P 波均位于 QRS 波群之前

PR 间期：0.12s

QRS 波群：0.08s

诊断：窦性心律，窦性停搏，交界性期前收缩

46. **心率**：71 次/分

节律：稍不规整

P 波：存在，均位于 QRS 波群之前

PR 间期：0.18s

QRS 波群：约 0.10s

诊断：窦性心律不齐

47. **心率**：66 次/分

节律：不规整

P 波：存在，除了第 4、8 个 P 波外，其余 P 波均位于 QRS 波群之前

PR 间期：0.22～0.4s，PR 间期逐渐延长直至有一个 QRS 波群脱落

QRS 波群：约 0.15s

诊断：窦性心律，二度 Ⅰ 型房室传导阻滞，束支传导阻滞

48. **心率**：102 次/分

节律：不规整

P 波：不存在，存在细房颤波

PR 间期：无

QRS 波群：约 0.10s（第 1、5、7、8、9、10 个 QRS 波群）；0.12～0.16s（第 2、3、4、6、10 个 QRS 波群）；第 2、3、4 个 QRS 波群的形状和方向互不相同；第 2 个和第 6 个 QRS 波群相同；第 4

个和第 10 个 QRS 波群相同

诊断：心房颤动、三度房室传导阻滞、加速性交界性心律、多源性室性期前收缩、短阵室性心动过速，存在房室分离

49. 心率：63 次/分

   节律：不规整

   P 波：无，存在粗房颤波

   PR 间期：无

   QRS 波群：0.13s

   诊断：房颤（粗），束支传导阻滞

50. 心率：57 次/分

   节律：不规整，第 4、5 个 QRS 波群之间的 RR 间期是窦性心律时 RR 间期的 2 倍

   P 波：存在，除第 5 个 P 波外，其余 P 波均位于 QRS 波群之前

   PR 间期：0.12s

   QRS 波群：约 0.12s

   诊断：窦性心律，窦性停搏，单发的交界性逸搏

51. 心率：52 次/分

   节律：规整

   P 波：存在，均位于 QRS 波群之前

   PR 间期：0.20s

   QRS 波群：0.08s

   诊断：窦性正常心律

52. 心率：183 次/分

   节律：规整

   P 波：无

   PR 间期：无

   QRS 波群：0.16s

   诊断：室性心动过速

53. 心率：65 次/分

   节律：不规整

   P 波：存在，均位于 QRS 波群之前

   PR 间期：0.16s

   QRS 波群：0.08s

   诊断：窦性心律不齐

54. 心率：36 次/分

   节律：规整

   P 波：无

   PR 间期：无

   QRS 波群：0.12s

   诊断：交界性逸搏心律

55. 心率：40 次/分

   节律：规整

P 波：无

PR 间期：无

QRS 波群：0.16s

诊断：室性逸搏心律

56. 心率：59 次/分

   节律：不规整

   P 波：存在，第 2、3、5、6、8、10 个 P 波位于 QRS 波群之前，房室传导比例为 3：2 和 2：1

   PR 间期：0.16s

   QRS 波群：0.16s

   诊断：窦性心律，二度 II 型房室传导阻滞（传导比例为 3：2 和 2：1），束支传导阻滞

57. 心率：58 次/分

   节律：规整

   P 波：存在，逆向 P 波均位于 QRS 波群之前

   PR 间期：无

   QRS 波群：0.16s

   诊断：交界性逸搏心律，束支传导阻滞

58. 心率：53 次/分

   节律：不规整

   P 波：存在，第 1、2、4、5、6 个 P 波位于 QRS 波群之前

   PR 间期：0.22～1.46s，PR 间期逐渐延长直至有一个 QRS 波群脱落

   QRS 波群：0.08s

   诊断：窦性心律，二度 I 型房室传导阻滞

59. 心率：80 次/分

   节律：不规整

   P 波：存在，位于第 1、2、3、6、8、9 个 QRS 波群之前；第 3 个 P 波为负向；第 5 个 P 波被前面的 T 波所掩盖；第 3、4、5、7 个 QRS 波群前面可见起搏器脉冲信号

   PR 间期：0.12～0.18s

   QRS 波群：0.07s（第 1、2、6、8、9 个 QRS 波群）；0.16s（第 4、5、7 个 QRS 波群）；第 3 个 QRS 波群是正常传导的 QRS 波群与起搏器激发的室性 QRS 波群的融合波

   诊断：窦性心律，偶发心室按需型起搏心律

60. 心率：135 次/分

   节律：规整

   P 波：无

   PR 间期：无

   QRS 波群：0.32～0.36s

诊断：室性心动过速

61. 心率：70 次/分

    节律：规整

    P 波：存在，均位于 QRS 波群之前

    PR 间期：0.16s

    QRS 波群：0.06s

    诊断：窦性正常心律

62. 心率：52 次/分

    节律：不规整

    P 波：存在，第 2、3、5、6 个 P 波位于 QRS 波群之前；房室传导比例为 3∶2

    PR 间期：0.24～0.26s

    QRS 波群：0.16s

    诊断：窦性心律，二度Ⅱ型房室传导阻滞，束支传导阻滞

63. 心率：64 次/分

    节律：不规整

    P 波：存在，第 1、2、4、5、6 个 P 波位于 QRS 波群之前

    PR 间期：0.24～0.36s，PR 间期逐渐延长直至有一个 QRS 波群脱落

    QRS 波群：0.12s

    诊断：窦性心律，二度Ⅰ型房室传导阻滞

64. 心率：284 次/分

    节律：规整

    P 波：无

    PR 间期：无

    QRS 波群：0.20s

    诊断：室性心动过速

65. 心率：87 次/分

    节律：不规整

    P 波：存在，均位于 QRS 波群之前

    PR 间期：0.12～0.16s

    QRS 波群：0.04s

    诊断：心房游走性心律

66. 心率：70 次/分

    节律：规整

    P 波：存在，均位于 QRS 波群之前

    PR 间期：0.16s

    QRS 波群：0.07s

    诊断：正常窦性心律

67. 心率：37 次/分

    节律：规整

    P 波：存在，均位于 QRS 波群之前

    PR 间期：0.20s

    QRS 波群：0.12s

    诊断：窦性心动过缓

68. 心率：30 次/分（心房率为 82 次/分）

    节律：规整

    P 波：存在，但是 P 波与 QRS 波群无固定关系

    PR 间期：无

    QRS 波群：0.14s

    诊断：三度房室传导阻滞，伴宽 QRS 波群

69. 心率：125 次/分（平均）；165 次/分（第 1 部分）；79 次/分（第 2 部分）

    节律：不规整

    P 波：存在，P 波均位于 QRS 波群之前；第 1 部分中，P 波叠加在前面的 T 波上

    PR 间期：0.16s

    QRS 波群：约 0.08s

    诊断：阵发性室上性心动过速，后转复至正常窦性心律

70. 心率：120 次/分（3 次）

    节律：规整（3 次）

    P 波：无

    PR 间期：无

    QRS 波群：0.14s

    诊断：室上性心动过速伴宽大 QRS 波群；或室性心动过速后室性停搏

71. 心率：174 次/分

    节律：规整

    P 波：无

    PR 间期：无

    QRS 波群：0.12s

    诊断：室上性心动过速

72. 心率：36 次/分

    节律：规整

    P 波：无

    PR 间期：无

    QRS 波群：0.18s

    诊断：交界性逸搏心律伴束支传导阻滞，或室性逸搏心律

73. 心率：263 次/分

    节律：规整

    P 波：无

    PR 间期：无

    QRS 波群：约 0.20s

    诊断：室性心动过速

74. **心率**：69 次/分

    节律：不规整

    P 波：存在，第 2、3、4、6、7、8 个 P 波位于 QRS 波群之前；房室传导比例为 4：3

    PR 间期：0.16s

    QRS 波群：0.20s

    诊断：窦性心律，二度Ⅱ型房室传导阻滞，束支传导阻滞

75. **心率**：72 次/分

    节律：规整

    P 波：存在，每 3 个 P 波后跟随一个 QRS 波群

    PR 间期：0.32s

    QRS 波群：0.08s

    诊断：窦性心律，一度房室传导阻滞

76. **心率**：104 次/分

    节律：不规整

    P 波：存在，第 1、5、6 个 P 波位于 QRS 波群之前

    PR 间期：0.18s

    QRS 波群：0.12s（第 1、5、6 个 QRS 波群）；0.16（第 2、3、4 个 QRS 波群）

    诊断：窦性心律，连续 3 个单源性室性期前收缩（短阵室性心动过速），R-on-T 现象

77. **心率**：82 次/分

    节律：规整

    P 波：存在，均位于 QRS 波群之前

    PR 间期：约 0.16s

    QRS 波群：0.08s

    诊断：窦性正常心律

78. **心率**：100 次/分

    节律：不规整

    P 波：存在，位于第 1、3、5 个 QRS 波群前

    PR 间期：0.12s

    QRS 波群：约 0.20s

    诊断：窦性心律，束支传导阻滞，交界性期前收缩

79. **心率**：56 次/分

    节律：规整

    P 波：存在，均位于 QRS 波群之前

    PR 间期：0.36～0.42s，PR 间期逐渐延长

    QRS 波群：约 0.12s

    诊断：窦性心律，二度房室传导阻滞［分型未定，Ⅰ型房室传导阻滞（文氏）可能性大］

80. **心率**：181 次/分

    节律：规整

    P 波：无

    PR 间期：无

    QRS 波群：约 0.18s

    诊断：室上性心动过速伴宽大 QRS 波群，或室性心动过速

81. **心率**：40 次/分

    节律：不定

    P 波：无

    PR 间期：无

    QRS 波群：约 0.20s

    诊断：室性逸搏心律

82. **心率**：94 次/分

    节律：规整

    P 波：存在，逆向 P 波均位于 QRS 波群之前

    PR 间期：0.08s

    QRS 波群：0.10s

    诊断：加速性交界性心律

83. **心率**：94 次/分

    节律：规整

    P 波：存在，均位于 QRS 波群之前

    PR 间期：0.12s

    QRS 波群：0.12s

    诊断：窦性心律

84. **心率**：68 次/分

    节律：不规整

    P 波：存在，位于第 1、3 个 QRS 波群之前

    PR 间期：约 0.08s

    QRS 波群：0.08s（第 1、3 个 QRS 波群）；0.18s（第 2、4 个 QRS 波群）

    诊断：房性心律伴室性期前收缩（室性期前收缩二联律）

85. **心率**：68 次/分

    节律：不规整

    P 波：存在，均位于 QRS 波群之前，第 1、3 个为正向 P 波，第 2、4 个为逆向 P 波

    PR 间期：0.20s

    QRS 波群：0.12s

    诊断：窦性心律伴一度房室传导阻滞，房性期前收缩（房早二联律）

86. **心率**：34 次/分（房率：163 次/分）

    节律：不定

    P 波：存在，逆向 P 波与 QRS 波群无固定关系

    PR 间期：无

    QRS 波群：0.16s

诊断：三度房室传导阻滞伴宽 QRS 波群

87. 心率：75 次/分

节律：不规整

P 波：无，细心房颤动波（f 波）

PR 间期：无

QRS 波群：0.16s

诊断：心房颤动

88. 心率：107 次/分

节律：不规整

P 波：存在，均位于 QRS 波群之前

PR 间期：0.14s

QRS 波群：0.16s

诊断：窦性心动过速伴一度房室传导阻滞、束支阻滞、偶发交界性期前收缩（第 4 个 QRS 波群）

89. 心率：230 次/分

节律：稍不规整

P 波：无

PR 间期：无

QRS 波群：0.20s

诊断：室性心动过速

90. 心率：170 次/分

节律：不规整

P 波：无，细心房颤动波（f 波）

PR 间期：无

QRS 波群：0.08s

诊断：心房颤动

91. 心率：80 次/分

节律：不规整

P 波：存在，位于第 1、3 个 QRS 波群之前

PR 间期：0.14s

QRS 波群：0.12s

诊断：窦性心律伴束支传导阻滞、交界性期前收缩（二联律）

92. 心率：115 次/分

节律：不规整

P 波：无，心房扑动波（F 波）

PR 间期：无

QRS 波群：0.12s

诊断：心房扑动不等比例传导

93. 心率：不可测

节律：不规整

P 波：无，粗室性颤动波

PR 间期：无

QRS 波群：无

诊断：心室颤动（粗颤）

94. 心率：46 次/分

节律：不规整

P 波：存在，位于第 1、2、4 个 QRS 波群之前

PR 间期：0.20～0.32s，PR 间期逐渐延长直至有一个 QRS 波群脱落

QRS 波群：0.10s

诊断：窦性心律伴二度Ⅰ型房室传导阻滞（文氏阻滞）

95. 心率：82 次/分

节律：规整

P 波：无，可见心房和心室起搏器脉冲信号

PR 间期：无

QRS 波群：0.16s

诊断：起搏心律（房室顺序起搏）

96. 心率：61 次/分

节律：不规整

P 波：存在，位于第 1、2、4 个 QRS 波群之前

PR 间期：0.22s

QRS 波群：0.11s

诊断：窦性心律伴一度房室传导阻滞，偶发室性期前收缩（第 3 个 QRS 波群）

97. 心率：224 次/分

节律：规整

P 波：无

PR 间期：无

QRS 波群：0.06s

诊断：室上性心动过速

98. 心率：98 次/分

节律：不规整

P 波：存在，位于第 1、2、3、6 个 QRS 波群之前

PR 间期：0.16s

QRS 波群：0.16～0.18s

诊断：窦性心律伴束支传导阻滞、交界性期前收缩（成组）

99. 心率：136 次/分

节律：规整

P 波：存在，逆向 P 波均位于 QRS 波群之后

PR 间期：无

QRS 波群：0.06s

诊断：交界性心动过速

100. 心率：63 次/分

节律：无

P 波：无，正向宽大干扰波

PR 间期：无

QRS 波群：无

诊断：心室停搏伴干扰波（胸外按压）

101. **心率**：184 次/分

　　节律：规整

　　P 波：无

　　PR 间期：无

　　QRS 波群：0.10s

　　诊断：室上性心动过速

102. **心率**：102 次/分

　　节律：规整

　　P 波：存在，均位于 QRS 波群之前

　　PR 间期：0.16s

　　QRS 波群：0.06s

　　诊断：窦性心律，高尖 T 波（高钾血症）

103. **心率**：68 次/分

　　节律：规整

　　P 波：无

　　PR 间期：无

　　QRS 波群：约 0.22s

　　诊断：加速性室性自主心律

104. **心率**：164 次/分

　　节律：规整

　　P 波：存在，均位于 QRS 波群之前

　　PR 间期：0.12s

　　QRS 波群：0.08s

　　诊断：房性心动过速

105. **心率**：123 次/分

　　节律：规整

　　P 波：存在，均位于 QRS 波群之前

　　PR 间期：0.12s

　　QRS 波群：0.16s

　　诊断：窦性心动过速伴束支传导阻滞

106. **心率**：76 次/分

　　节律：不规整

　　P 波：存在，位于第 2、4 个 QRS 波群之前，第 5 个 QRS 波群与逆向 P 波重叠

　　PR 间期：0.16s

　　QRS 波群：0.08s（第 3、5 个 QRS 波群）；0.12s（第 1、2、4 个 QRS 波群）

　　诊断：窦性心律伴束支传导阻滞，交界性期前收缩

107. **心率**：61 次/分

　　节律：不规整

P 波：存在，位于第 1、2、4 个 QRS 波群之前

PR 间期：0.24s

QRS 波群：0.10s

诊断：窦性心律伴一度房室传导阻滞，偶发交界性期前收缩

108. **心率**：41 次/分

　　节律：规整

　　P 波：存在，均位于 QRS 波群之前

　　PR 间期：约 0.14s

　　QRS 波群：0.08s

　　诊断：窦性心动过缓

109. **心率**：69 次/分

　　节律：规整

　　P 波：存在，均位于 QRS 波群之前

　　PR 间期：约 0.24s

　　QRS 波群：0.16s

　　诊断：窦性心律伴一度房室传导阻滞、束支传导阻滞

110. **心率**：48 次/分（房率：125 次/分）

　　节律：规整

　　P 波：存在，与 QRS 波群无固定关系

　　PR 间期：无

　　QRS 波群：0.10s

　　诊断：三度房室传导阻滞

111. **心率**：41 次/分

　　节律：不规整

　　P 波：存在，第 1、4、6 个 P 波位于 QRS 波群之前，2∶1、3∶1 传导

　　PR 间期：0.20s

　　QRS 波群：0.12s

　　诊断：窦性心律，二度房室传导阻滞 2∶1 传导或高度房室传导阻滞

112. **心率**：92 次/分

　　节律：规整

　　P 波：存在，均位于 QRS 波群之前

　　PR 间期：0.14s

　　QRS 波群：约 0.08s

　　诊断：窦性心律

113. **心率**：161 次/分

　　节律：规整

　　P 波：无

　　PR 间期：无

　　QRS 波群：0.08s

　　诊断：室上性心动过速

114. **心率**：320 次/分

  节律：轻度不规整

  P 波：无

  PR 间期：无

  QRS 波群：0.14～0.20s

  诊断：尖端扭转型室性心动过速

115. **心率**：50 次/分

  节律：规整

  P 波：存在，均位于 QRS 波群之前

  PR 间期：0.16s

  QRS 波群：0.08s

  诊断：交界性逸搏心律

116. **心率**：60 次/分

  节律：不规整

  P 波：无，细心房颤动波（f 波）

  PR 间期：无

  QRS 波群：0.08s

  诊断：心房颤动

117. **心率**：97 次/分

  节律：规整

  P 波：存在，均位于 QRS 波群之前

  PR 间期：0.16s

  QRS 波群：0.20s

  诊断：窦性心律伴束支传导阻滞

118. **心率**：不可测

  节律：不规整

  P 波：无，粗心室颤动波

  PR 间期：无

  QRS 波群：无

  诊断：心室颤动（粗颤）

119. **心率**：48 次/分

  节律：规整

  P 波：存在逆向 P 波，均位于 QRS 波群之后

  PR 间期：无

  QRS 波群：约 0.16s

  诊断：交界性逸搏心律伴束支传导阻滞，或加速性室性自主心律

120. **心率**：73 次/分

  节律：不规整

  P 波：存在，位于第 1、2、4 个 QRS 波群之前

  PR 间期：0.18s

  QRS 波群：0.08s（第 1、2、4 个 QRS 波群）；0.16s（第 3 个 QRS 波群）

  诊断：窦性心律伴偶发室性期前收缩（插入性）

121. **心率**：62 次/分

  节律：规整

  P 波：存在，均位于 QRS 波群之前

  PR 间期：0.20s

  QRS 波群：约 0.08s

  诊断：窦性心律

122. **心率**：78 次/分

  节律：不规整

  P 波：无，细心房颤动波

  PR 间期：无

  QRS 波群：0.08s

  诊断：心房颤动

123. **心率**：87 次/分

  节律：不规整

  P 波：存在，位于第 1、4 个 QRS 波群之前

  PR 间期：0.16s

  QRS 波群：0.10s（第 1、4 个 QRS 波群）；0.16～0.18s（第 2、3、5 个 QRS 波群）

  诊断：窦性心律，伴单源性室性期前收缩（成组）

124. **心率**：80 次/分

  节律：规整

  P 波：无，可见心室起搏器脉冲信号

  PR 间期：无

  QRS 波群：0.16s

  诊断：起搏心律（心室起搏）

125. **心率**：31 次/分（房率：97 次/分）

  节律：不定

  P 波：存在，与 QRS 波群无固定关系

  PR 间期：无

  QRS 波群：0.12～0.14s

  诊断：三度房室传导阻滞伴宽 QRS 波群

126. **心率**：57 次/分

  节律：规整

  P 波：无

  PR 间期：无

  QRS 波群：约 0.16s

  诊断：交界性逸搏心律伴束支传导阻滞

127. **心率**：47 次/分

  节律：规整

  P 波：存在，均位于 QRS 波群之前

  PR 间期：0.48s

  QRS 波群：0.08s

  诊断：窦性心动过缓伴一度房室传导阻滞

128. **心率**：149 次/分

节律：规整

P 波：存在，均位于 QRS 波群之前

PR 间期：不可测

QRS 波群：0.08s

诊断：房性心动过速

129. 频率：160 次/分

节律：不规则

P 波：不定

PR 间期：不定

QRS 波群：0.12s（第 1 个 QRS 波群）；>0.16s（其余 QRS 波群）

诊断：宽 QRS 波群后室性心动过速

130. 频率：160 次/分

节律：规则

P 波：无

PR 间期：无

QRS 波群：0.16s

诊断：室上性心动过速

131. 频率：150 次/分

节律：规则

P 波：存在，在 QRS 波群之后

PR 间期：无

QRS 波群：0.10s

诊断：交界性心动过速

132. 频率：31 次/分（心房率：难以测量）

节律：不清

P 波：存在，和 QRS 波群无关

PR 间期：无

QRS 波群：0.15s

诊断：三度房室传导阻滞合并宽 QRS 波群

133. 频率：31 次/分

节律：不清

P 波：存在，在 QRS 波群之前

PR 间期：0.14s

QRS 波群：0.08s

诊断：窦性心动过缓

134. 频率：59 次/分

节律：规则，P 波消失，可见心房扑动波

PR 间期：无

QRS 波群：0.16s

诊断：心房扑动合并束支传导阻滞

135. 频率：178 次/分

节律：规则

P 波：不存在

PR 间期：无

QRS 波群：0.08s

诊断：室上性心动过速

136. 频率：91 次/分

节律：规则

P 波：存在，在 QRS 波群之前

PR 间期：0.28s

QRS 波群：0.12s

诊断：窦性心律合并一度房室传导阻滞及束支传导阻滞

137. 频率：47 次/分

节律：规则

P 波：存在，第 1、3 和 5 个 P 波之后存在 QRS 波群

PR 间期：0.28s

QRS 波群：0.12s

诊断：窦性心律合并二度 2∶1 房室传导阻滞及束支传导阻滞。

138. 频率：78 次/分

节律：不规则

P 波：存在，在 QRS 波群之前，第 2 个和第 4 个 P 波不正常

PR 间期：约 0.22s（第 1、3 个 PR 间期），约 0.16s（第 2 个和第 4 个 PR 间期）

QRS 波群：0.10s

诊断：窦性心律合并多灶性房性期前收缩

139. 频率：64 次/分

节律：规则

P 波：无

PR 间期：无

QRS 波群：0.10s

诊断：加速性交界性心律。

140. 频率：222 次/分

节律：规则

P 波：无

PR 间期：无

QRS 波群：0.12s

诊断：宽 QRS 波群室上性心动过速或室性心动过速

141. 频率：无（起搏器起搏频率：63 次/分）

节律：规则

P 波：无，起搏器起搏钉存在

PR 间期：无

QRS 波群：无

诊断：心脏停搏，起搏器起搏信号无夺获

142. 频率：99 次/分

节律：不规则

P 波：存在，在第 1、2、5 个 QRS 波群之前

PR 间期：0.28s

QRS 波群：0.10s（第 1、2、5 个 QRS 波群），
0.12～0.16s（第 3、4 个 QRS 波群）

诊断：窦性心律合并一度房室传导阻滞及多灶性
室性期前收缩

143. 频率：61 次/分

节律：规则

P 波：存在，在每一个 QRS 波群之前，P 波幅度
异常增高（肺型 P 波）

PR 间期：0.26s

QRS 波群：0.10s

诊断：窦性心律合并一度房室传导阻滞

144. 频率：114 次/分

节律：规则

P 波：存在，在每一个 QRS 波群之前

PR 间期：0.16s

QRS 波群：0.08s

诊断：窦性心动过速

145. 频率：100 次/分

节律：规则

P 波：存在，在 QRS 波群之后存在逆行 P 波

PR 间期：无

QRS 波群：0.10s

诊断：交界性心动过速

146. 频率：不能测量

节律：不规则

P 波：不存在，可见粗大的心室颤动波形

PR 间期：无

QRS 波群：无

诊断：心室颤动（粗颤）

147. 频率：21 次/分

节律：不定

P 波：无

PR 间期：无

QRS 波群：0.20s

诊断：室性逸搏心律

148. 频率：68 次/分

节律：不规则

P 波：无，可见细小的心房颤动波

PR 间期：无

QRS 波群：0.10s

诊断：心房颤动

149. 频率：65 次/分（心房率 113 次/分）

节律：规则

P 波：存在，和 QRS 波群无关

PR 间期：无

QRS 波群：无法确定

诊断：三度房室传导阻滞

150. 频率：88 次/分

节律：不规则

P 波：存在，在 QRS 波群之前，第 3 个 P 波消失

PR 间期：0.14s

QRS 波群：0.08s

诊断：正常窦性心律合并孤立的交界性期前收缩

151. 频率：55 次/分

节律：规则

P 波：存在，异常增宽，直立的 P 波在每一个
QRS 波群之前

PR 间期：0.40s

QRS 波群：0.10s

诊断：窦性心律，一度房室传导阻滞，可能 2∶1
房室传导阻滞

152. 频率：148 次/分

节律：规则

P 波：存在，在 QRS 波群之前

PR 间期：不定，P 波埋藏在其前面的 QRS 波
群中

QRS 波群：0.10s

诊断：窦性心动过速

153. 频率：118 次/分

节律：不规则

P 波：无，可见细小的房颤波

PR 间期：无

QRS 波群：0.08s

诊断：心房颤动

154. 频率：36 次/分

节律：不确定

P 波：不存在

PR 间期：无

QRS 波群：0.16s

诊断：室性逸搏心律

155. 频率：50 次/分

节律：规则

P 波：不存在，可见房扑波

PR 间期：无

QRS 波群：0.16s

诊断：心房扑动合并束支传导阻滞

156. 频率：163 次/分

节律：规则

P 波：不存在

PR 间期：无

QRS 波群：0.16s

诊断：室性心动过速

157. 频率：63 次/分

节律：规则

P 波：存在，在 QRS 波群之后可见逆行 P 波

PR 间期：无

QRS 波群：0.08s

诊断：加速性交界区心律

158. 频率：103 次/分

节律：规则

P 波：存在，在 QRS 波群之前，P 波异常高尖（肺型 P 波）

PR 间期：0.19s

QRS 波群：0.15s

诊断：窦性心律合并束支传导阻滞

159. 频率：312 次/分

节律：轻度不规则

P 波：不存在

PR 间期：无

QRS 波群：0.12s～0.14s

诊断：室性心动过速（多形性）

160. 频率：101 次/分

节律：规则

P 波：不存在

PR 间期：无

QRS 波群：0.10s

诊断：宽 QRS 波群交界性心动过速或室性心动过速

161. 频率：92 次/分

节律：不规则

P 波：存在，在第 1、4、5 个 QRS 波群之前

PR 间期：0.14s

QRS 波群：0.16s

诊断：正常的窦性心律合并束支传导阻滞，及孤立的室性期前收缩

162. 频率：70 次/分

节律：规则

P 波：存在，在每一个 QRS 波群之前

PR 间期：0.12s

QRS 波群：0.12s

诊断：正常窦性心律

163. 频率：72 次/分

节律：规则

P 波：无

PR 间期：无

QRS 波群：0.12～0.16s

诊断：加速性室性心律

164. 频率：难以测定

节律：不规则

P 波：无，细小的室颤波

PR 间期：无

QRS 波群：无

诊断：心室颤动（细颤）

165. 频率：57 次/分

节律：规则

P 波：存在，在每一个 QRS 波群之前

PR 间期：0.24s

QRS 波群：0.10s

诊断：窦性心动过缓合并一度房室传导阻滞

166. 频率：43 次/分

节律：规则

P 波：存在，直立的 P 波在每一个 QRS 波群之前

PR 间期：0.10s

QRS 波群：0.10s

诊断：窦性心动过缓合并心房-希氏束预激

167. 频率：57 次/分

节律：规则

P 波：不存在

PR 间期：无

QRS 波群：0.16s

诊断：加速性特发性室性心律

168. 频率：无

节律：无

P 波：无

PR 间期：无

QRS 波群：无

诊断：心脏停搏

169. 频率：43 次/分

节律：规则

P 波：存在，逆行 P 波在每一个 QRS 波群之后

PR 间期：无

QRS 波群：0.10s

诊断：交界区逸搏心律

170. 频率：测不出

节律：不规则

P 波：无，可见粗大的室颤波

PR 间期：无

QRS 波群：无

诊断：心室颤动（粗颤）

171. 频率：25 次/分

节律：不确定

P 波：无

PR 间期：无

QRS 波群：0.16s

诊断：宽 QRS 波群交界区逸搏心律

172. 频率：213 次/分

节律：规则

P 波：无

PR 间期：无

QRS 波群：0.12s

诊断：宽 QRS 波群室上性心动过速或室性心动
过速

173. 频率：70 次/分

节律：不规则

P 波：不存在，可见细小的房颤波

PR 间期：无

QRS 波群：0.10s

诊断：心房颤动

174. 频率：89 次/分

节律：规则

P 波：存在，在每一个 QRS 波群之前

PR 间期：0.18s

QRS 波群：0.12s

诊断：正常窦性心律合并束支传导阻滞

175. 频率：165 次/分

节律：规则

P 波：无

PR 间期：无

QRS 波群：0.10s

诊断：室上性心动过速

176. 频率：48 次/分

节律：规则

P 波：存在，在每一个 QRS 波群之前

PR 间期：0.08s

QRS 波群：0.08s

诊断：窦性心动过速合并心房-希氏束预激

177. 频率：79 次/分

节律：不规则

P 波：存在，直立的 P 波在第 1、2、4、5 个 QRS
波群之前，逆行 P 波在第 3 个 QRS 波群
之前

PR 间期：0.12s（第 1、2、4、5 个 QRS 波群），
0.09s（第 3 个 QRS 波群）

QRS 波群：0.10s

诊断：正常的窦性心律合并交界性期前收缩

178. 频率：33 次/分（心房率 39 次/分）

节律：不清楚

P 波：存在，第 1、5 个 P 波后有 QRS 波群，房
室传导比例为 4∶1

PR 间期：变化

QRS 波群：0.14s

诊断：三度心脏传导阻滞

179. 频率：59 次/分

节律：不规则

P 波：存在，在第 1、3、4 个 P 波后存在 QRS
波群

PR 间期：0.20～0.28s

QRS 波群：0.05s

诊断：窦性心律合并二度房室传导阻滞（可能为
二度 I 型房室传导阻滞）

180. 频率：96 次/分

节律：不规则，在第 4 个 QRS 波群之后可见一个
不完全的代偿间歇

P 波：存在，在第 2、3、5、6 个 QRS 波群之前

PR 间期：0.18s

QRS 波群：0.10s

诊断：正常的窦性心律和一个孤立的交界性期前
收缩

181. 频率：60 次/分

节律：规则

P 波：存在，在 QRS 波群之前

PR 间期：0.15s

QRS 波群：0.07s

诊断：正常的窦性心律

182. 频率：不可测定

节律：不规则

P 波：无

PR 间期：无

QRS 波群：无

诊断：心脏停搏

183. 频率：98 次/分

节律：规则

P 波：存在，在 QRS 波群之前

PR 间期：0.20s

QRS 波群：0.16s

诊断：正常的窦性心律合并束支传导阻滞

184. 频率：64 次/分

节律：规则

P 波：无

PR 间期：无

QRS 波群：0.16s

诊断：加速性特发性室性心律

185. 频率：35 次/分（心房率 167 次/分）

节律：不确定

P 波：存在，和 QRS 波群无关

PR 间期：无

QRS 波群：0.12s

诊断：三度房室传导阻滞合并宽 QRS 波群

186. 频率：79 次/分

节律：不规则

P 波：存在，在每一个 QRS 波群之前

PR 间期：0.15s

QRS 波群：0.08s

诊断：正常的窦性心律

187. 频率：87 次/分

节律：不规则

P 波：不存在，可见房扑波，房室传导比例不定

PR 间期：无

QRS 波群：0.12s

诊断：心房扑动

188. 频率：181 次/分

节律：规则

P 波：不存在

PR 间期：无

QRS 波群：0.22s

诊断：宽 QRS 波群室上性心动过速或室性心动过速

189. 频率：103 次/分

节律：规则

P 波：不存在，在 QRS 波群之后

PR 间期：无

QRS 波群：0.10s

诊断：交界性心动过速

190. 频率：161 次/分

节律：规则

P 波：存在，在每一个 QRS 波群之前

PR 间期：0.12s

QRS 波群：0.08s

诊断：窦性心动过速

191. 频率：130 次/分

节律：规则

P 波：不存在

PR 间期：无

QRS 波群：0.10s

诊断：室上性心动过速

192. 频率：心室率：无（心房率 70 次/分）

节律：规则

P 波：存在

PR 间期：无

QRS 波群：无

诊断：心脏停搏

193. 频率：31 次/分（心房率 106 次/分）

节律：不确定

P 波：存在，和 QRS 波群无关

PR 间期：无

QRS 波群：0.16s

诊断：三度房室传导阻滞合并宽 QRS 波群

194. 频率：36 次/分

节律：不确定

P 波：不存在

PR 间期：无

QRS 波群：0.16s

诊断：室性逸搏心律

195. 频率：59 次/分

节律：规则

P 波：消失

PR 间期：0.05～0.06s

QRS 波群：0.16s

诊断：交界性逸搏心律合并束支传导阻滞

196. 频率：71 次/分

节律：不规则，在第 3 个 QRS 波群之后存在一个完全的代偿间歇

P 波：存在，在每一个 QRS 波群之前

PR 间期：0.16s

QRS 波群：0.08s

诊断：正常的窦性心律合并一个孤立的房性期前收缩

197. **频率**：122 次/分
    节律：规则
    P 波：不存在
    PR 间期：无
    QRS 波群：0.12s
    诊断：交界性心动过速

198. **频率**：无
    节律：无
    P 波：不存在
    PR 间期：无
    QRS 波群：0.16s
    诊断：单个的宽 QRS 波群，可能为心室起源，之
    后出现心脏停搏

199. **频率**：169 次/分
    节律：不规则
    P 波：不存在，可见房扑波，房室传导比例变化
    PR 间期：无
    QRS 波群：0.08s
    诊断：心房扑动伴快速心室率

200. **频率**：128 次/分
    节律：规则
    P 波：存在，在每一个 QRS 波群之前，P 波异常
    高尖（肺型 P 波）
    PR 间期：0.24s
    QRS 波群：0.12s
    诊断：窦性心动过速，一度房室传导阻滞，束支
    传导阻滞

201. **频率**：63 次/分
    节律：规则
    P 波：不存在
    PR 间期：无
    QRS 波群：0.16s
    诊断：加速性交界区心律合并宽 QRS 波群，或加
    速性特发性心室律

202. **频率**：60 次/分
    节律：规则
    P 波：存在，在每一个 QRS 波群之前
    PR 间期：0.16s
    QRS 波群：0.07s
    诊断：正常的窦性心律

203. **频率**：不可测定
    节律：无
    P 波：无
    PR 间期：无

QRS 波群：无
诊断：心脏停搏

204. **频率**：238 次/分
    节律：规则
    P 波：不存在
    PR 间期：无
    QRS 波群：0.10s
    诊断：室上性心动过速

205. **频率**：165 次/分
    节律：规则
    P 波：不存在
    PR 间期：无
    QRS 波群：0.24s
    诊断：室性心动过速

206. **频率**：72 次/分
    节律：规则
    P 波：不存在，代之以心房扑动波
    PR 间期：无
    QRS 波群：0.08s
    诊断：心房扑动

207. **频率**：33 次/分
    节律：不定
    P 波：不存在
    PR 间期：无
    QRS 波群：不可测，超过 0.12s
    诊断：室性逸搏心律

208. **频率**：126 次/分
    节律：规则
    P 波：不存在
    PR 间期：无
    QRS 波群：0.11s
    诊断：窦性心动过速合并一度房室传导阻滞

209. **频率**：81 次/分
    节律：不规则
    P 波：存在，在每一个 QRS 波群之前，第四个 P
    波的形状和方向和其他的 P 波不同
    PR 间期：0.13s（第 1、2、3、5 个 PR 间期），
    0.18s（第 4 个 PR 间期）
    QRS 波群：0.10s（第 1、2、3、5 个 QRS 波群）
    诊断：正常的窦性心律合并孤立的房性期前收缩

210. **频率**：31 次/分（心房率 83 次/分）
    节律：不定
    P 波：存在，和 QRS 波群无关
    PR 间期：无

QRS 波群：0.14s

诊断：三度房室传导阻滞合并宽 QRS 波群

211. **频率**：180 次/分

　　节律：规则

　　P 波：存在，在每一个 QRS 波群之前

　　PR 间期：0.08s

　　QRS 波群：0.12s

　　诊断：房性心动过速合并心房希氏束预激和束支传导阻滞

212. **频率**：45 次/分

　　节律：规则

　　P 波：存在，和 QRS 波群无关

　　PR 间期：无

　　QRS 波群：0.12s

　　诊断：三度房室传导阻滞

213. **频率**：52 次/分

　　节律：规则

　　P 波：存在，第 1、3、5 个 P 波后存在 QRS 波群，房室传导比例为 2∶1

　　PR 间期：0.20s

　　QRS 波群：0.14s

　　诊断：窦性心律合并二度 2∶1 房室传导阻滞和束支传导阻滞

214. **频率**：44 次/分

　　节律：不规则

　　P 波：不存在，可见心房扑动波，房室传导比例变化

　　PR 间期：无

　　QRS 波群：0.14s

　　诊断：心房扑动合并宽 QRS 波群

215. **频率**：71 次/分

　　节律：规则

　　P 波：存在，在每一个 QRS 波群之前

　　PR 间期：0.26s

　　QRS 波群：0.10s

　　诊断：窦性心律合并一度房室传导阻滞

216. **频率**：103 次/分

　　节律：规则

　　P 波：存在，在每一个 QRS 波群之前

　　PR 间期：0.12s

　　QRS 波群：0.14s

　　诊断：窦性心律合并束支传导阻滞

217. **频率**：104 次/分

　　节律：规则

P 波：不存在

PR 间期：无

QRS 波群：0.14s

诊断：交界性心动过速合并宽 QRS 波群

218. **频率**：109 次/分

　　节律：不规则

　　P 波：存在，在第 1～5 个 QRS 波群之前

　　PR 间期：0.14s

　　QRS 波群：0.09s（第 1～5 个 QRS 波群），0.11s（第 6 个 QRS 波群）

　　诊断：窦性心律合并室性期前收缩，以及一个融合波

219. **频率**：无

　　节律：无

　　P 波：无

　　PR 间期：无

　　QRS 波群：无

　　诊断：心脏停搏

220. **频率**：81 次/分

　　节律：规则

　　P 波：不存在

　　PR 间期：无

　　QRS 波群：0.10s

　　诊断：加速性交界区心律及可能的 Osborn 波

221. **频率**：109 次/分

　　节律：不规则

　　P 波：存在，在第 1、2、4、5 个 QRS 波群之前

　　PR 间期：0.14s

　　QRS 波群：0.09s（第 1、2、4、5 个 QRS 波群）0.11s（第 3、6 个 QRS 波群）

　　诊断：正常的窦性心律合并单形性室性期前收缩

222. **频率**：37 次/分

　　节律：不定

　　P 波：存在，在第 2、5 个 P 波后存在 QRS 波群，第 3、6 个 P 波埋藏于其前的 T 波之中，房室传导比例为 3∶1

　　PR 间期：0.16s

　　QRS 波群：0.14s

　　诊断：窦性心律合并二度及高度房室传导阻滞及束支传导阻滞。

223. **频率**：128 次/分

　　节律：不规则

　　P 波：不存在，可见细小的房颤波

　　PR 间期：无

QRS 波群：0.12～0.16s

诊断：房颤合并束支传导阻滞

224. 频率：108 次/分

节律：规则

P 波：不存在

PR 间期：无

QRS 波群：0.16s

诊断：室上性心动过速

Ⅱ. 束支及分支传导阻滞

225. 左束支传导阻滞
226. 左后分支阻滞
227. 右束支传导阻滞
228. 右束支传导阻滞合并室间隔完整
229. 左前分支阻滞

Ⅲ. 心肌梗死

230. 前侧壁心肌梗死
231. 室间隔心肌梗死
232. 广泛前壁心肌梗死
233. 前壁心肌梗死
234. 侧壁心肌梗死
235. 下壁心肌梗死
236. 前间隔心肌梗死
237. 后壁心肌梗死
238. 右室心肌梗死

Ⅳ. QRS 电轴

239. QRS 电轴为＋150°
240. QRS 电轴为－30°～－90°
241. QRS 电轴为＋90°
242. QRS 电轴为＋90°～＋150°
243. QRS 电轴为0°～＋30°
244. QRS 电轴为0°～－30°

Ⅴ. 心电图改变：药物和电解质

245. 高钙血症

246. 普鲁卡因胺或奎尼丁中毒
247. 高钾血症
248. 地高辛效应
249. 低钙血症
250. 低钾血症

Ⅵ. 心电图改变：其他

251. 左心室肥大
252. 慢性阻塞性肺疾病
253. 右心室肥大/肺心病
254. 心包炎
255. 急性肺栓塞
256. 早期复极
257. 低体温
258. 心室预激
259. 心房-希氏束预激
260. 结室/分支室预激

Ⅶ. 情景题

情景 1

261. （A）节律规则且 P 波在每一个 QRS 波群之前，所有的 P 波均可见，心率在 60～100 次/分之间，因此为正常的窦性心率。

262. （B）胸前导联的 P 波高尖。在 V₂、V₃ 导联 ST 段轻度抬高，且 ST 段为上斜型，因此不是缺血引起，QT 间期正常，为 352ms。

263. （B）高尖的 T 波由于高钾血症引起。冠状动脉阻塞引起 ST 段抬高。高钙血症引起 QT 间期延长。低体温表现为 QT 间期、PR 间期、QRS 波群延长，也可引起 Osborn 波的出现。

情景 2

264. （C）房性心动过速及心房扑动合并 1：1 房室传导是室上性心动过速，该患者的心律失常是突然发生的，因此该患者归类为阵发性室上性心动过速。患者心电图无 P 波，因此窦性心律不可能。

265. （A）宽 QRS 波群心动过速可能为室上速合并心室内差异性传导，或者为室性心动过速。如果患者状态稳定，12 导联心电图可用于确定 QRS 电轴，以及区分二者。应用迷走神经刺激术不能区分二者。对于室性心动过速患者应用腺苷是禁忌的，可能引起心脏停搏。胺碘酮可以治疗该心律失常但不能区分二者。

266．(D) PSVT 的电生理机制是一种折返的机制，包括房室结，或房室结合并一条旁路。

情景 3

267．(D) 三度房室传导阻滞的特点是 P 波和 QRS 波群完全分离。对于心律的检测，标记 P 波并试图将 P 波和 QRS 波群相关联，发现 P 波和 QRS 波群之间无关。宽 QRS 波群及其频率：代表了室性逸搏心律或交界性逸搏心律合并差异性传导。

268．(A) 逸搏心律更有可能是房室结来源伴差异性传导，因为室性逸搏心律频率一般低于 40 次/分。

269．(D) 患者的血压轻度偏低，患者是清醒状态。因此该患者对缓慢心率具有较好的耐受性。即刻的处理包括使患者平卧位，吸氧，建立血管通路，备好经皮起搏器以防止患者心率进一步下降，如果患者可以耐受这种缓慢心率，可等待心内科会诊决定是否安装起搏器，如果患者病情进一步恶化，推荐安装经皮起搏器。

情景 4

270．(A) 心律完全不规则，没有可识别的 P 波，RR 间期的基线包含有 f 波及 F 波。QRS 波群的频率：为 128 次，达到了心房颤动/心房扑动合并快速心室率的标准。

271．(D) RR 间期没有任何规律，该现象称为 RR 间期绝对不规则。

272．(B) 该患者在服用感冒药物，包含去充血的药物。这些药物中包含抗组胺的成分和其他交感神经刺激物。这些药物合并疲乏、轻度脱水的情况导致交感对心房的刺激增加，最终引发房颤。

情景 5

273．(C) 未见 P 波。QRS 波群增宽，频率：在 40 次/分左右。和室性逸搏心律相符合，该心律经常在除颤后出现。无脉性电活动（PEA）不是一种心律，而是一种状态。

274．(C) 因为仍然触不到脉搏，所以需要继续给予心肺复苏。目前的目标是维持一定的频率：以产生一个稳定有效的脉压。同时应用 40U 的血管加压素（一种有效的血管收缩药物），以达到上述目标。目前终止复苏仍过早。仅在室颤和室速时应用除颤。在复苏的早期应用过多的复苏药物并不推荐。并且除非心脏的起搏位点在房室结以上，否则胺碘酮和利多卡因均可以抑制室性逸搏并导致心脏骤停。

275．(D) 在心脏除颤的过程时，整个心脏经过除极刺激。该作用导致心脏骤停并且终止了房扑或房颤。在该时间点，如果进行有效的心肺复苏并且心脏被再灌注，心脏的起搏位点苏醒，可以出现一个规律的节律并产生有效的收缩射血。

情景 6

276．(C) 最明显的发现是 Ⅱ、Ⅲ、aVF 导联 ST 段抬高，代表了急性下壁心肌梗死。观察侧壁导联 V_5、V_6 ST 段明显抬高，$V_1 \sim V_3$ 导联 ST 段显著压低，因此该心电图诊断为急性下壁、后壁、侧壁心肌梗死。

277．(A) 下壁心肌梗死主要由于右冠状动脉阻塞引起，因为 80%～90% 的人为右冠优势型。而左室侧壁和后壁是由左回旋支所供应的，因此该患者的心脏是左优势型，梗死相关血管为回旋支。

278．(A) 对于急性心肌梗死患者最重要的目标是限制缺血时间。因此，治疗目标是快速评价患者是否合适 PCI 或溶栓治疗。在所有急性冠状动脉综合征的初始治疗中，仅包括有吸氧、阿司匹林和硝酸酯类。其他的治疗措施根据不同患者的不同情况而应用。

情景 7

279．(B) 节律不规则。P 波较 QRS 波群多，因此存在房室传导阻滞。在第二个心搏中 PR 间期为 0.20s，在第 3 个心搏中 PR 间期为 0.24s。在下一个 P 波之后无 QRS 波群。这种 PR 间期逐渐延长直到有一个 QRS 波群脱失是二度 Ⅰ 型房室传导阻滞的特征（文氏传导）。

280．(D) 传导比例是 P 波的数目比 QRS 波群的比例。本例中 P 波和 QRS 波群之比为 3∶2。

281．(A) 很有可能这是患者的潜在心律。患者心率在正常范围内，并且几乎不可能引起血流动力学障碍，在老年人中，这是一种常见的心律失常，不需要特殊处理。

病例 8

282.（D）在紧急状态下，尽管宽 QRS 波群心动过速可能为室上性心动过速，在明确之前假定该心律失常为室性心动过速是正确的。因为患者 QRS 波群形态相同，因此不符合尖端扭转室速的标准。室颤状态下患者是无脉的，并且心电示波是混乱的。

283.（D）尽管患者有脉搏，心律失常已经引起了休克，因此必须立即终止，可以通过应用 100J 同步电复律实现。电除颤可有效终止该类心律失常，但是电除颤的高能量和非同步有可能引起室颤。

284.（D）$V_1 \sim V_6$ 导联 T 波倒置代表了广泛心肌缺血，$V_1 \sim V_3$ 是上斜型，是缺血的特征。这些表现是电除颤后的常见现象，或者可能代表了急性冠状动脉综合征。

病例 9

285.（A）节律规则，P 和 P′波存在。PR 间期根据 P 波位置的变化而变化。QRS 波群宽度少于 0.12s，传导比例为 1∶1。心率为 70 次/分，这是交界性心动过速的特征。交界性逸搏频率：在 40～60 次/分之间。多源性房性心动过速心率超过 100 次。变

化的心房起搏位点的确定需要确定 3 种或以上的异形 P 波。

286.（B）在急性前壁心肌梗死中出现的房室交界区的损害，是该类心律失常的一种常见原因。虽然该类心律失常可以发生于风湿性心脏病，但患者的临床症状和急性心肌梗死相符合。肾上腺素和心包炎和交界性心动过速不相关。

287.（A）交界性心动过速是由于经过房室结的房室传导出现异常而引起。

案例 10

288.（B）这是一个双腔起搏器可以感知和起搏心房和心室，可以被心房和心室的电活动所抑制。因此该起搏器叫做 D（双腔感知），D（双腔起搏），I（感知后抑制）。AAI 起搏器仅感知和起搏心房，VDD 感知心室，起搏心房和心室，并且它是一种按需起搏器。VVI 起搏器仅感知和起搏心室。

289.（C）可以看到起搏钉，但是其后的 P′波和 QRS 波群消失。这表明起搏器在工作，但是不能有效放电及引起心肌细胞的除极反应。这种状态叫做失夺获，因为起搏器不能夺获心肌。

290.（C）患者有充血性心力衰竭的病史，因此大量输液是不合适的。虽然患者血压偏低，但患者处于清醒的状态，因此目前治疗包括吸氧，在给予患者镇静之后可以安置临时起搏器。并且需要请心内科专科会诊以评价起搏器功能失调的原因。

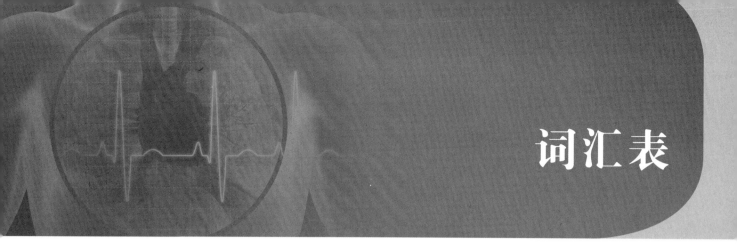

阿昔单抗（ABCIXIMAB）：血小板膜糖蛋白Ⅱb/Ⅲa（GPⅡb/Ⅲa）受体拮抗剂，阻断活化的血小板上Ⅱb/Ⅲa受体与vWF和纤维蛋白原结合，从而抑制血小板黏附、聚集和血栓形成。

气道、呼吸、循环（AIRWAY, BREATHING, CIRCULATION, ABCs）：是心肺复苏的最初几步，据此保证气道的开放、充足的气体交换和有效的循环。

室内差异性传导（ABERRANT VENTRICULAR CONDUCTION, ABERRANCY）：起源于窦房结、心房或房室结的电冲动通过束支时暂时性传导异常，导致束支传导阻滞。通常是由于束支上的电冲动提前出现，但束支还没有完全复极化。室内差异性传导可发生在心房颤动、心房扑动、房性和交界性期前收缩；以及窦性、房性和交界性心动过速。也可简称为室内差传。

心室绝对不应期〔ABSOLUTE REFRACTORY PERIOD (ARP) OF THE VENTRICLES〕：在心室除极化和大部分复极化期间，心室不能够被刺激而除极化。从QRS波群初始开始到大约T波顶峰结束。

加速性室性自主心律（ACCELERATED IDIOVENTRICULAR RHYTHM, AIVR）：起源于心室异位起搏点的心律失常，心率在40～100次/分。亦可称为加速性室性心律、室性自主性心动过速和慢室性心动过速。

加速性交界性心律（ACCELERATED JUNCTIONAL RHYTHM）：起源于心房（AV）交界部异位起搏点的心律失常，心率在60～100次/分。

加速性心律（ACCELERATED RHYTHM）：连续的3个或3个以上起源于异位起搏点的搏动，频率快于逸搏起搏的固有频率，但低于100次/分。比如加速性交界性心律和加速性室性自主心律（AIVR）。

加速性室性心律（ACCELERATED VENTRICULAR RHYTHM）：见加速性室性自主心律（AIVR）。

传导旁路（ACCESSORY CONDUCTION PATHWAYS）：心脏中几条特殊的绕开房室结和（或）希氏束的异常电传导通路，可以使电冲动比正常更快速地从心房直接传到心室。包括房室旁路（Kent束）、心房-希氏束和结室纤维/分支心室纤维。

房室旁路（Kent束）〔ACCESSORY ATRIOVENTRICULAR (AV) PATHWAYS (BUNDLES OF KENT)〕：位于心房和心室之间的异常传导旁路绕过房室结合部，导致所谓的Wolff-Parkinson-White（WPW）传导。结果是一个增宽的QRS波群、δ波和短PR间期，是心室预激的经典形式。当其伴有正常QRS波群的阵发性室上性心动过速，称为预激（Wolff-Parkinson-White）综合征。已经发现3个独立的房室（AV）旁路：A型WPW传导通路，B型WPW传导通路和后间壁WPW传导通路。

房室旁路传导（ACCESSORY AV PATHWAY CONDUCTION）：见房室（AV）旁路（Kent束）。

酸中毒（ACIDOSIS）：由于二氧化碳（呼吸性酸中毒）和（或）乳酸（代谢性酸中毒）过量导致机体酸碱平衡紊乱。

肌动蛋白（ACTIN）：肌原纤维中收缩蛋白丝的一种，使心肌细胞具有收缩性。另一种是肌球蛋白。

动作电位（ACTION POTENTIAL）：见心脏的动作电位。

ACTIVASE：一种溶栓药，是阿替普酶（t-PA）的商品名。

急性冠状动脉综合征（ACUTE CORONARY SYNDROMES）：包括隐匿性心肌缺血、稳定和不稳定型心绞痛、急性心肌梗死和心脏性猝死。

急性心肌梗死（急性MI，AMI）〔ACUTE MYOCARDIAL INFARCTION (ACUTE MI, AMI)〕：由于供应心肌的血流持久和彻底地中断导致心肌坏死。急性心肌梗死根据部位分为：前壁MI、间隔MI、侧壁MI、前壁（局限）MI、前侧壁MI、前间隔MI、广泛前壁MI、下壁（膈面）MI、下侧壁MI、后壁MI或右室MI。

阿-斯综合征（ADAMS-STOKES SYNDROME）：由于心率突然减慢或停止引起突发的意识丧失，伴或不伴抽搐。

腺苷（ADENOSINE）：一种用来转复窄QRS波群阵发性室上性心动过速（PSVT）和不明起源的窄QRS波群心动过速（有脉搏）的抗心律失常药物。

腺苷二磷酸〔ADENOSINE DIPHOSPHATE (ADP)〕：血管壁受损后，活化的血小板释放出的一种物质。二磷酸腺苷通过刺激血小板聚集来促进血栓形成。血小板激活还可以释放5-羟色胺和血栓烷A2。

ADP：见腺苷二磷酸（ADP）。

ADRENALIN：肾上腺素的商品名。见肾上腺素（Epinephrine）。

肾上腺素能（ADRENERGIC）：具有交感神经系统的特性。拟交感神经药。

高度房室传导阻滞（ADVANCED AV BLOCK）：房室传导阻滞的传导比率为 3∶1 或更高。

高级生命支持（ADVANCED LIFE SUPPORT）：基础生命支持后的急诊医学处理，包括以下一项或多项：开放静脉（IV）通路，静脉滴注液体，应用药物，除颤，插入食管阻塞式通气管/气管插管，监测并解读心电图。

后除极（AFTERDEPOLARIZATION）：潜在的起搏点和心肌细胞（非起搏细胞）自发除极引起的一个异常情况，是由于正常除极后的 4 相膜动作电位自发性和节律性增加引起的。如果后除极发生在 4 相早期，称为早期后除极（early after depolarization，EAD）；若发生在 4 相后期，称为延迟后除极（delayed after depolarization，DAD）。这种异常情况又称为触发活动。

临终的（AGONAL）：死亡或死亡前的时刻。

临终节律（AGONAL RHYTHM）：即将死亡心脏的心律失常，室性逸搏心律。

阿替普酶〔ALTEPLASE（t-PA）〕：一种溶栓药，可以将纤溶酶原（一种血浆蛋白）转变为纤溶酶，降解血栓中与血小板结合的纤维蛋白，使血栓溶解（溶栓）。商品名：Activase。

振幅（电压）〔AMPLITUDE（VOLTAGE）〕：心电图中用来表示波形的高度或深度，单位是毫米（mm）。

ANASCARA：全身水肿。

动脉瘤（ANEURYSM）：指一个动脉扩张（如主动脉）或一个心腔扩张（如心室）。

阴离子（ANION）：带有负电荷的离子（如 Cl^-、PO_4^{3-}、SO_4^{2-}）

缺氧（ANOXIA）：氧气的缺乏或不足。

顺行传导〔ANTEGRADE（OR ANTEROGRADE）CONDUCTION〕：电冲动前向传导，如从窦房结或心房到心室；从房室交界区到心室。

前壁导联（ANTERIOR LEADS）：包括 Ⅰ、aVL、$V_1 \sim V_6$ 导联。

前壁心肌梗死（局限的）〔ANTERIOR（LOCALIZED）MI〕：通常由于左前降支（LAD）的对角支闭塞引起，特点表现为 $V_3 \sim V_4$ 导联 ST 段和 T 波的早期改变（即 ST 段抬高，T 波高尖），及后来出现的异常 Q 波。

前壁心肌梗死（ANTERIOR MI）：由于左前降支（LAD）或回旋支或它们任一分支单独或合并闭塞引起的心肌梗死。其包括间隔、（局限的）前壁、前间隔、侧壁、前侧壁和广泛的前壁心肌梗死。特点为根据梗死的部位，在 Ⅰ、aVL、$V_1 \sim V_6$ 导联中的两个或所有导联出现 ST 段和 T 波的早期改变（如 ST 段抬高，T 波高尖），以及早期或后期出现的异常 Q 波。

前侧壁心肌梗死（ANTEROLATERAL MI）：通常由于左前降支的对角支单独或者合并回旋支的前侧缘支闭塞引起，特点表现为 Ⅰ、aVL、$V_3 \sim V_6$ 导联 ST 段和 T 波的早期改变（如 ST 段抬高，T 波高尖），及后期出现的异常 Q 波。

前间隔心肌梗死（ANTEROSEPTAL MI）：通常由于左前降支（LAD）冠状动脉的穿间隔支和对角支合并闭塞引起，特点表现为 $V_1 \sim V_4$ 导联 ST 段和 T 波的早期改变（如 ST 段抬高、T 波高尖），异常 Q 波先出现在 $V_1 \sim V_2$ 导联，然后出现在 $V_3 \sim$ V_4 导联。

抗凝剂（ANTICOAGULANT）：能够抑制凝血酶原转换为凝血酶的物质，抑制凝血酶对纤维蛋白原的作用，阻止纤维蛋白原转变为纤溶蛋白。

抗血小板剂（ANTIPLATELET AGENT）：抑制血小板黏附、聚集和血栓形成的药物或制剂。包括阿司匹林和血小板膜糖蛋白 Ⅱb/Ⅲa 受体拮抗剂，如阿昔单抗、依替巴肽。

主动脉（AORTA）：身体动脉系统的主干，包括升主动脉、主动脉弓和降主动脉；降主动脉进一步分为胸主动脉和腹主动脉。

主动脉夹层（AORTIC DISSECTION）：主动脉中层的撕裂导致夹层动脉瘤的形成。

主动脉瓣（AORTIC VALVE）：单方向的瓣膜，位于左室和升主动脉之间。

心尖（APEX OF THE HEART）：心脏的下部尖端。由心脏的右和左心室突出的下部末端构成。

伪差（ARTIFACTS）：心电图上异常的波形和凸起，不是由于心脏本身的电活动引起，而是由于干扰或心电图的变形。伪差较常见的原因包括肌肉震颤、交流电（AC）干扰、电极脱落、生物电的干扰和外界胸部挤压。伪差也被称为电干扰或噪声。

人工起搏器（ARTIFICIAL PACEMAKER）：当心脏的电传导系统功能异常，导致心动过缓或心室停搏时，一种可以刺激心脏产生搏动的电子装置。人工起搏器由电冲动发生器、电池和感知心脏电活动的导线组成，当起搏器感知到电活动缺失，导线会传输电冲动到心房和（或）心室。

阿司匹林（ASPIRIN）：一种抗血小板药物。

无症状性心动过缓（ASYMPTOMATIC BRADYCARDIA）：一种心动过缓，收缩压高于 90～100mmHg，病情稳定且无充血性心力衰竭、胸痛、呼吸困难、心排血量减少的症状和体征，以及室性期前收缩。即使心率降到 50 次/分以下，可能也不需要治疗。

心脏停搏（ASYSTOLE）：心脏电活动的缺失，心电图上表现为无 QRS 波群。

阿替洛尔（ATENOLOL）：一种 β 肾上腺素能受体阻滞剂，主要用于治疗快速性心律失常、高血压、心绞痛和急性心肌梗死（MI）。

动脉粥样硬化斑块（ATHEROSCLEROTIC PLAQUE）：动脉壁的一种病变，与周围界限清楚，大小和组成不同，动脉内膜表面黄色凸起或隆起的部分，是由于内膜下的脂质沉积物（动脉粥样化）产生的大的、凸起的、钝的、白色的纤维斑块，被粥样脂质池和充满脂质的泡沫细胞填充，周围被纤维组织、坏死碎片、不同数量血液和钙盐包绕，所有以上物质均被纤维帽所覆盖。

心房、心室按需起搏器（ATRIAL AND VENTRICULAR DEMAND PACEMAKER）：人工起搏器在心房、心室无适当的自主心律时，可起搏心房或心室。

心房按需起搏器（ATRIAL DEMAND PACEMAKER，AAI）：人工起搏器可以感知自发的 P 波，当无 P 波时可以起搏心房。

心房除极（ATRIAL DEPOLARIZATION）：静息的（极化的）心

肌细胞放电的电过程，产生 P、P'、F 和 f 波，引起心房收缩。

心房舒张期（ATRIAL DIASTOLE）：心房松弛和充盈血流的时期。位于心房波之间。

心房扩张（ATRIAL DILATATION）：由于心房压力和容量的增加引起心房的扩张；可以是急性的，也可以是慢性的。

房性心律失常（ATRIAL DYSRHYTHMIA）：源于心房的心律失常，包括游走性心房起搏（WAP）、房性期前收缩（PAC）、房性心动过速（异位房性心动过速、多源性房性心动过速）、心房扑动和心房颤动。

心房扩大（ATRIAL ENLARGEMENT）：包括心房扩张和肥大。常见的原因包括心力衰竭、各种原因引起的心室肥大、肺动脉疾病、肺动脉或全身性高血压、心脏瓣膜狭窄或关闭不全及急性心肌梗死。见于左房增大（左房扩张和肥大）和右房增大（右房扩张和肥大）。

心房颤动（ATRIAL FIBRILLATION）：心房许多的异位起搏点引起的心律失常，特点为可见非常快速的心房颤动（f）波和不规则的、经常为快速的心室率。如果心室率大于 100 次/分，称为"快速"心房颤动；如果心室率小于 60 次/分，称为"慢速"心房颤动。

心房颤动-扑动（ATRIAL FIB-FLUTTER）：心房颤动伴有不规律的节律。

房颤 F 波［ATRIAL FIBRILLATION (F) WAVES］：不规则形状，圆顶（或尖顶）起源于心房多个异位起搏点形态不相似的心房波，频率 350～600 次/分（平均 400 次/分）。F 波分为"细颤"波（高度＜1mm）和"粗颤"波（高度≥1mm）。

心房扑动（ATRIAL FLUTTER）：起源于心房异位起搏点的心律失常，表现为特征的锯齿样的心房扑动波形，心室率通常规则，一般每隔一个或每 4 个 F 波下传心室。如果心室率不规则，是由于 F 波下传比例不同，变化的房室传导阻滞就会出现。心房扑动可以是短暂的（阵发的），也可以是慢性的（持续的）。当节律快时，心房扑动被认为是未控制的（未治疗）；当节律慢时，认为是控制的（已治疗）。

心房扑动-颤动（ATRIAL FLUTTER-FIBRILLATION）：心房扑动与心房颤动交替转换的房性心律失常。

房扑（F）波［ATRIAL FLUTTER (F) WAVES］：心电图上表现为形状规则、通常呈尖顶状的锯齿状波形，起源于心房的异位起搏点，频率 240～360 次/分（平均 300 次/分）。

心房肥大（ATRIAL HYPERTROPHY）：由于心房压力和容量的慢性增加引起心房壁的增厚。

心房强力收缩（ATRIAL KICK）：在心室即将收缩前的心室舒张末期，心房收缩进一步将心室彻底充满。

心房超负荷（ATRIAL OVERLOAD）：心房的压力和（或）容量增加。

心房复极化（ATRIAL REPOLARIZATION）：除极化的心房恢复到极化的静息状态的电过程。心房复极化产生心房 T（Ta）波。

心房静止（ATRIAL STANDSTILL）：心房无电活动。

心房同步心室起搏（ATRIAL SYNCHRONOUS VENTRICULAR PACEMAKER，VDD）：当房室（AV）传导阻滞时，人工起搏器和患者的心房节律同步，起搏心室。

心房收缩期（ATRIAL SYSTOLE）：心房收缩和排空血液的间隔或时期。

房性心动过速（ATRIAL TACHYCARDIA）：起源于心房异位起搏点的心律失常，心室率波动于 160～240 次/分。包括异位房性心动过速和多源性心动过速（MAT）。房性心动过速的发生可伴或不伴房室传导阻滞，房室阻滞传导比率可以是恒定的，也可以是变化的。可以是窄 QRS 波群，也可以是合并束支阻滞、室内差异性传导、心室预激的宽 QRS 波群。当宽 QRS 波群是由于室内差异性传导引起的，此心动过速称为房性心动过速伴室内差异性传导。

房性心动过速伴差异性传导（ATRIAL TACHYCARDIA WITH ABERRANCY）：只在心动过速中出现异常 QRS 波群的心律失常。见室内差异性传导。

房性心动过速伴阻滞（ATRIAL TACHYCARDIA WITH BLOCK）：只在心动过速中发生房室传导阻滞。

心房 T 波（ATRIAL T WAVE，Ta）：代表心房复极；经常隐藏在之后的 QRS 波群中。

心房-希氏束预激（ATRIO-HIS PREEXCITATION）：电冲动从心房通过心房-希氏束纤维（James 纤维）绕过 AV 结异常传导到希氏束，导致 PR 间期缩短，通常小于 0.12s，QRS 波正常。

房-希氏束（James 纤维）［ATRIO-HIS FIBERS (JAMES FIBERS)］：连接心房与 AV 结下部与希氏束结合部位的异常附加传导通路。见房-希氏束预激。

房室传导阻滞［ATRIOVENTRICULAR (AV) BLOCK］：见 AV 传导阻滞和特异性 AV 传导阻滞

房室分离［ATRIOVENTRICULAR (AV) DISSOCIATION］：心房和心室独立跳动时出现。

房室交界区［ATRIOVENTRICULAR (AV) JUNCTION］：将电冲动从心房正常传至心室的这部分电传导系统。房室交界区由 AV 结和希氏束组成。

房室结［ATRIOVENTRICULAR (AV) NODE］：电传导系统的一部分，位于靠近房间隔的右房的后壁，正常情况下电冲动通过它从心房传至希氏束。

房室瓣（ATRIOVENTRICULAR VALVES）：三尖瓣和二尖瓣。

心房（ATRIUM）：是心脏的薄壁腔，静脉血流进入心室前汇流于此。心房分为左房和右房，构成心脏的上部或底部，通过二尖瓣和三尖瓣与心室分开。

阿托品（ATROPINE）：一种可以消除心脏副交感活性的药物，引起心率增加和经过 AV 的电冲动传导增强；用于治疗窦性心动过缓、窦性停搏/窦房传出阻滞、窄 QRS 波群的二度和三度 AV 传导阻滞。

加压（单极）导联［AUGMENTED (UNIPOLAR) LEADS］：包括 aVR、aVL 和 aVF 导联；使用一个正电极接到一个肢体，一个负电极接到一个中心电端即可获得上述导联。

aVR 导联：正极接到右上肢，负极接到中心电端。

aVL 导联：正极接到左上肢，负极接到中心电端。

aVF 导联：正极接到左下肢，负极接到中心电端。

自律性（AUTOMATICITY, PROPERTY OF）：细胞达到阈电位可以自发性产生电冲动的特性。也称为自激特性。

自主神经系统（AUTONOMIC NERVOUS SYSTEM）：神经系统的一部分，与非自主的机体功能恒定控制有关，包括心排血量（通过调节心率和每搏量）和血压（通过调节血管活性）的控制。包括交感（肾上腺素能）和副交感（胆碱能或迷走）神经系统，当受刺激时二者产生相反的作用。

房室（AV）：心房心室的缩写。

房室传导阻滞（AV BLOCK）：电冲动经过 AV 交界传导的延迟或失败。

一度房室传导阻滞（AV BLOCK, FIRST-DEGREE）：电冲动经过 AV 结的传导有恒定延迟的心律失常。它的特点是 PR 间期的异常延长（大于 0.2s）。

二度 Ⅰ 型（文氏）房室传导阻滞〔AV BLOCK, SECOND-DEGREE, TYPE Ⅰ（WENCKEBACH）〕：电冲动经过 AV 结的传导逐渐延长，直到被完全阻滞的一种心律失常。它的特点是 PR 间期逐渐延长，直至 P 波后脱漏 QRS 波群。此现象周而复始出现。

二度 Ⅱ 型房室传导阻滞（AV BLOCK, SECOND-DEGREE, TYPE Ⅱ）：电冲动传导在一个束支完全性阻滞，在另一个束支间断阻滞的心律失常。它的特点是 QRS 波群规则或不规则脱落（通常 AV 下传比为 4∶3 或 3∶2）并有一个束支传导阻滞。

二度房室传导阻滞（2∶1下传或更高下传比例）（AV BLOCK, SECOND-DEGREE, 2∶1 AND ADVANCED）：电冲动经过 AV 结和（或）束支的传导异常的心律失常。它的特点是 QRS 波群规则或不规则的脱落（通常 AV 下传比为 2∶1 或更高），伴或不伴束支传导阻滞。

房室传导阻滞伴宽 QRS 波群（AV BLOCKS WITH WIDE QRS COMPLEXES）：无论心动过缓是否有症状，二度 Ⅱ 型房室传导阻滞、2∶1 下传或更高比例下传的二度房室传导阻滞和三度房室传导阻滞伴有宽 QRS 波群时，均需立即经皮植入临时起搏器。

三度房室传导阻滞（完全房室传导阻滞）〔AV BLOCK, THIRD-DEGREE（COMPLETE AV BLOCK）〕：电冲动经过 AV 结、希氏束或束支的完全性传导阻滞的心律失常。它的特点是心房和心室各自保持自身的节律。三度 AV 传导阻滞可以是一过性的和可逆的，也可能是永久的（慢性的）。

房室传导比（AV CONDUCTION RATIO）：P、P'、F 或 f 波与 QRS 波群的比率。例如，AV 传导比为 4∶3，表明每 4 个 P 波，有 3 个下传产生 QRS 波群。

房室分离（AV DISSOCIATION）：心房和心室各自保持自身的节律跳动。即 QRS 波群与 P、P'或 F 波完全无关。

AV 交界区（AV JUNCTION）：参见房室交界区。

AV 结（AV NODE）：参见房室结。

房室折返性心动过速（AV REENTRY TACHYCARDIA, AVRT）：AV 结和旁路均参与折返机制的心动过速。

房室顺序起搏器（AV SEQUENTIAL PACEMAKER, DVI）：当没有自发的心室活动时，人工起搏器顺序起搏心房和（或）心室。

电轴（AXIS）：单独使用时通常是指 QRS 电轴，单个大向量代表所有心室向量的均值。它通常作为箭头以图形方式显示。

导联轴〔AXIS OF A LEAD（LEAD AXIS）〕：一个假想的连接导联两极的线。导联轴有方向和极性。

β 阻滞剂、β 肾上腺素能阻滞剂（β-BLOCKER, BETA-BLOCKER, BETA-ADRENERGIC BLOCKING AGENT）：见 β 受体阻滞剂。

Bachmann 束（BACHMANN'S BUNDLE）：结间心房传导束的分支，延伸到心房，将电冲动从窦房结传至左房。

球囊血管成形术（BALLOON ANGIOPLASTY）：将尖端带球囊的导管送至冠状动脉闭塞或狭窄病变处，通过加压扩张球囊、挤压斑块及扩大血管内腔来重新开通血管。这项技术又称为经皮冠状动脉成形术（PTCA），通常会在其后置入冠状动脉支架。

基线（BASELINE）：心电图中没有心脏电活动的部分。通常将 T 波的终点到 P 波的起点（TP 段）之间认定为基线，用来作为心电图波形和波群振幅测量的参考。

心脏基部（BASE OF THE HEART）：心脏的上部，由左、右心房构成。

β 受体阻滞剂（BETA-BLOCKERS）：一组抑制交感神经活性的药物；主要用来治疗快速性心律失常、高血压、心绞痛和急性心肌梗死，如阿替洛尔、艾司洛尔和美托洛尔。

双向性室性心动过速（BIDIRECTIONAL VENTRICULAR TACHYCARDIA）：以两种截然不同形态 QRS 波群形交替发生为特点的室性心动过速，表明两个异位室性起搏点的存在。

二联律（BIGEMINY）：每一个正常搏动后，都有一个期前收缩。期前收缩可以是房性、交界性或室性起源（如房性二联律、交界性二联律和室性二联律）。

生物学死亡（BIOLOGICAL DEATH）：不可逆的脑损害已经发生时出现，通常发生在未被治疗的心脏骤停后 10min 内。

双向偏移（BIPHASIC DEFLECTION）：偏移既有正向，又有负向（如双向 P 波，T 波双向）。

双极导联（BIPOLAR LEAD）：导联有一个正极和负极，测量正负极之间的电位。

双极肢体导联（BIPOLAR LIMB LEADS）：Ⅰ、Ⅱ、Ⅲ 导联。

出血体质（BLEEDING DIATHESIS）：血液不易凝固，增加出血。

阻滞（BLOCK）：由于组织损伤或副交感神经（迷走）张力增高，导致电冲动在传导系统的传导延迟或失败。

房性期前收缩阻滞（BLOCKED PAC）：P'波后无 QRS 波群。

血液稀释剂（BLOOD THINNER）：指抗凝药。比如华法林，可以降低凝血酶活性，抑制血栓形成。

负荷量（BOLUS）：药物的单次大剂量，提供高的起始血药治疗浓度。

心动过缓（BRADYCARDIA）：心率小于 60 次/分的心律失常〔如窦性心动过缓，窦性停博和窦房（SA）传出阻滞，交界性逸搏心律，室性逸搏心律，二度 Ⅰ 型 AV 传导阻滞（文氏，二度 Ⅱ 型 AV 传导阻滞，2∶1 下传或更高比例下传的二度

AV 传导阻滞和三度 AV 传导阻滞〕

溴苄胺（BRETYLIUM TOSYLATE）：一种抗心律失常药物，曾经用于治疗室性期前收缩（PVC）、心室颤动和室性心动过速。

Brugada 综合征（BRUGADA SYNDROME）：心电图表现右胸导联 ST 段抬高、右束支传导阻滞，易发生室性快速性心律失常致心脏性猝死。但是患者心脏结构正常。

束支传导阻滞（BUNDLE BRANCH BLOCK，BBB）：电冲动经过右或左束支，从希氏束到浦肯野纤维的传导异常，引起右或左束支传导阻滞。束支阻滞可以是完全的或不完全的（部分的），或永久的（慢性的）或间断的（一过性的）。伴或不伴完整的室间隔。

束支（BUNDLE BRANCHES）：心室部分的电传导系统，由右和左束支组成，负责将电冲动从希氏束传至心肌的浦肯野纤维网。

希氏束（BUNDLE OF HIS）：室间隔上部的电传导系统，将电冲动从 AV 结传至右和左束支。希氏束和 AV 结形成 AV 交界区。

KENT 束（BUNDLES OF KENT）：见房室（AV）旁路。

隐藏的 P 波（BURIED P WAVE）：P 波部分或完全地隐藏在前面的 T 波中。当窦性、房性或交界性 P 波出现在前一个搏动（如窦性、房性或交界性心动过速，房性期前收缩或交界期前收缩）的复极过程中，就会发生这种情况。

阵发〔BURSTS（OR SALVOS）〕：出现两个或更多连续的房性、交界性或室性期前收缩。

CABG：冠状动脉旁路移植术。

钙通道阻滞剂（CALCIUM CHANNEL BLOCKER）：一种药物，可以阻止钙离子（Ca^{2+}）进入细胞，尤其是心脏和血管平滑肌的细胞。主要用于治疗心律失常、高血压和心绞痛，如地尔硫䓬。

氯化钙（CALCIUM CHLORIDE）：当应用过多钙通道阻滞剂后，用来补充血钙水平的一种钙盐（电解质），或用来逆转高血钾和高血镁对心脏的作用。

校准（标准化）〔CALIBRATION（OR STANDARDIZATION）〕：插入一个标准的 1mV 电信号，心电图产生 10mm（两个大格）的偏移。

驼峰（CAMEL'S HUMP）：用来描述一种独特的窄的正向波-Osborn 波的术语，出现在中心体温为 35℃（95°F）的患者，位于 QRS 波群与 ST 段的交界处。也称为"J 波"或"J 偏移"。

捕获（CAPTURE）：起搏器的电冲动能够使心房和（或）心室除极的能力。

心室夺获（CAPTURE BEAT）：在室性心动过速中，基础心律正常下传 QRS 波群。

心脏动作电位（CARDIAC ACTION POTENTIAL）：心肌细胞的膜电位，以及除极和复极过程中的变化。动作电位的分期如下：

　　0 期：除极化期

　　1 期：早期快速复极相

　　2 期：缓慢复极平台期

　　3 期：快速复极末期

　　4 期：动作电位间期

心脏骤停（CARDIAC ARREST）：用于维持患者生命的充足血流突然和意外终止，引起患者突然死亡。

心脏细胞（CARDIAC CELLS）：由心肌（或"工作"）细胞和电传导系统的特殊细胞构成。

心脏周期（CARDIAC CYCLE）：从一次心脏搏动到下一次搏动的开始。心脏周期正常情况下由 P 波、QRS 波群和 T 波组成。顺序反映心房的收缩和舒张，心室的收缩和舒张。

心排血量（CARDIAC OUTPUT）：每分钟心脏射出血液的总量，单位是 L/min。通过左室每次排出的血量（每搏量）乘以心率（次/分）得出。

心脏起搏器（CARDIAC PACEMAKER）：人工起搏器。见人工起搏器。

心脏停止（CARDIAC STANDSTILL）：心房和心室波的消失。也可以用心室无收缩来表示这个术语。

心脏压塞（CARDIAC TEMPONADE）：进入心包腔（如心包炎时）的渗液或者由于心脏破裂或穿透伤造成的血液积聚在心包，引起心脏的急性填塞。

心电向量（CARDIAC VECTOR）：一个图示，应用箭头来反映心房或心室壁的小节段的除极或复极产生的实时电流。

心加速中枢（CARDIOACCELERATOR CENTER）：是位于脑干部位延髓交感神经系统神经中枢之一。电冲动通过交感神经从心脏加速中枢传至心脏的电传导系统及心房和心室。

心源性的（CARDIOGENIC）：源于心脏。

心源性休克（CARDIOGENIC SHOCK）：急性心肌梗死致命的并发症，主要是由于受损的心室不能维持有效的体循环。是泵衰竭的结果。

心抑制中枢（CARDIOINHIBITOR CENTER）：是位于脑干延髓的副交感神经系统神经中枢之一。电冲动从心抑制中枢发出后，通过左、右迷走神经，支配心房、窦房结、AV 交界和小部分心室。

心肌病（CARDIOMYOPATHY）：心肌的原发病变影响束支，导致束支和分支阻滞，通常病因不明。

心脏复律（CARDIOVERSION）：应用同步电击治疗某些心律失常——心房扑动、心房颤动、阵发性室上性心动过速（PSVT）、不明起源有脉搏的宽 QRS 波形心动过速以及有脉搏的室速——使其转成规律的室上性心律。

颈动脉疾病（CAROTID ARTERY DISEASE）：实质上主要是动脉粥样硬化，逐渐进展为管腔狭窄的动脉粥样硬化斑块的形成，如颈动脉闭塞症。

颈动脉杂音（CAROTID BRUIT）：狭窄的颈动脉听诊时可闻及异常的声音或杂音，通常是粥样斑块形成的标志。

颈动脉窦（CAROTID SINUS）：颈总动脉分叉处的轻度膨大部分，有丰富的感觉神经末梢，参与神经反射来调节血压和心率。

按压颈动脉窦（CAROTID SINUS MASSAGE）：用指尖按压一侧颈动脉窦来转复阵发性室上性心动过速（PSVT）和不明起源

的窄 QRS 波形心动过速（有脉搏）。

儿茶酚胺 (CATECHOLAMINES)：激素类物质，比如肾上腺素和去甲肾上腺素，对心脏和外周血管有强的交感作用，增加心排血量和血压。

阳离子 (CATION)：带有正电荷的离子（如 K^+、Na^+）。

cc：立方厘米的缩写。通常用毫升（ml）来代替。

细胞膜电位 (CELL MEMBRANE POTENTIAL)：细胞膜两侧的电位差（即细胞内电位与环绕细胞的细胞外液参考电位的差值）。

中心电端 (CENTRAL TERMINAL)：在加压心电图导联上，中心电端是由所用的 3 个电极（右和左上肢电极以及左下肢电极）中的两个连接到一起组成的，不包括正电极。在胸前导联上，中心电端是由所有的 3 个肢体电极连接在一起组成的右和左上肢电极，以及左下肢电极。中心电端被认为是无干的、零参考点。

脑血管意外 (CEREBROVASCULAR ACCIDENT, CVA)：由于血栓或栓子引起的血管闭塞造成血流降低导致脑缺血或者脑血管出血，亦称脑卒中。

脑血管疾病 (CEREBROVASCULAR DISEASE)：由于脑血流供应不足引起的脑功能障碍的统称。

心腔 (CHAMBERS OF THE HEART)：由两个薄壁的心房（左房和右房）和厚壁的心室（左室和右室）构成。

胸部不适 (CHEST DISCOMFORT)：被描述为压迫感、老虎钳般的紧缩感、"大象坐在胸口"上的感觉或烧心等。

主诉 (CHIEF COMPLAINT)：患者需要紧急医疗的主要症状的简述。

慢性阻塞性肺疾病 (CHRONIC OBSTRUCTIVE PULMONARY DISEASE, COPD)：以慢性排痰性咳嗽和呼吸困难为典型表现的慢性肺部疾病。典型的心电图表现是胸前导联 $V_1 \sim V_5$ 或 $V_1 \sim V_6$ R 波递增不良。

循环系统 (CIRCULATORY SYSTEM)：人体的血管，包括体循环和肺循环系统。

临床死亡 (CLINICAL DEATH)：患者心脏停止射血的时刻，表现为脉搏和血压的消失，在心跳停止发生后立即出现。常见原因是心室颤动、无脉性室性心动过速、心室停搏和无脉性电活动。

凝固 (COAGULATION CLOTTING)：由液体变为固体的过程（如血液变为固态血块或血栓）。

粗心房颤动 (COARSE ATRIAL FIBRILLATION)：大颤动波的心房颤动波高度≥1mm。

粗心室颤动 (COARSE VENTRICULAR FIBRILLATION)：大颤动波的心室颤动波高度≥3mm。

胶原纤维 (COLLAGEN FIBERS)：动脉壁内膜结缔组织中的白蛋白纤维，当内皮损伤后，暴露在血液中，立即直接〔通过血小板膜糖蛋白（GP）Ⅰa 受体〕和间接通过冯·维布兰德因子（vWF）（通过 GP Ⅰb 和 GP Ⅱb/Ⅲa 受体）与血小板结合，这使血小板黏附到动脉壁并激活它们。

代偿间歇 (COMPENSATORY PAUSE)：早搏后的 RR 间期。分为完全或不完全性代偿间歇，主要取决于期前收缩是否影响窦房（SA）结的除极化。如果期前收缩不影响 SA 结除极化，代偿间歇是"完全性的"，"完全的"代偿间歇，和其前的 RR 间期之和等于正常 RR 间期的两倍。如果期前收缩导致 SA 结除极化，SA 结时间重置，代偿间歇是"不完全性的"，"不完全"代偿间歇和其前的 RR 间期之和小于正常 RR 间期的两倍。

完全性房室传导阻滞〔COMPLETE ATRIOVENTRICULAR (AV) BLOCK〕：见三度 AV 传导阻滞。

完全性束支传导阻滞（右、左）〔COMPLETE BUNDLE BRANCH BLOCK (RIGHT, LEFT)〕：电冲动经过右或左束支时传导完全中断。QRS 波的持续时间≥0.12s。

心电图的组成 (COMPONENTS OF THE ELECTROCARDIOGRAM)：包括 P 波、PR 间期、PR 段、QRS 波群、ST 段、T 波、U 波、QT 间期、TP 段和 RR 间期。

房性期前收缩（房早）下传 (CONDUCTED PAC)：正向 P′波（Ⅱ导联）后有下传的 QRS 波群。

交界性期前收缩下传 (CONDUCTED PJC)：负向 P′波（Ⅱ导联）后有下传的 QRS 波群。

传导性 (CONDUCTIVITY, PROPERTY OF)：心肌细胞传导电冲动的特性。

充血性心力衰竭 (CONGESTIVE HEART FAILURE, CHF)：由于心室泵血能力下降导致过量的血液或组织液积聚在肺和（或）机体。是泵功能衰竭的后果之一。病程可以是最近的（急性的）或是长期的（慢性的）。

收缩纤维 (CONTRACTILE FILAMENT)：见肌原纤维。

收缩性 (CONTRACTILITY, PROPERTY OF)：电冲动引起心肌细胞除极化发生收缩的特性。

得到控制的心房颤动 (CONTROLLED ATRIAL FIBRILLATION)：心房颤动的心室率控制在 100 次/分以下。

控制的心房扑动 (CONTROLLED ATRIAL FLUTTER)："已治疗"的心房扑动为 60～75 次/分的慢心室率。

COPD：见慢性阻塞性肺疾病。

冠状动脉血管成形术 (CORONARY ARTERY ANGIOPLASTY)：见经皮冠状动脉血管成形术（PTCA）。

冠状动脉循环 (CORONARY ARTERY CIRCULATION)：冠状动脉循环由左冠状动脉（LCA）和右冠状动脉（RCA）组成。左冠状动脉有一个短的主干，左主干冠状动脉分为左前降支（LAD）冠状动脉和左回旋支（LCX）冠状动脉。左前降支、左回旋支及右冠状动脉的分支如下：

左前降支动脉：对角支、穿间隔支、右室支

左回旋支动脉：左房旋支、前侧缘支、后侧缘支、左回旋动脉远端

右冠状动脉：圆锥动脉、窦房结动脉、右室前支、右房动脉、锐缘支、后降支、AV 结动脉、左室后支

冠状动脉疾病 (CORONARY ARTERY DISEASE)：由于动脉粥样硬化导致冠状动脉进展性狭窄直至最终阻塞。

冠状动脉旁路移植术 (CORONARY ARTERY BYPASS GRAFTING, CABG)：应用乳内动脉（胸的）或隐静脉为严重狭窄或阻塞的冠状动脉搭建旁路（搭桥）的外科手术。可

用于搭桥的动脉还包括桡动脉、胃网膜下动脉和腹壁下动脉。

冠状动脉支架（CORONARY ARTERY STENT）：圆柱形线圈或金属丝网。见冠状动脉支架置入术。

冠状动脉支架置入术（CORONARY ARTERY STENTING）：将圆柱形线圈或金属丝网置入阻塞的冠状动脉处并扩张它（通常通过扩张球囊）来挤压周围的动脉粥样硬化组织和扩张阻塞的管腔的操作。

冠状动脉循环（CORONARY CIRCULATION）：通过冠状动脉及其分支和毛细血管为心脏供血，通过微静脉、静脉和冠状静脉窦回流至右房。

冠状动脉闭塞〔CORONARY OCCLUSION (OR OBSTRUCTION)〕：冠状动脉的闭塞，通常是由于血凝块（冠脉血栓）造成的。是急性心肌梗死的主要原因。

冠状静脉窦（CORONARY SINUS）：冠状静脉系统在右房的出口。

冠状动脉血栓形成（CORONARY THROMBOSIS）：冠状动脉内血块（血栓）的形成，导致冠状动脉闭塞；是急性心肌梗死的主要原因。

冠状动脉痉挛（CORONARY VASOSPASM）：冠状动脉闭塞的一个原因。

肺源性心脏病（COR PULMONALE）：继发于慢性肺病的肺动脉高压，导致右心室肥大和右房扩张的右心疾病。

校正的 QT 间期（CORRECTED QT INTERVAL，QTc）：给定心率下 QT 期的平均持续时间。

可密啶（COUMADIN）：华法林的商品名，一个抗凝药。

复律（COUNTERSHOCK）：见同步复律。

联律搏动（COUPLED BEATS）：心房或心室的异位搏动连续出现两个。也被称为成对搏动，联律。

联律（COUPLET）：2 个连续的早搏。也被叫做联律搏动，成对搏动。

偶联（COUPLING）：室性二联律的室性早搏波与前面的基础 QRS 波群的偶联间期相同。

偶联间期（COUPLING INTERVAL）：期前收缩的 QRS 波群与之前的基础节律的 QRS 波群之间的 RR 间期。

粗颤波（COURSE FIBRILLATORY WAVES）：f 波振幅大于 1mm。

C 反应蛋白（C-REACTIVE PROTEIN）：一种血浆蛋白，在许多急性炎症情况和组织坏死如急性心肌梗死（MI）时异常升高。大约在急性心肌梗死后 24h 内升高。

损伤电流（CURRENT OF INJURY）：急性心肌梗死 ST 段抬高理论原因；由于严重的缺血导致心肌细胞无法维持舒张期正常静息膜电位的电现象。

CVA：见脑血管意外（CVA）。

发绀（CYANOSIS）：由于缺氧导致的皮肤轻度浅蓝、发灰、暗蓝色或发紫。

除颤电击（DEFIBRILLATION SHOCK）：非同步直流电（DC）电击终止无脉性室性心动过速和心室颤动。

偏转（DEFLECTION）：指心电图上的波。偏转可以是正向的（直立）、负向的（倒置）、双向的（正向和负向）或者是等向

的（正向和负向等同）。当一系列波形，如 QRS 波群，由正向和负向偏转组成，可能是①正向优势（正向和负向偏转之和呈正向，不管多少）；②负向优势（正向和负向偏转之和呈负向，不管多少）；③等向（正向偏转等于负向偏转）。

延迟后除极（DELAYED AFTERDEPOLARIZATION）：见后除极。

δ 波（DELTA WAVE）：位于 QRS 波群起始部的顿挫，是提前激动心室除极波的融合，是提早激动心室和正常激动心室除极波融合的结果。通常见于室性预激和结室/分支室预激。

按需起搏器（DEMAND PACEMAKERS）：具备感知装置的人工起搏器，当心脏的电活动低于预先设定的频率水平，起搏器可以感知到并发放预先设定的固定频率的起搏。

按需起搏（DEMAND PACING）：人工起搏器的一种模式，当心房或心室的自发频率不合适时，功能开启。

除极化（DEPOLARIZATION）：心房、心室或电传导系统极化的静息状态细胞的静息电位被减低到一个更小负值的电过程。

除极化波（DEPOLARIZATION WAVES）：心房、心室除极化的心电图表现为 P 波（心房除极化）和 QRS 波群（心室除极化）。

除极化状态（DEPOLARIZED STATE）：细胞被完全除极化的状态。

糖尿病视网膜出血（DIABETIC HEMORRHAGIC RETINOPATHY）：由于长期治疗效果不明显的糖尿病引起的以血管退化和眼内出血为特征的视网膜血管病变。

舒张期（电活动）〔DIASTOLE (ELECTRICAL)〕：动作电位的第 4 期。

舒张期（机械活动）〔DIASTOLE (MECHANICAL)〕：心房或心室舒张的阶段。

地西泮（DIAZEPAM）：一种抗焦虑药物，在某些心律失常复律前应用使清醒的患者记忆丧失的药物。这种药物可以缓解恐惧和焦虑。商品名：安定。

洋地黄（DIGITALIS）：是从毛花洋地黄叶中提取的强心苷，用来减慢心房扑动、心房颤动和阵发性室上性心动过速（PSVT）的快心室率，以及增强充血性心力衰竭的心室收缩功能。

洋地黄效应（DIGITALIS EFFECT）：应用洋地黄后心电图发生的改变，包括：PR 间期延长超过 0.2s；多导联 ST 段压低 1mm 或更多，鱼钩样特征性表现；T 波改变，低平、倒置或双向；QT 间期缩短。

洋地黄过量（DIGITALIS OVERDOSE）：洋地黄应用过量，经常伴有洋地黄中毒的症状和体征，包括出现心律失常，如窦性心律失常和心动过缓；房性、交界性、室性期前收缩；房性、交界性、室性心动过速；加速性室性自主心律（AIVR）；心室颤动；AV 传导阻滞。实际上，洋地黄中毒可以导致任何一种心律失常。

洋地黄中毒（DIGITALIS TOXICITY）：洋地黄过量。

洋地黄化（DIGITALIZATION）：在一段时间内应用足量洋地黄治疗某种心律失常的过程。见"地高辛"。

地高辛（DIGOXIN）：是从毛花洋地黄叶中提取的强心苷，用来减慢心房扑动、心房颤动和阵发性室上性心动过速（PSVT）

的快心室率，以及增强充血性心力衰竭的心室收缩功能。

扩张和肥大（DILATATION AND HYPERTROPHY）：指心房和心室的两种增大。一个独立心腔的膨大，可以是急性的或慢性的。

盐酸地尔硫草（DILTIAZEM HYDROCHLORIDE）：一种钙通道阻滞剂，用于治疗无传导阻滞的房性心动过速、心房扑动、心房颤动和阵发性室上性心动过速（PSVT）。

直流电电击［DIRECT CURRENT（DC）SHOCK］：用于除颤电击，同步化电击和非同步化电击来终止各种心律失常。见除颤电击、同步电击复律和非同步电击复律。

冠状动脉内定向旋切术（DIRECTIONAL CORONARY ATHERECTOMY, DCA）：通过导管插入到闭塞或狭窄的冠状动脉，机械地移除非钙化的血栓。

利尿剂（DIURETIC）：通过增加肾对尿液的排泄来减少过多体液的治疗充血性心力衰竭的药物。

潜水反射（DIVING REFLEX）：将患者的面部浸在冰水中，诱发副交感反射，终止阵发性室上性心动过速（PSVT）和不明起源的窄 QRS 波形心动过速（有脉搏）。在应用之前，应确定其他刺激迷走神经方法无效，并排除缺血性心脏病。

多巴酚丁胺［DOBUTAMINE（DOBUTREX）］：肾上腺素能药物，用于增加心排血量和升高血压。

冠状动脉（右、左）优势型［DOMINANT CORONARY ARTERY（RIGHT, LEFT）］：指左室后支和后降支均由右或左冠状动脉发出。

优势（或主要）心脏起搏点［DOMINANT（OR PRIMARY）PACEMAKER OF THE HEART］：窦房结。

盐酸多巴胺（DOPAMINE HYDROCHLORIDE）：一种拟交感神经药，可增加血压；用来治疗低血压和休克。

下斜型 ST 段压低（DOWNSLOPING ST-SEGMENT DEPRESSION）：ST 段压低的一种，心肌缺血最特异的类型，包括出现在急性内膜下的非 Q 波型心肌梗死。

漏跳（DROPPED BEATS）：AV 传导阻滞时，P 波未下传。

P 波脱落（DROPPED P WAVES）：窦性停搏和窦房（SA）传出阻滞时 P 波缺失。

双腔起搏器（DUAL-CHAMBER PACEMAKER）：需要时可以起搏心房和（或）心室的起搏器。

垂死心脏（DYING HEART）：无力的、无效的心室收缩，心电图上有显著异常的 QRS 波群，通常为室性逸搏心律。

节律障碍（DYSRHYTHMIA）：正常窦性心律以外的其他心律：①心率低于 60 次/分，或高于 100 次/分；②节律不齐；③早搏；④电活动通过电传导系统的正常传导被阻滞。比"心律失常"更准确的术语，但不经常使用。

早期后除极（EARLY AFTERDEPOLARIZATION）：见后除极。

早复极（EARLY REPOLARIZATION）：心肌复极的正常变异，表现为 ST 段抬高或降低 1~3mm。在 Ⅱ、Ⅲ、aVF 和胸前 V_2~V_6 导联最常见。

ECG：心电图的缩写。

心电图伪差（ECG ARTIFACTS）：见伪差。

心电图卡尺（ECG CALIPERS）：用来测量心电图的距离和间期

以帮助确定心率和节律的小装置。

心电图格（ECG GRID）：心电图纸上由暗的和亮的水平线和垂直线组成的格子，沿着水平线可以测量时间（s）和距离（mm），沿垂直线可以测量电压（振幅）（mm）。深的垂直线一个格为 0.2s（5mm）；浅的垂直线一个格为 0.04s（1mm）；深的水平线一个格为 5mm；浅的水平线一个格为 1mm。

心电图导联（ECG LEAD）：心电图导联是通过正极和负极来测量心脏产生电位的差异——正极接在一个肢体或胸前壁，负极接在另一肢体或中心电端。包括导联 Ⅰ、Ⅱ、Ⅲ、aVF、aVL、aVR 和 V_1~V_6。

心电图 V_{4R} 导联（ECG LEAD V_{4R}）：胸前导联，将正电极置于右侧锁骨中线与第五肋间隙的交叉处。当发现下壁心肌梗死后，通过 V_{4R} 导联来排除右室心肌梗死。

心电图监视器（ECG MONITOR）：用来监测心电图的示波器的屏幕。

异位房性心动过速（ECTOPIC ATRIAL TACHYCARDIA）：源于单一心房异位起搏点的房性心动过速，特点为 P′波通常一致。

异位搏动（ECTOPIC BEATS）：源于心房、房室交界和心室异位起搏点的期前收缩［如房性期前收缩（PAC）、交界性期前收缩（PJC）和室性期前收缩（PVC）］。

异位灶（ECTOPIC FOCUS）：除窦房结以外的起搏点。

异位起搏点（ECTOPIC PACEMAKERS）：心房、AV 交界、束支、浦肯野纤维和心室肌的异常起搏点。

异位 P 波（P′波）［ECTOPIC P WAVE（P′ WAVE）］：心房在异常方向除极化产生的 P 波，由源于心房、AV 交界或心室的异位起搏点的电冲动引起。异位 P 波在 Ⅱ 导联可以是正向（直立）或负向（倒置），可在 QRS 波群前面或后面。

异位节律（ECTOPIC RHYTHMS）：源于心房、AV 交界和心室异位起搏点的心律失常。
　　心房：游走性房性起搏（WAP）、房性期前收缩（PAC）、房性心动过速（异位房性心动过速、多源性房性心动过速）、心房扑动、心房颤动。
　　交界区：交界性期前收缩（PJC）、非阵发性交界性心动过速（加速性交界性心律、交界性心动过速）、阵发性室上性心动过速（PSVT）。
　　心室：加速性室性自主心律（AIVR）、室性期前收缩（PVC）、室性心动过速（VT）、心室颤动（VF）。

异位心动过速（ECTOPIC TACHYCARDIAS）：起源于异位起搏点的频率大于 100 次/分的心律失常，如房性心动过速（异位房性心动过速、多源性房性心动过速）、心房扑动、心房颤动、交界性心动过速、阵发性室上性心动过速（PSVT）和室性心动过速（VT）。

异位室性心律失常（ECTOPIC VENTRICULAR DYSRHYTHMIAS）：源于心室异位起搏点的异常心律，如加速性室性自主心律（AIVR）、室性期前收缩（PVC）、室性心动过速、心室颤动。

异位（ECTOPY）：指出现异位搏动和节律的情况（如心室异位）。

水肿（EDEMA）：机体组织中积聚过多的组织液体或渗出（如在充血性心力衰竭）。

Einthoven 三角（EINTHOVEN'S EQUILATERAL TRIANGLE）：连接三个肢体导联电极在额面形成一个等边三角形，中心为参考零点，构成 Einthoven 三角。

Einthoven 定律（EINTHOVEN'S LAW）：Ⅱ 导联记录的电流等于 Ⅰ 导联和 Ⅲ 导联记录的电流之总和。

电流（ELECTRIC CURRENT）：电荷沿闭合环路运动形成电流。

心脏的电活动（ELECTRICAL ACTIVITY OF THE HEART）：心房和心室除极化和复极化产生的电流，可以通过心电图以图表显示。

电交替（ELECTRICAL ALTERNANS）：QRS 波群的大小出现与呼吸一致的周期性正常与缩小改变；典型地出现在心脏压塞时。

电轴和向量（ELECTRICAL AXIS AND VECTOR）：心房和心室除极和复极产生的电流，应用箭头以图表表示。

心脏的电传导（ELECTRICAL CONDUCTION SYSTEM OF THE HEART）：包括：窦房（SA）结、结间束、房间束（Bachmann 束）、房室（AV）结、希氏束、右和左束支以及浦肯野网。

心室的电传导系统（ELECTRICAL CONDUCTION SYSTEM OF THE VENTRICLES）：希氏-浦肯野系统，包括希氏束、右和左束支和浦肯野网。

电冲动（ELECTRICAL IMPULSE）：正常 SA 结自主产生的微小电流，通过电传导系统传至心房和心室，引起除极化和收缩。

电不均一性（ELECTRICAL NONUNIFORMITY）：当心室肌纤维完全复极，部分复极或完全不应期时，心室处于复极易损期的情况（如心室相对不应期与 T 波峰值相一致）。在这个时刻，自身的电冲动（如室性早搏）或起搏器或电击复律产生的外源冲动刺激心室，可能会导致电冲动的非均一性传导，造成折返机制形成的房性心动过速或心室颤动。此现象可以解释"R-on-T 现象"。

电位（ELECTRICAL POTENTIAL）：心脏除极和复极产生电流的总和，通过毫伏（mV）来表示。范围是 0～620mV，或更高。

心电图（ELECTROCARDIOGRAM，ECG）：心房和心室的除极和复极产生的电活动的曲线图形。心电图包括 QRS 波群；P 波、T 波和 U 波；PR 段、ST 段和 TP 段；PR 间期、QT 间期和 RR 间期。

电极（ELECTRODE）：检测电活动的感应装置，比如心脏的电活动，可以是正极也可以是负极。

电解液（ELECTROLYTE）：一种物质在溶液中解离成正离子和负离子，因此变得可以进行电传导。

电解质失衡（ELECTROLYTE IMBALANCE）：由于过量摄入或丢失钙、氯、钾、钠等电解质导致机体血清电解质的浓度异常。

电机械分离（ELECTROMECHANICAL DISSOCIATION，EMD）：不再被使用的一个术语，指心脏的电活动存在并可能在心电图上记录到，但是没有有效的心室收缩、血压和脉搏。见无脉性电活动。

栓塞（EMBOLISM）：栓子导致血管的阻塞，降低或中断血流，

引起血管供应的组织缺血或坏死。

栓子（EMBOLUS）：从循环系统的一个地方被移动到另一个地方的物质，可以为固体、液体或气体。

心内膜（ENDOCARDIUM）：心脏里面一层薄的膜结构。

增强的自律性（ENHANCED AUTOMATICITY）：心脏潜在的起搏细胞的发放频率超过固有频率的一种异常心律，主要是由于 4 期除极化斜率的自发性增强。见 4 期除极化斜率。

依诺肝素（ENOXAPARIN）：一种低分子（LMW）肝素，用做抗凝剂。见抗凝药。

心外膜面（EPICARDIAL SURFACE）：心脏的外表面。

心外膜（EPICARDIUM）：心脏外表面薄的结缔组织。

肾上腺素〔EPINEPHRINE（ADRENALIN）〕：肾上腺和身体其他组织产生的激素。它是 α、β 受体激动剂，通过收缩外周血管引起血压升高，通过增加心律和心肌收缩力增加心排血量。主要用来治疗支气管哮喘、急性过敏反应、任何原因引起的心动过缓、心室颤动/无脉性室性心动过速、心室停搏和无脉性电活动。

依替巴肽（EPTIFIBATIDE）：血小板膜糖蛋白（GP）Ⅱb/Ⅲa 受体拮抗剂，阻断活化的血小板上 GP Ⅱb/Ⅲa 受体与 vWF 和纤维蛋白原结合，从而抑制血小板黏附和聚集，以及进一步的血栓形成。

等相偏移（EQUIPHASIC DEFLECTION）：心电图上的双向偏移，心电图上的正向偏移（直立）与负向偏移（倒置）之和相等。

糜烂（EROSION）：覆盖斑块的内皮破损，斑块暴露。

逸搏（ESCAPE BEAT OR COMPLEX）：当基础心律低于逸搏点或次级起搏点的固有频率时，在 AV 交界或心室的逸搏（次级起搏点）就会产生 QRS 波群。这种节律被称为交界区或室性逸搏。

逸搏（或次级）起搏点〔ESCAPE（OR SECONDARY）PACE-MAKER〕：当基础心律的起搏点频率减慢至潜在起搏点的激发频率之下或停止起搏功能时，位于房室交界处或心室的潜在起搏点主导心脏的起搏。

逸搏起搏细胞（ESCAPE PACEMAKER CELLS）：当窦房结功能障碍或任何原因引起的电冲动无法下传（如电传导系统功能紊乱）时，电传导系统中其他部位的起搏细胞具有自律性，此类细胞称为逸搏起搏细胞。

逸搏心律（ESCAPE RHYTHM）：当基础心律的起搏点频率减慢至逸搏（或次级）起搏点的激发频率之下，或停止工作，逸搏起搏点主导时引起的三个或三个以上 QRS 波，如交界性逸搏心律或室性逸搏心律。

艾司洛尔（ESMOLOL）：一种 β 受体阻滞剂，用于快速性心律失常、高血压、心绞痛、急性心肌梗死的治疗。

真正规则心律（ESSENTIALLY REGULAR RHYTHM）：心电图上最短 RR 间期与最长 RR 间期的差异小于 0.08s（两小格）。

进展性心肌梗死（EVOLVING MI）：坏死从心内膜进展到心外膜。

可兴奋性（EXCITABILITY，PROPERTY OF）：细胞对刺激有反应的能力。

广泛前壁心肌梗死（EXTENSIVE ANTERIOR MI）：通常由于左前降支或左前降支与左回旋支的左侧缘支共同阻塞引起的心肌梗死。表现为Ⅰ、aVL、$V_1 \sim V_6$ 导联 ST 段和 T 波的早期改变（如 ST 段抬高和高尖 T 波）以及 $V_1 \sim V_2$ 导联 Q 波出现早期异常表现，随后是Ⅰ、aVL、$V_3 \sim V_6$ 导联出现 Q 波异常表现。

心外起搏（EXTERNAL CARDIAC PACING）：经皮起搏技术（TCP、TC 起搏），一种使用心外人工起搏器治疗任何原因引起的心动过缓、心室停搏、无脉性电活动的技术。

期前收缩（EXTRASYSTOLE）：起源于心房、房室交界处或心室的异位起源点的电冲动引起的独立于基础心律的提前出现的搏动和波，如房性期前收缩、交界性期前收缩、室性期前收缩。极端电轴右偏（EXTREME RAD）：QRS 电轴位于 $-90° \sim \pm180°$，也称为不确定电轴。

面向心电图导联（FACING ECG LEADS）：观察心脏特定表面的导联（如导联 $V_1 \sim V_4$ 是观察心脏前壁的面向导联）。

束（FASCICLE）：一束肌肉或神经纤维。左束支分为左前分支和左后分支两个主要分支，然后为浦肯野纤维，形成浦肯野纤维网。见左束支（LBB）。

分支传导阻滞（FASCICULAR BLOCK）：通过左束支的一个分支的电冲动传导消失（即左前分支阻滞、左后分支阻滞）。

分支室纤维（马海姆纤维）[FASCICULOVENTRICULAR FIBERS (MAHAIM FIBERS)]：位于希氏束和心室之间的传导旁路，导致分支心室提前激动。

分支心室预激（FASCICULOVENTRICULAR PREEXCITATION）：通过分支心室纤维的电冲动异常传导，导致异常增宽的 QRS 波群，大于 0.10s，形态异常，具有 δ 波。PR 间期正常。

快钠通道（FAST SODIUM CHANNELS）：细胞膜上的一种"孔道"结构，可以使钠离子流在除极化过程中迅速进入细胞，迅速改变细胞内的电位水平，从负电位变为正电位。快钠通道通常存在于心肌细胞和除窦房结和房室结以外的电传导系统细胞中。

颤动（FIBRILLATION）：每个肌原纤维收缩和舒张均是独立的，引起心肌无序、混乱的跳动，导致快速的、震颤的和无效的收缩。颤动可以发生在心房和心室。

颤动（f）波 [FIBRILLATION (f) WAVES]：心电图上表现众多的形态不规则的、圆的（或尖的）波形，形态不同的波起源于心房或心室多个异位灶。

纤维蛋白（FIBRIN）：一种弹性的丝状纤维，从纤维蛋白原转变而来，其与血小板坚固结合形成血栓。

纤维蛋白原（FIBRINOGEN）：一种血浆蛋白，当暴露于凝血酶时可转变成纤维蛋白（一种弹性的丝状纤维）。

纤维蛋白溶解（FIBRINOLYSIS）：溶解血栓中与血小板结合的纤维蛋白，启动血栓降解的过程（溶栓）。

纤维心包（FIBROUS PERICARDIUM）：心包的致密外层，与肺相接。

细房颤（FINE ATRIAL FIBRILLATION）：房颤的 f 波是细颤，即振幅高度小于 1mm。

细颤波（FINE FIBRILLATORY WAVE）：f 波振幅高度小于 1mm。

细室颤（FINE VENTRICULAR FIBRILLATION）：小颤动波的室颤，即振幅高度小于 3mm。

发放频率（FIRING RATE）：起搏点产生电冲动的频率，不管是窦房结、异位或逸搏起搏点。

一度房室传导阻滞（FIRST-DEGREE AV BLOCK）：一种心律失常，是由于电冲动经过房室结传导恒定延迟，特点是 PR 间期异常延长（大于 0.20s）。

固定联律（FIXED COUPLING）：每个期前收缩与其前的基础心律的 QRS 波群间期相同[即等（恒定）联律间期]。

固定频率起搏器（FIXED-RATE PACEMAKERS）：人工起搏器按设定的频率起搏心脏，不管患者自身心脏的电活动如何。

液体快速注射（FLUID BOLUS）：快速静脉应用预定剂量的液体扩容来纠正低血压和休克，如 0.9% 的盐水或乳酸林格液。

扑动（FLUTTER）：心房或心室快速、规则、重复的搏动。

扑动-颤动（FLUTTER-FIBRILLATION）：扑动和颤动同时发生，如心房扑动-颤动。

扑动（F）波 [FLUTTER (F) WAVES]：心电图上表现为众多重复出现的、形态相似的、通常为尖形的波，起源于心房或心室的某个异位灶。

频发室性期前收缩（FREQUENT PVCs）：每分钟有 5 个或 5 个以上室性期前收缩。

额面（FRONTAL PLANE）：与身体长轴平行且与矢状面相垂直的切面。如同从身体的前面来观察。

完全性代偿间歇 [FULL (FULLY) COMPENSATORY PAUSE]：见代偿间歇。

呋塞米（FUROSEMIDE）：一种速效利尿剂，通过增加尿液的排出来减轻肺淤血和水肿，从而治疗充血性心力衰竭。商品名：速尿。

室性融合波（FUSION BEAT, VENTRICULAR）：一种与基础心律 QRS 波群和室性心律失常 QRS 波群不同的室性波，在给定的心电图上具有二者的特点。因此，心室的激动来自于两种电冲动，一个起源于窦房结、心房或房室结的异位兴奋灶，另一个起源于心室的异位兴奋灶。这种融合波可以见于加速性室性自主节律（AIVR）、起搏心律、室性期前收缩（PVC）和室性心动过速。

f 波（f WAVE）：见心房颤动（f）波。

F 波（F WAVE）：见心房扑动（F）波。

缝隙连接（GAP JUNCTION）：心肌细胞连接处闰盘中的一种结构，使电冲动从一个细胞快速地传导到另一个细胞。

血小板膜糖蛋白受体 [GLYCOPROTEIN (GP) RECEPTORS]：位于血小板表面的黏附糖蛋白，能够与结缔组织和血液中的多种成分结合，形成血栓。以下是主要的黏附糖蛋白受体及其功能：

GPⅠa：使血小板直接与结缔组织中的胶原纤维结合

GPⅠb：使血小板与 vWF（一种组织的成分）结合

GPⅡb/Ⅲa：使血小板与 vWF 结合，血小板活化后，使其与纤维蛋白原结合

急性 MI 治疗的目标（GOALS IN THE MANAGEMENT OF AN

ACUTE MI）：急性心肌梗死（MI）治疗的3个主要目标有：

- 防止血栓的进一步扩大和（或）新血栓的形成
- 溶解存在的血栓（溶栓）
- 扩大受损冠状动脉闭塞的管腔

血小板膜糖蛋白（GP）Ⅰa受体（GPⅠa RECEPTOR）：使血小板直接与结缔组织中的胶原纤维结合的血小板受体。

血小板膜糖蛋白（GP）Ⅰb受体（GPⅠb RECEPTOR）：使血小板与vWF结合的血小板受体。

血小板膜糖蛋白（GP）Ⅱb/Ⅲa受体（GPⅡb/Ⅲa RECEPTOR）：使血小板与vWF结合，血小板活化后，使其与纤维蛋白原结合的血小板受体。

血小板膜糖蛋白（GP）Ⅱb/Ⅲa受体拮抗剂（GPⅡb/Ⅲa RECEPTOR INHIBITOR）：通过阻滞GPⅡb/Ⅲa受体抑制血小板黏附和聚集，如阿昔单抗、替罗非班。

克［GRAM（g）］：公制重量单位，等于$1cc^3$或1ml水的重量。1000g等于1kg。

不规则心律（GROSSLY IRREGULAR RHYTHM）：心电图上没有固定模式或RR间期。

地电极（GROUND ELECTRODE）：不是心电图的正极或负极，而是心电图的地电极，用来预防进入放大器环路的外源性噪声。

成组搏动（GROUP BEATING）：如二度房室传导阻滞中所见，反复出现两个或两个以上连续搏动后脱落一个搏动的现象。

成组搏动（GROUP BEATS）：在基础节律之前或之后连续两个或两个以上房性、交界性或室性期前收缩。

粥样（GRUEL）：动脉粥样硬化斑块中常见的半流质富含脂质的混合物。

心率（HEART RATE）：每分钟心脏搏动、QRS波群或RR间期的次数。

心率测量尺（HEART RATE CALCULATOR RULER）：一种用来计算心率的尺子样装置。

半阻滞（HEMIBLOCK）：左束支的一个分支（前分支或后分支）的电冲动传导阻滞。见左前分支阻滞、左后分支阻滞。

血流动力学稳定（或不稳定）［HEMODYNAMICALLY STABLE（OR UNSTABLE）］：血流动力学稳定的患者，指血压正常，无胸痛、充血性心力衰竭、急性心肌梗死或缺血发作。血流动力学不稳定的患者，指低血压，有外周灌注不足的证据，有胸痛或充血性心力衰竭或急性心肌梗死或缺血发作。

出血体质（HEMORRHAGIC DIATHESIS）：任何易于自发性出血或者较小创伤就会出血，是由于凝血功能或血管结构的缺陷导致的。

止血缺陷（HEMOSTATIC DEFECTS）：血管止血功能的异常。

肝素（HEPARIN）：一种抗凝药。肝素的种类包括低分子肝素（LMW）和普通肝素。见抗凝药。

六轴参照图（HEXAXIAL REFERENCE FIGURE）：由三个肢体导联和三个加压导联组成的导联轴，沿着一个零参考点每个间隔30°排列。用于指导测定额面上QRS的方向。

心室的希氏束-浦肯野纤维系统［HIS-PURKINJE SYSTEM（OF THE VENTRICLES）］：电传导系统由希氏束、束支和浦肯野纤维网构成。

"曲棍球棒"型（"HOCKEY STICK" PATTERN）：心室QRS-ST-T波的一种"应变"形式，表现为下斜型ST段压低和T波倒置；为长期的左心室或右心室肥大的典型表现。是左或右心室应变形式的同义词。

水平面（HORIZONTAL PLANE）：与额面和矢状面构成直角平面，在心脏水平将胸部分为上部和下部。

高钙血症（HYPERCALCEMIA）：血清钙浓度升高。

高碳酸血症（HYPERCAPNIA）：血液中二氧化碳过量，血气中二氧化碳分压高于45mmHg。

高钾血症（HYPERKALEMIA）：血清钾过量。正常范围3.5～5.0mmol/L。

高血压（HYPERTENSION）：血压高于140/90mmHg。

肥厚（HYPERTROPHY）：继发于心肌纤维增加造成的室壁厚度增加的慢性心脏情况。

通气过度（HYPERVENTILATION）：由于异常深、快和长呼吸导致的肺泡通气增加，导致体内二氧化碳缺失和最终的碱中毒。

低钙血症（HYPOCALCEMIA）：血清钙降低。

低碳酸血症（HYPOCAPNIA）：血液中二氧化碳低。

低钾血症（HYPOKALEMIA）：血清钾降低。

低血压（HYPOTENSION）：低血压，一般指收缩压低于80mmHg或90mmHg。

低温（HYPOTHERMIA）：低体温状态。当中心体温低到35℃（95°F），心电图上会出现独特的窄的正向波——Osborn波。见Osborn波。

低通气（HYPOVENTILATION）：肺泡通气量减少。

低血容量（HYPOVOLEMIA）：机体心血管系统的血容量减少。

低氧血症（HYPOXEMIA）：血液氧合降低。

缺氧（HYPOXIA）：氧气量减少。

ICHD CODE：见心脏病学会国际委员会（ICHD）编码。

心室自身的（IDIOVENTRICULAR）：心室固有的。

心室自身节律（IDIOVENTRICULAR RHYTHM）：见心室逸搏心律。

自发性室性心动过速（IDIOVENTRICULAR TACHYCARDIA）：见加速性室性自主心律（AIVR）。

IM：肌内注射的缩写。

植入型心律复律除颤器（IMPLANTABLE CARDIOVERTER-DEFIBRILLATOR, ICD）：一种能够通过电击来终止威胁生命的室性心动过速或心室颤动的植入式装置。能够预防晕厥和猝死。

植入心脏起搏器导致的QRS波群（IMPLANTED CARDIAC PACEMAKER-INDUCED QRS COMPLEX）：通常宽度≥0.12s，形态异常。

不完全性房室传导阻滞（二度房室传导阻滞）［INCOMPLETE AV BLOCK（SECOND-DEGREE AV BLOCK）］：一个或更多P波不能够下传心室的心律失常。见于二度Ⅰ型房室传导阻滞（文氏）、二度Ⅱ型房室传导阻滞、二度2:1和高度房室传导阻滞。

不完全性（右、左）束支传导阻滞〔INCOMPLETE BUNDLE BRANCH BLOCK (RIGHT, LEFT)〕：电冲动经过右或左束支从希氏束到心肌内的浦肯野纤维网发生传导阻滞，导致 QRS 波轻度增宽（大于 0.10s，小于 0.12s）。

不完全性代偿间歇（INCOMPLETE COMPENSATORY PAUSE）：早搏后 RR 间期与早搏前 RR 间期之和小于正常节律 RR 间期的两倍。见代偿间歇。

不确定电轴（INDETERMINATE AXIS）：QRS 电轴在 90°~180°（即电轴极度右偏）。

无关的、零参考点（INDIFFERENT, ZERO REFERENCE POINT）：见中心电端。

梗死（INFARCTION）：由于受累组织的血供中断，导致组织的死亡（坏死）。

下壁（隔面）心肌梗死〔INFERIOR (DIAPHRAGMATIC) MI〕：通常由于右冠状动脉发出的左室后支，或较少见的由左冠状动脉的左回旋支闭塞导致的心肌梗死，典型表现为心电图早期 Ⅱ、Ⅲ、aVF 导联 ST-T 改变（即 ST 段抬高和高尖 T 波），以后出现异常 Q 波。

下腔静脉（INFERIOR VENA CAVA）：将静脉血汇入右房的两个最大的静脉之一。

下侧壁心肌梗死（INFEROLATERAL MI:）由于以下原因导致的心肌梗死：①由以下血管闭塞引起：（a）前降支发出的位于侧壁的对角支和（或）回旋支发出的前外侧缘支，（b）右冠状动脉发出的左室后支，或较少见的由左冠状动脉发出的左回旋支；②或左优势型的左回旋支闭塞。心电图典型表现为早期 Ⅰ、Ⅱ、Ⅲ、aVL、aVF、V₅ 和 V₆ 导联 ST-T 改变（即 ST 段抬高和高尖 T 波），以后出现异常 Q 波。

结下的（INFRANODAL）：房室结以下。

非频发的室性早搏（INFREQUENT PVCs）：每分钟少于 5 个。

输液（INFUSION）：通过静脉输注液体。

固有发放频率（INHERENT FIRING RATE）：心脏特定起搏点正常产生电冲动的节律。

国际标准化比值（INR）：应用华法林等抗凝药物时，获得抗凝程度的标准测量。基于凝血酶原时间（PT）获得，最佳的抗凝效果是 INR 比值在 2.0~3.0 之间。

即时心电向量（INSTANTANEOUS ELECTRICAL OR CARDIAC AXIS OR VECTOR）：应用箭头来反映心房或心室任何给定时刻除极或复极产生的实时电流的图形。

INTEGRILIN：依替巴肽的商品名，GP Ⅱb/Ⅲa 受体拮抗剂。

房内传导束（INTERATRIAL CONDUCTION TRACT）：见 Bachmann 束。

房间隔（INTERATRIAL SEPTUM）：分隔左房和右房的膜性壁结构。

闰盘（INTERCALATED DISKS）：位于相邻两心肌细胞的连接处的特殊结构，使电冲动从一个细胞快速传导到另一个细胞。

结间的心房传导束（INTERNODAL ATRIAL CONDUCTION TRACT）：心脏电传导系统的一部分，由位于 SA 结和 AV 结之间的右房壁内的三条特殊传导组织的路径构成。

插入性室性期前收缩（INTERPOLATED PVC）：在正常传导的两个 QRS 波群间出现室性期前收缩，其不显著影响基础节律，无常见于 PVC 的代偿性间歇。

心脏病学会国际委员会编码（ICHD）：CODE 起搏器工作能力用五字母的编码专门表示。编码的第 1 个字母表示被起搏的心腔（A＝心房，V＝心室，D＝心房和心室）。第 2 个字母表示被感知的心腔（A＝心房，V＝心室，D＝心房和心室）。第 3 个字母表示起搏器对 P 波或 QRS 波群的反应方式：I，起搏器输出被 P 波或 QRS 波群抑制；D，起搏器输出被 QRS 波群抑制，被 P 波触发。第 4 个字母表示程序可控型功能。第 5 个字母表示是否具有起搏/除颤能力。

间期（INTERVALS）：心电图不同波之间的部分。见 PP 间期、PR 间期、QT 间期和 RR 间期。

室间隔（INTERVENTRICULAR SEPTUM）：分隔左室和右室的膜性、肌性壁结构。室间隔的前部由前降支（LAD）供血；后部由后降支供血。

内膜（INTIMA）：血管最内层结构。

心内的（INTRACARDIAC）：心脏里面的。

静脉滴注〔INTRAVENOUS (IV) DRIP〕：静脉缓慢滴入液体。

室内传导异常（INTRAVENTRICULAR CONDUCTION DISTURBANCE）：电冲动通过束支和浦肯野纤维从房室交界到心肌的传导异常，导致异常的宽 QRS 波群。常见的为左、右束支传导阻滞，较少见的为心肌梗死、纤维化和肥厚、电解质紊乱以及过量应用心脏药物导致的非特异的弥漫性室内传导障碍（IVCD）。

类本位曲折（INTRINSICOID DEFLECTION）：R 波的降支。R 波的峰值到 J 点或 S 波的尖端这部分的 QRS 波群。在心室激动时间（VAT）之后。

类本位曲折时间（INTRINSICOID DEFLECTION TIME, IDT）：R 波的降支。R 波的峰值到 J 点或 S 波的尖端。

离子（ION）：一个或一组原子，带有正电荷为阳离子，带有负电荷为阴离子。

显著不规则心律（IRREGULARLY IRREGULAR RHYTHM）：见不规则心律。

缺血（ISCHEMIA）：由于供应组织的血管狭窄或闭塞引起的血流减少。缺血导致组织缺氧。可以位于内膜下（内膜下缺血）或外膜下（外膜下缺血）。

缺血性心脏病（ISCHEMIC HEART DISEASE）：由于冠状动脉狭窄或闭塞，导致心脏（心肌、电冲动系统和其他结构）的血供不足的心脏病。缺血性心脏病的表现包括急性心肌梗死、心绞痛、束支传导阻滞、分支阻滞、右和左心衰竭以及心律失常。

缺血性 T 波（ISCHEMIC T WAVE）：缺血心肌上出现的对称的、正向、异常高尖的 T 波，或对称的、深倒置的 T 波。一般来讲，内膜下缺血 T 波是直立的，外膜下缺血 T 波是倒置的。

等电位线（ISOELECTRIC LINE）：心电图上无电活动时的平直的（有时波状）线。同义为基线。

孤立性跳动（ISOLATED BEAT）：单个发生的期前收缩。

IV：静脉注射的缩写。

IV BOLUS：单次静脉应用相对大剂量药物。

静脉液体（IV FLUIDS）：静脉应用无菌液体，如 0.9％的生理盐水或乳酸盐林格液。

静脉输液器（IV LINE）：用来静脉输注药物和液体的装置，一个导液管或针。

James 纤维（JAMES FIBERS）：房-希氏束的别名，为连接心房与 AV 结下部与希氏束结合部位的异常传导旁路。

J 波偏转（J DEFLECTION）：见 Osborn 波。

焦耳（JOULES）：电源如除颤仪 1s 输送的电能单位。可以与"瓦特·秒"转换。

J 点（J POINT）：见连接（或 J）点。

连接区（JUNCTION）：QRS 波群和 ST 段之间。

连接（J）点［JUNCTION（OR "J"）POIN］：QRS 波群变为 ST 段或 ST-T 波的点。

AV 交界［JUNCTION（AV）］：见房室（AV）交界。

交界性心律失常（JUNCTIONAL DYSRHYTHMIA）：源于房室交界区的异位或逸搏起搏的心律失常，如交界性早搏、交界性逸搏、非阵发性交界性心动过速（加速性交界性节律、交界性心动过速）和阵发性室上性心动过速（PSVT）。

交界性逸搏和心律［JUNCTIONAL ESCAPE BEATS（COMPLEXES）AND RHYTHMS］：当室上性节律的频率低于 40～60 次/分时，房室交界区就会产生逸搏节律。

交界性逸搏心律（JUNCTIONAL ESCAPE RHYTHMS）：源于房室交界区的逸搏起搏点产生的 40～60 次/分的心律失常。

交界性心动过速（JUNCTIONAL TACHYCARDIA）：源于房室交界区异位起搏的心律失常，频率＞100 次/分。当由于伴有室内差异性传导所致的宽 QRS 波心动过速时，称为交界性心动过速伴室内差异性传导。

交界性心动过速伴差异性传导（JUNCTIONAL TACHYCARDIA WITH ABERRANCY）：见室内差异性传导。

J 波（J WAVE）：见 Osborn 波。

K^+：钾离子的符号

Kg：千克的缩写

千克（KILOGRAM）：公制重量的单位。1 千克＝1000g，或 2.2 磅。

KVO："保持静脉开放"的缩写。

L：升的缩写。

左前降支冠状动脉（LAD）：见冠状循环。

大方框（LARGE SQUARES）：心电图上由黑的横线和竖线构成的方框格子。

潜在（或次级）起搏细胞［LATENT（OR SUBSIDIARY）PACEMAKER CELLS］：位于窦房结以下的电传导系统的细胞，具有自律性。当窦房结功能异常或任何原因引起电冲动不能到达（如电传导系统障碍），这些细胞就会发挥其自律性产生电冲动。

侧壁导联（LATERAL LEADS）：V_5、V_6 导联，左胸前导联。

侧壁心肌梗死（LATERAL MI）：通常由于左前降支的位于侧壁的对角支和（或）回旋支的前侧缘支动脉闭塞导致的心肌梗死。心电图典型表现为早期 I、aVL、V_5 和 V_6 导联 ST-T 改变（ST 段抬高和高尖 T 波），而后异常 Q 波形成。

LBB：见左束支。

LBBB：见左束支传导阻滞。

导联（LEAD）：心电图导联。

导联轴（LEAD AXIS）：见导联轴（Axis of a lead）。

LEAD I，MONITORING LEAD：见监测 I 导联。

LEAD II，MONITORING LEAD：见监测 II 导联。

LEAD III，MONITORING LEAD：见监测 III 导联。

LEAD MCL_1，MONITORING LEAD：见监测 MCL_1 导联。

LEAD MCL_6，MONITORING LEAD：见监测 MCL_6 导联。

左前降支冠状动脉（LEFT ANTERIOR DESCENDING CORONARY ARTERY）：左前降支血管在室间隔上面的室间沟内向前、向下走行，绕至心尖止于其后。

左前分支阻滞（LEFT ANTERIOR FASCICULAR BLOCK，LAFB）：电冲动经过左束支的左前分支发生传导障碍。心电图典型表现为 q1r3。也称为左前半支阻滞。

左房扩大（左房扩张和肥厚）［LEFT ATRIAL ENLARGEMENT（LEFT ATRIAL DILATATION AND HYPERTROPHY）］：通常由于左房的压力和（或）容量增加所致。常见于二尖瓣狭窄和关闭不全、急性心肌梗死、左心衰竭、主动脉瓣狭窄或关闭不全等各种原因引起的左心室肥大、全身性高血压和肥厚型心肌病。

电轴左偏（LEFT AXIS DEVIATION，LAD）：QRS 电轴大于 $230°（230°～290°）$。

左束支（LEFT BUNDLE BRANCH，LBB）：心脏电传导系统的一部分，将电冲动传至左室。它由左束支（或主干）组成，分为左前分支（LAF）和左后分支（LPF）。

左束支传导阻滞（LEFT BUNDLE BRANCH BLOCK，LBBB）：电冲动通过左束支传导异常。左束支传导阻滞可以是完全性的或不完全性的，可以伴有或不伴有完整的室间隔。

左回旋支冠状动脉（LEFT CIRCUMFLEX CORONARY ARTERY）：经过左室的前壁和侧壁，在左前降支和左回旋支的前侧缘动脉之间。

左冠状动脉（LEFT CORONARY ARTERY）：左冠状动脉起源于主动脉根部、主动脉瓣的左冠状动脉瓣上。

左心（LEFT HEART）：心脏的左部分，包括左房和左室。

左主冠状动脉（LEFT MAIN CORONARY ARTERY）：左主干一般长为 2～10mm，主要分为两个分支，即左前降支（LAD）和左回旋支（LCX）。

左后分支阻滞（LEFT POSTERIOR FASCICULAR BLOCK，LPFB）：电冲动经过左束支的左后分支发生传导障碍。典型的心电图表现为 q3r1，也称为左后半阻滞。

左胸前（或侧）导联［LEFT PRECORDIAL（OR LATERAL）LEADS］：V_5 和 V_6 导联。

左室衰竭（LEFT VENTRICULAR FAILURE）：左室不能够维持正常的血液循环，导致肺淤血和水肿。

左心室肥大（LEFT VENTRICULAR HYPERTROPHY）：由于心室内压力和（或）容量的慢性增加，导致左室室壁厚度增加。常见原因包括二尖瓣关闭不全、主动脉瓣狭窄或关闭不全，以及全身性高血压。

LENEGRE 病/LEV 病（遗传性房室传导阻滞）（LENEGRE'S DISEASE/LEV'S DISEASE）：电传导系统纤维化和（或）硬化以及传导纤维损害导致的特发性退行性疾病。是束支和分支阻滞的一个原因。

LEUKOCYTES：白细胞。

利多卡因（LIDOCAINE）：用来治疗室性期前收缩（PVC）和单形性或多形性室性心动过速的抗心律失常药物。

致死性心律失常（LIFT-THREATENING DYSRHYTHMIAS）：包括心室颤动、无脉性室性心动过速、心室停搏和无脉性电活动。

肢体导联（LIMB OR EXTREMITY LEADS）：三个标准（双极）肢体导联（Ⅰ、Ⅱ、Ⅲ）和三个加压（单极）导联（aVR、aVL 和 aVF）。

舌下气雾剂（LINGUAL AEROSOL）：一种可以将药物喷到舌下的给药方式。

升（LITER，L）：体积的单位。1 升＝1000 毫升＝1.1 夸脱。

负荷量（LOADING DOSE）：单独一次的大剂量，使其很快到达初始治疗所需的血药浓度。

克赛（LOVENOX），依诺肝素的商品名。是一种抗凝的低分子肝素。见抗凝剂。

低分子肝素［LOW-MOLECULAR-WEIGHT（LMW）HEPARIN］：一种抗凝药。

小写字母（LOWER CASE LETTERS）：如 q、r、s，用于命名心电图上小的偏转。

LGL 综合征［LOWN-GANONG-LEVINE（LGL）SYNDROME］：房-希氏束预激，典型表现为短 PR 间期。

LPFB：见左后分支阻滞。

LVH：见左心室肥大。

LYSE：溶解、分解（例如溶解一个血栓）。

LYSIS：溶解或分解的过程（如血栓溶解）。

硫酸镁（MAGNESIUM SULFATE）：一种用于治疗有指征的多形性室性心动过速（有脉搏）、尖端扭转型室速（有脉搏）和心室颤动/无脉性室性心动过速的电解质溶液。

马海姆纤维（MAHAIM FIBERS）：见结室纤维和分支纤维。

显著心动过缓（MARKED BRADYCARDIA）：心率 30～45 次/分或更低，伴有低血压和脑及其他器官灌注减少的症状和体征。

显著窦性心动过缓（MARKED SINUS BRADYCARDIA）：见显著心动过缓。

MAT：见多源性房性心动过速。

MCL$_1$：见监测 MCL$_1$ 导联。

平均 QRS 电轴（MEAN QRS AXIS）：所有心室向量的平均值；QRS 电轴，或简称电轴。

平均向量（MEAN VECTOR）：一个或多个向量的平均值。

延髓（MEDULLA OBLONGATA）：脑干的一部分，连接脑半球和脊髓。其包括特殊感觉、呼吸和循环的专门的神经中枢，包括交感和副交感神经系统相对应的心加速中枢和心抑制中枢。

膜电位（MEMBRANE POTENTIAL）：细胞内电位与细胞外液电位的差值。

mEQ：毫当量的缩写。

米（METER）：长度测量的公制单位。1 米＝1000 毫米＝39.37 英寸。

美托洛尔（METOPROLOL A BETA BLOCKER）：一种 β 受体阻滞剂。见 β 受体阻滞剂。

mg：毫克的缩写。

μg：微克的缩写。

微克（MICROGRAM，μg）：重量测量的公制单位。1000 微克＝1 毫克。

锁骨中线（MIDCLAVICULAR LINE）：从左侧锁骨的中点起在左侧乳头内侧与胸骨平行的一条假想线。

心前正中（或前壁）导联［MIDPRECORDIAL（OR ANTERIOR）LEADS］：V$_3$ 和 V$_4$ 导联。

轻度心动过缓（MILD BRADYCARDIA）：心率在 50～59 次/分，无低血压及脑和其他器官灌注不足的症状和体征。

轻度窦性心动过缓（MILD SINUS BRADYCARDIA）：见轻度心动过缓。

毫当量（MILLIEQUIVALENTS，mEQ）：物质溶解在 1ml 溶液中的质量。

毫克（MILLIGRAM，mg）：重量测量的公制单位。1000 毫克＝1 千克＝2.2 磅。

毫升（MILLILITER，ml）：体积测量的公制单位。1000 毫升＝1 升＝1.1 夸脱。

毫米（MILLIMETER，mm）：长度测量的公制单位。1000 毫米＝1 米＝39.37 英寸。

毫米汞柱（MILLIMETER OF MERCURY，mm Hg）：用来表示血压的公制单位。

毫伏（MILLIVOLT，mV）：电能量的单位。1000 毫伏＝1 伏。

二尖瓣狭窄（MITRAL STENOSIS）：二尖瓣口的病理性狭窄，通常是风湿热或年龄相关的瓣叶钙化的结果。其会导致左房增大。

二尖瓣（MITRAL VALVE）：位于左房和左室之间的单向瓣膜。

ml：毫升的缩写。

mm：毫米的缩写。

mmHg：毫米汞柱的缩写。

莫氏Ⅰ型房室传导阻滞（MOBITZ TYPE Ⅰ AV BLOCK）：二度房室传导阻滞的一种形式，特点为 PR 间期进行性延长，直至 QRS 波群脱落。

莫氏Ⅱ型房室传导阻滞（MOBITZ TYPE Ⅱ AV BLOCK）：二度房室传导阻滞的一种形式，特点为恒定的 PR 间期。P 波较 QRS 波群多，通常为固定比率（2：1、3：2 等）。

监测到心脏骤停（MONITORED CARDIAC ARREST）：正在被监测的患者发生心脏骤停。

监测Ⅰ导联（MONITORING LEAD Ⅰ）：用来监测心律失常单个心电图导联。Ⅰ导联通过负极与右上肢或右上前胸壁相连，正极与左上肢或左上前胸壁相连而获得。

监测Ⅱ导联（MONITORING LEAD Ⅱ）：用来监测心律失常单个心电图导联。Ⅱ导联通过负极与右上肢或右上前胸壁相连，正极与左下肢或左下前胸壁（通常为第五锁骨肋间平面和锁骨中线的交点）相连而获得。

监测Ⅲ导联（MONITORING LEAD Ⅲ）：用来监测心律失常单个心电图导联。Ⅲ导联通过负极与左上肢或左上前胸壁相连，正极与左下肢或左下前胸壁（通常为第五锁骨肋间平面和锁骨中线的交点）相连而获得。

监测 MCL₁ 导联（MONITORING LEAD MCL₁）：一般在住院期间经常使用的用来监测心律失常的心电图导联，尤其是鉴别室上性心律失常伴差异性传导和室性心律失常。MCL₁ 导联通过正极与第四肋间隙胸骨旁右侧前胸壁相连，负极与锁骨下锁骨中线相连而获得。

监测 MCL₆ 导联（MONITORING LEAD MCL₆）：通常只用来监测心律失常的单个心电图导联。MCL₆ 导联通过负极与左侧前胸壁上部相连，正极与第六锁骨肋间和锁骨中线的交点相连而获得。

单形性室速（MONOMORPHIC V-TACH）：室性心动过速的 QRS 波群是相同或几乎相同的形态、大小和方向。

硫酸吗啡（MORPHINE SULFATE）：麻醉的镇痛和镇静药物，在某些心律失常复律前用来麻醉清醒的患者。也可以作为继发于左心衰竭的充血性心力衰竭的血管扩张剂来应用。

"M" 型（或兔耳征）["M"（OR RABBIT EARS）PATTERN]：在右束支传导阻滞时，V₁ 导联呈 rSR' 型。

多源的（MULTIFOCAL）：心律失常起源于不同的起搏点（如室性心律失常的 QRS 波群呈不同的形态、大小和方向）。

多源性房性心动过速（MULTIFOCAL ATRIAL TACHYCARDIA，MAT）：起源于 3 个或更多不同的异位起搏点的房性心动过速，表现为 P' 波的形态、大小和方向在同一导联不断变化。

多源性室性期前收缩（MULTIFOCAL PREMATURE VENTRICULAR COMPLEXES，PVCs）：起源于心室不同异位起搏点的室性期前收缩，同一份心电图上期前收缩形态不同。

多源性（MULTIFORM）：伴有起源于一个或多个起搏点的不同形态、大小和方向 QRS 波群的室性心律失常。

多源性室性心动过速（MULTIFORM VENTRICULAR TACHYCARDIA）：室性心动过速伴有不同的 QRS 波群。

肌颤（MUSCLE TREMOR）：由于自主或不自主的肌肉抖动或寒颤导致心电图中形成外源性的凸起和波形，常见于老年人或寒冷的环境中。

mV：毫伏的缩写。

心肌（MYOCARDIAL）：关于心脏的肌肉部分。

心肌梗死（MYOCARDIAL INFARCTION，MI）：见急性心肌梗死（急性 MI，AMI）。

心肌损伤（MYOCARDIAL INJURY）：由于长时间缺氧导致心肌细胞可逆性的改变。心电图表现为受损心肌细胞 ST 段的抬高或压低。

心肌缺血（MYOCARDIAL ISCHEMIA）：心肌细胞暂时缺氧导致心肌细胞可逆的改变，心电图表现为缺血心肌细胞对称的 T 波抬高或倒置。

心肌坏死（梗死）[MYOCARDIAL NECROSIS（INFARCTION）]：由于长时间缺氧导致心肌细胞不可逆性损伤引起细胞死亡。心电图表现为坏死心肌细胞异常的 Q 波。

心肌（"工作"）细胞 [MYOCARDIAL（OR "WORKING"）]：心室内除了电传导系统的心肌细胞。

心脏破裂（MYOCARDIAL RUPTURE）：心脏室壁的破裂，通常发生在急性透壁性心肌梗死后的左室梗死区域。

心肌（MYOCARDIUM）：通常指心脏组织的中层，包括心肌细胞。

心肌纤维（MYOFIBRIL）：心肌细胞间的结构，当受到刺激时可以引起收缩，包括肌动蛋白和肌球蛋白。

肌球蛋白（MYOSIN）：心肌纤维中的一种收缩蛋白纤维，其赋予心肌细胞收缩性。另外一种是肌动蛋白。

Na⁺：钠离子符号。

坏死（NECROSIS）：组织死亡。

负向偏移（NEGATIVE DEFLECTION）：电流远离正极。

心脏的神经调节（NERVOUS CONTROL OF THE HEART）：从自主神经系统发出，包括交感神经（肾上腺素能）和副交感神经（胆碱能或迷走神经），二者在受到刺激后产生相反的效应。

硝酸甘油（NITROGLYCERIN）：一种药物，作为血管舒张剂来缓解心绞痛和继发于左心衰竭的重度肺淤血和水肿（充血性心力衰竭）。也可以在急性冠状动脉综合征中增加冠状动脉血流，扩张静脉减少回心血量来减轻前负荷。

房室结折返性心动过速 [NODAL REENTRY TACHYCARDIA（AVNRT）]：只涉及房室结的折返机制引起的心律失常。

结室纤维 [NODOVENTRICULAR FIBERS（MAHAIM FIBERS）]：位于房室结的下部和心室之间的异常传导旁路，导致结室预激。

结室预激（NODOVENTRICULAR PREEXCITATION）：电冲动通过结室纤维的异常传导，导致宽 QRS 波群（＞0.10s，异常形态），δ 波。PR 间期正常。

噪声（NOISE）：心电图中外源性凸起和波形，通常由于肌肉颤抖、60Hz 的交流电干扰、错误的电极连接和生物电遥测相关事件（如心电图传输超出范围和发射机低电池）而造成。见干扰。

不完全性代偿间歇（NONCOMPENSATORY PAUSE）：期前收缩后的 RR 间期，如果将其与期前收缩前的 RR 间期相加，将小于基础 RR 间期的 2 倍。见代偿间歇。

房性期前收缩未下传（NONCONDUCTED PAC）：正向 P' 波（Ⅱ导联）后无 QRS 波群。房性期前收缩阻滞。

交界性期前收缩未下传（NONCONDUCTED PJC）：负向 P' 波（Ⅱ导联）后无 QRS 波群。交界性期前收缩阻滞。

P 波未下传（NONCONDUCTED P WAVE）：P 波后无 QRS 波群。漏跳。

非起搏细胞（NONPACEMAKER CELL）：无自律性的心肌细胞。

非阵发性房性心动过速（NONPAROXYSMAL ATRIAL TACHYCARDIA）：房性心动过速开始和终止都是逐渐的。

非阵发性交界性心动过速（NONPAROXYSMAL JUNCTIONAL TACHYCARDIA）：起源于房室交界区异位起搏点的心律失常，频率在 60～150 次/分。其包括加速性交界性心律（60～

100 次/分）和交界性心动过速（100～150 次/分）。可以是窄 QRS 波群，也可以是由于束支传导阻滞或室内差异性传导所致的宽 QRS 波群。当由于伴有室内差异性传导所致的宽 QRS 波心动过速时，称为交界性心动过速伴室内差异性传导。

非凹陷性水肿（NONPITTING EDEMA）：由于创伤或炎症导致的肿胀。

非 Q 波心肌梗死（MI）（NON-Q WAVE MI）：心电图上无异常 Q 波的心肌梗死。大多数是非透壁性心肌梗死，其余为透壁性。

非持续性室性心动过速（NONSUSTAINED VENTRICULAR TACHYCARDIA）：阵发的 3 个或更多的室性期前收缩被基础节律分隔开。阵发性室性心动过速。

非透壁的（NONTRANSMURAL）：没有从心内膜贯穿到心外膜（也就是涉及部分心室壁，或者内膜下区域或心肌的中层）。

非透壁性心肌梗死（NONTRANSMURAL MYOCARDIAL INFARCTION）：仅累及部分心室壁的心肌梗死。

去甲肾上腺素〔NOREPINEPHRINE（LEVATERENOL）〕：肾上腺素能药物，用于治疗低血压和休克。左旋去甲肾上腺素。

正常 QRS 电轴（NORMAL QRS AXIS）：位于−30°～190°。

生理盐水（NORMAL SALINE）：含有 0.9% 的氯化钠（0.9% 盐水）的静脉盐溶液的不规范术语。

正常窦性节律（NORMAL SINUS RHYTHM，NSR）：心脏的正常节律，起源于窦房结，频率为 60～100 次/分。

切迹（NOTCH）：QRS 波群或 T 波上尖的直立或向下的波，分别不会低于或高于基线。

偶尔的不规则节律（OCCASIONALLY IRREGULAR RHYTHM）：规则节律中发生的期前收缩。见房性期前收缩和室性期前收缩。

反向（或背向）心电图导联〔OPPOSITE（OR RECIPROCAL）ECG LEADS〕：见"背向"心电图改变。

最佳顺序起搏器（DDD）〔OPTIMAL SEQUENTIAL PACEMAKER（DDD）〕：人工起搏器在心房、心室无自主电活动时，可起搏心房和（或）心室。

端坐呼吸（ORTHOPNEA）：严重的呼吸困难，患者只有坐起、半卧位才可缓解。

Osborn 波（OSBORN WAVE）：低体温患者，当核心体温低到 35℃（95℉），在 QRS 波群和 ST 段交界处，出现的独特的窄的正向波。也可被称为"J 波""J 偏移"或者"驼峰状"。相关的心电图改变包括 PR 间期和 QT 间期延长，QRS 波群增宽。

超速驱动抑制（OVERDRIVE SUPPRESSION）：窦房结和（或）逸搏或异位起搏点在受到一系列电冲动（任何起源）刺激后，自发除极受到抑制，使起搏细胞提早除极。在电冲动终止后，由于期前收缩除极对其自律性的抑制作用，受累起搏细胞的下一个预期的自发除极可能有轻度延迟。

超负荷（OVERLOAD）：各种原因导致的心腔压力和（或）体积的增加，导致心腔的增大〔扩张和（或）肥厚〕。如右房增大、左房增大、右心室肥大和左心室肥大。

PAC：房性期前收缩的缩写。

人工起搏器（PACEMAKER，ARTIFICIAL）：当心脏的电传导系统异常，导致心动过缓或心脏停搏时，可以用来起搏心脏的电子装置。人工起搏器由电冲动发生器、电池和导线组成，导线用来感知心脏的电活动，当起搏器感知到心脏没有电活动时，导线发送电冲动到心房和（或）心室。

起搏细胞（PACEMAKER CELL）：具有自律性的心肌细胞。

心脏的起搏点（PACEMAKER OF THE HEART）：心脏的起搏点包括心脏电系统或心肌内的窦房结、逸搏或异位起搏点，可以位于窦房结、心房、房室交界区或心室。

起搏节律（PACEMAKER RHYTHM）：由人工起搏器产生的心脏节律。

起搏点（PACEMAKER SITE）：发出电冲动的部位。包括心脏电系统任何部分或心肌内的窦房结、逸搏或异位起搏点。

起搏尖刺波（PACEMAKER SPIKE）：人工起搏器产生的电冲动在心电图上形成的窄而尖的偏转。

起搏点固有发放频率（PACEMAKER'S INHERENT FIRING RATE）：窦房结或逸搏起搏点正常产生电冲动的频率。

成对搏动（PAIRED BEATS）：房性或室性异位起搏发生时两个一组，也叫二联搏动。

成对室性期前收缩（PAIRED PVCs）：两个连续的室性期前收缩。

副交感（胆碱能或迷走）活动〔PARASYMPATHETIC（CHOLINERGIC OR VAGAL）ACTIVITY〕：刺激副交感神经系统对心脏、血管和其他器官产生的抑制作用。其在心脏和血管的作用是减慢心率，降低心排血量和血压，有时有房室传导阻滞作用。

副交感（胆碱能或迷走）神经系统〔PARASYMPATHETIC（CHOLINERGIC OR VAGAL）NERVOUS SYSTEM〕：自主神经系统的一部分，主要是控制机体的非自主功能，包括心脏和血管活动的控制。激活此系统可以抑制心脏活动，产生与交感神经系统相反的效应，减少心排血量、降低血压、恶心、呕吐、气管痉挛、出汗、头晕和多涎。

副交感（胆碱能或迷走）张力〔PARASYMPATHETIC（CHOLINERGIC OR VAGAL）TONE〕：指副交感活动程度。

阵发（PAROXYSM）：突然非预期的发作。

阵发性夜间呼吸困难（PAROXYSMAL NOCTURNAL DYSPNEA，PND）：夜间突然发生的呼吸困难，患者在白天没有症状。

阵发性室上性心动过速（PAROXYSMAL SUPRAVENTRICULAR TACHYCARDIA，PSVT）：一种心律失常，心室率为 160～240 次/分，突发突止。起源于 AV 交界区，为折返机制，分为只涉及房室结〔房室结折返性心动过速（AVNRT）〕或房室结伴旁路〔房室折返性心动过速（AVRT）〕。心电图上可表现为窄 QRS 波群，当合并伴有束支传导阻滞或室内传导异常时也可为宽 QRS 波群。当阵发性室上性心动过速由于室内传导异常而形成宽 QRS 波群，这种心律失常称为阵发性室上性心动过速（PSVT）伴室内差异性传导（差传）。

阵发性室上性心动过速伴差传（PAROXYSMAL SUPRAVENTRICULAR TACHYCARDIA WITH ABERRANCY）：见室性传导异常。

阵发性室性心动过速（PAROXYSMAL VENTRICULAR TACHYCARDIA）： 3个或3个以上宽大 QRS 波群短阵的室性心动过速。

阵发性心律（PAROXYSMS OF BEATS）： 突发的3个或3个以上搏动。3个或3个以上搏动被认为是心动过速。

既往心脏病史（PAST CARDIAC HISTORY）： 既往所患心血管疾病及其治疗的简短概述。

不规则节律（PATTERNED IRREGULARITY）： 心电图上 RR 间期不等。

P 轴（P AXIS）： 在心房除极化过程中产生的所有向量的均值。

PEA： 见无脉性电活动。

PCI： 见经皮冠状动脉介入治疗。

T 波峰（PEAK OF THE T WAVE）： 与心室除极化易损期相一致，此时室性期前收缩可触发室性心动过速或心室颤动。

经皮冠状动脉介入治疗［PERCUTANEOUS CORONARY INTERVENTIONS (PCI)］： 通过导管技术机械性扩张受累冠状动脉堵塞部分的管腔，主要是通过以下手段：
- 经皮冠状动脉成形术
- 冠状动脉支架置入术
- 定向冠状动脉斑块切除术
- 冠状动脉斑块旋磨术

经皮冠状动脉成形术（PERCUTANEOUS TRANSLUMINAL CORONARY ANGIOPLASTY，PTCA）： 将球囊导管送至冠状动脉狭窄或闭塞病变处，加压球囊扩张，挤压斑块，扩大血管内径。这项技术又称为球囊成形术，是冠状动脉堵塞最常见的有创治疗，通常扩张后会置入冠状动脉支架。

灌注（PERFUSION）： 液体的通道，如血流经过组织或器官的血管。

心包积液（PERICARDIAL EFFUSION）： 心包腔或囊内有液体。

心包浆液（PERICARDIAL FLUID）： 润滑心脏在心包内运动。

心包腔（PERICARDIAL SPACE OR CAVITY）： 心包脏层与壁层之间的空隙，最多含有 50ml 心包浆液。

心脏压塞（PERICARDIAL TAMPONADE）： 指心包积液达到一定限度后心包腔内压力增高。

心包炎（PERICARDITIS）： 心包的炎症，伴有与急性心肌梗死相类似的胸痛。心电图表现为显著的 ST 段抬高，易与急性心肌梗死相混淆。

心包（PERICARDIUM）： 为纤维浆膜囊，包裹心脏和下腔静脉、上腔静脉、主动脉和肺动脉的根部。心包分内、外两层，外层为粗糙的纤维囊（纤维心包），内层为分泌浆液的膜（浆膜心包），浆膜心包分为脏层和壁层。浆膜心包的内层为脏层，更通俗的称呼为心外膜，包裹心脏本身；外层为壁心包，与纤维心包相连。脏、壁二层之间的腔隙称为心包腔，内含心包浆液。

外周动脉阻力（PERIPHERAL VASCULAR RESISTANCE）： 血液在循环系统流动中所受到的阻力，取决于小动脉、微动脉、微静脉和小静脉构成的外周血管系统的收缩或舒张的程度。

外周血管收缩（PERIPHERAL VASOCONSTRICTION）： 血管的收缩，尤其是小动脉、微动脉、微静脉和小静脉收缩导致血压升高，在远离收缩点处血液循环减少。

外周血管舒张（PERIPHERAL VASODILATATION）： 血管的舒张，尤其是小动脉、微动脉、微静脉和小静脉舒张导致血压降低。

垂直轴［PERPENDICULAR OF A LEAD AXIS (PERPENDICULAR AXIS)］： 与横轴呈 90°（或直角）交叉的另一个轴，交叉点为"零"点。也可简称为"垂直"。

pH 值： 表示氢离子（H^+）在溶液中浓度的符号。

急性心肌梗死的分期（PHASE OF ACUTE MI）：
第 1 期：0～2h
第 2 期：2～24h
第 3 期：24～72h
第 4 期：2～8 周

除极化和复极化的分期（PHASES OF DEPOLARIZATION AND REPOLARIZATION）： 见心脏动作电位。

血栓溶解的分期（PHASES OF THROMBOLYSIS）： ①血管壁内皮释放组织纤溶酶原激活物到血浆中；②通过组织纤溶酶原激活物的作用，使纤溶酶原转变为纤溶酶，与血栓中的纤维蛋白结合；③通过纤溶酶的作用使纤维蛋白溶解，导致血小板互相分离和血栓的溶解。

生理性房室传导阻滞（PHYSIOLOGICAL AV BLOCK）： 只在如心房颤动、心房扑动和房性心动过速等快速性房性心律失常的情况下发生的房室传导阻滞。

可凹性水肿（PITTING EDEMA）： 用手指按压水肿组织就会出现凹陷，当去除压力后，水肿不会立即消失。是外周水肿的标志。

PJC： 交界性期前收缩的缩写。

纤溶酶（PLASMIN）： 一种可以溶解血栓中纤维蛋白的酶，可以帮助血栓溶解。见纤溶酶原。

纤溶酶原（PLASMINOGEN）： 纤溶酶原是一种血浆糖蛋白，在组织纤溶酶原激活物（tPA）的激活下，转变为纤溶酶。纤溶酶，能够降解血栓中与血小板结合的纤维蛋白，触发血栓溶解过程。

血小板活化（PLATELET ACTIVATION）： 血栓形成的第2期。血小板与胶原纤维结合后，其被活化。血小板改变其构型，从平滑的椭圆形变为小球形，同时释放腺苷二磷酸（ADP）、5 羟色胺（5-HT）和血栓素 A2（TXA_2）等物质刺激血小板聚集。血小板聚集可以被动脉粥样斑块中的富含脂质的粥样物质所激活。同时，GPⅡb/Ⅲa 受体与纤维蛋白原结合。当这些发生时，血小板和组织中正释放大量组织因子。

血小板黏附（PLATELET ADHENSION）： 血栓形成的第1期。动脉粥样硬化斑块侵蚀或破裂后，血小板暴露于胶原纤维和 vWF。血小板 GPⅠa 受体可以直接与胶原纤维结合，GPⅡb/Ⅲa 受体通过与 vWF 结合后再与胶原纤维结合。血小板与胶原纤维的黏附形成一层血小板层覆盖在受损的斑块表面。

血小板聚集（PLATELET AGGREGATION）： 血栓形成的第3期。一旦被激活，血小板连接到血小板 GPⅡb/Ⅲa 受体上的纤维蛋白原互相连接。在 ADP、TXA_2 的刺激下，纤维蛋白原与 GPⅡb/Ⅲa 的结合大大增强，导致血小板栓子的快速增长。此时，凝血酶原在组织因子的作用下已经转化为凝血酶。

血小板膜糖蛋白（GP）Ⅱb/Ⅲa 受体抑制剂（PLATELET GP Ⅱ b/Ⅲa RECEPTOR INHIBITOR）：一种复合物可以阻断激活的血小板上的 GP Ⅱb/Ⅲa 受体与纤维蛋白原结合，从而抑制血小板黏附、聚集和进一步的血栓形成。GP Ⅱb/Ⅲa 受体抑制剂包括阿昔单抗和替罗非班。

血小板（PLATELETS）：血液中的小细胞，是凝血和维持止血的必要成分。血小板含有膜糖蛋白（GP）受体，它能够与结缔组织和血液中的多种成分结合，形成血栓。主要的受体是 GP Ⅰa、GP Ⅰb 和 GP Ⅱb/Ⅲa。血小板活化后能够释放一些物质，通过刺激血小板聚集进而促进血栓的形成。这些物质包括：腺苷二磷酸（ADP）、5-羟色胺和血栓烷 A_2（TXA_2）。

胸膜（PLEURA）：包裹着肺的浆膜与胸腔连接，是一个完全封闭的空间，里面有浆膜液。

二尖瓣 P 波（P MITRALE）：左房增大和肥厚时 P 波宽大、有切迹。常见于重度二尖瓣狭窄。

张力性气胸（PNEUMOTHORAX, TENSION）：胸腔内气体积聚，呈正压。

极性（POLARITY）：正极或负极。

细胞的极化（或静息）状态［POLARIZED（OR RESTING）STATE OF THE CELL］：细胞复极后的状态，为内负外正的状态。

多形性室性心动过速（POLYMORPHIC V-TACH）：室性心动过速，QRS 波群形态、大小、极性显著不同。

R 波递增不良（POOR R-WAVE PROGRESSION）：胸前 $V_1 \sim V_5$ 或 $V_1 \sim V_6$ 导联出现小 R 波。典型见于慢性阻塞性肺疾病（COPD）时，亦可见于前壁心肌梗死后。

正向偏转（POSITIVE DEFLECTION）：电流朝向导联的正极。

除颤后心律失常（POSTDEFIBRILLATION DYSRHYTHMIA）：除颤电击后的心律失常（如期前收缩、心动过缓和心动过速）。

后壁心肌梗死（POSTERIOR MI）：由于回旋支动脉远端和（或）回旋支动脉的后外侧缘动脉闭塞导致的心肌梗死，典型表现是 ST 段和 T 波的早期改变（如 $V_1 \sim V_4$ 导联 ST 段压低，$V_1 \sim V_2$ 导联 T 波倒置）。

电位［POTENTIAL（ELECTRICAL）］：细胞膜两侧离子浓度差。可用毫伏（mV）来测量。

PP 间期（PP INTERVAL）：P 波起始到下一个 P 波起始之间。

P′波［P PRIME（P'）WAVE］：起源于心房或房室交界区、心室（较少见）异位起搏点的异常 P 波。在 Ⅱ 导联通常为负向。

肺性 P 波（P PULMONALE）：P 波高尖（高度 >2.5mm），见于右房扩张和肥厚。主要与肺性疾病，如 COPD、肺栓塞和肺源性心脏病（肺心病）等相关。

心前的（PRECORDIAL）：心前区。

心前参考图（PRECORDIAL REFERENCE FIGURE）：胸壁的轮廓通过从心脏参考零点辐射出的 6 个胸前导联轴及其参考角度，在水平面上重叠形成的图形。

心前重击（PRECORDIAL THUMP）：握紧拳头在胸骨中部给予快速的重击，试图早期终止心室颤动或无脉性室性心动过速。

胸前单极导联［PRECORDIAL（UNIPOLAR）LEADS］：V_1、V_2、V_3、V_4、V_5 和 V_6 导联。每个导联通过正极连接到特定的前胸壁和中心电端。各导联的正极连接位置如下：

V_1：第四肋间隙胸骨右侧

V_2：第四肋间隙胸骨左侧

V_3：V_2 与 V_4 连线的中点

V_4：第五肋间隙与左侧锁骨中线交点

V_5：与 V_4 相同水平的左侧腋前线

V_6：与 V_4 相同水平的左侧锁骨中线

V_1 和 V_2：右胸（或间隔）导联覆盖右室

V_3 和 V_4：中部胸（或前壁）导联覆盖室间隔和部分左室

V_5 和 V_6：左胸（或侧壁）导联覆盖左室

心前区（PRECORDIUM）：心脏前胸壁的区域，胸骨中部。

预激综合征（PREEXCITATION SYNDROME）：异常心电图，由短 PR 间期和（或）异常宽 QRS 波群伴 δ 波组成，是由于电冲动从心房或房室交界区经过旁路传到心室，使心室较正常早除极化。旁路是传导电冲动的异常心肌纤维：①从心房到心室（房室旁路）；②从心房到房室交界区（房-希氏束）；③从房室交界区到心室（结室/分支室纤维），通过各种旁路绕过正常传导系统。预激综合征包括室性预激、房-希氏束预激和结室/分支室预激。

前类本位曲折（PREINTRINSICOID DEFLECTION）：从 QRS 波群起始到 R 波波峰，如果有不止 1 个 R 波，则至最后一个 R 波波峰。见心室激动时间（VAT）。

房性期前收缩波（PREMATURE ATRIAL COMPLEX, PAC）：由起源于心房异位起搏点的异常 P 波，和其后的正常或异常 QRS 波群组成一个额外搏动。房性期前收缩伴有异常 QRS 波群只发生在房性期前收缩伴差传（也称为 PABs）。

房性期前收缩伴差传（PREMATURE ATRIAL COMPLEX WITH ABERRANCY）：见室内差异性传导。

期前收缩波（PREMATURE COMPLEX）：QRS 波群出现在 P-QRS-T 周期中的某些点，或两个周期之间。

异位期前收缩（波）［PREMATURE ECTOPIC BEAT（COMPLEX）］：起源于心房、房室交界区或心室的异位搏动或复合波，如房性期前收缩波、交界性期前收缩波和室性期前收缩波。

交界性期前收缩伴差异性传导（PREMATURE JUNCTIONAL COMPLEX WITH ABERRANCY）：见室内差异性传导。

交界性期前收缩波（PREMATURE JUNCTIONAL COMPLEX, PJC）：起源于房室交界区的异位搏动点，由正常或异常的 QRS 波群伴或不伴异常 P 波组成。如果有 P 波，PR 间期较正常短。交界性期前收缩伴异常 QRS 波群，称为交界性期前收缩伴差传。这样的 PJC 与室性期前收缩波（PVC）相似。

室性期前收缩波（PREMATURE VENTRICULAR COMPLEX, PVC）：由起源于心室异位起搏点的异常宽大畸形的 QRS 波群组成。

Prinzmetal 心绞痛（PRINZMETAL'S ANGINA）：心绞痛的一种严重形式，休息时发作，由冠状动脉痉挛所致。

盐酸普鲁卡因胺（PROCAINAMIDE HYDROCHLORIDE）：抗心律失常药物，用来治疗室性期前收缩和室性心动过速。

普鲁卡因胺毒性（PROCAINAMIDE TOXICITY）：过量应用普鲁卡因胺，表现为宽 QRS 波群、低宽的 T 波、U 波、PR 间期延长、ST 段压低和 QT 间期延长。

排痰性咳嗽（PRODUCTIVE COUGH）：咳嗽伴有痰。

盐酸异丙嗪（PROMETHAZINE HYDROCHLORIDE）：一种主要用来预防和控制恶心和呕吐的药物。

自律性（PROPERTY OF AUTOMATICITY）：起搏细胞可以自主产生电冲动。

传导性（PROPERTY OF CONDUCTIVITY）：心肌细胞传导电冲动的能力。

收缩性（PROPERTY OF CONTRACTILITY）：电冲动刺激时，心肌细胞可以缩短，恢复到原始长度的能力。

预防（PROPHYLAXIS）：预防性治疗。

凝血酶原（PROTHROMBIN）：凝血酶原是一种血浆蛋白，在受损的动脉壁组织释放的组织因子的作用下激活转变为凝血酶。凝血酶使纤维蛋白原转变为纤维蛋白。

PR（P′R）间期［PR（P′R）INTERVAL］：心电图中 P（P′）波起点到 QRS 波群起点的时间。PR 间期正常为 0.12～0.20s。

PR 段（PR SEGMENT）：心电图中 P 波终点和 QRS 波群起点之间。

假性电机械分离（PSEUDOELECTROMECHANICAL DISSOCIATION）：由于各种原因引起的心力衰竭和（或）电传导系统衰竭使得心室的收缩太弱而不能产生可测的血压和脉搏而引起的致命的心律失常。是无脉性电活动的一种形式。

肺循环（PULMONARY CIRCULATION）：血液从右室，经肺动脉及其分支和毛细血管网，然后经过肺微静脉、静脉，回流至左房，构成肺循环。运输血液进出肺内的血管。

肺栓塞（PULMONARY EMBOLISM）：小的固体、液体或气体物质经过静脉到肺，造成肺动脉的闭塞（梗阻）。典型心电图表现为 S1Q3T3 型。

肺梗死（PULMONARY INFARCTION）：由于动脉血供的梗阻导致肺组织的局部梗死，通常由于肺栓塞引起。

肺动脉瓣（PULMONIC VALVE）：位于右室和肺动脉之间的单向瓣膜。

脉搏短绌（PULSE DEFICIT）：当心肌收缩弱，不能够产生足够强的搏动波到桡动脉，称为脉搏短绌。

脉氧测定（PULSE OXIMETRY）：连续测量血氧饱和度和脉搏。

无脉性电活动（PULSELESS ELECTRICAL ACTIVITY）：除了室性心动过速、心室颤动等心律失常导致心脏仅有电活动，而无法探测到血压和脉搏。

无脉性室性心动过速（PULSELESS VENTRICULAR TACHYCARDIA）：与室颤相等的致死性心律失常，采用同样的治疗方法——立即除颤。

泵衰竭（PUMP FAILURE）：心脏有效泵血功能的部分或完全衰竭，引起充血性心力衰竭和心源性休克。泵衰竭是急性心肌梗死的并发症，在束支传导阻滞时更易发生。

浦肯野纤维（PURKINJE FIBERS）：小的、不成熟的心肌纤维形成复杂的网络，称为浦肯野纤维，广泛分布于心室的内膜下组织，其末梢终止于心肌细胞。

心室浦肯野纤维网（PURKINJE NETWORK OF THE VENTRICLES）：电传导系统的一部分，介于束支和心室肌细胞之间，由浦肯野纤维和其末分支组成。

PVC：室性期前收缩的缩写。

P 波（P WAVE）：正常情况下 P-QRS-T 复合波的第一个波，代表心房的除极。P 波可以是正向的（直立），对称高尖或宽而带切迹；负向的（倒置的）；双向的（部分直立、部分倒置）或低平的。

q1r3 型（q1r3 PATTERN）：典型心电图表现是 I 导联起始有小 q 波，III 导联起始有小 s 波，表明左前分支传导阻滞。

q3r1 型（q3r1 PATTERN）：典型心电图表现是 III 导联起始有小 q 波，I 导联起始有小 s 波，表明左后分支传导阻滞。

QRS 电轴（QRS AXIS）：一个大向量，代表心室所有向量的均值。

QRS 波群（QRS COMPLEX）：正常情况下，跟在 P 波后面，由 Q、R、S 波构成，代表心室的除极。QRS 波群可正常（窄），时程为≤0.10s，或异常（宽），时程>0.10s。

QRS 波型（QRS PATTERN）：右束支传导阻滞伴完整室间隔时，V_5～V_6 导联典型表现为 QRS 波型。如 QRS 波群有"终末 S"波。

QRS-ST-T 型（QRS-ST-T PATTERN）：高钾血症时，QRS-ST-T 复合波表现为异常宽的"正弦波"。

qSR 型（qSR PATTERN）：右束支传导阻滞伴室间隔受损时，V_1～V_2 导联的 QRS 形态。

QS 波（QS WAVE）：QRS 复合波表现为一个大的负向波。

QTc：见校正的 QT 间期。

QT 间期（QT INTERVAL）：心电图中 QRS 波群起始至 T 波结束的部分，代表心室的除极和复极。

象限（QUADRANTS）：六轴系统图的 4 个象限为 I、II、III 和 IV 象限。

四联律（QUADRIGEMINY）：四个心搏组成的系列心律，通常由 3 个正常传导的 QRS 波群，其后紧跟一个心房、房室交界区或心室起源的期前收缩构成（如房早四联律、交界性期前收缩四联律、室性期前收缩四联律）。

硫酸奎尼丁（QUINIDINE SULFATE）：一种抗心律失常药物，用来治疗房性和交界性期前收缩。

奎尼丁毒性（QUINIDINE TOXICITY）：奎尼丁应用过量，心电图上表现为增宽经常有切迹的 P 波；宽 QRS 波群；低宽的 T 波；U 波、PR 期间延长；ST 段压低和 QT 间期延长。

Q 波（Q WAVE）：QRS 波群的第一个负向偏转，之前无 R 波。

Q 波心肌梗死（Q WAVE MYOCARDIAL INFARCTION，MI）：心电图上带有 Q 波的心肌梗死。大部分 Q 波心肌梗死是透壁心肌梗死，其余的仅涉及内膜下或中层心肌。

兔耳型（RABBIT EARS PATTERN）：见 rSR′型。

心率转换表（RATE CONVERSION TABLE）：一个表格，根据相邻 R 波之间小方格的数量转换为每分钟心率。

冲动形成率（发放频率）［RATE OF IMPULSE FORMATION（THE FIRING RATE）］：见 4 期除极化斜率。

R″波［R DOUBLE PRIME（R″）］：QRS 波群中的第 3 个 R 波。

"背向"心电图改变（"RECIPROCAL" ECG CHANGES）：与急性心肌梗死相对的心电图导联的改变，大部分与面向心电图导联方向相反（即镜像）。比如，面向导联上抬高的 ST 段和对称的高尖 T 波在背向导联上镜像表现为压低的 ST 段和深倒的 T 波。

折返（REENTRY）：电冲动在电传导系统的一个或多个节段延迟或阻滞，而其余的传导系统传导功能正常。

折返机制（REENTRY MECHANISM）：电冲动在心脏的一个区域反复进出，导致 1 个或多个异位起搏的机制。

不应性（REFRACTORY）：对刺激没有反应。

不应期（REFRACTORY PERIOD）：细胞或心肌纤维对电刺激可能除极或不除极的时间，取决于电冲动的强度。从动作电位的 0 期延续到 3 期，分为绝对不应期（ARP）和相对不应期（RRP）。绝对不应期从 0 期到大约 3 期中段。相对不应期从大约 3 期中段到 3 期结束。

规律的不规则节律（REGULARLY IRREGULAR RHYTHM）：见不规则形态。

相对心动过缓（RELATIVE BRADYCARDIA）：心率相对于心肌代谢的需求太慢。

心室的相对不应期［RELATIVE REFRACTORY PERIOD (RRP) OF THE VENTRICLES］：心室复极的时期，在这个期间强于平常的电冲动可能激动心室。通常在 T 波峰值开始，末端结束。

ReoPro：阿昔单抗的商品名。

再灌注治疗（REPERFUSION THERAPY）：应用溶栓药物或机械方法来开通闭塞的动脉粥样硬化冠状动脉的治疗。机械方法主要是经皮冠状动脉介入治疗，其包括经皮冠状动脉成形术、冠状动脉支架置入术、冠状动脉内定向旋切术和旋转斑块切除术。

复极化（REPOLARIZATION）：除极化的细胞恢复到其极性、静息状态的电过程。

复极波（REPOLARIZATION WAVE）：心房和心室复极的过程，心电图上表现为心房和心室 T 波。

复极状态（REPOLARIZED STATE）：细胞完全复极化的状态。

静息膜电位（RESTING MEMBRANE POTENTIAL）：细胞膜两侧的电位差，静息完全复极化的细胞内电位与周围细胞外液电位的差。

细胞的静息状态（RESTING STATE OF A CELL）：细胞膜外层的阳离子与细胞膜内层与每个阳离子正对着的同样数量的阴离子。这种情况下的细胞称为极化的细胞。

复苏（RESUSCITATION）：通过人工呼吸和胸外按压来恢复生命。

RETAVASE：瑞替普酶（r-PA）的商品名，一种溶栓制剂。

瑞替普酶［RETEPLASE (r-PA)］：一种溶栓制剂，可以将纤溶酶原转变为纤溶酶，溶解血栓中与血小板结合的纤维蛋白，使血栓溶解。商品名：Retavase。

逆行的（RETROGRADE）：以与正常方向相反的方向运动。

逆行性心房除极化（RETROGRADE ATRIAL DEPOLARIZATION）：心房的异常除极化，从房室交界区附近开始，在Ⅱ导联产生负向的 P′波；通常与交界性心律失常相关。

逆向性房室传导阻滞（RETROGRADE AV BLOCK）：起源于希氏束或心室的电冲动通过房室结传至心房的逆向传导延迟或失败。

逆向传导（RETROGRADE CONDUCTION）：与正常传导方向相反的电冲动传导，如从 AV 交界区或心室（通过房室交界）传至心房或窦房结。与逆向性 AV 传导相同。

右房和左房（RIGHT AND LEFT ATRIA）：心脏上部的两个薄壁的腔。

右室和左室（RIGHT AND LEFT VENTRICLES）：心脏下部的两个厚壁和肌性的腔。

右房扩大（右房扩张和肥大）［RIGHT ATRIAL ENLARGEMENT (RIGHT ATRIAL DILATATION AND HYPERTROPHY)］：通常由于右房压力和（或）容量的增加引起。见于肺动脉瓣狭窄、三尖瓣狭窄和关闭不全（相对少见）、各种原因引起的肺动脉高压和右心室肥大。包括慢性阻塞性肺疾病、肺心病、哮喘状态、肺栓塞、肺水肿、二尖瓣狭窄或关闭不全和先天性心脏病。

右房超负荷（RIGHT ATRIAL OVERLOAD）：右房压力和（或）容量的增加。

轴右偏（RIGHT AXIS DEVIATION, RAD）：QRS 电轴大于 +90°。极度右偏：QRS 电轴位于 −90°至 −180°（不确定轴）。

右束支（RIGHT BUNDLE BRANCH, RBB）：电传导系统的一部分，将电冲动传至右室。

右束支传导阻滞（RIGHT BUNDLE BRANCH BLOCK, RBBB）：电冲动经过右束支传导障碍。可以是完全的或不完全的，可伴有或不伴完整室间隔。典型的心电图表现如下：

- V_1 导联呈 rSR′型，所谓的"M"（或兔耳）型
- aVR 和 $V_1 \sim V_2$ 导联高"终末"R 波
- aVL 和 $V_5 \sim V_6$ 导联深宽"终末"S 波
- $V_5 \sim V_6$ 导联呈 qRS 波型——典型的右束支传导阻滞伴完整的室间隔
- $V_1 \sim V_2$ 导联呈 QSR 波型——典型的右束支传导阻滞伴不完整的室间隔

右冠状动脉（RIGHT CORONARY ARTERY）：右冠状动脉起源于右冠瓣上的主动脉根部。

右心（RIGHT HEART）：心脏的右半部，包括右房和右室。

右心衰竭（RIGHT HEART FAILURE）：右室不能够维持正常的血液循环。导致体静脉扩张，尤其是颈静脉；周围组织水肿、肝脾淤血和增大。肺部是干净的。

右胸（或间隔）导联［RIGHT PRECORDIAL (OR SEPTAL) LEADS］：$V_1 \sim V_2$ 导联。

右胸（单极）导联［RIGHT PRECORDIAL (UNIPOLAR) LEADS］：V_{2R}、V_{3R}、V_{4R}、V_{5R} 和 V_{6R} 导联，每个导联通过正极连接到特定的右侧前胸壁和中心电端。右胸导联覆盖右室。各导联的正极连接位置如下：

V_{2R}：第四肋间隙胸骨右侧

V_{3R}：V_{2R} 与 V_{4R} 连线的中点

V_{4R}：右侧第五肋间隙与右侧锁骨中线交点

V_{6R}：与 V_{4R} 相同水平的右侧腋前线

V_{6R}：与 V_{4R} 相同水平的右侧锁骨中线

右心室肥大（RIGHT VENTRICULAR HYPERTROPHY，RVH）： 是由于长期心室压力和（或）容量的增加引起右室室壁的增厚。常见于肺动脉瓣狭窄和其他先天性心脏病（如房间隔和室间隔缺损），三尖瓣关闭不全（相对少见），各种原因引起的肺动脉高压（包括慢性阻塞性肺疾病、哮喘状态、肺栓塞、肺水肿和二尖瓣狭窄或关闭不全）。

右室心肌梗死（RIGHT VENTRICULAR MI）： 由于右冠状动脉闭塞引起的心肌梗死，特点为Ⅱ、Ⅲ、aVF 导联早期的 ST 段和 T 波改变（即 ST 段抬高，T 波高尖），较正常高的 R 波。V_{4R} 导联 ST 段抬高，之后Ⅱ、Ⅲ、aVF 导联出现异常 QS 波或 T 波倒置。在 V_{4R} 导联出现 T 波倒置。

右室超负荷（RIGHT VENTRICULAR OVERLOAD）： 右室压力和（或）容量的增加。

林格乳酸盐溶液（RINGER'S LACTATE SOLUTION）： 无菌静脉溶液包含钠、钾、钙和氯离子，除乳酸离子之外与血液浓度相同。

R-ON-T 现象（R-ON-T PHENOMENON）： 室性期前收缩落在前一个 QRS-T 复合波的 T 波之上，可导致室性心动过速或心室颤动等恶性心律失常。

旋磨术（ROTATIONAL ATHERECTOMY）： 通过旋转、钻孔样的装置来移除钙化血栓。

r-PA： 见瑞替普酶。

RP'间期（RP' INTERVAL）： 心电图中 QRS 波群的起始部与下一个 P′波起始的节段。这出现在交界性心律失常，有时也可出现在室性心律失常。

R' 波〔R PRIME（R'）〕： QRS 波群中的第二个 R 波。

RR 间期（RR INTERVAL）： 心电图中 QRS 波群的起始部与下一个 QRS 波群起始的间期或相邻 R 波峰之间。

RS 型（RS PATTERN）： QRS 波群为高 R 波深 S 波。

rSR' 型（rSR' PATTERN）： 右束支传导阻滞时，V_1 导联 QRS 波群的典型形状。亦称为"M"型或"兔耳"型。

纤维帽破裂〔RUPTURE（DISRUPTION）OF THE FIBROUS CAP〕： 动脉硬化斑块的边缘突然撕裂。最可能发生在与正常管壁相连的前缘区域。

R 波（R WAVE）： QRS 波群中的正向波偏转。大写"R"表示大 R 波，小写"r"表示小 r 波。可高可矮，可窄、可宽，顿挫或带切迹。

群发（SALVOS）： 2 个或更多连续的室性早搏。

SA 结（SA NODE）： 心脏的优势起搏点，位于右房壁靠近上腔静脉入口处。

锯齿状（SAWTOOTH APPEARANCE）： 用于描述心房扑动波的形态。

鱼钩状（SCOOPED-OUT APPEARANCE）： 用于描述洋地黄导致的心电图 ST 段压低。亦称为"洋地黄效应"。

S″波〔S DOUBLE PRIME（S″）〕： QRS 波群中的第 3 个 S 波。

心脏的继发起搏点（SECONDARY PACEMAKER OF THE HEART）： 心电系统除了窦房结以外的起搏点：逸搏或异位起搏点。

二度房室传导阻滞（SECOND-DEGREE AV BLOCK）： 1 个或多个 P 波无法下传心室的心律失常，为不完全性房室传导阻滞。见二度Ⅰ型房室传导阻滞（文氏）、二度Ⅱ型房室传导阻滞、二度 2：1 房室传导阻滞以及高度房室传导阻滞。

二度Ⅰ型（文氏）房室传导阻滞〔SECOND-DEGREE，TYPE Ⅰ AV BLOCK（WENCKEBACH）〕： 电冲动经过房室结的传导逐渐延长直至完全被阻滞的心律失常。心电图表现为 PR 间期进行性延长，直至 QRS 波群脱落。反复出现，见莫氏Ⅰ型 AV 传导阻滞。

二度Ⅱ型房室传导阻滞（SECOND-DEGREE，TYPE Ⅱ AV BLOCK）： 电冲动在一个束支传导完全阻滞而在另一束支间断阻滞导致的心律失常。心电图表现为规律或不规律的 QRS 波群脱落（常见的房室下传比率为 4：3 或 3：2）。QRS 波群通常增宽（时程大于 0.12s）。见莫氏Ⅱ型 AV 传导阻滞。

二度 2：1 和高度房室传导阻滞（SECOND-DEGREE，2：1，AND ADVANCED AV BLOCK）： 电冲动经过房室结和（或）束支传导阻滞导致的心律失常。心电图表现为规律或不规律的 QRS 波群脱落（常见的房室下传比率为 2：1 或更高）。可以为窄 QRS 波群（时程≤0.10s），或异常宽 QRS 波群（时程大于 0.12s）。

节段（SEGMENT）： 心电图两个波形之间的部分（如 PR 段、ST 段和 TP 段）。节段不包括波或间期。

自我兴奋性（SELF-EXCITATION，PROPERTY OF）： 细胞无外在刺激时，到达阈电位就可以自主地产生动作电位。亦称为"自律性"。

间隔除极化（SEPTAL DEPOLARIZATION）： 心室除极化的早期室间隔除极，产生间隔波 q 波和 r 波。

间隔导联（SEPTAL LEADS）： $V_1 \sim V_2$ 导联，为右胸前导联。

间隔心肌梗死（SEPTAL MI）： 通常由前降支在第一对角支之前闭塞引起的心肌梗死，涉及穿间隔动脉，心电图表现为 $V_1 \sim V_2$ 导联 ST 段抬高，T 波高尖，然后 Q 波形成。

间隔 q 波（SEPTAL q WAVES）： 小 q 波是由心室早期除极而形成。出现在Ⅰ、Ⅱ、Ⅲ、aVL、aVF 和 $V_5 \sim V_6$ 导联中的一个或多个。

间隔 r 波（SEPTAL r WAVES）： 小 r 波是由心室除极早期正常的从左向右室间隔除极引起的。出现在右胸前的 V_1 和 V_2 导联。

间隔（SEPTUM）： 分离心腔的室壁。

5-羟色胺（SEROTONIN）： 血管壁受损，激活的血小板释放的一种物质。血 5-羟色胺是一种强力缩血管物质，还可通过刺激血小板聚集来促进血栓形成。血小板激活后还可以释放腺苷二磷酸（ADP）和血栓烷 A_2（TXA_2）。

浆膜心包（SEROUS PERICARDIUM）： 心包的内层。

血清心脏标志物（SERUM CARDIAC MARKERS）： 由损伤或坏死心肌组织释放入血的蛋白质和酶。血清心脏标志物包括肌球蛋白、肌酸激酶同工酶（CK-MB）和肌钙蛋白 T 和肌钙蛋白 I（cTnT，cTnI）。

休克（SHOCK）： 由于多种因素，如严重的急性心肌梗死、出血、过敏反应、严重创伤、疼痛、强烈精神刺激、药物毒性或其他原因导致的心血管崩溃状态。休克的失代偿典型表现是神志淡漠、双眼凝视、苍白和发绀、皮肤湿冷、收缩压 80～90mmHg 或更少、细弱的快速脉搏（大于 110 次/分），尿量少于 20ml/h。

短垂直线 (SHORT VERTICAL LINES)：心电图纸顶部每 3s 间隔的垂直线。

病态窦房结综合征 (SICK SINUS SYNDROME)：窦房结功能障碍导致的晕厥、近乎晕厥、头晕、充血性心力衰竭加重、心绞痛和（或）心悸等临床症候群，特别常见于老年人。心电图可以表现为显著窦性心动过缓、窦性停搏、窦房传出阻滞、慢性心房颤动或心房扑动、房室交界性逸搏心律，或快速心律失常交替心动过缓（窦房结-快速心律失常综合征）。

体征 (SIGNS)：通过目测和物理诊断和查体检查患者机体结构和功能。

单腔起搏器 (SINGLE-CHAMBER PACEMAKER)：需要时可以起搏心房或心室的人工起搏器。

窦房传出阻滞〔SINOATRIAL (SA) EXIT BLOCK〕：由于电冲动从窦房结到心房传导阻滞的心律失常，导致心动过缓和（或）心脏停搏发作。

窦房结〔SINOATRIAL (SA) NODE〕：见 SA 结。

窦性停搏 (SINUS ARREST)：SA 结自律性降低引起的心律失常，导致心动过缓和（或）心脏停搏发作。

窦性心律不齐 (SINUS ARRHYTHMIA)：呼吸过程中，副交感活性的波动影响窦房结，引起不规则的心率。

窦性心动过缓 (SINUS BRADYCARDIA)：起源于窦房结的心律失常，频率小于 60 次/分。

窦房结心律失常 (SINUS NODE DYSRHYTHMIAS)：源于窦房结的心律失常，包括窦性心律不齐、窦性心动过缓、窦性停搏、窦房传出阻滞和窦性心动过速。

窦性 P 波 (SINUS P WAVE)：窦房结发放电冲动，引起心房的除极化产生 P 波。

窦性心动过速 (SINUS TACHYCARDIA)：起源于窦房结的心律失常，频率大于 100 次/分。

起源部位 (SITE OF ORIGIN)：起搏点。

6-秒计算法 (6-SECOND COUNT METHOD)：一种通过数 6s 内 QRS 波群的数量乘以 10 来计算出心率的方法。

6-秒间期 (6-SECOND INTERVALS)：每 3 个 3s 间期标志间的时期。

轻度不规则心律 (SLIGHTLY IRREGULAR RHYTHM)：心电图中 RR 间期的变异小于 0.08s。

4 期除极化斜率 (SLOPE OF PHASE-4 DEPOLARIZATION)：细胞膜自主极化的速率，负值逐渐减小，位于动作电位之间，即 4 期。当达到阈电位，细胞马上发生快速除极化（0 期）。自主除极化速率取决于 4 期除极化斜率。4 期除极化斜率越陡，自主极化的速率和电冲动形成（触发频率）的速率越快。斜率越平坦，触发频率越慢。

慢钙离子通道 (SLOW CALCIUM-SODIUM CHANNELS)：特定心肌细胞膜上的结构，主要位于窦房结和房室结，除极化过程中带正电荷的钙离子和钠离子缓慢进入细胞，使细胞内电位由负变正。与心肌细胞钠通道的除极化相比，此除极化速率慢。

缓慢室性心动过速 (SLOW VENTRICULAR TACHYCARDIA)：见加速性室性自主心律（AIVR）。

QRS 波顿挫 (SLURRING OF THE QRS COMPLEX)：δ 波。

小方格 (SMALL SQUARES)：心电图纸上由细的水平线和垂直线组成的小格子。

碳酸氢钠 (SODIUM BICARBONATE)：碱性的化学物质，机体存在酸中毒时用来增加 pH 值或碱性。需要时可以用来治疗心室颤动、无脉性室性心动过速、心室停搏和无脉性电活动。

钠钾泵 (SODIUM-POTASSIUM PUMP)：存在于细胞膜里的装置，在动作电位 4 期时（动作电位之间的时期）被激活，可将过多的钠离子转运出细胞，同时转入钾离子，来帮助维持动作电位间的稳定的膜电位。

心脏电传导系统的特殊细胞 (SPECIALIZED CELLS OF THE ELECTRICAL CONDUCTION SYSTEM OF THE HEART)：心脏中除去心肌（"工作"）细胞的另外一种心脏细胞。这种特殊的细胞可以快速传导电冲动（比心肌细胞快 6 倍），但是不收缩。这些细胞中的部分细胞——起搏细胞，可以自主产生动作电位，有自律性。

钉 (SPIKES)：心电图的伪差。如果数量多且无序发生，通常由于肌肉颤抖、交流电源干扰、电极松动和生物电相关干扰引起。如果其是规则的，频率为 60～80 次/分，最可能是由于人工起搏器所致。

自发性除极化 (SPONTANEOUS DEPOLARIZATION)：起搏细胞在没有外源性刺激的情况下到达阈电位并除极化的特性。

S′波〔S PRIME (S′)〕：QRS 波群中的第二个 S 波。

S1Q3T3 型 (S1Q3T3 PATTERN)：急性肺栓塞时典型心电图表现：在 Ⅰ 导联可见大 S 波，在 Ⅲ 导联可见 Q 波和倒置 T 波。

标准（双极）肢体导联〔STANDARD (BIPOLAR) LIMB LEADS〕：标准肢体导联 Ⅰ、Ⅱ 和 Ⅲ。将正极连接到一个肢体，负极连接到另一肢体，具体连接如下：

Ⅰ 导联：正极与左上肢相连，负极与右上肢相连

Ⅱ 导联：正极与左下肢相连，负极与右上肢相连，通常用于入院前急诊心电监护

Ⅲ 导联：正极与左下肢相连，负极与左上肢相连

标准导联 (STANDARD LEADS)：通常指心电图的 12 导联：Ⅰ、Ⅱ、Ⅲ、aVR、aVL、aVF 和 V$_1$～V$_6$ 导联。

标准肢体导联 (STANDARD LIMB LEADS)：Ⅰ、Ⅱ 和 Ⅲ 导联。

标准走纸速度 (STANDARD PAPER SPEED)：25mm/s。

心电图描记标准化 (STANDARDIZATION OF THE ECG TRACING)：心电图波形的振幅以 1mV/10mm 为测量标准的方法。

ST 轴 (ST AXIS)：ST 段产生的所有向量的平均值。

支架 (STENT)：圆筒线圈或金属丝网。见冠状动脉支架。

劳损型 (STRAIN PATTERN)：指 ST 段下斜型压低合并 T 波倒置，是左心室、右心室肥厚的典型表现。与 R 波一起，QRS-ST-T 波群呈所谓的"曲棍球棒"型。

ST 段 (ST SEGMENT)：心动图中 QRS 波群终点——J 点，与

T 波起始间的节段。可以是平的（水平型）、下斜型或上斜型。

ST 段压低（ST-SEGMENT DEPRESSION）：严重心肌缺血的心电图标志，出现在面向缺血的导联。从 QRS 波群的 J 点后 0.04s 测量（1 个小格），当 ST 段在基线下 1mm（0.1mV），就认为它是压低的。可以是水平型、下斜型或上斜型。ST 段压低可以见于背向 ST 段抬高的导联。

ST 段抬高（ST-SEGMENT ELEVATION）：急性 Q 波心肌梗死（MI）演变中严重、广泛心肌缺血的心电图标志，通常表示透壁性的。其较少出现在急性非 Q 波 MI 中。从 QRS 波的 J 点后 0.04s 测量（1 个小格），ST 段在基线上 1mm（0.1mV），就认为它是抬高的。ST 段抬高通常出现在面向心肌缺血和损伤的导联，ST 段抬高也可以见于心包炎和早期复极。

ST-T 波（ST-T WAVE）：心动图中 QRS 波群终点与 T 波终点之间的部分，包括 ST 段和 T 波。

内膜下（SUBENDOCARDIAL）：位于心内膜下。

内膜下区域（SUBENDOCARDIAL AREA）：心肌的内层区域。

内膜下，非 Q 波心肌梗死（SUBENDOCARDIAL, NON-Q-WAVE MI）：局限在内膜下区域的心肌梗死，心电图通常无 Q 波。见非 Q 波心肌梗死。

外膜下（SUBEPICARDIAL）：位于心外膜下。

外膜下区域（SUBEPICARDIAL AREA）：心肌的外层区域。

舌下的（SUBLINGUAL）：舌头的下面。

胸骨下（SUBSTERNAL）：胸骨后。

心脏性猝死（SUDDEN CARDIAC DEATH）：通常由于冠心病突然导致的、非预期的死亡，患者通常有相对轻微或不明确的先兆症状，看上去健康。常见原因是致死性心律失常。

上腔静脉（SUPERIOR VENA CAVA）：将静脉血运输到右房的两条大静脉的一条。

超常期（SUPERNORMAL PERIOD）：心肌细胞复极化的短的终末期（3 期），靠近心电图上 T 波的末端，刚好在细胞回到静息电位之前。此时给予弱于正常的刺激就可引起心肌细胞除极化。

心室复极的超常期（SUPERNORMAL PERIOD OF VENTRICUAR REPOLARIZATION）：复极过程的最后一个期，给予弱于正常的电刺激就可引起心肌细胞除极化。

室上性心律失常（SUPERVENTRICULAR DYSRHYTHMIA）：起源于窦房结、心房或房室交界区伴有束支传导阻滞、室内传导缺陷、室内差异性传导或心室预激的心律失常。

室上性的（SUPRAVENTRICULAR）：心脏的束支以上部分，包括窦房结、心房和房室交界区。

室上性心律失常（SUPRAVENTRICULAR DYSRHYTHMIA）：起源于希氏束分叉以上的心律失常。

室上性心动过速（SUPRAVENTRICULAR TACHYCARDIA）：起源于希氏束分叉以上，包括窦房结、心房或房室交界区，频率超过 100 次/分。

持续性室性心动过速（SUSTAINED VENTRICULAR TACHYCARDIA）：长时间的室性心动过速。

S 波（S WAVE）：QRS 波群中 R 波后的第一个负向或向下的波。

大写"S"表示大 S 波，小写"s"表示小 s 波。可以是深窄或宽而顿挫的。

交感（肾上腺素能）活性 [SYMPATHETIC (ADRENERGIC) ACTIVITY]：心脏、血管和其他器官被交感神经系统刺激产生的兴奋反应。心脏和血管的效应是心率加快、心排血量增加和血压升高。

交感（肾上腺素能）神经系统 [SYMPATHETIC (ADRENERGIC) NERVOUS SYSTEM]：自主神经系统的一部分，控制不自主的机体功能，包括心脏和血管活性的控制。此系统刺激心脏活性，产生与副交感神经系统（抑制心脏活性）相反的作用。交感神经的部分作用可以引起心率加快、心排血量增加和血压升高。

交感神经张力（SYMPATHETIC TONE）：交感活性的程度。

拟交感神经药物（SYMPATHOMIMETIC DRUGS）：具有类似交感神经系统刺激作用的药物（如肾上腺素和去甲肾上腺素）。

症状（SYMPTOM）：患者经历的机体功能的不适和不舒服的感觉。

症状性心动过缓（SYMPTOMATIC BRADYCARDIA）：心动过缓伴有 1 个或更多症状或体征：①低血压（收缩压低于 90mmHg）；②充血性心力衰竭；③胸痛；④呼吸困难；⑤心排血量减少的症状和体征；⑥室性期前收缩。需要立即治疗。

症状性"相对"心动过缓（SYMPTOMATIC "RELATIVE" BRADYCARDIA）：正常窦性心律或心率大于 60 次/分但伴有症状性心动过缓相关的症状和体征的心律失常，主要是由于心率相对太慢而不能满足代谢需要。需要立即治疗。

同步电击（SYNCHRONIZED COUNTERSHOCK）：直流电（DC）电击，与 QRS 波群同步，可以终止以下心律失常：

- 心房颤动/心房扑动
- 阵发性室上性心动过速（PSVT）伴窄 QRS 波心动过速
- 不明来源的宽 QRS 波心动过速（有脉搏）
- 室性心动过速，单形性（有脉搏）
- 室性心动过速，多形性，伴正常 QT 间期（有脉搏）

合胞体（SYNCYTIUM）：细胞构成的网，比如心肌细胞通过相互连接形成心肌。

体循环（SYSTEMIC CIRCULATION）：血液通路，从左室经过主动脉及其所有分支，到机体组织的毛细血管网，然后经过微静脉、静脉和腔静脉至右房。将血液往返运输到机体血管（除肺部）。

收缩（电活动）[SYSTOLE (ELECTRICAL)]：心脏动作电位从 0 期到 3 期末的时间段。

收缩（机械活动）[SYSTOLE (MECHANICAL)]：心房或心室收缩的时期。

心动过速（TACHYCARDIA）：3 个或更多心搏的频率超过 100 次/分。

TA 波（TA WAVE）：心房 T 波，通常隐藏在其后的 QRS 波群中。

T 轴（T AXIS）：心室复极（即 T 波中）产生所有向量的平均值。

临时经静脉起搏器（TEMPRORARY TRANSVENOUS PACE-

MAKER）：体外的人工起搏器产生电冲动，通过静脉导管传至置于右室的电极，进行起搏。

奈替普酶（TNK- tPA）[TENECTEPLASE（TNK-tPA）]：一种溶栓制剂，可以将一种血浆蛋白纤溶酶原转变为纤溶蛋白，溶解血栓中与血小板结合的纤维蛋白，使血栓溶解。商品名：TNKase。

终末端（TERMINAL）：QRS 波群的最后一个波。

终末 R 波和 S 波（TERMINAL R AND S WAVES）：典型右束支传导阻滞时，心电图中在 aVR、$V_1 \sim V_2$ 导联可见高"终末"R 波，在 I、aVL、$V_5 \sim V_6$ 导联可见深且顿挫的"终末"S 波。

三度房室传导阻滞（完全性房室传导阻滞）[THIRD-DEGREE AV BLOCK（COMPLETE AV BLOCK）]：电冲动经过房室交界区从心房到心室传导完全缺失。可以是暂时的、可逆的，也可以是永久的（慢性的）。通常伴有 QRS 波群的增宽，但也可以是窄 QRS 波群。

3 秒间期（3-SECOND INTERVAL）：在两个相邻的 3 秒间期线之间的部分。

阈电位（THRESHOLD POTENTIAL）：心肌细胞在除极化之前必须要达到一个细胞内负值才能发生除极化，这个电位称为阈电位。

凝血酶（THROMBIN）：血管壁受损释放组织因子，使暴露的凝血酶原转变为凝血酶。凝血酶可以将纤维蛋白原转变为纤维蛋白。

溶栓（THROMBOLYSIS）：应用溶栓药物使血栓溶解，如正常情况下出现的组织纤溶酶原激活物（tPA），将血栓中连接到纤维蛋白的纤溶酶原转变为纤溶酶，纤溶酶将纤维蛋白降解成可溶性小片段，使血小板相互分离，血栓分解。用于溶栓的药物有：阿替普酶（tPA）（Activase）、瑞替普酶（rPA）（Retavase）和奈替普酶（TNK- tPA，TNKase）。

溶栓制剂（THROMBOLYTIC AGENTS）：组织纤溶酶原激活物，可以将正常存在于血中的纤溶酶原转变为纤溶酶，溶解血栓中的纤维蛋白，使血栓溶解。溶栓制剂有：阿替普酶（tPA，Activase），瑞替普酶（rPA，Retavase）和奈替普酶（TNK-tPA，TNKase）。

血栓烷 A_2 [THROMBOXANE A_2（TXA_2）]：血管壁受损，激活的血小板释放的一种物质。血栓烷 A_2 通过刺激血小板聚集来促进血栓形成。血小板激活后还可以释放腺苷二磷酸（ADP）和 5-羟色胺。阿司匹林抑制血栓素 A_2（TXA_2）形成及从血小板释放，因此部分阻止血小板聚集。

血栓 [THROMBUS（BLOOD CLOT）]：血小板聚集，纤维蛋白、凝血物和红白细胞黏附到血管壁。

组织因子（TISSUE FACTOR）：组织、血小板和白细胞中存在的物质，损伤后释放，启动凝血酶原转变为凝血酶。

血栓形成（THROMBUS FORMATION）：血栓的形成是一个复杂的相互反应，涉及某些血成分（血小板、凝血酶原、纤维蛋白原）及内皮和血管壁内膜中存在的 vWF、胶原纤维和组织因子。四个分期如下：

第 1 期：血小板黏附。

第 2 期：血小板活化

第 3 期：血小板聚集

第 4 期：血栓形成

第 4 期，血小板间的纤维蛋白原在凝血酶的作用下转变为更坚固的纤维蛋白，而凝血酶在组织因子的作用下由凝血酶原转变而来。纤溶酶原通常在形成过程中与纤维蛋白相结合。随着血栓的形成，红细胞和白细胞开始填充血小板-纤维蛋白网格。

组织纤溶酶原激活物（TISSUE PLASMINOGEN ACTIVATOR，tPA）：正常存在于血管内皮的使纤溶酶原转变为纤溶酶的一种溶栓的酶。纤溶酶溶解纤维蛋白使血栓溶解。

奈替普酶（TNK-tPA）：一种溶栓药。

TNKase：奈替普酶的商品名。一种溶栓药。

尖端扭转型室性心动过速（TORSADES DE POINTES）：一种心律失常，典型表现是一系列的 QRS 波群围绕基线不断扭转其主波的形态和正负方向。法文表达的意思为"沿着一点扭转"。

完全不规则节律（TOTALLY IRREGULAR RHYTHM）：见不规则心律。

组织型纤溶酶原激活物 [TISSUE PLASMINOGEN ACTIVATOR（tPA）]：见阿替普酶（tPA）

TP 段（TP-SEGMENT）：心电图中 T 波的终点至 P 波起始之间的部分。作为基线来测量心电图中波形的振幅。

经皮超速起搏（TRANSCUTANEOUS OVERDRIVE PACING）：应用经皮起搏器来终止特定的心律失常，如多形性室速伴 QT 间期延长（有脉搏）和尖端扭转型室性心动过速（有脉搏）。原理是调整起搏器的频率高于心律失常的频率。

经皮起搏 [TRANSCUTANEOUS PACING（TCP，TC PACING）]：应用人工起搏器通过皮肤传输电冲动来治疗各种原因引起的心动过缓、心脏停搏和无脉电活动。体外心脏起搏。

透壁（TRANSMURAL）：从心内膜扩展到心外膜。

透壁心肌梗死（TRANSMURAL INFARCTION）：梗死区域累及或几乎累及整个室壁厚度，包括心肌的内膜和外膜区域。

透壁，Q 波心肌梗死（TRANSMURAL，Q WAVE MI）：梗死区域累及整个室壁厚度，包括心肌的内膜和外膜区域。通常有异常 Q 波的存在。

Trendelenburg 体位（TRENDELENBURG POSITION）：患者仰卧位，头向下倾斜 30°～40°，膝关节弯曲。

三轴系统图（TRIAXIAL REFERENCE FIGURE）：由三个肢体导联或三个加压单极肢体导联三个导联轴，构成额面上的三轴系。每一根轴从中心 0 点分为正负两半，各个轴之间均为 60°。肢体导联形成的三轴系统图与加压单极肢体导联形成的三轴系统图重叠，构成六轴系统图。

三尖瓣（TRICUSPID VALVE）：位于右房和右室之间的单向瓣膜。

三联律（TRIGEMINY）：三个搏动为一组，通常为两个正常传导的 QRS 波群和后面一个期前收缩构成。期前收缩可以是房性、交界性或室性起源（即房性三联律、交界性三联律、室性三联律）。

触发活动（TRIGGERED ACTIVITY）：见后除极。

右束支传导阻滞的三相 rSR'型（TRIPHASIC rSR' PATTERN OF RBBB）：见"M"（或兔耳）型。

三份法（TRIPLICATE METHOD）：一种用来确定心率的方法。

T 波（T WAVE）：心电图中 QRS 波群后的波形，反映心室的除极，其通过 ST 段与 QRS 波群分隔开。T 波可以是正向（对称性高尖）或负向（深倒置）。

T 波高尖/倒置（T WAVE ELEVATION/INVERSION）：见缺血性 T 波。

TXA$_2$：血栓烷 A$_2$。

12 导联心电图［12-LEAD ELECTROCARDIOGRAM（ECG）］：常规的心电图有 3 个标准的（双极）肢体导联（Ⅰ、Ⅱ和Ⅲ导联），3 个加压（单极）导联（aVR、aVL 和 aVF 导联）和 6 个胸前（单极）导联（V$_1$、V$_2$、V$_3$、V$_1$、V$_5$ 和 V$_6$ 导联）构成。

2∶1 房室传导阻滞（2∶1 AV BLOCK）：房室传导阻滞，下传比率为 2∶1，也称为高度房室传导阻滞。

未控制的（UNCONTROLLED）：指心律失常如心房颤动和心房扑动等未经过治疗，有非常快的心室率。

未控制的心房颤动（UNCONTROLLED ATRIAL FIBRILLATION）：心房颤动的心室率大于 100 次/分。

基础心律（UNDERLYING RHYTHM）：基本心律与某些心律失常的重叠，如窦性停搏和窦房传出阻滞，房室传导阻滞，起搏心律，房性、交界性和室性期前收缩。

普通肝素（UNFRACTIONATED HEPARIN）：一种抗凝药。

单灶的（UNIFOCAL）：单个异位起搏点。

单源性室性期前收缩（UNIFOCAL PVC）：起源于相同室性异位起搏点的室性期前收缩。通常形态一致（即单形性）。

单形性室性期前收缩（UNIFORM PVC）：室性期前收缩的形态相同，可能起源于同一个异位起搏点（即单灶性）。

单极胸前导联［UNIPOLAR CHEST（"V"）LEADS］：V$_1$～V$_6$ 导联。

单极导联（UNIPOLAR LEADS）：只有一个电极的导联，是正极。

单极肢体导联（UNIPOLAR LIMB LEADS）：aVR、aVF 和 aVL 导联。

未监测的心脏停搏（UNMONITORED CARDIAC ARREST）：心脏骤停被心肺复苏者看到，或者发生在心肺复苏者到达之前，而没有被监测到。

非同步电击（UNSYNCHRONIZED SHOCK）：直流电（DC）电击，与 QRS 波群不同步，可用于以下情况：
- 伴有 QT 间期延长的多形性室性心动过速（有脉搏）
- 尖端扭转型室性心动过速（有脉搏）
- 无脉性室性心动过速
- 心室颤动

大写字母（UPPERCASE LETTERS）：大写字母，如 Q、R、S 用来代表心电图中大的偏移。

U 波（U WAVE）：与 T 波重叠或紧随其后的正向波。可能代表心室复极的最后阶段。

刺激迷走神经方法（VAGAL MANEUVERS）：能够增加迷走神经（副交感神经）张力而终止阵发性室上性心动过速的方法。见 Valsalva 动作。

迷走神经（副交感神经）张力［VAGAL（PARASYMPATHETIC）TONE］：见副交感（迷走）神经张力

迷走神经（VAGUS NERVE）：副交感神经，由左和右迷走神经组成。

Valsalva 动作（VALSALVA MANEUVER）：声门（鼻子和嘴）紧闭后，用力呼气，可以先降低而后升高胸腔内压力。也可伴随轻柔地按压颈部的颈动脉体，用于增加副交感神经张力来转复阵发性室上性心动过速。

变化的房室传导阻滞（VARIABLE AV BLOCK）：房室传导阻滞的传导比率不断变化（即 P、P'、F 或 f 波与 QRS 波群之比变化）。

血管收缩（VASOCONSTRICTION）：使血管管腔狭窄。

血管收缩药（VASOCONSTRICTOR）：可以收缩血管管腔的药物、激素或物质。

血管扩张（VASODILATION）：使血管管腔增大。

血管扩张药（VASODILATOR）：可以扩张或增宽血管的药物、激素或物质。

血管加压素（VASOPRESSOR）：一种可以收缩血管的药物。

血管迷走神经的（VASOVAGAL）：指血管和神经源性的原因。

VAT：见心室激动时间。

向量（VECTOR）：心房和心室任何时间除极和复极产生的电流，应用带方向的箭头表示的图形。

心室（VENTRICLE）：厚壁的肌肉心腔，汇集心房的血液，泵出到肺循环或体循环。两个心室形成心脏和心尖大的下部。通过二尖瓣和三尖瓣与心房分开。

心室激动时间（VENTRICULAR ACTIVATION TIME，VAT）：室间隔、右室和大部分左室，面向导联下从心内膜到心外膜的除极时间，也称为类本曲折时间（IDT）。

心搏停止（心脏停止）［VENTRICULAR ASYSTOLE（CARDIAC STANDSTILL）］：心电图上心室波停止。

室性二联律（VENTRICULAR BIGEMINY）：室性期前收缩与基础节律的 QRS 波群交替出现。

心室按需起搏器（VVI）［VENTRICULAR DEMAND PACEMAKER（VVI）］：起搏器可以感知自主的 QRS 波群，若无 QRS 波群，则会起搏心室。

心室舒张期（VENTRICULAR DIASTOLE）：心室松弛和充盈血液的时期。舒张期介于收缩期之间。

心室扩张（VENTRICULAR DILATATION）：由于心室压力和（或）容量的增加，引起心室增大。可以是急性的，也可以是慢性的。

室性心律失常（VENTRICULAR DYSRHYTHMIA）：起源于心室异位起搏点的心律失常。

室性异位点（VENTRICULAR ECTOPY）：室性异位起搏或节律。

心室扩大（VENTRICULAR ENLARGEMENT）：包括心室扩张和肥大。常见的原因包括心力衰竭、肺部疾病、肺动脉疾病、肺动脉或全身性高血压、心脏瓣膜狭窄或关闭不全、先天性心脏病和急性心肌梗死。见左心室肥大（LVH）和右心室肥大（RVH）。

室性逸搏节律（VENTRICULAR ESCAPE RHYTHM）：源于心室逸搏起搏点的心律失常，频率小于 40 次/分。

心室颤动/无脉性室性心动过速（VENTRICULAR FIBRILLATION / PULSELESS VENTRICULAR TACHYCARDIA）：两种致命性室性心律失常，导致心脏骤停。需马上除颤治疗。

心室颤动 [VENTRICULAR FIBRILLATION (VF, V-FIB)]：起源于心室多个异位起搏点的心律失常，表现为众多的心室颤动波且无 QRS 波群。

心室颤动波 [VENTRICULAR FIBRILLATION (VF) WAVES]：源于心室众多异位起搏点的形态极其不规则、圆形或点状的显著不同的波形。

室性融合波（VENTRICULAR FUSION BEAT）：见融合波，室性。

心室肥大（VENTRICULAR HYPERTROPHY）：心室肌的增大，是由于长期心室压力和（或）容量的增加引起肌纤维体积的增大。常见原因包括心力衰竭、肺部疾病、肺动脉疾病、肺动脉或全身性高血压、心脏瓣膜狭窄或关闭不全、先天性心脏病和急性心肌梗死。见左心室肥大（LVH）和右心室肥大（RVH）。

心室超负荷（VENTRICULAR OVERLOAD）：心室压力和（或）容量增加。

室性预激（VENTRICULAR PREEXCITATION）：与异常旁路传导相关的心室提前除极，比如房室旁路、结室/分支室纤维旁路分别绕过房室交界区或希氏束，均使心室除极提前。其会引起 QRS 波群增宽，大于 0.10s，在起始段可见顿挫或小切迹——δ 波。当室性预激是由于房室旁路传导的结果，PR 间期通常小于 0.10s，若是结室/分支室纤维旁路引起的，则 PR 间期正常。室性预激这个术语最常用于指房室旁路引起的室性预激。

心室复极（VENTRICULAR REPOLARIZATION）：除极的心室恢复到自身极化静息状态的电过程。心电图上的 T 波代表心室复极。

心室"应力"模式（VENTRICULAR "STRAIN" PATTERN）：心电图中 QRS-ST-T 波形的改变，ST 段下斜型压低和 T 波倒置，是左心室、右心室长期肥厚的典型表现。又可描述为"曲棍球棒"型。

心室收缩期（VENTRICULAR SYSTOLE）：心室收缩和排空血液的时期。

室性心动过速 [VENTRICULAR TACHYCARDIA (VT, V-TACH)]：起源于心室异位起搏点的心律失常，频率为 100~250 次/分。

室性三联律（VENTRICULAR TRIGEMINY）：每 1 个基础节律后都有两个室性期前收缩，或每两个室性期前收缩后有 1 个基础节律。

室性 T 波 [VENTRICULAR T WAVE (T WAVE)]：表示心室复极。

维拉帕米（VERAPAMIL）：是一种用于治疗阵发性房性和交界性心动过速的抗心律失常药物。

V 导联（V LEADS）：胸前（单极导联），V_1、V_3、V_3、V_4、V_5 和 V_6 导联。

电压（振幅）[VOLTAGE (AMPLITUDE)]：见振幅（电压）。

vWF 因子（VON WILLEBRAND FACTOR, vWF）：vWF 是血管内皮细胞中储存的蛋白。当内皮细胞受损暴露在血液中，vWF 与血小板 GP Ib 和 GP IIb/IIIa 受体结合，使血小板黏附到血管壁内的胶原纤维。

心室复极的易损期（VULNERABLE PERIOD OF VENTRICULAR REPOLARIZATION）：心室复极的最后一个时期，此时给予心室超出正常的电刺激即可使其提前激动。与 T 波的降支相一致。

vWF：见 vWF 因子。

游走性房性起搏点（WANDERING ATRIAL PACEMAKER, WAP）：起源于起搏点，在窦房结和心房或房室交界区异位起搏点之间来回移动的心律失常。典型的表现是 P 波在任一导联上大小、形态和方向不断改变。

危险心律失常（WARNING DYSRHYTHMIAS）：PVC 比其他更易于触发威胁生命的心律失常，特别是在急性心肌梗死或缺血发作后：

- PVC 落到 T 波上（R-on-T 现象）
- 多形性和多源性 PVC
- 频发的 PVC，多于 5 个/分或 6 个/分
- 突然发生的成串的室性早搏，2 个、3 个或更多

瓦特/秒（WATT/SECONDS）：电能量的单位，比如除颤器使用的能量。1 瓦特/秒＝1 焦耳。

波（WAVES）：指心电图中各种组成，P、Q、R、S、T 和 U 波。波形可大可小。

文氏阻滞（WENCKEBACH BLOCK）：见二度 I 型房室传导阻滞（文氏）。

文氏现象（WENCKEBACH PHENOMENON）：电冲动经过 AV 结的传导进行性延长，直至完全阻滞，反复发生。传导阻滞也可发生在结下。

宽 QRS 波心动过速（WIDE-QRS-COMPLEX TACHYCARDIA）：伴有异常宽 QRS 波群（大于 0.12s）的心动过速，可以是室性心动过速，也可以是室上性心动过速伴束支阻滞、室内差异性传导或室性预激引起的宽 QRS 波群。

"窗口"理论（"WINDOW" THEORY）：一种阐述为什么梗死的心肌会出现 Q 波的广泛接受的理论。根据此理论，丧失电活动的梗死心肌的面向导联可以看到对面的无梗死室壁的心内膜，并探测到对面室壁产生的 R 波，在梗死导联上即表现为 Q 波。

WPW 传导 [WOLFF-PARKINSON-WHITE (WPW) CONDUCTION]：房室旁路的传导，导致异常的宽 QRS 波群。

预激（WPW）综合征（WOLFF-PARKINSON-WHITE SYNDROME）：WPW 传导，与阵发性室上性心动过速伴正常 QRS 波群相关。

心脏的"零点"（"ZERO" CENTER OF THE HEART）：一个假设的参考点，电位零点，位于心脏的电中心，房室交界区下

部室间隔左侧。连接肢体导联电极形成，这个"无干"的零参考点作为单极导联的中心电端。同时亦是六轴系统图的中心点。

梗死（坏死）、损伤和缺血区域 [ZONES OF INFARCTION (NECROSIS)，INJURY，AND ISCHEMIA]：心肌梗死通常由中心的坏死组织区——梗死（或坏死）区域，周围紧挨着的损伤心肌组织——损伤区域，和最外层的缺血组织——缺血区域组成。

损伤区域（ZONE OF INJURY）：损伤的心肌组织层。

缺血区域（ZONE OF ISCHEMIA）：缺血组织的外层。

（武　星　邸北冰　译）